中国古医籍整理丛书

医学汇函

（中）

明·聂尚恒　编撰

傅海燕　马晓燕　季顺欣　于　恒　吕　凌　史　焱　蔡宝宏　校注

中国中医药出版社
·北　京·

图书在版编目（CIP）数据

医学汇函：全 3 册/（明）聂尚恒编撰；傅海燕等校注．—北京：中国中医药出版社，2015. 12

（中国古医籍整理丛书）

ISBN 978 - 7 - 5132 - 2977 - 7

Ⅰ. ①医… Ⅱ. ①聂… ②傅… Ⅲ. ①中医学 - 临床医学 - 经验 - 中国 - 明代 Ⅳ. ①R249. 1

中国版本图书馆 CIP 数据核字（2015）第 291334 号

中 国 中 医 药 出 版 社 出 版

北京市朝阳区北三环东路 28 号易亨大厦 16 层

邮政编码 100013

传真 010 64405750

保定市中画美凯印刷有限公司印刷

各地新华书店经销

*

开本 710 × 1000 1/16 印张 82. 25 字数 716 千字

2015 年 12 月第 1 版 2015 年 12 月第 1 次印刷

书 号 ISBN 978 - 7 - 5132 - 2977 - 7

*

定价 208. 00 元

网址 www. cptcm. com

社长热线 010 64405720

购书热线 010 64065415 010 64065413

微信服务号 zgzyycbs

书店网址 csln. net/qksd/

官方微博 http：//e. weibo. com/cptcm

淘宝天猫网址 http：//zgzyycbs. tmall. com

三　卷

中风脉证

风邪中人，六脉多沉伏，亦有脉随气奔，指下洪盛者。挟寒则脉带浮迟，挟暑则脉虚，挟湿则脉浮涩。《脉经》曰：脉微而数，中风使然。寸口沉大而滑，沉则为实，滑则为气，气实相搏，入于脏则死，入于腑则愈。此为卒厥，不知人，唇青身冷，为入脏，死；身温和，汗自出，为入腑，而复自愈。脉阳浮而滑，阴濡而弱者，宜吐。或浮而滑，或沉而滑，或微而虚者，皆虚与痰也。大法宜浮迟，不宜强大急数。若脾脉缓而无力者，最为难治。盖风喜归肝，肝木克脾土，则大便溏泄，故不治也。

中风病证[①]

夫风中于人也，曰卒中，曰暴仆，曰暴喑，曰蒙昧，曰㖞僻，曰瘫痪，曰不省人事，曰语言謇涩，曰痰涎壅盛，或死，或不死，皆以为中风之候也。《内经》曰：风者，百病之长也。至于变化，乃为他病，无常方。又曰：风者，善行而数变。又曰：风之伤人也，或为寒热，或为热中，或为寒中，或为疠风，或为偏枯。《千金》云：岐伯所谓中风，大法有四：一曰偏枯，谓半身不遂也；二曰风痱，谓身无疼痛，四肢不收也；三曰风懿，谓奄忽不知人也；四曰风痹，谓诸痹类风状也。《金匮要略》曰：寸口脉浮而紧，紧则为寒，寒虚相搏，邪在皮肤。浮者血虚，脉络空虚，贼邪不泻，或左或右，邪气反缓，正气即急，正气引邪，㖞僻不遂。邪在于络，肌肤不仁；邪在于经，即克不胜；邪入于腑，即不识

---

① 中风：原脱，依本书标题格式补入。下文“中风治证”“中风不治证”同。

人；邪入于脏，舌即难言，口吐痰沫。是以古之名医，皆以外中风邪立方处治。及近代刘河间、李东垣、朱丹溪三子者出，始与古人异矣。河间曰：中风瘫痪者，非谓肝木之风实甚而卒中之，亦非外中于风，良由将息失宜，心火暴甚，肾水虚衰，不能制之，则阴虚阳实，而热气怫郁、心神昏冒、筋骨不用，而卒倒无所知也。多因喜、怒、思、悲、恐，五志有所过极而卒中者。夫五志过极，皆为热甚故也。俗云：风者，言末而忘其本也。东垣曰：中风非外来风邪，乃本气自病也。凡人年逾四旬，气衰之际，或因忧喜忿怒伤其气者，多有此症，壮岁之时无有也。若肥者，则间而有之，亦是形盛气衰，故如此耳。丹溪曰：有气虚，有血虚，有痰盛。又曰：西北气寒，为风所中者，诚有之矣。东南气温，而地多湿，有风者，非风也，是湿生痰、痰生热、热生风也。三子之论，河间主乎火，东垣主乎气，丹溪主乎湿，反以风为虚象。若以三子为是，古人为非，则三子未出之前，固有从古人而治愈者；若以古人为是，三子为非，则三子已出之后，亦有从三子而治愈者。大抵古人与三子之论，皆不可偏废。盖古人之论，言其证也；三子之论，言其因也。因则为本，证则为标。然所谓外中风邪者，未必不由元精虚弱，荣卫失调，而后感之也。其所谓因火、因气、因湿者，亦未必绝无外邪侵侮而作也。

中风治证

治风之法，全在活变。若重于外感者，先驱外邪，而后补中气；重于内伤者，先补中气，而后驱外邪。或以散风药为君，而以补损药为臣使；或以滋补药为君，而以散邪药为臣使，量重轻而处之也。《内经》曰：有取本而得者，有取标而得者，有本而标之者，有标而本之者。又曰：急则治其标，缓则治其本。若夫初病暴仆，昏闷不省人事，或痰涎壅盛，舌强不语，两寸口脉浮大而实者，急宜瓜蒂、藜芦等药吐之，以遏其势。或人迎脉紧盛，或六脉俱浮弦者，急用小续命汤表之。盖风气太盛，心火暴盛，而痰涎壅遏于经络之中。于斯时也，岂寻常药饵而能通达于上下哉？或本方加附子，以其禀雄壮之资，而有斩关夺将之势，能引人参辈并行于十二经，以追复其散失之元阳；又能引麻黄、杏仁辈发表开腠理，以祛散其在表之风寒；引芎、归、芍药辈入血分，行血养血，以滋养其亏损之真阴。或加石膏、知母以降胃火，或加黄芩以清肺金。看所挟见证，与夫时月寒温，加减施治。病势稍退，精神稍复，辄当改用丹溪之法，而以补气补血消痰之剂，以调其本气而安。此急则治其标，与夫标而本之之治也。凡人手足渐觉不随，或臂膊及髀股指节麻痹不仁，或口眼㖞斜，语言謇涩，或胃膈迷闷，吐痰相续，或六脉浮滑而虚软无力，虽未至于倒仆，其为中风晕厥之候，可指日而定矣，早当从丹溪之法调治。其左手脉不足，及左半身不遂者，以四物汤补血之剂为主；右手脉不足，及右半身不遂者，以四君子汤补气之剂为主。治痰盛者，二陈、导痰等汤兼用；气血两虚而挟痰者，八物汤加南星、半夏、枳实、竹沥、姜汁之类。若夫真元渐复，痰饮渐消，或觉有风邪未退者，仍以羌活愈风汤、防风通圣散之类出入加减，调治而安。此缓则治其本，与夫本而标之之治也。抑考先哲有云；其证有中脏、中腑之分，证各不同。中腑者多着四肢，故面加五色，脉浮而恶风寒，四肢拘急不仁，或中身之前，或中身之侧，皆曰中腑也，其治多易；中脏者，多滞九窍，故唇缓失音，耳聋鼻塞，目瞀，大小便闭结，皆曰中脏也，其治多难。大法中腑者，小续命汤以发其表；中脏者，三化等汤以通其里；脏腑兼见者，又不可拘泥，或一气之微汗，或一旬之通利。又曰：治须少汗，亦须少下。多汗则伤其卫，多下则损其荣，斯又不可不谨。或外无六经之形证，内无便溺之阻隔，但手足不随，语言謇涩者，此邪中于经，又当从中治，而不可以标本论也。是以养血通气，大秦艽汤、羌活愈风之类治之。外有痹痿气厥，脾虚伤食，及乎土太过，令人四肢不举之候，皆似中风，又当审察明白，各从其类以治之。

中风不治证

凡中风，但见发直、摇头、吐沫、上擀、面赤如妆、汗缀如珠，或头面青黑、痰响如曳锯者，皆不治。若眼开、手散、鼻鼾、口张、遗尿不知，此五者为五脏绝，五脏俱绝，亦皆不治。但见其一，犹当施治。心肾绝，尤难治也。若动止筋痛，是无血滋筋，故痛，曰筋枯，不治。

论病治法

初若中风、中气，昏倒不知人事，牙关紧急、涎潮壅塞、口眼㖞斜、半身不遂、精神恍惚，仓卒之际，急以手大指掐刻人中，即省。或急令人将病者两手两足，从上而下，频频赶出四肢，痰气即散，免致攻心，即醒。或急以三棱针刺手中指甲角十井穴，将去恶血，就以气。针刺合谷二穴、人中一穴，皆是良法。如或未效，用通关散吹鼻，即提起头顶发，候有嚏可治，无嚏不可治。如口噤不开，用破关散擦之，口即开，即多灌香油，或少加麝香一二分，或用姜汁亦可，或太白散、化风丹、摄生饮之类，当随证选而用之。如风痰顽结，诸药不效者，夺命散一服立愈。

痰涎壅盛者，口眼㖞邪者，不能言语者，皆当用吐法，宜独圣散吐之；或口噤，用藜芦末少加麝香，灌入鼻内吐之。一吐不已，再吐之。亦有气血虚而不可用吐法者。

肥人多有中风，以其气盛于外，而歉于内也。肺为气出入之道，人胖者气必急，气急则肺邪盛，肺金克木，胆为肝之腑，故痰涎壅盛。所以治之必先理气为急，中后气未尽顺，痰未尽除，调理之剂，惟当以藿香正气散加南星、木香、防风、当归。此药非特治中风之证，而中恶、中气尤宜。

气虚卒倒，参、芪补之。挟痰，则浓煎人参汤，加竹沥、姜汁。血虚，四物汤补之。挟痰者，四物汤以姜汁炒过，更加竹沥、姜汁。

左瘫右痪者，因气血虚而痰火流注也。血虚则痰火流注于左，而为左瘫，宜四物汤加白芥子、竹沥、姜汁。兼有死血，加桃仁、红花。气虚则痰火流注于右，而为右痪，宜四君子汤合二陈汤加白芥子、竹沥、姜汁。能食者去竹沥，加荆沥尤妙；肥人多湿，少加附子行经。瘫痪初起，急治则可，久则痰火郁结而难治也。

中风，饮食、坐卧如常，但失音不语，俗呼为哑风，小续命去附子，加石菖蒲一钱，或诃子清音汤亦可。然不语岂止一端？有舌强不语、神昏不语、口噤不语、舌纵语涩、舌麻语涩，其间治痰、治风、安神、养气血，各从活①法，又难拘续命、诃子而已。

中气亦似中风，但风中多痰涎，气中口中无涎。又风中身温，气中身冷。风中脉浮洪，气中脉沉伏。此七情内伤，气逆为病，治当顺气，用乌药顺气散、八味顺气散主之，或藿香正气散亦可。经云：无故而喑，脉不至，不治自已。谓气暴逆也，气复则已。审如是，虽不服药，自可。

中风、中气，口眼㖞斜，言语謇涩，或口噤牙关紧急，筋脉挛缩，骨节风肿，手脚疼痛，行步艰难，一应风气疼痛，太乙紫金丹用酒磨服。

中风不语，瘫痪初起，宜导痰小胃丹，用姜汤送三五十丸，少时即能说语。

中风头痛如破，语言謇涩，小续命汤加羌活。

中风口眼㖞斜，头疼发热，恶风初作者，羌活冲和汤加独活、藁本。

中风一身俱麻，乌药顺气散加人参、白术、川芎、当归、麦门冬。

中风面目、十指俱麻，乃气虚也，宜补中益气汤加木香、附子、羌活、防风、乌药。

中风满身刺痛，宜四物汤加荆芥、防风、蔓荆子、蝉蜕、麦

① 活：据文意疑作“治”。

门冬。

中风半身不遂，宜羌活愈风汤加天麻、荆芥、僵蚕各一钱。

中风治方

通关散 治中风不语，不省人事，牙关紧急，汤水不及。

天南星五钱，能坠中风不省之痰厥① 半夏五钱，消痰呕吐开胃 牙皂五钱，治风痰如响应

共为细末，每用少许吹鼻。有嚏可治，无嚏不可治。此方系是吹鼻通关之剂，能消痰除嗽，涂肿痛，兼去头风。

破关散 治中风，牙紧，无门下药。

天南星五分，破关开窍 龙脑能消风气，通九窍，五月五日午时采，阴干者佳

已上各五分，共为末，频擦令热，牙自开。此方系治口噤者擦牙开关之剂。

太白散 治中风痰气厥绝，心头尚温，喉中微响。此药下痰如神。

千年古石灰刮去土

为细末，水飞过，每三钱，水一碗，煎至三分，温服。

化风丹 治一切中风痰厥风痫，牙关紧急、不省人事，及小儿惊风搐搦、角弓反张、发热、痰嗽、喘促，并皆治之，累经良验。

天南星牛胆制过，二钱，堕中风不省之痰毒 天麻煨，治诸风麻痹不仁，瘫痪，语言不遂 防风去芦，能通疗诸风 荆芥穗陈久者良 羌活除新旧风湿之症 独活去芦，能治诸风掉眩、颈项难伸、风寒湿痹 人参去芦，利痰 细辛治肢节拘挛，风寒湿痹 川芎各二钱，能上行头角，助清阳之气

已上其为细末，炼蜜为丸，如芡实子大，朱砂为衣，薄荷煎

---

① 能坠……痰厥：今本《古今医鉴》除外极个别方剂，均无方解，本书方解疑为作者所加。

汤研化服。因气恼，用紫苏汤化下；如牙关口噤，用少许擦牙即开。一方，加木香五分，尤神。

摄生饮 治一切卒中，不论中风、中寒、中暑、中湿①及痰厥、气厥、不省人事者，初作即用此方，神效。

生苍术一钱，补中除湿 南木香一钱半，能调诸气 南星湿纸煨，一钱半，醒脾、去风痰 半夏滚水泡，一钱半，治痰厥及头痛 辽细辛一钱，泻三阳数变之风邪 石菖蒲一钱，开心气、散冷，更治耳聋 生甘草生则泻火解百毒而有效

上锉，生姜七片，水煎温服。痰盛，加全蝎，炙，二枚。

夺命散 治卒暴中风，涎潮气闭，牙关紧急，眼目上视，破损伤风，搐搦潮作，及小儿急惊风并治。

天南星通关大开窍 甜葶苈能开喉而治痰瘀 香白芷能去热风，性温，无毒 半夏治痰厥头痛，除湿化痰 巴豆通五脏，破癥逐水，又消痰

上为细末，每服半钱，用生姜自然汁一呷调下。牙关紧急，汤水灌不下者，此药辄能治之。小儿以利痰或吐为愈。

此方系是中风痰顽结者，宜用此猛烈之剂。

独圣散 治中风痰迷心窍，癫狂烦乱，人事昏沉，痰涎壅盛，及五痫心风等症。

甜瓜蒂

为末，每五分，重者一钱，熟水调下，即吐。如不吐，须再进一服。倘不止，以白汤止之，或葱汤亦妙；或麝香少许，研水饮之，即解。如吐风痰，加全蝎五分微炒；如有虫者，加雄黄一钱，猪油五七点，甚者加芫花五分，立吐其虫；如湿肿满，加赤小豆末一钱。凡吐令人眼翻，吐时令闭双目。

按：上方治痰壅盛，吐痰之剂。

加味藿香正气散 治肥人多有中风，气急邪盛，痰涎壅滞，中后气未尽顺，用此药调理。

藿香温中，止霍乱、心腹痛、吐逆，最要药也 紫苏治风寒湿痹，及

① 湿：原作“温”，据《古今医鉴·中风》改。

筋骨疼痛、脚气　白芷治痹痛风邪　大腹皮治冷热气攻心腹，调中开脾健胃　茯苓各六分。东垣云：胸胁逆气，烦满咳逆，口焦舌干，消渴津少俱治　厚朴消痰下气　白术消虚痰、痞气、宿滞，中风口噤俱治　陈皮消痰泄气　桔梗利膈气　半夏善去脾经湿痰，痰去而脾胃自健矣　神曲各四分　甘草二分，善和诸药、解百毒，故称国老　姜三片，能通心肺，心肺通则一身之气正，而邪气不能容　枣一枚　加南星利中风，痰壅胸膈，不省人事　木香治气痛、气滞、痰结　防风治周身骨节痛，四肢拘挛，一切风邪　当归全用，活血

上，水煎服。

加味四物汤　治中风痛，身刺痛。

白芍二钱五分，缓中破血，腹胀非此不除，心经药也。夏月倍用　当归二钱，酒中和血，刺痛如刃，非此不除，肾经药也。冬月倍用　熟地黄二钱五分，滋阴生血，脐痛非此不除，脾经药也。秋月宜倍用之，男子加此　川芎二钱，能清阳、和血行血，肝经药也。头痛非此不除，春月倍用之。女人亦倍用之。水煎温服，常服此方顺四时之气，对症无有不愈者　加荆芥能发汗，去皮毛诸风　防风能泻肺金，通疗诸风　蔓荆子通关窍，又除筋骨中寒热　蝉蜕无毒，治惊痫　麦门冬各五分，止燥渴，阴中得其养，补虚劳，热不能侵

上，水煎温服。

小续命汤　治卒暴中风，不省人事，半身不遂，口眼歪斜，手足战掉，语言謇涩，肢体麻痹，神情昏乱，头目眩晕，痰涎壅盛，筋脉拘挛，及脚气缓弱，不能动履屈伸。治外有六经之形证，则从此方加减以发其表。

麻黄去节，散寒邪而发表　杏仁泡去皮尖，能利痰　官桂下行补肾　白芍药生新血，退热　川芎上行头角，助清阳气而止头痛　防己有去风湿之能　黄芩无毒，消痰利气，除风湿　人参去芦，和中益元气　甘草炙，各一钱四分，能健脾胃而解百毒　防风一钱，能通疗诸风　附子炮，去皮、脐，七分，除六腑之沉寒，补三阳之厥逆

上锉作一剂，每剂用生姜五片，水二钟，煎至一钟，去渣，通口服。

凡中风，不审六经之形证，加减用药，虽治之不能去其邪也。《内经》曰：开则淅然而寒，闭则热而闷。知暴中风邪，宜先以续命汤随证治之。

太阳中风，无汗恶寒，倍麻黄、杏仁、防风；太阳中风，有汗恶风，倍桂枝、杏仁等药；阳明中风，身热有汗，不恶风，倍干葛、桂枝、黄芩；太阴中风，无汗身凉，倍附子、干姜；少阴中风，有汗无热，倍桂枝、附子、甘草；中风无此四经，六证混杂，系于少阳、厥阴，或肢节挛痛，麻木不仁，倍羌活、连翘。大法春夏加石膏、知母、黄芩，秋冬加官桂、附子、芍药；有热，去附子，加白附子亦可；筋急拘挛，语迟，脉弦，加薏苡仁；若筋急，加人参，去黄芩、芍药，以避中寒，服后稍轻，再加当归；烦燥不大便，去附、桂，倍芍药、竹沥；大便三五日不出，胸中不快，加枳实、大黄；语言謇涩，手足战掉，加石菖蒲、竹沥；发渴，加麦门冬、葛根、天花粉；热渴，加秦艽；身体痛，加羌活，搐者亦加之；烦燥多惊，加犀角、羚羊角；恍惚错语，加茯神、远志；不能言，加竹沥；失音不语，加石菖蒲；中风头痛如破，加羌活；骨节痛，此有寒湿，倍附子、官桂；呕逆腹胀，加半夏、人参；脚膝弱，加牛膝、石斛；腰疼，加桃仁，去皮尖，杜仲、姜汁炒；不得睡，加酸枣仁；痰多，加南星；肥人多湿，加乌附；行经用童便浸煮，以杀其毒，以助下行之力，入盐尤妙；脏寒下痢，去防己、黄芩，倍附子，加白术；或歌或笑或哭，语言无所不妄，加白术，倍麻黄、人参、桂枝；自汗，去麻黄、杏仁，加白术。

按：上方治风中腑者，发表之剂。

诃子清音汤 治诸风失音不语。

桔梗一两，半生半炒，利膈气而止痛 诃子四十九个，半生半炮，生津止渴 甘草二钱，半生半炙，生则泻火，炙则和中

上为细末。每服七钱，用煎熟童便一大碗调服，甚者三四服效。

乌药顺气散 治男、妇一切风气攻注，四肢骨节疼痛，遍身

麻痹，手足瘫痪，语言謇涩，筋脉拘挛，及脚气步履艰辛，脚膝软弱，妇人血气，老人冷气，胸膈胀满，心腹刺痛，吐泻肠鸣。凡治风先理气，气顺则痰消，徐理其风，庶可效功。理气者，气滞、气郁之类，此七情也。

麻黄去节，散寒邪而发表　陈皮去白，消痰泄气　乌药各二钱，能治冷气　川芎助清阳之气而止头痛　白芷去头面、皮肤之风　僵蚕炒，治诸风之喉闭　枳壳去穰，麦炒，治胃中隔宿之食，削腹中连年之积　桔梗去芦，各一钱，利膈气，兼止头痛　干姜炮五分，暖中，无毒　甘草炙三分，健脾胃和中

上锉一剂，生姜、枣煎。

如憎寒壮热，肢体倦怠，加葱白；遍身瘙痒，加薄荷；手足拘挛，加木香、石斛；湿气，加苍术、白术、槟榔；足浮肿，加牛膝、五加皮、独活；遍身疼痛，加当归、官桂、乳香、没药；有虚汗，加黄芪、麻黄根，去麻黄、干姜；胸膈胀满，加枳实、莪术；头眩，加细辛、细茶；脚不能举动，加羌活、防风、麝香；心腹刺痛，加小茴；手足不能动，头不能起，加川续断、威灵仙；阴囊浮肿，合五积散；四肢冷痹，加川乌、附子、官桂、秦艽；久患左瘫右痪，去麻黄、干姜，加天麻、防风、羌活、半夏、南星、木香、当归；麻痹作痛，加天雄、细辛、防风；妇女血风，加防风、荆芥、薄荷；臂痛，加羌活、防风、薄桂、苍术、紫苏；气滞腰痛，加桃仁，入酒同服；背心痛，合行气香苏散加苍术、半夏、茯苓；口眼㖞斜，加姜炒黄连、羌活、防风、荆芥、竹沥、姜汁；麻痹疼痛极者，合和三五七散；日夜疼痛，午间轻，夜又痛，合和神秘左经汤；二三年不能行者，合和独活寄生汤。

八味顺气散　治中风之人，先服此药顺气，次进治风之剂。

白术强脾胃，进饮食之效　白茯苓利窍而除湿　青皮去瓤，快膈，而除湿胀　白芷性温，无毒，去头面、皮肤之风　陈皮去白，消痰泄气　乌药能治冷气　人参各二钱，生津利痰　甘草炙一钱，健脾胃、和中

上锉，分二剂，每一剂用水二钟，煎至八分，去渣，食远服。或加木香、南星以苏痰气；或痰盛，加半夏二钱，生姜三片。

太乙紫金丹 治中风口眼㖞斜，言语謇涩，或口噤，牙关紧急，筋脉挛缩，骨节肿，行步艰辛。一应风气疼痛，太乙紫金丹用酒磨服。

山慈菇去皮洗净，二两，又名鬼灯花，疮肿、痈疽、瘰疬、消毒 文蛤一名五倍子，洗净，二两，除齿䘌及疮脓，去风热 千金子①一名续随子，拣色白者，纸包，研，去霜，炼一两，能消癥荡滞，虫毒尤攻 红芽大戟一名紫大戟，洗，焙干，一两五钱，切不可误用绵大戟，色白者大峻②利，反能伤人，弱人吐血慎③之。红芽大戟，药性云：能治腹满急痛，利大小肠 麝香三钱，辟邪通窍，无毒攻风，凡堕胎救产难

已上制法，宜端午、七夕、重阳或天月德黄道上吉日修合，量药多寡，预期数日前，主人及医生俱斋戒沐浴，易浣濯及洁新衣巾履袜，于僻静净室焚香，将五味药为极细末，设盥洗盆，出入必净手熏香，各用新洁器盛，纸盖。至期夙兴，主人率医生，焚香、陈设药品，拜祷天地毕。用数盆，各逐盆配合分两，搅和数百次极匀，仍重罗两遍，依方用糯米浓饮调和，用木臼内杵数千下，极光润为度。每锭一钱，每服一锭。病势重者，连服通利，后用温粥补住，要在于心至诚，极其洁净，如法修制，毋令丧服、体气、不具足人④、妇人，鸡犬见之。

导痰小胃丹 治中风不语，瘫痪初起，用姜汤送三五十丸，少时即能说话。

南星二两半，能堕风而治痰厥 半夏二两半，二味用白矾、皂角、姜汁水煮十五次，能治风痰 白术去芦，一两，能利水道，有除湿之功，强脾肾，有进食之效 陈皮去白，消痰泄气；留白，补胃和中 枳实消胸中之虚痞，化日久之稠痰，二味用白矾、皂角水泡半日，去白，焙干，炒，各一两 桃仁润大肠血闭之便难，破大肠久蓄之血结 苍术补中除湿，宽中发汗，米泔、白矾、皂角水浸一宿，去黑皮，晒干，炒，各一两 杏仁利胸中

---

① 千金子：原作“一金子”，据《古今医鉴·中风》改。
② 峻：原作“峧”，据《古今医鉴·通治》改。
③ 慎：原作“愈”，据《古今医鉴·通治》改。
④ 不具足人：指身体残缺不全的人。

逆气喘促，润大肠气闭难通，用白矾、皂角水泡，去皮尖，一两，炒黑　甘遂面裹煨，一两，袪痰、消血，亦消痰　红花酒蒸，一两，能逐腹中之恶血，而补血虚之血　白芥子炒，一两，能宽胸膈，逐膈痰　黄柏炒褐色，一两，除脐下痛，补肾水衰　大戟取长流水煮一时，晒干，一两，能治风痛　芫花醋拌一宿，炒黑，一两，能化痰破积，而搜肠风　大黄酒湿①，纸包煨干，再用酒炒，一两，能快膈除痰，通血脉

上为细末，姜汁、竹沥煮，蒸饼糊为丸，如绿豆大，每用二三十丸，极甚者五七十丸，量虚实加减，切不可太多，恐损胃气也。

加味羌活冲和汤　治中风口眼㖞斜，头疼发热，恶风初作者。

羌活二钱，治太阳肢节痛　川芎一钱半，治头痛在脑　防风一钱半，治一身尽痛，听君将命令而行，随所使引之　白芷治阳明头痛在额　苍术一钱，米泔制，雄壮上行之气，又能除湿气　黄芩一钱，治肺热在胸　生地黄一钱，治心热在内　细辛三分，治肾经苦②头痛　甘草三分，缓里急，和诸药　加独活一钱，治诸风掉眩，颈项难伸　藁本治风湿，止疼痛

上锉，水煎服。

加味补中益气汤　治中风面目、十指俱麻，乃气虚也。

黄芪一钱五分，益元气而补三焦　人参去芦，一钱，补中益气，气行则血行，血行而风自灭矣　甘草炙，一钱，和胃健脾　陈皮一钱，和胃、消痰利气　白术去芦，一钱，扶胃健脾，有进食之效　当归酒洗，一钱，养血　柴胡五分，能使胃中之清气左旋而上达　升麻五分，能使胃中之清气右旋而上达　加附子五分，能壮元阳　木香五分，能调诸气　羌活五分，表入风之邪，利周身百节之痛，除新旧风湿之症　防风五分，能通疗诸风　乌药五分，能治冷气　姜三片

水煎，热服。

羌活愈风汤　治肝肾虚，筋骨弱，语言謇涩，精神昏愦，风湿内弱，风热体重，或瘦而一肢偏枯，或肥而半身不遂。大抵心

---

① 湿：《古今医鉴·痰饮》作“酒蒸”。
② 苦：此后原衍“及”字，据《古今医鉴·伤寒》删。

劳则百病生，心静则万邪息。此药能安心养神，调理阴阳，使无偏胜。

蔓荆子通关窍，而治头风之痛　防风去芦，通疗诸风　细辛去苗，无毒，性温，散三阳数变之风邪　枳壳消心下痞塞之痰，泄腹中滞塞之气　熟地黄活血气，封填骨髓　人参去芦，补中益气　川芎上行头角，助清阳之气而止痛　麻黄去节，发汗而疗咳逆　薄荷祛除诸热之邪　甘菊花散八风上注之头眩　当归去尾，养血　地骨皮去骨，表无定之风邪　知母泻无根之肾火　黄芪益元气而补三焦　杜仲炒，去壳，治腰痛而补虚　枸杞子能补气去风　秦艽除四肢风湿若神，疗遍体黄疸即愈　柴胡去芦，治左右两胁疼痛　半夏姜制，除湿化痰涎　梓厚朴姜制，除湿满，散结，调中　羌活除新、旧风湿之症　独活治诸风掉眩，颈项难伸，风寒湿痹　甘草生，泻火解毒　白芷去头面、皮肤之风　前胡止嗽，开胸，亦下痰　防己已上各三分，有去风湿之能　白茯苓益气和中　黄芩中枯而飘者，泻肺火，又除风湿，消痰利气　白芍药已上各四分，补虚，生新血，退热　石膏除湿热，清肺气　苍术补中除湿　生地黄各六分，泻脾土之湿热，除五心之烦闷　桂枝一分，能上行发表　遇天阴雨加生姜三片

上细锉，作一剂，水二大盏，煎至一盏，去渣温服。

按：上方治风中经者，调血养血之剂。

太玄汤　治中风痰气厥绝，心头尚温，喉中微响。此药下痰如神。

染布活靛缸水一盏，温而灌之，即能说话

三生饮　治中风昏不知人，口眼㖞斜，半身不遂，咽喉作声，痰气上壅。无问外感风寒，内伤喜怒，或六脉沉伏，或指下浮盛，并宜服之。兼治痰厥气①厥，及气虚昏眩。

南星一两，能醒脾，去惊风痰吐之忧　川乌去皮尖，五钱，能消痰治脾之风，又能破积　附子去皮尖，五钱，除六腑之沉寒，补三阳之厥逆　木香二钱半，泄肺气，又能调诸气

上锉，生姜十片，水煎温服。

---

①　气：原作“饮”，据《古今医鉴·中风》改。

若真气虚而风邪所乘，加人参一两，大效；气盛人，只用南星五钱，木香一钱，生姜十四片，煎服；痰涎壅盛，声如牵锯，药不下者，宜灸关元、气海穴。

三化汤 治中风外有六经之形证，先以加减续命汤随证治之，风有便溺之阻隔，复以此药导之。

川厚朴姜汁炒，除湿满，散结调中 羌活能除新旧风湿之症 大黄夺土郁而无壅滞 枳实消胸中之虚痞，逐心下之停水

上各等分，细锉，姜煎，若不利再服，至微利则已。如内邪已除，外邪已尽，当服愈风汤，以行中道，久服大风悉去，纵有微邪，只从愈风加减汤治之。然治病之法，不可失于通塞，或一气之微汗，或一旬之通利，如此为常治之法也。久之则清浊自分，荣卫自和矣。

按：上方治风中脏者，通里之剂。

大秦艽汤① 治中风外无六经之形证，内无便溺之阻隔，知血弱不能养于筋，故手足不能运动，舌强不能言语，宜养血而筋自荣。

秦艽一钱，攻风逐水，除肢节之痛 甘草炙，一钱，健脾和中 当归一钱，去尾，养血 白芍药一钱，退热，生新血 川芎一钱，性温，无毒，而止头痛 细辛三分半，散三阳数变风邪 羌活散肌表八风之邪 防风能泻肺金，通疗诸风 黄芩各五分，能除风去湿 石膏一钱，清肺气，除虚热 白芷五分，止阳明头痛之邪 白术五分，利水道，能除湿热 独活一钱，治诸风掉眩，颈项难伸，风寒湿痹 生地黄五分，泻脾土之湿热 白茯苓一钱，能除湿利窍 熟地黄五分，活血气，填骨髓

上细锉，一剂，生姜三片，水二钟，不拘时温服。或加竹沥、姜汁同服。如心下痞满，加枳实一钱，能消胸中之虚痞。

防风通圣散 治中风一切风热，大便闭结，小便赤涩，头面生疮，眼目赤痛；或热极生风，舌强口噤；或鼻生紫赤，风刺瘾疹而为肺风；或成风厉，而世呼为大风；或肠风，而为痔漏；或

---

① 汤：原作“丸”，据下文煎服法及《古今医鉴·中风》改。

肠郁，而为诸热，语妄惊狂并治。

防风无毒，性温，通疗诸风　川芎性温，无毒，止头痛　当归全身活血而不走　白芍药生血，退热　大黄治土郁而无壅滞　芒硝性能蠲痰，润燥　连翘泻诸经之客热　薄荷祛除风热之风邪　石膏制肺火，除头痛　桔梗治头痛，除鼻塞　黄芩去芦，除风热，各八分　白术能强脾胃，有进食之效　山栀子治心中懊侬，颠倒而不得眠　荆芥穗疏风，各二分　滑石二钱四分，能化痰利窍　甘草炙，一钱，健脾胃、和中　麻黄不去节，二分，散寒邪而发表

上锉，作一剂，生姜三片，水煎服。

劳汗当风，汗出为皶，郁乃坐劳，出于玄府，脂液所凝，去芒硝，加芍药、当归，发散玄府之风，当调其荣卫。俗云风刺，生瘾疹，或赤或白，麻黄、盐豉、葱白出其汗。麻黄去节，并去芒硝，咸走血而内①凝，故不发汗。还依前方中加四物汤、黄连解毒汤，三药合而服之，日二服。故《内经》曰：以苦发之。谓热在肌表连内也。小便淋闭，去麻黄，加滑石、连翘，煎药汤，调木香末二钱。麻黄主表，不宜里，故去之。腰胁痛，走注疼痛，加芒硝、石膏、当归、甘草，一服二钱，调车前子末、海金沙末各一钱。《内经》曰：腰者，肾之府。若破伤风者，如在表，则辛以散之；在里，则苦以下之，兼散之。汗下后，通利血气，祛逐风邪者，每一两内，加荆芥穗、大黄各二钱，调全蝎末一钱、羌活末一钱。诸风潮搐，小儿急、慢惊风，大便闭结，邪热暴甚，肠胃干涩，寝汗咬牙，上窜睡语，筋转惊悸，肌肉蠕动，每一两加大黄一钱，栀子二钱，调茯苓末二钱；肌肉蠕动者，调羌活末一钱。经曰：肌肉蠕动，命曰微风。风伤于肺，咳嗽喘急，每一两加半夏、茯苓各二钱。打扑伤损，肢节疼痛，腹中恶血不下，每一两加当归、大黄各三钱半，调乳香、没药各二钱。解利四时伤寒，内外所伤，每一两内加益元散一两，葱白十茎，豆豉一合，生姜五钱，水一大碗，煎至七沸，或煎一小碗，温冷服一半，以

①　内：原作“血”，据《古今医鉴·中风》改。

箸探之，即吐，罢，服一半，煎热，服后令汗出，立解。饮酒中风，身热、头痛如破，加黄连须二钱，葱白十茎，依法立愈，慎勿用桂枝麻黄汤解之。头旋脑热，鼻塞，浊涕时下，每一两加薄荷、黄连各二钱半。《内经》曰：胆移热①于脑，则辛頞②鼻渊，浊涕下不已也。王注曰：胆液下澄，则为浊涕，下不已，如水泉，故曰鼻渊也。此谓足太阳脉与阳明脉俱盛也。气逆者，调木香末一钱，服之。痈疽疖毒，一切恶毒肿疮，本方一两，倍连翘、当归，加黄连、茯苓、人参、白芷、金银花、牡蛎、粉黄芪、木香各半两，名藤黄饮子。如疮在上，加当归，用酒浸。发斑热，本方加黄连五钱。

此方最治痢后鹤膝风，良验。

祛风至宝丹 治诸风热等证。

防风一两半，性温，通疗诸风 荆芥穗五钱，能清头目而疏风 独活一两，治诸风掉眩，颈项难伸 羌活一两，除新旧风湿之症 全蝎去毒，五钱，能搜风，治搐痫、半身不遂 天麻一两，治诸风麻痹不仁 细辛五钱，散三阳数变之风邪 石膏一两，坠头疼，解烦渴 连翘五钱，泻诸经之客热 黄芩一两，中枯而飘者，除风湿，消痰气 栀子六钱，治心中懊憹，颠倒而不得眠 薄荷五钱，宽中下气 当归身二两半，能养血 熟地黄一两，补益真阴，能滋肾水 川芎一两半，上行头角 芍药一两半，生新血，退热 人参一两，和中，益元气 白术一两三钱，有除湿热之功 桔梗一两，利膈气 黄连五钱，厚肠胃而解咽渴 黄柏五钱，补痿厥，除湿、上脐下痛 滑石三两，能化痰利窍 麻黄五钱，表汗而疗咳逆 大黄五钱，夺土郁而无壅滞 芒硝五钱，性能蠲痰润燥 甘草二两，解百毒而有效 朱砂二两，为衣，辟邪伐恶

上为末，炼蜜为丸，如弹子大，每一丸细嚼，茶清任下，临卧服。有热，去人参、白术、川芎，加苦参、细茶、盐梅，薄荷汤下。疼痛甚，倍加苦参。

① 热：原脱，据《素问·气厥论》及《古今医鉴·中风》补。
② 頞：原作“额”，据《素问·气厥论》改。

按：上方治诸风燥热者，发表攻里之剂

大乌药顺气散 治诸风左瘫右痪，疏风化痰顺气，神效。

当归身养血 川芎养新生之血而调经 白芍药补虚，生新血，退热 生地黄泻脾土之湿热 紫苏能下气开胃，治胀消痰 陈皮理气宽中，消痰止嗽 香附能疏气开郁消风 乌药能治冷气 枳壳治胃中隔宿之食，消腹内连年之积 砂仁快气和中，暖胃，治宿食不消 桔梗通鼻塞，利膈气 黄芩除风去湿 半夏大和脾胃，治痰厥头痛 防风以气味能泻肺金，以体用通疗诸风 地龙焙干，俗名蚯蚓，止风贼斜㖞 甘草各八分，解百毒而有效 乳香治中风口禁① 没药治癥结，腹心痛 沉香降气，调中气，又治癥癖，去风麻。各四分，三味为末，煎熟药加入内，同服

上锉，生姜三片，水煎服。

防风至宝汤② 治中风痰涎壅盛，口眼㖞斜，四肢瘫痪，麻木不知痛痒，不能动履，身若无骨者。

当归性温，无毒，身，养血 川芎上行头角，助清阳之气而止痛 白芍药补虚而生血，退热尤良 防风性温，无毒，治诸风 羌活散肌表八风之邪 天麻治瘫痪，言语不遂 白芷去头面、皮肤之风 僵蚕炒，能去诸风 青皮去穰，破滞气 陈皮消痰有表 乌药治冷气 牛膝去梢，酒炒，能治拘挛 黄连姜汁炒，解咽干而厚肠胃 半夏除湿，化痰涎 南星二味，用白矾、牙皂、生姜煎，水浸三昼夜 黄芩酒炒，消痰利气 栀子炒，治心中颠倒，懊恼不眠 连翘泻诸经之客热 甘草下气通关 大黄久病去之

各等分，秤定一两五钱，生姜三片，煎服，早晚各一服。忌葱、蒜。此方系刘尚书传。

愈风润燥汤 治半身不遂，手足欠利，语言费力，呵欠喷嚏，面目口眼㖞斜宽弛，头目眩晕，痰火炽盛，筋骨时疼，或头痛心肿。此方系孙尚书传。

川芎一钱二分，能养新生之血 当归身一钱一分，养血 生地黄八

---

① 禁：通“噤”。《墉城集仙录·徐仙姑》：“诸僧一夕皆僵立尸坐，若被拘缚，口禁不能言。”

② 汤：原作“丹”，据下文煎服法及《古今医鉴·中风》改。

分，姜汁炒，凉心火之血热　熟地黄八分，姜汁炒，除五心之烦热　红花四分，酒洗，补血虚之血　牛膝八分，酒炒洗，能治拘挛　南星一钱，姜汁炒，醒脾、去风痰　羌活六分，能除新旧风湿之症　防风六分，能通疗诸风　天麻一钱，祛诸风，麻痹不仁，治瘫痪言语不遂　半夏一钱，姜汁炒，除湿化痰涎，大和脾胃气　白茯苓一钱，和中利窍，除湿　橘红八分，盐水洗，消痰泄气　黄芩八分，酒炒，中枯而飘者，泻肺火，除风去湿　桂枝六分，能通关节，行血舒筋，治手麻脚痹　白术一钱半，强脾胃，有进食之效　甘草炙，四分，健脾胃，和中　酸枣仁炒，八分，除风坚骨　白芍药二钱，酒炒，补虚退热　黄柏酒炒，三分，治痿厥，除湿，止脐下痛

上锉，水煎，入淡竹沥、姜汁一茶匙，温服。

上治中风，半攻半补之剂。

祛风除湿汤　治中风瘫痪，筋骨疼痛。

当归头酒洗，能止痛　川芎助清阳之气而止痛　赤芍药破血而疗腹痛　陈皮去白，化痰破结　半夏姜制，治痰厥头痛　白茯苓性温，无毒，利窍除湿　苍术米泔洗，发汗而湿自除，脾受其益矣，各一钱　白术一钱一分，用以助脾，诸疾自去　乌药治一切气症及中恶、心腹痛　枳壳消心下痞塞之痰，泄腹中滞塞之气　黄连酒炒，能消痞满　黄芩酒炒，消痰利气，除风湿，各一钱　桔梗八分，手有病方用，除鼻塞，利膈气　白芷九分，治头面、皮肤之风，阳明之邪　防风八分，性温，无毒，治诸风之气结　羌活一钱，散肌表之邪，利周身之痛　甘草炙，五分，健脾和中

上锉一剂，姜五片，水煎服。身痛，加姜黄一钱；脚痛，加牛膝、防己、威灵仙一钱。

天台散　治中风手足瘫痪或疼痛。

乌药治中恶、心腹痛　陈皮能下气消食　麻黄通九窍，开毛孔，破癥结，除积聚　僵蚕治风痰结滞，口噤失音　川芎助清阳之气而止痛　枳壳治胃中隔宿之食，消腹内远年之积　桔梗性温，止头痛，除鼻塞，利膈气　白芷治皮肤之风、头痛之邪　干姜暖中，无毒　羌活除新旧风湿之症　威灵仙治痛风之要药也　天麻祛诸风麻痹不仁，主瘫痪、言语不遂　续断生肌止痛，补精血，理筋骨　当归能养血止痛　乳香治中风聋噤，补肾益精　没药治诸风，骨疼痛　麝香少许，治中恶心腹暴痛胀满　甘草炙，各等分

上锉一剂，生姜煎服。

三圣散 治半身不遂，口眼㖞斜，骨节疼痛，遍身尽痛，一切风疾，血脉凝滞，筋络拘挛，行步艰难。

玄胡索炒，性温，无毒 当归酒洗，止痛 官桂各等分，治中焦虚寒，结聚作痛

上为末，每服二钱，早、晚各一服。如腰痛，加杜仲、茴香炒。

清神解语汤 治中风痰迷心窍，不省人事，舌强不能言语，痰涎壅盛，口眼㖞斜，半身不遂。

当归头，能止痛 川芎助清阳之气而止痛 白芍药大除腹痛 生地黄凉心火之血热 麦门冬上消渴热不能侵 远志甘草水泡，去骨 石菖蒲通九窍，祛风湿 南星同下制，坠中风不省之痰，强如尸之身 半夏二味，同白芍、姜、牙皂煮水，浸三日 陈皮化痰破结 白茯苓利窍除湿 甘草炙，健脾胃，和中 乌药治一切气症，及中恶、心腹痛 枳实麸炒 防风疗诸风，开结气 羌活散入表风邪，利周身节痛 黄连姜汁炒，消痞满，除肠红

上锉，生姜二片，竹茹一团，水煎，入童便、姜汁、竹沥同服。头痛加蔓荆、细辛、白芷。

清心散 治舌强不能言语。

青黛二钱，治上膈稠痰 硼砂二钱，火制过，若生用，烂心肠 冰片三分，治痰迷，通九窍，消诸风 牛黄三分，治中风痰壅不语 薄荷二钱，通利关节，中风失音

上为末，先以蜜水洗舌上，后以姜擦之，将药和蜜调稀，搽舌根上。

远志膏 治中风舌不能言者，清心豁痰之剂。

远志不拘多少，甘草水泡，去骨

为末，鸡子清调敷天突、咽喉、前心三处，立效。

加味转舌膏 治中风瘈疭，舌塞不语，清火除风，神效。此乃贾兰峰传。

连翘一两，泻诸经之客热 栀子炒，五钱，理邪热诸症，烦郁呕逆

薄荷叶一两，治中风语言不遂　桔梗五钱，治鼻塞利膈气　玄明粉五钱，治精血　黄芩酒炒，五钱，利气除风湿　大黄酒浸，炒，五钱　防风五钱，能通疗诸风　川芎三钱，助清阳之气而止痛　远志甘草水泡，去骨，一两，有宁心之效　石菖蒲六钱，祛风湿　甘草炙，五钱，健脾胃和中　犀角三钱，清心，镇肝，定惊　柿霜一两，消痰嗽，清火热

上为细末，炼蜜为丸，如弹子大，朱砂五钱为衣。每用一丸细嚼，薄荷汤下，食后临卧服。

加减排风汤　治中风口眼㖞斜。此方陈白埜传。

天麻二钱，治诸风麻痹不仁，瘫痪、语言不遂　防风八分，治诸风　羌活散风邪，利节痛　独活治诸风掉眩，颈项难伸，风寒湿痹　川芎各八分，止痛　白鲜皮去风，治筋弱而疗足顽　当归用头，止痛　白芍药除腹痛　白术除湿助脾，诸疾自去　半夏治痰厥头疼　茯苓利窍除湿　黄芩除风湿，亦消痰　杏仁各二钱，治中风诸症，痰结烦闷　麻黄七分，散寒邪而发表　苍术一钱，补中除湿　甘草炙，四分，健脾胃和中

上锉，作一剂，生姜煎服。

理气祛风散　治中风口眼㖞斜。

青皮破滞气，愈低而愈效；削坚积，愈下而愈良　陈皮下气消痰　枳壳削心下痞塞之痰　桔梗利膈气　南星能坠中风不省之痰厥　半夏治痰厥及头疼　乌药治中恶心腹痛　天麻祛诸风麻痹不仁，治瘫痪、语言不遂　川芎能清阳气，止痛　白芷去头面、皮肤之风　防风通疗诸风　荆芥行血疗风　羌活利周身肢节痛　独活治风寒湿痹，诸风掉眩　白芍健脾　甘草炙，健脾胃和中

上各等分，细锉，生姜五片，水煎服。

贝母瓜蒌汤　治肥人中风，口眼㖞斜，手足麻木，不分左右，皆作痰治。

贝母能消久痰　瓜蒌仁下气宽中　南星治中风之痰　荆芥治皮毛诸风　防风去芦　黄柏治痿厥，除湿　羌活利周身肢节痛　黄芩消痰利气，除风湿　黄连消痞满　半夏泡七次，治痰厥　白术逐痰利风寒　陈皮去白，下气消食，化痰破结　薄桂治上焦有寒走肩臂而行肢节　天花粉散痞开胸　甘草炙之则温　威灵仙治痛之要药也

上各等分，细锉，姜三片，水煎服。

秘传顺气散 治诸风口眼歪斜，半身不遂，左瘫右痪，遍身肿痛麻木，或成风毒，疮出脓水，服三五剂，后进风药酒。此方孙鉴塘传。

青皮破滞气，愈低而愈效；削坚积，愈下而愈良 陈皮化痰破结 枳实削痞塞之痰，桔梗治肺痈 乌药治中恶心腹痛 人参治诸风 白术助脾 茯苓利窍 半夏治痰厥头疼 川芎止痛 白芷去头面、皮肤之风，治阳明头痛之邪 细辛治肢节拘挛 麻黄散寒邪 防风治诸风 干姜暖中，无毒 僵蚕炒，能去诸风 甘草解百毒而有效

上各等分，细锉，生姜三片，水煎服。

神仙风药酒 治诸风瘫痪、肿痛顽麻者，祛风败毒之剂。

荆芥治结气瘀血 防风开结气 苍术补中除湿 麻黄散寒邪而发表 细辛治风寒湿痹 天麻治诸风麻痹不仁 白芷治阳明头痛之邪 川芎清阳气 当归头养血止痛 半夏治痰厥 茯苓利窍 僵蚕能去诸风 川乌散诸风之寒邪 草乌治风湿麻痹不仁、疼痛 洛阳花 白花蛇治四肢不仁，骨节疼痛，口眼㖞斜，半身不遂

上各等分，其为粗末，每药三钱，用小黄米、烧酒一斤，枣三枚，蜜五钱，同入瓶内，上盖盏，和面封固，麻绳扎左右上下，入锅悬起，重汤煮香一炷半，冷定取出。每服一小钟。疾在上，食后服；疾在下，食前服。指日见效，不可轻忽。

仙传史国公浸酒良方

臣谨沐圣恩，叨居相职，节宣弗谨，遂染风疾，半体偏枯，手足拘挛，不堪行步。宣医诊治，良剂屡投，今越十载，并无寸效。乞归故里，广访名医，途至奉先驿，获遇异人。臣陈病状，蒙授一方，臣依方浸酒。未服之先，非人扶不能起；及饮一升，便手能梳头；服二升，手足屈伸有力；服三升，语言行步如故；服四升，肢体通缓，百节遂和，举步如飞。其效如神，能不尽述，乞赐颁行天下，使黎庶咸臻寿域。谨录是方，随表拜进以闻。

防风去芦，三两，治四肢骨节疼痛，浑身拘急 秦艽去芦，四两，治

四肢拘急，言语謇涩　萆薢三两，酥炙，治骨节疼痛　羌活二两，治风湿肢节疼痛　川牛膝去芦，酒洗，二两，治手足麻痹，腰膝疼痛，补精髓，行血脉　虎胫骨二两，酥炙，退骨节中毒气，壮筋骨　鳖甲一两，九肋者佳，治瘫痪　当归二两，补血止痛　苍耳子四两，搥碎，去风湿骨节顽痹　晚蚕沙二两，炒黄色，治瘫痪百节不遂、皮肉顽麻　干茄根八两，饭上蒸熟，治诸毒气、湿在骨节，不能屈伸　加白术二两，去芦，逐痰、利风寒　川杜仲三两，姜汁炒，去丝

上细锉，用好酒三十五斤，将生绢袋盛药，悬浸①于内，封固，过十四日将坛入锅，悬空着水煮，令坛滚响，取出埋入土内三日，去火毒。每开坛取酒，不可以面对坛口，恐药力冲伤眼目。每饮二三钟，毋令药力断绝，忌动风之物。

神仙延寿药酒丹　专治男子、妇人，远年近日，诸虚百损，五痨七伤，左瘫右痪，半身不遂，语言謇涩，筋脉拘挛，手足、浑身疮疥，肠风痔漏，紫白癜风，风寒暑湿，脚气心气，走气痰气，膀胱疝气，十膈五噎十气，身体羸瘦，腰膝疼痛，四肢皮肤无力，皮肤生疮，耳聋眼昏，下部虚冷，诸般淋漓。及妇人经脉不调，脐腹疼痛，两肋膨胀，面黄肌瘦，口苦舌干，呕吐恶心，饮食无味，四肢无力，眼目昏花，神思惊怖，夜出盗汗，时发潮热；因月事或多或少、或前或后，淋漓不止，闭塞不通，终成癖气，气块时时作痛；或子宫积冷，血气虚败，赤白带下，渐成痨疾，并皆治之。此酒互相等制，其性和缓，其味甘香，能追万病，常服和胃、养丹田、和血气、壮筋骨、益精髓、轻身健体、明目、安五脏、定神魄、润肌肤、长颜色、返老还童、延年益寿，其效难以尽述。

当归去尾，养血　人参去芦，补中益气，气行则血行，血行而风自灭矣　白茯苓去皮，利窍除湿　砂仁祛冷逐痰　川椒除六腑之沉寒　乌药能治气症，及中恶心腹痛　川乌散诸风之寒邪，破诸积之冷痛　草乌圆者炮，治风湿麻痹疼痛　何首乌米泔浸，竹刀刮去皮　五加皮治风湿痹寒，

---

① 浸：原作“酒”，据《古今医鉴·中风》改。

止心痛，益精神　枸杞子退虚痨寒热　虎胫骨酥炙，治筋骨毒风挛急　干姜炮，二钱，散风寒　肉苁蓉酒洗，焙干，各五钱　牛膝去芦，三钱　白芷治阳明头痛之风邪　枳壳去穰，炒，二钱　香附子炒，疏气开郁消风　厚朴姜汁炒，除湿满散结中　陈皮去白，化痰　白术炒，除湿助脾，诸风自去　川芎助清阳气，止头痛　独活治颈项难伸，风寒湿痹　羌活散入表风邪，利周身节痛　半夏姜汁炒，治痰厥　官桂治中焦虚寒，结聚作痛　白芍药大除腹痛　麻黄通九窍，开七孔　生地黄除五心之烦热　熟地黄填骨髓而止痛　天门冬止烦渴，强骨髓　麦门冬止烦渴　茴香盐酒炒　五味子除烦热　细辛酒洗，治肢节拘挛　苍术米泔制，发汗而湿自除　破故纸酒洗，炒，滋肾添精　防风疗诸风，开结气　沉香祛恶气　甘草各一两，炙，健脾胃和中　红枣去核，通九窍，强筋骨　酥油能辟恶，除温疟　蜂蜜养脾气，止腹痛　核桃仁汤泡，去皮，各半斤，补肾，治腰痛

上锉一处，绢袋盛之，用烧酒一大坛浸三日，放锅中，重汤煮三个时辰取出，掘坑埋之三日，出火毒，每日清晨饮一二钟。病在上，食后服；在下，空心服。饮酒尽，将渣晒干为末，烧酒打糊为丸，如梧桐子大。每服三十丸，空心酒下。

鹿角霜丸　治虚损半身痿弱，或二三年不能动履者。

黄芪去芦，蜜水炒，二两，温肉分而实腠理，益元气而补三焦　人参二两，去芦，治火炎气逆　白茯苓二两，利窍　白术二两，除湿助脾，诸疾自去　当归酒洗，三两，养血止痛　白芍药酒炒，二两，大除腹痛　川芎二两，清阳气而止痛　熟地黄酒蒸，二两　苍术二两，以牛膝引之下行，则治下焦湿疾　肉桂一两，治九种心痛　破故纸酒炒，二两，治阳虚精滑①，腰痛膝冷　小茴炒，一两，能回阳散冷，故曰茴香，盖阳气回而邪自散也　肉苁蓉酒洗，两半　木瓜两半，治腰肾脚膝之病不可缺也　川乌两半，散诸风之寒邪，破诸积之冷痛　大附子一两，童便和面包煨　牛膝治四肢拘挛疼痛，不可屈伸　乌药一两，炒五钱　槟榔一两，坠诸药下行，治风湿气等症　木香二钱，治年久冷气，一切气痛　杜仲姜汁炒，去丝，一两　续断一两半，补精止痛　防风一两，治诸风　羌活一两，散入表风

① 滑：原作“活”，据文义改。

邪，利周身节痛　独活一两，治颈项难伸　虎胫骨酥炙，一两半，治筋骨毒风挛急　甘草生，五钱，善和诸药，解百毒　鹿角霜一斤，性温无毒，入肾经，止腰膝酸痛，固精壮阳，强骨髓

上为细末，好酒煮，米糊为丸，如梧桐子大。每服七十丸，空心米汤、黄酒任下。

按：上方治诸风瘫痪属虚寒者，温补之剂。

健步虎潜丸　治中风左瘫右痪，手足不能动，舌强，蹇于言。

黄芪盐水炒，一两半，温肉分而实腠理，益元气而补三焦　人参一两，能行气血而风自灭　白术二两，除湿助脾　白茯神去皮木，一两，安神　当归酒洗，一两半，养血　白芍药盐酒炒，二两　生地黄酒洗，二两　熟地黄二两，填骨髓　枸杞子酒洗，一两半　五味子五钱，滋肾经不足之水　虎胫骨酥炙，二两　龟板酥炙，一两半　牛膝去芦，酒洗，二两　杜仲姜酒炒，二两　破故纸盐酒炒，二两　黄柏人乳拌，盐酒炒，二两　知母同上制，二两　麦门冬去心，二两　远志甘草水泡，去心，二两　石菖蒲一两，通九窍，祛风湿　酸枣仁炒，一两　沉香定霍乱，祛恶气　木瓜一两，能入肝经，益筋　薏苡仁炒，一两，治风湿痹，筋挛、骨痛不仁，难以屈伸，久服益气，令人能食　羌活酒洗，一两　独活酒洗，一两　防风酒洗，一两，通疗诸风　大附子童便浸三日，面裹煨，去脐，切四片，童便浸，煮干，五钱

上为细末，炼蜜加猪脊髓五条，和为丸，如梧桐子大。每服百丸，空心盐汤、酒任下。

按：上方治诸风属虚热者，滋补之剂。

竹沥枳术丸　化痰、清火、健脾，中风于未病之先，宜服此药，但人少知此理至妙。若与搜风顺气丸相间服之，何中风之有？

枳实麸炒，一两，化日久之稠痰　白术去芦，二两，助脾　苍术米泔浸，盐水炒，一两　南星白矾、生姜、牙皂用水同煮干，去皂、姜不用，一两　半夏用南星制，一两　白茯苓去皮，二两　黄连姜汁炒，五钱，治肠红痞满　黄芩酒炒，一两，消痰利气　当归酒洗，五钱，止痛　陈皮去白，一两，化痰　白芥子炒，一两，除冷气，攻反胃，治上气　山楂剥去核，取肉一两，消食积，化宿滞，行结气，消积块、痰块、血块，治腹痞胀、

发热，健脾开膈之良药也

上为细末，以神曲六两，生姜汁一盏，竹沥一碗，煮糊一碗，如梧桐子大。淡姜汤送下一百丸，食远服。

搜风顺气丸 治三十六种风，七十二般气，上热下冷，腰脚疼痛，四肢无力，多睡少食，日渐羸瘦，颜色不完①，恶疮下注，口苦无味，憎寒毛竦，积癥癖气块，丈夫阳气断绝，妇人久无嗣息②，久患寒疟，呕吐泻利，肠胃积热，以致胁间痞闷，大便结燥，小便赤涩，肠风痔漏，肢节顽麻，手足瘫痪，步履艰辛，语言謇涩，大人小儿皆可服之。

锦纹大黄五两，酒浸，九蒸九晒 火麻仁微炒，去壳，二两 郁李仁去皮壳，泡，二两 枳壳麸炒，二两，消心下痞塞之痰，泄腹中滞塞之气 干山药酒蒸，二两，东垣云：能医腰湿之症 独活一两，治风寒湿痹 山茱萸酒蒸，去核，二两 槟榔一两，能治冷气攻心腹 菟丝子用净酒煮烂，捣成饼，晒干 车前子二两半，炒 牛膝酒浸，晒干，二两，治寒湿痿痹，四肢拘挛，疼痛不可伸屈。凡腰腿之疾，必用此药，引之下行

上为细末，炼蜜为丸，如梧桐子大。每服七八十丸，茶酒任下，百无所忌，早晚各一服。觉脏腑微动，以羊肚肺羹补之。久患肠风便血，服之除根。瘫痪语涩，服之平复。酒后能进一服，宿酒尽消。中年已后之人，过用厚味酒肉，多有痰火，且不能远房事，往往致阴虚火动，动则生风，所谓一水不能胜五火也。故以此方疏风降火为主，不问年高、气弱、雅俗、妇人，并皆服之大效。孕妇忌服。

天麻丸 治风因热而生，热胜则风动，宜以静胜动燥。此药能行荣卫，壮筋骨。

天麻一两半，祛诸风麻痹不仁，治瘫痪语言不遂 牛膝酒洗，去芦，两半 川萆薢一两半 玄参一两半，治腹中寒热之气，三焦无根之火，暴中风寒，身热胸满，狂邪忽忽不知人，温疟洒洒，胸中多气，寒渴水肿者皆

① 完：复原，恢复。

② 嗣息：子孙。

治　杜仲酒炒，一两半，滋肾止腰痛　大附子制，五钱　羌活三两半，利周身百节之痛　当归二两半，养血　生地黄四两，治五心烦热　加独活一两半，治颈项难伸

上为末，炼蜜为丸，如梧桐子大。每服七八十丸，空心温酒送下，良久则食。

凡人初觉大指、次指麻木不仁，或手足少力，或肌肉微掣，此中风之先兆也，三年内有中风之疾。宜先服愈风汤、天麻丸各一料①，此治未病之先也。又云：于未病之先，服竹沥枳术丸可却去之。若与搜风顺气丸间服，何中风之有？

消风散　治诸风上攻，头目眩昏，项背拘急，鼻嚏声重，耳作蝉鸣，及皮肤顽麻，瘙痒瘾疹，妇人血风，头痛肿痒，并皆治之。

防风疗诸风，开结气　荆芥行血，疗风　川芎下行血海，养新生之血　茯苓利窍除湿　人参补中益气，气行则血行，而风自灭矣　藿香温中，止霍乱、心腹痛，吐逆最要药也　甘草各一两　羌活一两，利周身百节之痛　蝉蜕性冷，无毒，治风邪　僵蚕治中风失音，半身不遂，一切风疾　陈皮下气消食　厚朴各五钱，下气，厚肠胃

上为末，每服三钱。头痛、鼻流清涕，清茶送下；遍身疮癣，酒送下。

蝉蜕散　治饮酒后遍身皮肤瘙痒，抓至血出而又痛。

蝉蜕去头足。蝉者，廉也，饮风露而廉洁清高。气冷，无毒，治风邪　薄荷叶各等分②，消风清肿，下气宽中

上为末，每服二钱，食后酒调下。

一方，用消风散一两，蝉蜕一两和，合茶调服。

胡麻散　治脾肺风毒攻冲，遍身皮肤瘙痒，或生疮疥，或生瘾疹，用手搔时浸淫，或疮久而不瘥，而作面上逆风状如虫行。紫癜、白癜、顽麻等风，或肾脏风攻注，脚膝生疮者，并

---

① 料：量词。中医配制丸药时，处方规定剂量的全份为一料。

② 分：原脱，据《古今医鉴·附诸风》补。

皆治之。

胡麻久服之可长生不老　苦参治皮肤瘙痒之风　何首乌坚筋骨，壮精髓，固腰膝，除风湿　荆芥各二两，行血疗风　威灵仙治痛风之要药也　甘草各一两，解百毒而有效，协诸药而无争

上为细末，每服二钱，食后服；或酒调此药，后频洗浴，得汗出效。

苦参丸　治心肺积热，肾脏风毒，攻于皮肤，时生疥癞，瘙痒难忍，时出黄水，及生大风，手足烂坏，眉毛脱落，一切风痰，并皆治之。

苦参四两，治大风赤癞，眉毛脱落，遍身脐腹胸胫近处，生风热细疥痒痛，杀疥疮虫，又治皮肤热毒之风　荆芥穗一两，能治结气瘀血，能发汗，去皮毛诸风，凉血热，疗痛痒，诸疮风疾

上为细末，水糊为丸，如梧桐子大。每服二十丸，茶送下。

附《医学入门》中风诸方

古防风汤　防风、羌活各三钱，甘草一分，水煎，入麝一厘，调服。治卒中，口眼㖞斜，言语謇涩，四肢如故，别无所苦。

大省风汤　防风、生半夏各一两，甘草、生川乌、生南星、生白附子、木香各五钱，全蝎二两。每五钱，姜十片，煎服。治中风痰涎壅盛，口眼㖞斜，半身不遂。

小省风汤　防风、南星各四两，半夏、甘草、黄芩各二两。每一两，姜十片煎服，与导痰汤合煎服尤妙。治卒中风，口噤，口眼㖞斜，筋脉拘挛，抽掣疼痛，风盛痰实，旋晕僵仆，头目眩重，胸膈烦满，左瘫右痪，手足麻痹，骨节烦疼，步履艰辛，恍惚不定，神志昏愦，一切风症。此方散风、豁痰、降火，可谓标本兼治者也。气逆加木香，气虚加附子、沉香，胸满加人参，头晕加天麻、全蝎，煎熟入麝少许。

导痰汤　半夏四两，茯苓、陈皮、南星、枳实各一两，甘草五钱。每四钱，姜煎服，治痰饮语涩，头目眩晕，或胸膈留饮，痞塞不通。加香附、乌药、沉香、木香，磨刺，名顺气导痰汤；加芩、连，名清气导痰汤；加羌、防、白术，名祛风导痰汤；加

远志、菖蒲、芩、连、朱砂，名宁神导痰汤。

御风丹 川芎、白芍、桔梗、细辛、僵蚕、羌活、南星各五钱，麻黄、防风、白芷各一两半，干生姜、甘草各七钱半，为末，蜜丸弹子大，朱砂二钱半为衣。每一丸，热酒化下，日三服，神昏有涎者倍朱砂。治中风半身不遂，神昏语涩，口眼㖞斜，及妇人头风血风，暗风倒仆，呕哕痰涎，手足麻痹。

牛黄清心丸 牛黄、柴胡、川芎、桔梗、白苓、杏仁各一两二钱半，犀角二两，白芍、防风、白术、当归、麦门冬、黄芩各一两半，羚羊角、脑麝各一两，人参、神曲、蒲黄各五两半，阿胶一两七钱，干姜、白蔹各七钱半，雄黄八钱，甘草五两，山药七两，大豆芽、肉桂各一两七钱半，为末，炼蜜和枣肉百枚捣丸，每两分作十丸，金箔为衣。每一丸，食后温水化下。小儿惊痫，竹叶煎汤或酒下。治诸风缓纵，语言謇涩，怔忡健忘，喜怒无常，悲忧少睡，头目眩冒，胸中烦郁，痰涎壅塞，精神昏愦①癫狂，乃通关透肌骨之剂也。

换骨丹 苍术、槐角、桑白皮、川芎、白芷、威灵仙、人参、防风、何首乌、蔓荆子各一两，苦参、五味子、木香各五钱，脑麝少许，为末，用麻黄煎膏和捣，每两分作十丸，朱砂为衣，每捣烂一丸，用温酒半盏浸之，以物盖定，不可透气，食后临卧，一呷咽之，衣覆取汗后调补脾胃，及避风寒。治中风瘫痪，口眼㖞斜，半身不遂，及一切风痫、暗风，并宜治之。

四生散 黄芪、独活、白蒺藜、白附子各等分，为末，每二钱，薄荷酒调服，治男、妇肝肾风毒上攻，眼赤痛痒，昏花羞明，多泪下注，脚腿生疮，浸淫不愈，遍身风癣血风等疮，及两耳内痒。如肾脏风疮，用猪腰批开，将前末二钱入内，合定煨熟，空心细嚼，盐汤下。

万宝回春汤 甘草、麻黄、黄芩、防己、杏仁、生地、熟地、川芎、当归、人参、防风、肉桂、干姜、陈皮、黑附子、香附子

---

① 愦：原作“聩”，据《医学入门·杂病用药赋》改。

各一分，白芍五分，黄芪三分，沉香、乌药、川乌各半分，半夏、茯神各一分半，白术二分，姜煎服。八味祛风，八味活血，八味和气，治一切虚风胃弱，气血凝滞，脉络拘急挛拳①，瘫痪疼痛，痰涎壅盛，不可专用风药。

古硫附丸 用附子一枚，重一两，以童便入粉草五钱，煮一日，附子中心无白点为度，取出挖空，入矾制硫黄五钱，以末盖之，又用面包入火内煨熟，热去面，取硫、附同捣丸，梧子大。每七分或五分，量虚实大小，温酒送下。治虚风瘫痪，神效。

加味乌荆丸 荆芥二两，天麻、附子、白附子、乌药、当归、川芎各一两为末，蜜丸弹子大，朱砂为衣。食后细嚼一丸，茶下。治因形寒伤风头疼，鼻塞声重，或老人头风宿痰轻，而又感风寒，一切虚风上攻头目，咽膈不利，并皆治之。

---

① 拳：通“蜷”。屈曲，卷曲。《庄子·人间世》：“其棱细则拳曲。”

四　卷

伤寒脉证

伤寒伤风何以判，寒脉紧涩风浮缓，伤寒恶寒风恶风，伤风自汗寒无汗，阳属膀胱并胃胆，阴居脾肾更连肝，浮长弦细沉微缓，脉证先将表里看。

夫伤寒以浮、大、动、滑、数为阳，沉、涩、弱、弦、微为阴。其弦、紧、浮、滑、沉、涩六者，为残贼脉，能为诸经①作病。春弦、夏洪、秋毛、冬石、土缓，为四季之正脉；浮、沉、迟、数，为客脉。

左为人迎，右为气口。呼出心肺为阳，吸入肾肝为阴。一呼一吸为一息。寸口为阳，尺泽为阴，中为关界。阳主气，阴主血。血为荣，气为卫。寒伤荣，风②伤卫。所谓伤寒之病，从浅入深，先以皮肤肌肉，次入肠胃筋骨。其阴阳、寒热、表里、虚实，俱在浮、中、沉三脉，有力、无力中分。有力者为实、为阳、为热；无力者为虚、为阴、为寒。若浮、中、沉之不见，则委曲而求之。若隐若见，则阴阳伏匿之脉也，三部皆然。杂病以弦为阳，伤寒以弦为阴；杂病以缓为弱，伤寒以缓为和。伤寒以大为病进，以缓为邪退。以缓为胃脉，有胃气曰生，无胃气曰死。伤寒病中，脉贵有神。脉中有力，即为有神。神者，气血之先也。两手无脉曰双伏，一手无脉曰单伏。寸口阳脉中，或见沉细者，但无力者，为阳中伏阴；尺部阴脉中，或见沉数者，为阴中伏阳。寸口数大有力为重阳，尺部沉数无力为重阴；寸口细微如丝为脱阳，尺部微而无力为脱阴。寸脉浮而有力，主寒邪、表实，宜汗；浮而无力，主风邪、表虚，宜实。尺脉沉而有力，主阳邪在里，为实，

① 经：原作“脉”，据《古今医鉴·伤寒》改。
② 风：原作“气”，据《古今医鉴·伤寒》改。

宜下；无力，主阴邪在里，为虚，宜温。寸脉弱而无力，切忌发吐；尺脉弱而无力，切忌汗下。初按来疾去迟，名曰内虚外实；去疾来迟，名曰内实外虚。尺寸俱同，名曰缓。缓者，和而生也。汗下后，脉静者生，躁乱身热者死；乃邪气胜也。如寒邪直中阴经，温之而脉来断续为歇止，正气脱而不复生也。纯弦之脉名曰负，负者死；按之解索，名阴阳离，离者死。阴病见阳脉者生，阳病见阴脉者死。今将浮、中、沉三脉下，注证治之法，使因脉以知证，缘证以明治，以此达彼，由粗入精，亦可以为后学之龟鉴矣。

浮脉：初排指于皮肤之上，轻手按之便得，曰浮。此为寒邪初入足太阳经，病在表之标，可发而出之。虽然，治之则有二焉：寒伤荣则无汗恶寒，风伤卫则自汗恶风。一通一塞，不可同也。浮紧有力，则无汗恶寒，头项痛，腰脊强，发热，此为伤寒之表，宜发散。冬时用麻黄汤，春、夏、秋用羌活冲和汤；有渴加知母、石膏。浮缓无力，则有汗恶风，头项痛，腰脊强，发热，此为伤寒在表①，冬时用桂枝汤，余三时用加减冲和汤；腹痛，小建中汤；痛甚，桂枝加大黄汤。

中脉：按之皮肤之下，肌肉之间，略重按之乃得，谓之半表半里。然亦有二焉，盖阳明、少阳二经，不从标本从乎中也。长而有力，即微洪脉也，此为阳明在经，其证微有头痛，眼眶痛，鼻干不得眠，发热无汗，用葛根解肌汤。若渴而有汗不解，或经汗过，渴不解者，白虎加人参汤。无渴，不可服此药，为大忌。弦而数，此为少阳经脉，其证胸胁痛而耳聋，寒热，呕而口苦，用小柴胡汤。或两经合病，则脉弦而长，此汤加葛根、芍药。缘胆无出入，有三禁，止宜和解表里耳。

沉脉：重手按之，至肌肉之下、筋骨之间乃得，此为沉脉。然亦有二，阴阳寒热，在沉脉中分。若沉而有力，为阳、为热；沉而无力，为阴、为寒；沉数有力，则为阳明之本，表证解而热入于里。恶寒头痛悉除，及觉怕热，欲揭衣被，扬手踯足，谵语

① 伤寒在表：此后《古今医鉴·伤寒》有“宜和卫”3字。当补。

狂妄，燥渴，或潮热自汗，五六日不大便，轻则大柴胡汤下之，重则六一顺气汤选用。沉迟无力为寒。初病起，外证无头痛，无身热，便就怕寒、四肢厥冷，或腹痛吐泻，或口吐白沫，或流冷涎，或战栗、面如刀刮，引衣蜷卧，不渴，或手足指甲青，此为阴经自中其寒，非得阳经传来。急宜温之，轻则理中汤，重则姜附汤、四逆汤之类。故经云：发热恶寒发于阳，无热恶寒发于阴也。

伤寒病证

夫伤寒者，冬时天气严寒，水冰地冻，而成杀厉之气。体虚之人触犯之者，中而即病，名曰正伤寒；不即病者，乃寒邪藏于肌肤之间，伏于荣卫之内。至春因温暖之气所发者，名曰瘟病；至夏因暑热之气而作者，名曰热病。热重于瘟病也。虽曰伤寒，实为热病。热病乃汗病也，非时行之气。春应暖而反寒，夏应热而反凉，秋应凉而反热，冬应寒而反温。此非其时而有其气。是一岁之中，长幼病皆相似也。是时行不正之气，非暴厉之气。暴病者，疫病也。疫病者，乃春分至秋分前，天有暴寒，皆为时行之寒疫。又有四时之正气者，春气温和，夏气暑热，秋气清凉，冬气凛冽。然正气亦能为病。春伤于风，夏必飧泄；夏伤于暑，秋必痎痢；秋伤于湿，冬必咳嗽；冬伤于寒，春必温病。总曰伤寒。病自外入，或入于阳，或入于阴，皆无定体。非但始太阳，终厥阴论也。或有自太阴始，日传一经，六日传至厥阴，邪气衰而不传而愈者。亦有不能再传者，或有间经而传者，或有传至二三经而止者，或有始终只在一经者，或有越经而传者，或有初入太阳，不治郁热，便入少阴而成真阴证者，或有直中阴经而成寒证者。有证变者，有脉变者。有取证不取脉者，有取脉不取证者。又有二阳、三阳同受而为合病者，或太阳、阳明先后受而为并病者，有日传二经而为两感者。盖病有标本，治有逆从。若夫常病用常法，理固易知。设有感冒，非特暴寒，而误作正伤寒者；有劳力感寒，而误作真伤寒者；有直中阴经真寒证，而误作传经之热证者；有温热病而误作正伤寒治者；有暑证而误作寒证者；有如狂而误作发狂者；有血症发黄而误作湿热发黄者；有蚊迹而误作发斑者；有动阴血而认作鼻衄者；有谵语而认作狂言者；有独语而认作郑声者；有女劳复而认作阴阳易者；有短气而认作发喘者；有痞满而误作结胸者；有心下硬痛，下利纯清水，而俗为漏底者；有哕而误作干呕者；有并病而误作合病者；有正阳明腑病而认作阳明经病者；有太阳无脉而便认作死证；有里恶寒而误作表恶寒者；有表热而误作里热者；有阴发燥而误作阳证者；有少阴病发热，而误作太阳证者；有标本全不晓者。此几件，终世不相认者，比比皆然。胸中若不明脉识证，论方得法，但一概妄治，则杀人不用刀耳。且如麻黄、桂枝二汤，仲景立治冬时正伤寒之方，今人通治非时暴寒温暑之证，则误之甚矣。又将传经之阴证，作①直中阴经之阴证，误人多矣。若夫寒邪自三阳传次三阴之阴证，外虽厥逆，内则热邪耳。若不发热，四肢厥冷而恶寒者，此则直中阴经之寒证也。盖先起三阳气分，传次三阴气分，则热入深矣。热入既深，表虽厥冷，而内真热邪也。经云：亢则害，承乃制。热极反兼寒化也。若先热后复厥②逆者，传经之阴证也。经云：热深厥亦深，热微③厥亦微是④也。故宜四逆散、大承气汤，看微深而治之。如其初病便厥，但寒无热，此则直中阴经之寒证也。轻则理中汤，重则四逆汤辈以温之。经云：发热恶寒者，发于阳也；无热恶寒者，发于阴也。尚何疑哉？有病一经，已用热药，而又用寒药，如少阴证用白虎汤、四逆散寒药者，少阴证用四逆汤、真武汤热药者。是知寒药治少阴，乃传经热证也；是知热药治少阴，乃直中阴经之寒证也。辨明定体，验证用药，则治伤寒之法判然矣。

伤寒汗、下、温之法，最不可轻。据脉以验证，问证而对脉。

---

① 作：原作“有”，据《古今医鉴·伤寒》改。
② 厥：原脱，据《古今医鉴·伤寒》补。
③ 微：此后原衍“定”字，据《古今医鉴·伤寒》删。
④ 是：原作“定”，据《古今医鉴·伤寒》改。

太阳者，阳证之表也；阳明者，阳证之里也；少阳者，三阳三阴之间；太阴、少阴、厥阴，又居于里，总而谓之阴证也。发于阳，则太阳为之首；发于阴，则少阴为之先。太阳恶寒，而少阴亦恶寒；太阳之脉多浮，少阴之脉沉细，与其他证状亦自异也。发热恶寒，身体疼痛，或自汗，或无汗，是为表证，可汗；不恶寒，反恶热，手掌心、腋下濈濈而汗，口燥咽干，壮热腹满，小便如常，不白不少，而大便闭硬，是为里证，可下；厥冷拳默，自利烦燥，而无身热头痛，是为阴证，可温。单浮与浮洪、浮数、浮紧者，此表病之脉；滑、实、弦、紧，中间数盛者，此里病之脉。在表者，邪搏于荣卫之间；在里者，邪入于胃腑之内。胃腑而下，少阳居焉。若传次三阴，则为邪气入脏矣。荣与卫居，为表也，亦均可汗也。然自汗者为伤风，风伤卫气。卫[①]行脉外，其脉浮缓，而病尚浅，则以桂枝汤助阳而汗之轻。无汗者为伤寒。寒伤荣气[②]，荣行脉中，其脉浮紧而病稍深，则以麻黄汤助阳而汗之重。荣卫固为表也，胃腑亦可以为表也。然以腑脏而分表里，则在腑者为之表，在脏者谓之里。胃取诸腑，可以表言。若合荣卫腑脏而分之，则表者荣卫之所行，里者胃腑之所主，而脏则又深于里者矣。审脉问证，辨明定经。真知其为表邪则汗之，真知其为里邪则下之，真知其为阴病则温之。表有邪，则为阳虚阴盛，则发表之药温；里有邪，则为阳盛阴虚，而攻里之药寒；阴经受邪，则为脏病，而温之药热。是三者，贵乎得中，否则宁可不及，亦不可太过。得中者上也，不及者次也。夫苟太过，则斯为下矣。盖得中者，如此而汗，如彼而下，又如彼而温。桂枝承气投之不瘥；姜附理中，发而必中。重者用药紧，轻者用药微。不背阴阳，深合法度，故曰得中者上也。宁可不及者，证与脉大同而小异，名与证似异而实同。当五分取汗，而三分之剂散之；当五分转下，而三分之剂导之；当纯刚温里，而略温之剂扶持之。未可汗下者，

① 卫：原作“腑”，据《古今医鉴·伤寒》改。
② 气：《古今医鉴·伤寒》作“血”。

与之和解；未可遽温者，且安其中。若犹未也，则增减于其间，细细而加消详，徐徐而就条理。虽无遽安，亦无传变，故曰宁可不及者次也。太过者，粗工不知深浅，或轻举妄动者为之。或问证而不知脉，或执脉而不对证，或名实之不辨，或日数之为拘，是有汗下太早之失。甚者诿曰：不问阴阳，当汗而反下，则为痞、为结胸、为懊侬；当下而反汗，则为谵语、为亡阳[1]动经、为下厥上竭。至于阳厥似阴之类，但以刚剂投之，舌卷囊缩，烦乱可畏。性命至贵，可轻试哉？故曰：夫苟大过，则斯为下矣。大抵治伤寒有法，与他病不同，条例审的，药进病除，七剂[2]少瘥，生死立异矣。古之人处方立论，曰可汗，曰可下，曰可温，曰和解，曰少与，曰急下，曰随证渗泄。与夫先温其里，乃发其表，先解其表，乃攻其里。惟知者[3]若网在纲，有条不紊，此固中者之事也。若班固所谓有病不服药，当得中医。许仁则以为守过七日，最为得计。此非宁可不及之意乎？王叔和善脉，而且以承气为戒。初虞世善方，而论伤寒一节，且谓麻黄、桂枝，非深于其道则莫之敢为，又非所以为太过者之戒乎？论而至此，则知古人之立论甚严。如伤寒汗、下、温之法，其不可轻也信矣。虽然汗、下、温之法，固自有定论矣。经云：伤寒六七日，目中不了了，无表证，脉虽浮，亦有可下者。少阴病三二日，无表里证者，亦有可汗者。阴证四逆，法当用温。而四逆有柴胡、枳壳，此岂厚诬哉？曰：医在九流之中，非圆机之士，不足与语也。何者？脉虽浮，而可下者，无表里证，谓六七日大便难也。藉使大便不难，其可轻下之乎？少阴病亦有发[4]汗者，谓阴证初病，便属少阴，而反发热。少阴本无热，今反发热者，是表犹未解，故用温药，微取其汗也。藉使身不发热，其敢轻汗之乎？四逆汤用姜、附，四逆散

---

① 亡：原作“无”，据《古今医鉴·伤寒》改。
② 七剂：原作“除剂”，据《古今医鉴·伤寒》改。
③ 惟知者：原作“谓知音者”，据《古今医鉴·伤寒》改。
④ 发：《古今医鉴·伤寒》作“可”。

用柴、枳，一热一寒，并主厥逆，固不侔矣。然传经之邪，与阴经受邪初病便厥者不同。故四逆散用药寒，主先阳而后阴也；四逆汤用药热，主阳不足而阴有余也。其敢例视阴逆，一切温之乎？不特此耳，伤寒有始得病，其脉沉数，外证腹痛，口燥咽干，即为阳盛入内之证。医法以下剂攻之，不可概以一二日太阳而发表也。前所谓阴证伤寒，初病以来，便见脉沉，厥冷恶寒，更无头痛，即是少阴受病之证。医法以干姜、附子辈温之，又不可概以三阴传次，先太阴而后少阴也。若张氏之论：日数虽多，但有表证，而脉浮者，犹可发汗；日数虽少，若有里证，而脉沉实者，即须下之。是日数之不可拘也如此。孙思邈曰：服承气得利，谨不中补。热气得补复成，此所以言实热也。王叔和有曰：虚热不可大攻，热去则寒起，此所以言虚热也。二人之言，殊途同归。是虚实之不可不辨也如此。又况寒、温、热，同实而不同名。暑、湿、风，异种而有兼病。异气之相承，他邪之并作，表证中之有不可汗，里证中之有不可下。三阴可温，而攻积证者不同。表里俱见，与半表半①里、无表里有异；中暑、热病，疑似难明；伤寒、伤风，脉证互见。阳明反多汗，而有反无汗之形；少阴本无汗，而有反自汗之证。或阴极发燥，热极发厥，阴证似阳，阳证似阴，差之毫厘，谬之千里。又有痰证、食积、虚烦、脚气，证似伤寒，不可以伤寒之法拘之。自非心领意会，达变知机，体认之精，发用之当，则纵横泛应，几何而不昧哉？孔子曰：可与适道，未可以立②，未可与权。是说也，亦在夫人权之而已矣。

伤寒治法

足太阳膀胱经，头为诸阳之首，故多传变受病为先也。其脉起于目内眦，从头下后项，连风府，行身之背，终于足之至阴

① 半：原脱，据《古今医鉴·伤寒》补。
② 可以立：此后原衍“可以立”3字，据《古今医鉴·伤寒》删。

也。其证头疼项强，腰痛、骨节痛也。经曰：太阳头痛脉浮，项背强而恶寒，若发热汗出恶风，脉浮缓者为伤风；若脉阴阳俱紧，头痛恶寒，呕逆身疼，或已发热，或未发热者，名曰伤寒。皆发汗，不可辄下之。表邪乘虚内陷，传变不可胜数，又不可利小便。利之则引热入里，其害不浅。若本病烦热，小便不利者，乃利之，则不①为禁也。如小便自利如常，则不可利也。凡有汗不得再发汗，汗多不得利小便，有汗不可服麻黄，无汗不可服桂枝也。

足阳明胃经，乃两阳合明于前也②。一曰府者，居中土也，万物所归也。其脉起于鼻頞③，上头额，络于目，循于面，行身之前，终于足之厉兑④也。经曰：伤寒三日，阳明脉大。又曰：尺寸俱长者，阳明受病也。其证头额痛，目痛鼻干，身热不得卧，乃标病也。若本病，则身热汗出而恶热也。本实则潮热大便不行也。在标者，当解肌；在本者，宜清⑤热。本实者可下。夫阳明⑥有三：一曰太阳阳明，大便难者，小承气汤主之；二曰正阳阳明，胃家实也，大承气汤下之；三曰少阳阳明，胃中燥热实，不大便者，大柴胡汤主之。

足少阳胆经，其脉起于目锐眦，上头角，络耳中，循胸胁，行身之侧，终于足之窍阴⑦也。前有阳明，后有太阳，居二阳之中，所以半表半里。经曰：尺寸俱弦，少阳受病也。其证头痛目眩、口苦胸满、耳聋胁痛也，或心烦喜呕，或胸中烦闷而不呕，或心下病硬，或寒热往来，或发热，寅申时尤盛，或身

---

① 不：原脱，据《古今医鉴·伤寒》补。

② 乃两阳合明于前也：原作“乃两指外间之处也”，据《古今医鉴·伤寒》改。

③ 頞：原作“额”，据《古今医鉴·伤寒》改。

④ 兑：原作“免”，据《古今医鉴·伤寒》改。

⑤ 清：原作“平”，据《古今医鉴·伤寒》改。

⑥ 明：原作“阳”，据《古今医鉴·伤寒》改。

⑦ 阴：原脱，据《古今医鉴·伤寒》补。

微热者，皆少阳也。凡治有三禁，不可汗、下、利小便也。只宜和之，惟小柴胡汤出入增减，用之神效。凡头角痛，耳中痛，耳中烘烘[①]而鸣，耳之上下前后肿痛，皆少阳所主部分，其火为之也。若口苦者，少阳之胆热；胁下硬者，少阳之结也。

足太阴脾经，脾为中宫[②]之坤土也。其脉起于足大指之隐白，上行至腹，络于嗌，连舌本，行身之前也。若寒邪卒中，直入本经者，一时便发腹痛，或吐或利，宜温之；如四日而发腹满、嗌干者，此传经之邪也，宜和之。若太阳病下之早，因尔腹痛者，此误下之而传也。凡治太阴证，自利不渴，脉沉细，手足冷，急温之。若脉浮者，可发汗，宜桂枝汤主之；若发热、脉数者，少阳之邪未解，须以小柴胡汤主之；如自利不渴者，脏有寒也，宜理中汤；寒甚，加附子；腹痛呕吐不下食者，宜治中汤；手足冷，脉沉细者，宜四逆汤；若传经邪热内陷腹痛，宜桂枝芍药汤。

足少阴肾经，为人身之根蒂也。其脉始于足涌泉，上行贯脊，循喉，络舌本，散舌下，注心中，行身之前也。若因欲事肾虚者，寒邪直中之也。其证一二日便发，故发热、脉沉、足冷，或恶寒、倦怠，宜温经而散寒也。若五六日而发，口燥舌干者，此传经之邪热，宜急下之，恐肾水干也。如其脉沉细，足冷者，又不可下，急温之。脉沉疾有力者，乃可下之。凡少阴饮水而小便色白者，下虚有寒，引水自救，非热，宜温之。盖少阴寒，多因劳伤肾经之所致。有紧有慢，其害甚速，宜温之，不可以寒凉之药妄救之也。但脉沉足冷，虽发热者，急宜温肾以扶元气。

足厥阴肝经，厥者，尽也，为六经之尾也。其脉始于足大指之大敦，上环阴器[③]，抵小腹，循胁肋，上唇口，与督脉会于颠顶，行身前之侧也。若本经直中之也，一日便发吐利、少腹痛，

① 烘：原作“少”，当为前“烘”的叠字符之误，据《古今医鉴·伤寒》改。

② 官：此前原衍“营”字，据《古今医鉴·伤寒》删。

③ 器：原作“气”，据《古今医鉴·伤寒》改。

寒甚者唇青、厥冷、囊缩，急宜温之，并着艾灸丹田、气海以温之。若六七日发烦满、囊拳者，此传经热邪，厥深热亦深也。若脉沉疾有力者，宜急下之；若脉微细者，不可下也。凡伤寒传至厥阴经，则病势极矣。然死生在于须臾，可不谨察之也。大抵热深厥亦深，则舌卷囊缩。阴寒冷极，亦舌卷囊缩，要当仔细而辨。其冷热之治法，亦微矣。

调治伤寒之法，先须识证，察得阴阳、表里、虚实、寒热亲切，复审汗、吐、下、温、和解之法治之，庶无差讹。先观两目或赤或黄，次看口舌，有无胎状，后以手按其心胸至小腹有无痛满，再问其所苦所欲、饮食起居、大小便通利若何，并服过何药，曾经汗下否，务使一一明白，脉证相对，然后下药无差。若有一毫疑惑，不可强治。故君子不强其所不能。或见利妄动，视人命如蝼蚁，非君子之用心也。慎之！

看伤寒，先观其两目，或赤或黄。赤为阳①毒，六脉洪大有力，燥渴者，轻则三黄石膏汤，重则大承气汤下之。

看口舌，如见黄白色者，邪未入腑，属半表半里，宜小柴胡汤和解；舌上黄胎者，胃腑有邪热，宜调胃承气汤下之。大便燥实，脉沉有力而大渴者，方可下。舌上黑胎生芒刺者，是肾水克心火，主不治，急用大承气汤下之。此邪热已极也，劫法用井水浸青布片子，舌上洗净，后以生姜片子浸水，时时刮之，其胎自退。

次以手按其心胸至小腹有无痛处。按心下硬痛，手不可近，燥渴谵语，大便实，脉沉实有力，为结胸证，急宜大陷胸加枳、桔下之。量元气虚实，宜从缓治。反加烦燥者死。若按之心胸虽满闷不痛，未经下者，非结胸也，乃邪气填塞胸中，尚为在表，以小柴胡汤加枳、梗②以治其闷。如未效，本方对小陷胸，仍加枳、桔。一服如神。若按当心下胀满而不痛者，痞满也，宜泻心

---

① 阳：原作“蝪”，据《古今医鉴·伤寒》改。

② 梗：指桔梗。《古今医鉴·伤寒》作“桔”。

汤加枳、桔。若按之小腹硬痛，当问其小便通利否。如小水自利，大便黑，兼或身黄、谵语燥渴、脉沉实，则知蓄血在下焦，宜桃仁承气汤，下尽黑物则愈。若按之小腹胀满不痛，小便不利，则知津液留结，即溺涩也，宜五苓散加木通、山栀子利之。亦不可大利，恐耗竭津液也。若按之小腹绕脐硬痛，渴而小水短少，大便实者，有燥粪也，大承气汤下之。劫法治心胸胁下有邪气结实，满闷硬痛，用生姜一斤，捣渣去汁，炒微燥带润，用绢包于患处，款款熨之。稍可，又将渣和匀前汁炒干，再熨许久，豁然宽快。

一方，用韭菜，如前熨之。

治伤寒，若烦渴欲饮水者，因内水消渴，欲得外水自救。大渴欲饮一升，止可与一碗，常令不足，不可太过。若恣饮过量，使水停心下，则为水结胸；若水①射于肺，为喘为咳；留于胃，为噎为哕；溢于皮肤，为肿；蓄于下焦，为癃；渗于肠间，则为利下：皆饮水之过也。又不可不与，又不可强与。经云：若还不饮非其治，强饮须教别病生。此之谓也。

治伤寒，若有吐蛔者，虽有大热，忌下凉药，犯之必死。盖胃中有寒，则蛔上膈，大凶之兆，急用炮干姜理中汤一服，加乌梅二个，花椒十粒，煎服。待蛔定，却以小柴胡汤退热。盖蛔闻酸则静，见苦则安矣。

治伤寒，若经十余日已上，尚有表证宜汗者，以羌活冲和汤微汗之；十余日，若有里证宜下者，可以大柴胡汤下之。盖伤寒过经，正气多虚，恐麻黄、承气大峻。误用麻黄，令人亡阳；误用承气，令人不禁。若表证尚未除，而里证又急，不得不下者，只可与大柴胡通表里而缓治之。又老弱及气血两虚之人有下证者，亦用大柴胡汤下之，不伤元气。如其年壮力盛者，不在此限，从病制宜。

治伤寒，若先起头痛、发热恶寒，已后传里，头痛、恶寒悉除，反觉怕热，发渴谵语，或潮热自汗，大便不通，或揭去衣被，扬手踯足，或发黄狂乱，脉沉有力，此为阳经自表传入阴经之热

---

① 水：原作"证"，据《古今医鉴·伤寒》改。

证，俱当攻里下之。设或当下失下，而变出手足乍冷乍温者，因阳极发热，即阳证似阴，名曰阳厥。外虽厥冷，内有热邪，三一承气汤下之。又有失于汗下，或本阳证，误投热药，使热毒入深，阳气独盛，阴气暴绝，登高而歌，弃衣而走，骂詈叫喊，燥渴欲死，面赤眼红，身发斑黄，或下利黄赤，六脉大，名阳毒。发斑证，轻则消斑青黛饮，重则三黄石膏汤去麻黄、豆豉，加大黄、芒硝下之，令阴气复而大汗解矣。

初病起，无身热，无头痛，便就恶寒，四肢厥冷，腹痛吐泻，引衣蜷卧不渴，或战栗面如刀刮，口吐涎沫，脉沉细无力，此为寒邪直中阴经，即真阴证，不从阳经传来，当用热药温之。如寒极，手足厥冷过于肘膝者，因寒极发厥，谓之阴厥，宜四逆汤温之。凡腹满、腹痛，皆是阴证，只有微甚不同治，难以一概。腹痛不大便，桂枝芍药汤；腹痛甚者，桂枝大黄汤；若自利腹痛，小便清白，当温之，理中、四逆，看微甚用，轻者五积散，重者四逆汤。又有初病起，外感寒邪，内伤生冷，内既伏阴，内外皆寒。若本真阴，误投凉药，使阴气独盛、阳气暴绝，以致病起。手足厥冷，腰背强重，头疼、眼眶痛，呕吐烦闷，下利腹痛，身如被杖，六脉沉细，汤饮不下。已后毒气渐深，入腹攻心，咽喉不利，腹痛转深，心下腹满，结硬如石，燥渴欲死，冷汗不止，或时掷声，指甲、面色青黑，此名阴毒。速灸关元、气海二三百壮；或葱熨脐中，内服回阳救急汤，令阳气复而大汗解矣。

看伤寒有口沃白沫，或唾多、流冷涎，俱是有寒。吴茱萸汤、理中、真武汤之类，看轻重用，切忌凉药。杂病亦然。或用甘温补元气，四君子汤加附子。血虚，用仲景八味丸。

伤寒头痛、发热，口干，口鼻出血，腹胀，午后昏沉，声哑耳聋，胁痛，俗云血汗病也，犀角地黄汤合小柴胡汤。血盛加茅根、韭汁，汗出如雨随瘥。

伤寒头疼身热，恶寒微渴，濈然汗出，身作痛，脚腿酸，无力沉倦，脉空浮而无力，名曰劳力感寒。不可轻作正伤寒，大发其汗。故经云：劳者温之。温能除大热，正此之谓也，补中益气汤主之。有下证者，大柴胡汤下之。

伤寒治方

十神汤 治时令不正，瘟疫妄行，感冒发热恶寒，头痛身痛，咳嗽喘急，或欲出疹。此药不问阴阳两感风寒，并宜治之。

川芎上行头角，助清阳之气，止脑中冷痛 甘草善和诸药，除胸中积热 麻黄发汗用身，去节 紫苏能发汗，通大小肠最捷 白芷无毒，升也，阳也。手阳明本药，足阳明、手太阴解利风寒剂也 升麻治手足阳明风邪，用酒炒 陈皮消痰润肺，和胃健脾 香附治心腹疼痛 赤芍药仲景方中多用之者，以其能定寒热而利小便也 干葛倍用，疗肌解表

上锉，每服一两，生姜煎热服。欲汗，以被盖之。

如发热头痛，加葱白；潮热，加黄芩、麦门冬；咳喘，加桔梗、桑白皮、半夏；头痛，加石膏、葱白、细辛；心胸胀满，加枳实、半夏；胸胁膨闷，加枳壳；饮食不进，加砂仁、白豆蔻；呕逆，加丁香、草果；鼻衄不止，加乌梅、干葛；腹胀，加白芍药、干姜；冷气痛，加玄胡索、良姜；大便闭，加大黄、芒硝；痢，加枳壳、当归；泄泻，加藿香、肉豆蔻；疹毒，加人参、茯苓、官桂。

人参败毒散 治伤寒头痛，壮热恶风，及风痰咳嗽，鼻塞声重。四时瘟疫热毒，头面肿痛，痢疾发热，诸般疹毒并治。

柴胡治潮热往来，手足少阳表里之药也 甘草和诸药而解百毒 桔梗利膈气而开鼻塞 人参止渴，生津液 羌活利周身百节之痛 独活性微温，无毒，升也，阴中之阳也 川芎上行头角，助清阳之气而止痛 茯苓津液少而能生 枳壳消心下痞塞之痰，泄腹中滞塞之气 前胡治伤寒时气，内外俱热，半表里症

上锉，每服一两，生姜、薄荷煎服。

如心中蕴热，口舌干者，加黄芩；咳嗽，加半夏；热毒，加黄连、黄柏、黄芩、栀子；风热，加荆芥、防风，名荆防败毒散，消风散和合，名消风败毒散；酒毒，加干葛、黄连；疮毒，加金银花、连翘，去人参，名连翘败毒散。

按：上方治四时感冒，辛平发散之剂。

双解散 治风寒暑湿，饥饱劳役，内外诸邪所伤，以致气血怫郁，变成积热，发为汗病、杂病，非此不除。但觉不快，便可用此通解。小儿生疮疹，用此解去尤快。其大黄、芒硝、麻黄三味，对证旋入。自利，去大黄、芒硝；自汗，去麻黄，即防风通圣散、益元散和合。

按：上方治内外两感，发表攻里之剂。

羌活冲和汤 治春、夏、秋非时感冒暴寒，头痛发热，恶寒无汗，脊强，脉浮紧。此足太阳膀胱经受邪，是表证，宜发散，不与冬时正伤寒同治法。此方非独治三时暴寒，春可治瘟，夏可治热，秋可治湿。治杂症亦有神也。可代麻黄桂枝汤、青龙各半等汤，乃太阳经神药也，又名神解散。

羌活三钱，治太阳肢节痛，大无不通，小无不入，乃拨乱反正之主也 川芎一钱半，治厥阴头痛在脑 防风一钱半，治一身尽痛，听君将命令而行，随所使引而至 白芷一钱①，治阳明头痛在额 苍术一钱，米泔制，雄壮上行之气，能除湿气，下安太阴，使邪不传经络 黄芩一钱，治太阴肺热在胸 生地黄一钱，治少阴心热在内 细辛三分，治少阴肾经苦头痛 甘草三分，缓里急，和诸药

上锉，一剂，生姜、葱白水煎，汗用热服，止汗用温服。

如胸中饱闷，加枳壳、桔梗，去生地黄。夏月加石膏、知母，名神术汤，作渴亦加之。如服此药不出汗，加紫苏；喘而恶寒、身热，加杏仁、生地黄。汗后不解，宜要服汗下行，加大黄。其春夏秋非时伤寒，亦有头疼、恶寒身热、脉浮缓、自汗，宜实表，去苍术，加白术。汗不止，加黄芪，即加减冲和汤；再不止，以小柴胡汤加桂枝、芍药，立止。余三时，感寒无汗，去生地黄，加藿香、紫苏。中风行经，加附子。中风闭涩，加大黄。

按：上方治太阳膀胱经，辛凉发散之剂。

麻黄汤 治冬月正伤寒，头痛、发热恶寒，脊强，脉浮紧，无汗，为表证。此足太阳膀胱受邪，当发汗。若头如斧劈，身如

① 一钱：原脱，据《古今医鉴·伤寒》补。

火炽者，宜用此方。

麻黄去根节，二钱，入足太阳经，发汗而散也　杏仁十个，入手太阴经，润肺燥热在胸膈间　桂枝一钱三分，入足太阳经，上行头目，发散表邪　甘草六分，和诸药，故名国老

上锉，作一剂，生姜三片，葱白三根，豆豉一撮，水煎，热服，出汗。

如本经感寒深重，服此不得汗者，须至二三剂，汗不出者，死。若汗后不解，须再服。如服此汤不出汗，加麝香半分，同药煎服，立时汗如雨。

按：上方治太阳膀胱经无汗，辛温发表之剂。

桂枝汤　治冬月正伤寒①，发热、头痛、恶风，脊强，脉浮缓，自汗，为表证。此足太阳膀胱经受邪，当实表散邪，无汗不可服。

桂枝二钱半，入足太阳经，故能上行头角，发散表邪　芍药一钱半，入手足太阴经，通肺燥，滋肾阴，补津，停湿，令小便自行，非通利之药也　甘草一钱，缓里急，和诸药

上锉，一剂，生姜三片，枣二枚，水煎，温服。

如汗不止，加黄芪；喘，加杏仁、柴胡；胸中饱闷，加枳壳、桔梗。

按：上方治太阳膀胱经有汗，辛温实表之剂。

葛根解肌汤　治足阳明胃经受证，目痛、鼻干、不眠，微头痛，眼眶痛，脉来洪微，宜解肌，属阳明经病。其正阳明腑病，别有治方。

柴胡治足阳明经之药也　黄芩治太阴肺热在胸　干葛疗肌解表　芍药入手足太阴经治病　羌活利周身百节之痛　白芷治足阳明头痛之邪　桔梗除鼻塞，利膈气　甘草和诸药

上锉，生姜三片，枣一枚，石膏末一撮，水煎，热服。无汗恶寒，去黄芩，加麻黄。

按：上方治阳明胃经，解肌之剂。

---

①　伤寒：《古今医鉴·伤寒》作“伤风”。

小柴胡汤　治足少阳胆经受证，耳聋胁痛，寒热，呕而口苦，脉来弦数，属半表半里，宜和解。此胆经无出入，有三禁，不可汗、下、利小便也。

柴胡治胁下痛，表里之药也　黄芩泻太阳火，养阴还阳　半夏治痰厥　人参补中益气，气行则血行　甘草炙用，三分

上锉，生姜三片，大枣二枚，水煎，温服。

如本经证小便不利者，加赤茯苓；本经呕者，加陈皮、竹茹、姜汁；胁痛，加青皮；左胁痛，加枳壳、赤芍药、牡蛎、桑白皮；右胁痛，加枳实、姜黄；痰多，加瓜蒌、贝母；寒热如疟，加桂枝；渴，加知母、天花粉；齿燥无津液，加石膏；嗽，加五味子、金沸草；心中饱满，加枳壳、桔梗；虚烦类伤寒证，加竹叶、粳米炒；本经与阳明合病，加葛根、芍药；男子热入血室，加生地黄；妇人热入血室，加当归、红花；坏证，加鳖甲；若腹痛、恶寒者，去黄芩，加芍药、桂枝；若自汗恶风，腹痛发热者，亦加之；心下痞满，加黄连、枳实；若内热甚，错语，心烦不得眠，合黄连解毒汤；若脉弦数，无外证，内热甚，恶热、烦渴饮水者，合白虎汤；若发热，烦渴，脉浮弦而数，小便不利，大便泄泻，加四苓散；内热多者，此名协热，加炒黄连、白芍药，腹痛倍之；若脉弦虚，发热口渴①不饮水者，去人参，倍用麦门冬一钱半、五味子十粒；若脉弦虚，发热，或两尺浮无力，此必先因房事，或曾遗精，或病中精不固者，加黄柏、知母酒炒各二钱、牡蛎一钱，名滋阴清热饮；咳嗽，加五味子十二粒；若脉弦虚，发热口干，或大便不实，胃弱不食，加白术、茯苓、白芍药各一钱半；血虚发热，至夜尤甚，加四物汤各一钱；口燥舌干，津液不足，去半夏，加天花粉、麦门冬各一钱半，五味子五钱。

按：上方治少阳胆经，和解之剂。

桂枝大黄汤　治足太阴脾经受证，腹满而痛，手足温，脉不沉而有力。此因邪热从阳经传入阴经也。

---

① 渴：原脱，据《古今医鉴·伤寒》补。

桂枝入足太阳经，发散表邪　芍药血虚腹痛，非此不除，以其酸能收敛肝之阴气，而补中焦脾胃故也　甘草和诸药　大黄定祸乱而致太平　柴胡手足少阳表里四经之药也　枳实逐心下之停水

上锉，生姜三片，枣二枚，临服，入槟榔磨水，三匙，热服。

大柴胡汤　治伤寒表证未除，里证又急，内实大便难，身热不恶寒、反恶热，宜此药通表里而治之。

柴胡四钱　黄芩二钱半　半夏二钱　大黄二钱　芍药一钱半　枳实一钱半

上锉，一剂，生姜三片，大枣二枚，水煎，温服，以利为度。未利，再服一服。

按：上方解表攻里之剂。

凉膈散　治伤寒表不解，半入于里，下证未痊，下后燥热，怫结于内，心烦懊侬不得眠，脏腑积热，烦渴头昏，唇焦咽燥，喉痹目赤，口舌生疮，咳唾稠黏，谵语狂妄，肠胃燥涩，便溺痹结，风热壅滞，疮疹发斑，惊风热极，黑陷将死并治。方见《火证》。

若伤寒误下太早，遂成结胸虚痞，依本方加枳壳、桔梗；阳毒发斑，加当归。

一方，治伤寒三四日以里，用发表之药无汗者，或已汗而不解者，本方加石膏、知母，以解表里之热，最为稳当。

黄连解毒汤　治伤寒大热不止，烦燥干呕，口渴喘满，阳厥极深，蓄热内甚，及汗、吐、下后，寒凉诸药不能退其热者。

黄连消心下之痞满　黄芩泻太阳火　黄柏泻下焦隐伏之龙火　栀子各二钱　加柴胡治潮热往来　生连翘泻诸经之客热

上锉，一剂，水煎服。如腹痛呕吐，欲作痢者，加半夏、厚朴、茯苓各二钱，用生姜三片，煎服。

按：上方大解表里清凉之剂。

六一顺气散　治伤寒热邪传里，大便结实，口燥咽干，怕热谵语，揭衣①狂妄，扬手踯足，斑黄阳厥，潮热自汗，胸腹满硬，

---

① 衣：原作“惊”，据《古今医鉴·伤寒》改。

绕脐疼痛，并皆治之。可代大小承气、调胃承气、三一承气、大柴胡、大陷胸等汤之神药也。

柴胡手足少阳表里四经之药也　黄芩治太阳火，养阴还阳　芍药退热尤良　枳实陈久者佳　厚朴去实满，而消腹胀　大黄性寒，无毒　芒硝治伤寒积热　甘草生用

上锉，一剂，先将水二钟，滚三沸后，入药煎至八分，临服，入铁锈①水二三匙，调服立效。

如潮热自汗，谵语发渴，扬手踯足，揭衣狂妄，斑黄便实，但属正阳明腑病，依本方；口燥咽干，大便实者，属少阴，依本方；如下痢纯清，心下硬痛而渴者，属少阴，依本方；如怕热，发渴，谵妄，手足乍冷、乍温，大便实者，阳厥证，属厥阴②，依本方；舌卷囊缩者难治，须急下之；若谵语发渴，大便实，绕脐硬痛，有燥粪，依本方；热病目不明，谓神水已竭，不能照物，病已笃矣，须急下，依本方；如结胸证，心下硬痛、手不可近，燥渴谵语，大便实者，依本方，去甘草，加桔梗、甘遂；伤寒过经，及老弱并血、气两虚之人，或产后有下证，或有下后不解，或有表证尚未除而里证又急，不得不下者，去芒硝。

蜜煎导法　治自汗，大便闭结不通，甚便于老人，并日久不能服药者，又恐服硝、黄变为别证，又有粪已入直肠者，以此最便益也。

炼蜜如饴，乘热捻如指大，长二寸，两头如锐，纳入谷道中，良久下结粪，加皂角末少许更效。如无蜜，以香油灌入谷道中，亦效。

猪胆汁导法　治阳明自汗，小便利，大便燥硬不可攻者。

猪胆一枚，和醋少许，以竹管套入谷道中一时许，即通。盖酸益阴以润燥也

按：上方治表里实热，通利之剂。

桃仁承气汤　治热邪传里，热蓄膀胱，其人发狂，小水自利，

① 锈：原作“秀”，据《古今医鉴·伤寒》改。

② 厥阴：原作“阴厥”，据《古今医鉴·伤寒》乙正。

大便黑，小腹满痛，身目黄，谵语燥渴，为蓄血证，脉沉有力宜此，下尽黑物则愈。未服前而血自下者，为欲愈，不必服。

桃仁十个，去皮　桂枝一钱半　大黄三钱　芒硝一钱半　甘草一钱

上锉，一剂，生姜三片，水煎去渣，入芒硝，再煎一三沸，温服，血尽为度。

按：上方治发狂便血之剂。

白虎汤　治身热而渴，有汗不解，或经汗过，渴不解，脉来微洪。

知母止汗，又泻无根之肾火　石膏仲景有白虎之名，除胃热，夺甘食　甘草生用，泻火　粳米能宽中下气，除烦渴

上锉，一剂，水煎，待米熟，去煎，温服。

如口燥烦渴，或发赤斑，依本方加人参，名化斑汤。如秋感热之疫疠，或阳明下后，大便不固，热不退者；或湿温症，热不退而大便溏者，依本方，加苍术、人参，一服如神。无汗脉浮，表不解，而阴气盛，虽渴，不可用白虎汤。汗后脉洪而渴，里有热，乃可用。

三黄石膏汤　治阳毒发斑黄，身如涂朱，眼珠如火，狂叫欲走，六脉洪大，燥热欲死，鼻干面赤，齿黄，过经不解，已成坏症；表里皆热，欲发其汗，热病不退，又复下之，大便遂频，小便不利；亦有错治温症而成此证者；又有治汗后三焦生热，脉洪，谵语不休，昼夜喘息，鼻时加衄，狂叫欲走。

黄连泻心火　黄芩泻肺火　黄柏泻下焦隐伏之龙火　栀子疗心中懊侬，颠倒不得眠　麻黄散寒邪而发表　石膏仲景有白虎之名，除肺热　豆豉治伤寒头痛发狂

上锉，一服，生姜三片，细茶一撮，水煎，温服。

三白饮　治伤寒时气，热极狂乱者，及发热不退。

鸡子清一个　白蜜一大匙　芒硝三钱

上合作一处，用凉水和下。如心下不宁者，北人谓之心荒①，

① 荒：通“慌”。三国·刘劭《人物志·八观》：“忧患之色，乏而且荒。”

加珍珠末五分。

地龙水 治阳毒伤寒，药下虽通，结胸不软，痛楚喘促，或发狂乱者。

大白颈地龙四条，洗净，研烂

入生姜自然汁一匙，白蜜半匙，薄荷汁一匙，更入片脑一分或半分研匀，徐徐灌令尽，良久渐快，稳睡，一顿饭时久，即与揉[①]心下，片时再令睡，当有汗则愈。若服下半时不应，再服一剂。

按：上方治发狂之剂。

柴胡连翘汤 治伤寒发热，作谵语呻吟，睡卧不得者。

柴胡治潮热往来　黄芩消痰利气　枳壳消心下痞塞之痰　赤芍药仲景云：以其能定寒热　桔梗肺部引经之药　瓜蒌治痰嗽，利胸膈　连翘散心经火郁客热　栀子治颠倒不眠，又泻肺经之火　黄连泻心火　黄柏泻下焦隐伏龙之火，又治脐下痛　甘草生用

上锉，生姜三片，水煎，温服。伤寒因食补，热蕴上膈，咳嗽红痰并治。

泻心导赤饮 治伤寒心下不疼，腹中不满，大便如常，身无寒热，渐变神昏不语；或睡中独语，目赤唇[②]焦，将水与之则咽，不与则不思，形如醉人。医者不识，便呼为死，遂以针灸误人者多矣，殊不知邪热传入少阴心经也，因心火上而逼肺，所以神昏，故名越经证。

山栀子利小便，泻肺经火　黄芩退膀胱之热　麦门冬退肺中隐伏之火　滑石制火邪，清肺气　人参补中益气　犀角治伤寒热衄，失音烦闷　知母酒炒用　茯神专能敛伏神气　黄连姜汁炒　甘草解百毒而有效，协诸药而无争

上锉，水二钟，姜一片，枣二枚，灯心二十茎，煎。临服，入生地黄汁三匙。

消斑青黛饮 治热传里，里实表虚，血热不散，热气乘虚出

① 揉：原作“操”，据《古今医鉴·伤寒》改。
② 唇：原作“神”，据《古今医鉴·伤寒》改。

于皮肤而为斑也。轻如痧子，重则如锦纹，重甚斑烂皮肤。或本属阳，误投热药，或当汗不汗，当下不下，或汗未解，皆能致此。不可发汗，重令开泄，更加斑烂也。其或大便自利，怫郁短气，燥粪不通，黑斑，主不治。汗下不解，足冷烦闷，耳聋咳逆，便是发斑之候。

柴胡手足少阳表里四经之药也　玄参易老云：枢机之剂，管领诸气，上下肃清而不浊，治空中氤氲之气、三焦无根之火，肾伤必用之，本经君药也　黄连消心下痞满　知母勿犯铁器　石膏易老云：大寒之剂　生地黄除五心之烦热　山栀子能泻肺经之火　犀角乃清心镇肝经之药　青黛能收五脏郁火　人参生津利痰　甘草以其甘能缓急，故有国老之称

上锉，一剂，生姜一片，枣二枚，水煎，入醋一匙，服。

大便实，去人参，加大黄。治赤斑，用独脚乌柏根研酒吃，神效。

按：上方治发斑之剂。

茵陈汤　治阳明里热极甚，烦渴热郁，留饮不散，以致湿热相搏，而身黄发疸。但头汗出，身无汗，小便不利，渴饮水浆，身必发黄，宜茵陈汤调下五苓散，利大小便，立效。

茵陈去梗，五钱　大黄二钱半　大栀子五枚

上锉，一剂，水煎服，以利为度。

治伤寒发黄目不识人　黄滨江传。

生葱火煨熟，去粗皮，用心，扭出汁

蘸香油点两目大小眦，立效。

三川刘尚书方　治伤寒湿热发黄，怖心昏闷不省，死在须臾。

白毛乌肉雄鸡一只，干挦去毛，破间去肠屎

刀切烂，铺心头，少顷即活。

小陷胸汤　治小结胸，心下痞满而软，按之则痛。

黄连二钱　半夏五钱　瓜蒌实三钱

上锉，一剂，生姜三片，水煎，不拘时服。

开胸散　治伤寒结胸。

柴胡性微寒，无毒　黄芩泻肺火，消痰利气　半夏痰厥及头痛，非此

莫能治　枳实化日久之稠痰　桔梗能利胸膈　黄连泻心火　瓜蒌仁甘能补肺，润能降气　山栀子治肺经之火　甘草生用

上锉，一剂，生姜三片，水煎，温服。

玄参升麻汤　治伤寒失下，热毒在胃，发斑咽痛，甚则烦燥谵语。

玄参治暴中风寒，身热不知人事　升麻引葱白，散手阳明之风邪　甘草炙，三钱　加石膏除胃热　知母行经上头，酒炒用

上锉，一剂，水煎温服。

栀豉汤　治汗、吐、下后，心烦满闷或痛，头微汗，虚烦不得眠，又复颠倒，心中懊侬，乃燥热怫郁于内，而气不宣通也。

肥栀子疗心中懊侬，颠倒而不得眠　淡豆豉治伤寒头痛发热

上锉，水煎温服。

烦燥者，懊侬不得眠也；懊侬者，郁闷不舒之貌。烦者，气入肺也；燥者①，火入于肾也。故用栀子以治肺烦，豆豉以治肾燥。少气虚满，加甘草；呕哕，加生姜、陈皮；有宿食而烦燥者，加大黄；下后腹满而烦燥，加枳实、厚朴；下后身热而烦，加甘草、干姜；瘥后劳复，加枳实。

竹叶石膏汤　治伤寒已经汗下，表里俱虚，津液枯竭，心烦发热，气逆欲吐，及诸烦热，并宜治之。

石膏二钱　半夏一钱半　麦门冬去心，一钱　人参一钱　甘草一钱

上锉，一剂，用淡竹叶、生姜各五片，粳米百余粒，煎服。

如热极发狂，倍石膏、知母②；热呕，加生姜汁。

温胆汤　治病虚不得卧，及心胆虚怯，触事易惊，短气悸乏。或复自汗，并加酸枣仁以治之。

陈皮去白　半夏姜制　茯苓二钱　枳实炒，各二钱　竹茹一钱　甘草五分

---

①　燥者：此后原衍“血也”2字，据《古今医鉴·伤寒》删。

②　倍石膏、知母：《古今医鉴·伤寒》同。带月楼本作“加石膏、知母”。方中无知母，疑作“倍石膏，加知母”。

上锉，一剂，生姜三片，水煎，温服。如心胆虚怯，触事易惊，加麦门冬、柴胡、人参、桔梗。

柴胡升麻汤 治伤寒咳嗽作声嘶，或作咽痛。

柴胡治潮热往来 黄芩泻肺火 升麻引葱白，散手阳明之风 干葛疗肌解表 枳实消胸中之虚痞 桔梗止咽痛 知母用酒炒 贝母丹溪云：贝母治诸疾者，辛能散结，苦能降火，气血调畅而疾自愈 玄参水洗或酒蒸 桑白皮入手太阴经，泻肺客热 甘草服此忌猪肉及菘菜

上锉，一剂，生姜三片，水煎，温服。

柴胡竹茹汤 治伤寒潮热作渴，呕逆不止。

柴胡无毒 黄芩泻太阳火 半夏治痰厥 枳实逐心下之停水 陈皮去白，消痰泄气 竹茹主下热壅，虚烦不眠 知母炒用 甘草炙用

上锉，生姜三片，水煎，温服。

柴胡枳桔汤 治伤寒胸胁痛，潮热作渴，咳嗽痰盛，气喘。

麻黄凡用先三沸①，去黄沫 杏仁利胸中逆气而喘促 桔梗肺部引经之药 枳壳泄腹中滞塞之气 柴胡治左右两傍胁下痛 黄芩泻太阳火 半夏和脾胃，而治痰厥 知母酒炒 石膏无毒 干葛解表 甘草用宜去皮

上锉，一剂，生姜三片，水煎，温服。

解热下痰汤 治伤寒结胸，有痰、有热、有气滞，并咳嗽失声。云林传。

苏子主肺气喘急，痰嗽呕吐 白芥子除冷气，攻反胃，治上气 枳实化日久之稠痰 黄连泻心火 黄芩泻肺火，消痰利气 黄柏能治肾不足 石膏性大寒，无毒 瓜蒌仁甘能补肺，润能降气 杏仁利大肠气闭，又治胸中逆气喘促 乌梅止嗽化痰 桔梗利膈，兼止咽痛

上锉，生姜三片，水煎服。

瓜蒂散 治伤寒病在胸膈，痰气紧涩于上，不得息者，以此吐之。

甜瓜蒂炒，一钱 赤小豆一钱

上为末，每服一钱，豆豉煎汤调服，以吐为度。

---

① 三沸：带月楼本作“煮沸”。

定心汤 秘方。

生地黄汁半盏 童便半盏

二味合和重汤，煮数沸，温服。

治伤寒瘥后交接，复发欲死，眼不开，不能语，及热病新瘥，早起及多食复发

栀子三十枚，水三升，煎至一升服。

中寒脉法

大抵中寒，脉虚而微细。

中寒病证

中寒者，寒邪直中三阴也。寒为天地杀厉之气，多由气体虚弱之人，或调护失节，冲斥道途，一时被寒气所中，则昏不知人，口噤失音，四肢强直，拘急疼痛者，先用热酒、姜汁各半盏灌服，稍醒，后进理中汤。

中寒治法

如寒中太阴，则中脘疼痛，宜理中汤，或加藿香正气散同服；寒甚，脉沉细，手足冷者，附子理中汤。

寒中少阴，则脐腹疼痛，宜五积散加吴茱萸；寒甚脉沉，手足冷者，四逆汤加吴茱萸。

寒中厥阴，则小腹至阴疼痛，宜当归四逆汤加吴茱萸；甚者倍加附子。此中寒比伤寒尤甚，若不急治，死在旦夕。

冷极唇青，厥逆无脉，阴囊缩者，急用葱熨法，或吴茱萸熨法，并艾灸脐中与气海、关元，三十壮最佳。

中寒虽燥热烦渴，可煎理中汤，水中浸冷服之，不可热服，用寒凉药服之决死。

中寒治方

五积散 治感冒寒邪头疼，身痛强硬，拘急恶寒，呕吐或有腹痛。又治伤寒发热，头疼恶风，无问内伤生冷，胸膈胀满，外感风寒，湿气客于经络，腰脚酸疼及妇人孕产，经候不调或气血不通，气壅不快并治。

白芷七分　陈皮一钱　厚朴八分　桔梗八分　枳壳八分　川芎七分　白芍八分　甘草六分　白茯苓八分　苍术二分　当归八分　半夏七分　官桂七分　干姜八分　麻黄八分

上锉，一剂，生姜三①片，葱三根，水煎，热服。

若冒寒，用煨姜；挟寒，加吴茱萸；妇人调经，则用艾醋；足浮肿，加五加皮、大腹皮；已成风痹，加羌活、独活、防风；腰痛，加牛膝、杜仲、小茴香；手足挛急②，加槟榔、木瓜、牛膝；咳嗽，加杏仁、桑白皮、马兜铃；遍身疼痛，加乳香、没药、细辛；难产，加麝香、官桂；老人手足痛，加合和顺气散；手足风缓，加乌药平气散；四肢温痹，加乌药顺气散；有湿，加槟苏散。

按：上方气味辛温，发表温中，开郁行气，有殊功，去寒湿之圣药也。寒湿属阴，燥热属阳，人之为病，不过二者而已。善用药者，以苦寒而泄其阳，以辛温而散其阴，病之不愈者，未之有也。余常以防风通圣散治热燥之药，生料五积散为寒湿之药。

理中汤　治五脏中寒，口噤失音，四肢强直，兼治胃脘停痰，冷气刺痛，又治脏毒下寒，泻痢腹胀，大便或黄或白，或毒黑，或有青谷，皆效。

人参去净芦头，补中益气　白术米泔水浸，利水道，强脾胃　干姜炮，治里寒、水泻下痢之药　甘草炙，和诸药，温中健脾

上各二钱，锉，一剂，生姜、枣煎，温服。

一方，加肉桂、陈皮、茯苓；寒气湿气所中者，加附子一钱，名附子理中汤；霍乱吐泻，加青皮、陈皮各一钱，名治中汤。干霍乱心腹作痛，先以盐汤少许顿服，候吐出令透，即进此药。呕吐，于治中汤加丁香、半夏一钱，生姜七片；泄泻，加陈皮、茯

① 三：此后原衍“三”字，据《古今医鉴·中寒》删。
② 急：原作“拳”，据《古今医鉴·中寒》改。

苓各一钱，名补中汤；溏泄不已，于补中汤加附子一钱；不喜饮食，米谷不化，加砂仁一钱；霍乱吐下，心腹作痛，手足厥冷，于本方中去白术，加熟附子，名四顺汤；伤寒结胸，先于枳壳、桔梗等分，煎服不愈，及诸吐痢后，胸痞欲绝，心膈高起急痛，手足不可近，加枳实、茯苓各一钱，名枳实理中汤；渴者，加天花粉一钱；霍乱转筋，理中汤内加火煅石膏一钱；脐上筑者，肾①气动也，去白术，加官桂一钱半；肾恶燥，去白术，恐作奔豚，故加官桂；悸多，加茯苓一钱；渴欲饮水，加白术五分；苦寒，加干姜五分；腹痛，去白术，加附子一钱；饮酒过多，及啖②炙煿热食，发为鼻衄，加川芎一钱；伤胃吐血，以此药能理中脘、分别阴阳，安定血脉，只依本方；中附子毒者，亦用本方或止甘草、干姜等分温服，以黑豆汤解之。

回阳救急③汤　治伤寒初起，无头痛，无身热，便就怕寒，四肢逆冷，或过于肘膝，或腹痛吐泻，或口吐白沫，或流冷涎，或战栗面如刀刮，引衣蜷卧不渴，脉来沉迟无力，即是寒中阴经。此证不从阳经传来。

人参去芦头　白术白者，陈壁土炒　茯苓利窍而除湿　陈皮去白，消痰泄气　半夏治痰厥及头疼　干姜炮，除胃冷而和中　肉桂下行而补肾，此亲上亲下之道也　附子除六腑之沉寒，补三阳之厥逆　五味子益气强阴　甘草炙之则温

上锉，一剂，生姜煎服。

若呕吐涎沫，或有小腹痛，加盐炒吴茱萸；无脉者，加猪胆汁一匙；泄泻不止，加黄芪、升麻；呕吐不止，加生姜汁。仓卒无药，可用葱熨法，或灸关元、气海三十壮，使热气通其内，逼邪出于外，以复阳气，稍得苏醒，灌入生姜汁，煎服回阳救急汤。

上方，治虚寒，温补之剂。

---

① 肾：原作“甚”，据《古今医鉴·中寒》改。
② 啖：原作“痰”，据《古今医鉴·中寒》改。
③ 急：原作“苦”，据下文及《古今医鉴·中寒》改。

四逆汤 治即病太阴，自病不渴，及三阴证，脉微欲绝，手足厥冷。

附子一枚，去皮、脐，作八片，生用，治六腑沉寒、五脏痼冷 甘草炙，六钱，以其甘能缓急 干姜五钱，同附子行而不止，除咳逆胸满，风寒痹湿，一切风邪诸毒，又利肺经冷气

上锉，二剂，每服一剂，水煎温服，取少汗乃愈。

姜附汤 治体虚中寒，昏不知人事，身体强直，口噤不语，手足厥冷，及脐冷痛者。霍乱转筋，一切虚寒并治。

干姜五钱 附子一枚，去皮、脐，生用

上锉，一剂，水煎顿服。

若肢节痛，加中桂；挟气攻刺，加木香；挟风不仁，加防风一钱；挟湿，加白术；筋脉牵急，加木瓜。

按：上方治中寒，温热之剂。

熨法 治二阴中寒，一切虚冷，厥冷呕哕，阴盛阳虚，及阴毒伤寒，四肢厥冷，脐腹痛，咽喉疼，呕吐下痢，身背强，自汗，脉沉细，唇青面黑，诸虚寒等症。

葱细切 麦麸各三升 盐二升

用水和匀，分作二次，炒令极热，用重绢包之，乘热熨脐，冷更易一包。其葱包既冷，再用水拌湿炒焦，依前用之，至糜①烂，不用，别取葱麸②，日夜熨之不住。如大小便不通，用此亦可行其势。

瘟疫脉证

阳濡弱，阴弦紧，更遇温气，变为瘟疫。左手脉大于右手，浮缓而盛，按之无力。

---

① 糜：原作“煤”，据《寿世保元·中寒》改。
② 麸：此前原衍“耳”字，据《寿世保元·中寒》删。

瘟疫病证

众人病一般者，乃天时行疫也。悉由气运郁发，迁正退位之所致也。

瘟疫治法

冬应寒而反温，春发瘟疫，败毒散主之；春应温而反清凉，夏发燥疫，大柴胡汤主之；夏应热而反寒，秋发寒疫，五积散主之；秋应凉而反淫雨，冬发湿疫，五苓散主之。凡瘟，切不可作伤寒证治，而大汗、大下也，但当从乎中治，而用少阳、阳明二经药，少阳小柴胡汤，阳明升麻葛根汤。看所中阴阳，而以二方加减和治之，殊为切当。人参败毒散，治四时瘟疫；通用羌活冲和汤，治瘟疫初感，一二日间服之取汗，其效速焉。

瘟疫治方

凡入瘟疫之家，以麻油涂鼻孔中，然后入病家，则不相传染。既出，以纸捻探鼻深入，令嚏之为佳。

一方，以雄黄、苍术为细末，香油调停鼻内，则邪气不入。

一方，单用雄黄末，水调涂鼻孔中，虽与病人同卧，亦不相染。

宣圣辟瘟丹 腊月二十四日，井花水在平旦第一汲，水盛净器中，量人口多少，浸乳香至岁旦五更，暖令温，从小至大，每人以乳香一小块，饮水一二呷，咽下，则一年不患时疫。

神圣辟瘟丹 留传在世间，正元焚一炷，四季保平安。

苍术倍用　羌活　独活　白芷　香附　大黄定祸乱而至太平，名之曰将军　甘松　山柰　赤箭　雄黄人佩之，鬼神不能近

上为末，面糊为丸，如弹子大，黄丹为衣。晒干，正月初一侵晨焚一炷，辟瘟。

按：上方皆预防瘟疫之剂。

人参败毒散 治四时不正之气。冬应寒而反热，夏应热而反

寒，春应温而反凉，秋应凉而反温，故病者大小无异。大抵使人痰涎壅盛，烦热头疼，身痛憎寒，壮热项强，睛疼等证；或饮食如常，起居依旧，甚至声哑，市井号为浪子瘟，以其咳声不响响相连，俨若蛙鸣，故以蛤蟆瘟；或至赤眼口疮，大小腮肿，喉痹，风壅喷涕，咳唾稠黏，里城皆同者，依本方加干葛为妙，若[①]寒热往来，必用小柴胡汤。

加味柴胡汤 治挟岚瘴溪[②]源蒸毒之气，其状血乘上焦，病欲来时，令人迷困，甚则发燥狂妄，亦有哑而不能言者，皆由败血瘀心、毒涎聚于脾经[③]所致。

柴胡治潮热往来，生 黄芩消痰利气 半夏痰厥及头痛，非此莫能治 人参去芦头 枳壳消心下痞塞之痰 大黄夺土郁而无壅滞 甘草解百毒而有效

上锉，姜、枣煎，空心服；哑瘴，食后服。

大力子汤 治积热在头，项肿起或面肿，多从耳根下起，俗曰大头瘟。兼治哑瘴。

黄芩酒炒，二钱半 黄连姜炒，一钱半 桔梗一钱半 甘草一钱 大力子炒，研一钱 连翘一钱 大黄酒蒸，一钱半 玄参一钱 荆芥三分 羌活三分 防风三分 石膏一钱半

上锉，一剂，生姜煎，每服作二十四次吃，常令在上，无令饮食在后也。

治四时瘟疫头痛发热众人一般病者 孙钝庵传。

黑沙糖一盏，入姜汁二盏，化开，令病人服之，当时憎寒壮热，汗出立愈。

二圣救苦丸 治伤寒瘟疫，不论过经、传经可服。

大黄四两 牙皂二两

上共为末，面为丸如绿豆大。每服四十丸，绿豆汤送下，大

---

① 若：此后原衍“用”字，据《古今医鉴·瘟疫》删。

② 溪：原作“淡”，据《古今医鉴·瘟疫》改。

③ 脾经：《古今医鉴·瘟疫》作“胃”。

汗为效。

按：上方皆辟瘟败毒之剂。

聂久吾先生治瘟疫方法　出《奇效医述》。

瘟疫以六淫致疾，岭南、闽广间名曰障气，传染流行，病之最可畏者也。张仲景无治法，岂东汉以前，风气淳和，此证罕作于民间乎？厥后名医著论、立方亦多阙略未详，岂此症有传染之疑，名公多不屑治，遂致略而不讲乎？世称此症惟薄德之家有之，若积善之家，神明呵护，必不惧此，是亦降祥降殃之说也。然先儒称：古今圣贤，三百六十病，唯心病可免。谓其养心有道，一切忧愁惊惧不能入而中病也。若时气之自外投，形骸受之，能必其不染否？且以千古儒宗，若周元公者，当其驱驰王事，犹不免于染瘴，矧其他乎？兵法曰：不恃其不来，恃吾有以待之，此万全之术也。予亦素不究心于此，近日因亲邻患此者多，不谙治法，而妄投药饵，以殒其身。因详考古今治疫之得失，而以理以意斟酌方论，以为拯溺救焚之一助云。

疫瘴皆悍烈之气，似伤寒而非伤寒也，俗人不知辨白，混以伤寒名之，俗医亦以治伤寒方药混治，误亦甚矣。古法戒不可作伤寒正治，大汗大下，甚为有理。盖谓伤寒邪气，当其在表，可大汗而愈；及其入里，可大下而愈。惟疫疠之气猛烈，当其在表，亦可发汗以散之。然大汗，则恐正气反虚，而邪气益难除也。其入里也，止可用药，从容解散；若大下之，则恐胃气伤，而元气反虚，邪气愈得肆也。皆畏其邪气悍烈故也。然禀气壮实者微发之，后可单用凉药解散；若禀气怯弱者微发之后，当兼用人参，入清解药中扶元气，然后邪气可除也。若不分虚实，而一概用寒凉，壮实者犹可望生，虚怯者决死无疑矣。

治初病一二日瘟疫发汗方

羌活一钱二分　防风去芦，八分　苍术一钱　白芷五分　小川芎五分　生香附捣碎，八分　陈皮去白，三分　甘草三分　白干葛一钱二分　真紫苏梗、叶一钱二分

上锉，一剂，生姜三片同煎，热服取汗，不可大汗。此方不

论虚实俱用此，发汗后则易愈。

发汗后清解瘟疫治方

前胡水洗，六分　陈枳壳炒，七分　连翘去心蒂，打碎，六分　柴胡去芦，八分　黄芩一钱　桔梗去芦，六分　白干葛一钱　升麻五分　赤芍六分　制半夏五分　甘草三分

虚弱者，加人参六分，去连翘；口渴烦燥者，去半夏，加麦冬、花粉、知母、黄连各八分；小便不利者，加赤茯苓、茵陈、猪苓、泽泻、木通各八分，车前子五分；大便泻者，亦同加此六味；大便秘者，加酒炒大黄三钱，微利之。

三黄石膏汤　此方壮实热盛者可服，虚弱者忌之。

白石膏七钱五分，生用　黄芩炒　黄连炒　黄柏炒　山栀子十枚，炒黑①　麻黄去根节，三钱　淡豆豉半合

水二碗，煎至一碗，去渣，温服，连进三四服，自愈。

① 黑：此后原衍“黑”字，据《奇效医述·发汗后清解方》删。

五　卷

中暑脉法

暑伤于气，所以脉虚、弦、细、芤、迟，体状无余。

伤暑病证

夫暑者，相火行令也。夏月人感之，自口齿而入，伤心包络之经。其脉虚，或浮大而散，或弦细芤迟。盖热伤气，则气消而脉虚弱。其外证头痛身热，口干烦渴，面垢自汗，倦怠少气，或背寒恶热；甚①者迷闷不省，而为霍乱吐利，痰涎呕逆，腹痛泻利，下血，发黄，生斑，皆是其证；又甚者，火热制金，不能平木，搐搦，不省人事，其脉虚浮。浮者风也，虚者暑也，俗曰暑风。治宜黄连香薷饮加羌活，或只双解散加香薷尤妙。

伤暑治法

大抵治暑之法，宜清心利小便为主。若自汗甚者，不可利之，以白虎汤清解之，次分表里治之。如在表，头痛恶寒，双解散加香薷，及二香散、十味香薷饮②之类；在半表半里，泄泻烦渴，饮水吐逆，五苓散主之；热甚烦渴者，益元散清之；若表解里热甚，宜解毒汤，下神③芎丸、酒蒸黄连丸等；或人平素虚弱，及老人冒暑，脉微下利，渴而喜温，或逆厥不省人事，宜竹叶石膏汤加附子半个冷服，以五苓散治。凡夏月暑证，不可服诸热燥剂，致斑毒发黄，小便不通，闷乱而死矣。

伤暑与伤寒，俱有发热，当明辨之。盖寒伤形、热伤气，伤

---

① 甚：此前原衍“气”字，据《古今医鉴·中暑》删。

② 饮：原脱，据《古今医鉴·中暑》补。

③ 神：原作“伸”，据《古今医鉴·中暑》改。

寒则外恶寒而脉浮紧，伤暑则不恶寒而脉虚，以此为异。经云：脉盛身寒，得之伤寒；脉虚身热，得之伤暑。治宜小柴胡汤加石膏、知母，或人参白虎汤主之；天时淫雨，湿令并行，苍术白虎汤主之；若元气素弱而伤重者，用清暑益气汤。

行人或农夫于日中劳后得之者，名曰中热。其病必苦头痛，发燥热，恶热，扪之肌肤大热，必大渴引饮，汗大泄，无气以动。乃为天热，外伤肺气也，宜人参白虎汤主之。

人避暑于深堂大厦而得病者，名曰中暑。其病必头痛恶寒，身形拘急，肢节痛而烦心，肌肤大热无汗。为房室之阴寒所遏，使周身阳气不得伸越，宜用辛温之剂以解表散寒，五积散主之。

外不受寒，止是内伤冰水冷物，腹痛泄泻，或霍乱吐逆，宜缩脾饮主之，或理中汤加神曲、麦芽、苍术、砂仁。此专治内，温中消食也。

吐泻脉沉微，不可用凉药，宜附子大顺散主之，或附子理中汤加炒白芍药。

夏月多食冷物，及过饮茶水，致伤脾胃，吐泻霍乱，故治暑药多用温脾、消食、治湿①、利小便之药，医者要识此意。

发热恶寒，身体疼痛，小便涩，洒然毛耸，手足逆冷，小有劳，身即热，口开，前板齿燥，脉弦细虚迟②，表里中暍也，用补中益气汤加香薷、扁豆，有热加黄芩。

治暑风卒倒法　凡人中暑，先着于心，一时昏迷，切不可与冷水饮，并卧湿地。其法先以热汤灌，或童便灌，及用布蘸热汤熨脐中、气海，续续令暖气透彻脐腹，候其苏醒，然后进药。若旅途中卒然晕倒，急扶在阴凉处，掬路中热土作窝于脐中，令人尿其内即苏，却灌以人尿③。或搅④地浆饮半碗，或车轮土五钱，

① 治湿：《古今医鉴·中暑》作“渗湿”。

② 迟：原作“在”，据《古今医鉴·中暑》改。

③ 人尿：此后原衍“其内即苏，却灌以人尿”9字，据《古今医鉴·中暑》删。

④ 搅：原作“觉”，据《古今医鉴·中暑》改。

冷水调，澄清服，皆可。

陈香薷饮 治脏腑冷热不调，饮食不节；或食腥脍生冷过度，起居不常；或露卧湿地，或当风取凉，而风冷之气，归于三焦，传于脾胃，脾胃得冷，不能克水化谷①，致令真邪相干，肠胃虚弱，饮食变乱于肠胃之间，以致吐利、心腹疼痛、霍乱气逆。有心痛而先吐者，有腹痛而先利者，有吐利俱发者，有发热、头痛、体疼而后吐利虚烦者，或俱吐利、心腹刺痛者，或转筋拘急疼痛，或但呕而无物出，或四肢逆冷而脉欲绝者，或烦闷昏塞而死者，并治。

陈香薷四钱。丹溪曰：有彻上彻下之功，上清肺热，治暑除烦热，使火不得烁金也 厚朴二钱，去皮，姜汁炒，除湿满，散结调②中 白扁豆二钱，补脾胃五脏，和中下气，止霍乱吐泻，清暑气，行风气，解一切草木酒毒之药

上锉，一剂，水煎，入黄酒一分，沉冷不拘时服，热则作泻。

中暑，复伤风搐搦，不省人事，加黄连、羌活；伏暑头痛，小便涩浊，加茵陈、车前；霍乱吐利，加藿香、木瓜、生姜；脏腑积热便血，加枳壳、黄连、赤芍、乌梅；小便血，加瞿麦穗、车前子；壮热大渴，或五心热，加麦门冬、淡竹叶③、茅根、灯心④草；脚气作痛，行步艰辛，加木瓜、羌活、苍术炒、枳壳、陈皮、半夏；中风，加防风、羌活；手足搐搦，加羌活、白芷；挟痰，加南星、半夏；腹痛、小便赤，加枳壳、木通、甘草；腹痛，加山栀子。

一方治暑腹痛，加黄连、枳壳、赤芍、莪术。

二香散 治四时感冒寒暑，呕恶泄泻，腹痛瘴气，饮冷当风，头疼身热，伤食不化，及南方风土，暑月伤风伤寒，悉以此药解表发散。

香薷二钱，解暑烦而治霍乱 厚朴姜汁炒，五分，治心腹烦痛，胸满

---

① 克水化谷：《古今医鉴·中暑》作“克化水谷”。当从。

② 调：原作“稠”，字形相近而误，据文义改。

③ 叶：原脱，据《古今医鉴·中暑》补。

④ 心：原脱，据《古今医鉴·中暑》补。

散结之神药也　扁豆五分，止霍乱吐泻，清暑气　紫苏一钱，发散风寒在表　陈皮一钱。留白，补胃和中；去白，消痰泄气　香附二钱，治霍乱，心腹疼痛　苍术一钱，补中除湿，宽中发汗　甘草五分。生则分身；梢而泻火；炙则健脾胃而和中，解百毒而有效，协诸药而无争

上锉散，合一剂，姜、葱煎服，加木瓜尤妙。

按：上方祛暑和中之剂。

五苓散　治中暑伤寒湿热，表里未解，头疼发热，口燥咽干，烦渴及饮水不止，小便赤涩，霍乱吐泻，心神恍惚，腹中气块，小肠气，暑热不散，黄疸发渴等证。

猪苓二钱半，入足太阳、少阴经，除湿利水道　泽泻二钱半，逐三焦膀胱停水留垢，伐肾邪水分，利小水之健药也　白术一钱半，利水道，有除湿之功　茯苓一钱半，利窍而除湿　肉桂三分，下行而补肾，此亲上亲下之道也

上锉，一剂，水煎，温服；或用滑石同为末，每服二钱，白沸汤调下尤妙。

本方去桂，名四苓散；加茵陈，名茵陈五苓散；加辰砂，名辰砂五苓散。

一方，加大黄，治初痢，亦治积聚食黄并酒疸，量人虚实用之。阳毒，加升麻、芍药，去桂；狂言妄语，加辰砂、酸枣仁；头痛目眩，加川芎、羌活；咳嗽，加桔梗、五味子；心气不定，加人参、麦门冬；痰多，加陈皮、半夏；喘急，加马兜铃、桑白皮；气块，加三棱、莪术；心热，加黄连、石莲肉；身疼拘急，加麻黄；口干嗳水，加乌梅、干葛；眼黄、酒疸及五疸，加茵陈、木通、滑石；鼻衄，加栀子、乌梅；伏暑鼻衄，加茅根，煎调百草霜末；五心热如劳，加桔梗、柴胡；有痰有热，加桑白皮、人参、前胡；水肿，加甜葶苈、木通、滑石、木香；吊肾气①，加吴茱萸、枳壳；小肠气痛，加小茴、木通；霍乱转筋，加藿香、木瓜；小便不利，加木通、滑石、车前子；喘咳心烦不得眠，加阿胶；

① 吊肾气：病名，即疝气。

疝气，加小茴香、川楝子、槟榔、肉桂，姜、葱煎，入盐一捻，同服；女子血，加桃仁、牡丹皮；呕吐，去桂，加半夏、生姜。

益元散 治中暑身热呕吐，热渴烦燥，心热小便赤，或热泻，大能止渴除热，解百药酒食等毒，并治四时疫疠，两感伤寒，并妇人下乳催生，及吹乳乳痈。孕妇勿服。

白滑石六两，水飞，通九窍六腑津液，除膈上烦热，身热燥渴，入足阳明经，燥脾湿、降胃火　大粉草一两，微灼，补三焦元气，止渴止嗽，泻胃火，解热毒，除胸中积热

清暑益气汤 治长夏湿热蒸人，人感之，四肢困倦，精神短少，懒于动作，胸满气促，肢节疼痛；或气高而喘，身热如烦，心下痞闷，小便黄而数，大便溏且频，或利或渴，不思饮食，身汗体重；或汗少者，血先病而气未病也。其脉中得洪缓，若湿热相搏，必加之以迟迟。病虽互换少瘥，其脉暑湿，今则一也。宜以清燥之药治之。

黄芪炒，一钱，治上焦虚喘短气，又泻肺中之火　苍术一钱半，治心下满闷，止霍乱吐泻　升麻一钱，解百毒，辟瘟疫瘴气蛊毒　人参五分，生津利痰　白术止霍乱呕逆　陈皮陈久者，良　神曲炒，止霍乱泄泻　泽泻各五分，止渴　甘草炙，能和诸药　黄柏酒浸，治五脏肠胃中结热　当归身，养血而中守　青皮下饮食，入太阴之仓　麦门冬止燥渴，阴得其养　干葛各三分，生津止渴　五味子十粒，除寒热，生津止渴

上锉，一剂，水煎，温服。

清暑和中散 介石伯传。治中暑诸证，自夏至霜降后勿用。

黄连一两，酒炒，解热毒、暑毒、恶毒　香薷净穗，二两，治暑天霍乱　厚朴一两，治心腹烦痛　扁豆去壳，炒，四钱，清暑气，止霍乱　猪苓去皮，一两半，治中暑消渴　泽泻一两半，泽泻入足太阳、少阴经，逐三焦而止渴　白术七钱，退胃热　赤茯苓东垣云：赤者，丙丁，主破结血、结气，去皮，七钱　木通去皮，一两，能通小便热秘　滑石一两半，通九窍六腑津液　车前子炒，一两，利水道而分清浊也　枳壳炒，一两。东垣云：止呕逆、反胃、霍乱　陈皮去白，七钱，治寒湿　砂仁去壳，一两，治霍乱转筋　木香三钱，健脾胃、消食积，治一切气痛　草果仁一两半，

东垣云：草果仁温脾胃而止呕吐，治脾寒湿、寒痰之剂也　小茴香炒，五钱，能回阳气，而邪自散也

上为末。每服一二匙，随病用引。伏暑，冷水调下；腹痛，黄酒调下；呕吐泄泻，霍乱转筋，百沸汤调，热服出汗；呕吐甚而不止者①，百沸汤和姜汁调下；伤寒作疟者，葱白汤调服。

清暑六和汤　治心脾②不调，气不升降，霍乱转筋，呕吐泄泻，寒热交作，痰喘咳嗽，胸膈痞满，头目昏痛，肢体浮肿，嗜卧倦怠，小便赤涩，并阴阳不分，冒暑、伏热、烦闷，或成痢疾，中酒、烦渴、畏食。妇人妊娠产后，亦可服。

砂仁治霍乱转筋，呕吐水泻　半夏丹溪云：用半夏调其气而动火，自伏而渴自止　杏仁去皮、尖，利胸中逆气　人参能行气行血　甘草各五分，解百毒　赤茯苓去皮，泻小肠火　藿香③止霍乱，仍除呕逆　扁豆用白者，补脾胃五脏，和中下气，清暑气，止霍乱吐泻　木瓜各一钱，入手足太阴经，治霍乱吐泻，转筋不止　香薷丹溪曰：治暑除寒热，使火不得烁金也　厚朴姜汁炒，各二钱，消痰下气　加黄连麸炒，一钱

上锉散，一剂，生姜三片，枣二枚，水煎，热服。

按：上方清暑养元气，除湿热之剂。

生脉散　夏月服之，能代茶，能生津液、止烦渴、健脾胃、养元气。

人参去芦，生津利痰　五味子去梗，滋肾经不足之水，收肺气耗散之金　麦门冬去心，止燥渴，阴得其养

上煎汤代茶。此一盏，可当茶三盏，服之大有补益。

千里水葫芦秘方　治路上行人暑热作渴，茶水不便，用此药备之，俟渴时，即用一丸噙化。止渴生津清热，止嗽化痰甚妙。

硼砂出南番者，色重褐，其味和，其效速　柿霜化痰止咳　乌梅肉东

---

① 不止者：此后原衍“百沸汤调，热服出汗。呕吐甚而不止者”15字，据《古今医鉴·中暑》删。

② 脾：原作“痹”，据《古今医鉴·中暑》改。

③ 藿香：此后原衍“药”字，据文义删。

垣云：凡酸味，收补元气　薄荷叶宽中下气　白砂霜

上等分，为细末，用乌梅肉为丸，每用一丸，噙化。

水葫芦丸　治冒暑毒，解烦渴，生津液。

川百药煎①三两　麦门冬去心，热不能侵　乌梅肉生津止渴　白梅肉《衍义》云：食梅，则津液泄，水生木也，津液泄则伤齿，肾属水，外为齿故也　干葛生津止渴　甘草各五钱　人参去芦，二钱

上为细末，面糊为丸，如鸡头实大，每服一丸含化。夏月出行，一丸可度一日。

按：上方养气清热，生津止渴之剂。

中湿脉法

《脉经》云②：脉浮而缓，湿在表也；脉沉而缓，湿在里也。或弦而缓，或缓而浮，皆风湿相搏也。又曰：或涩或缓，或缓或濡，皆可得而断。

中湿病证

夫湿之为病，所感不同。有从外感而得之者，有从内伤而得之者。若居处卑湿之地，与夫道途冒雨行湿，或勤作辛苦之人，汗出沾衣，皆湿从外感者也；或恣食酒酪湿面，多食柑橘瓜果之类，皆湿从内伤者也。湿之中人，入皮肤为顽麻，入气血为倦怠，入肺为喘满，入脾为湿痰肿胀，入肝为胁痛而肢节不利，入肾则腰疼胯痛、身如板夹、脚如砂坠，入腑则麻木不仁，入脏则舒伸不能而肢体强硬。又云：湿本土气，火热能生湿③土，故夏月则万物湿润，秋凉则万物干燥。湿病本不自生，因热而怫郁，不能宣行水道，故脾滞而生湿也。

---

① 百药煎：清热收敛药，由五倍子等粗末经发酵而制得。

② 脉经云：《脉经》无此语。

③ 湿：原作“其”，据《古今医鉴·中湿》改。

中湿治法

因湿生痰，故用二陈汤，加羌活、防风、酒芩，去风行湿，盖风能胜湿故也。大抵宜发汗及利小便，使上下分消其湿，是其治也。

中湿治方

独活寄生汤 治肾气虚弱，坐卧湿地，腰背拘急，筋挛骨痛；或当风取凉过度，风邪流入脚膝，为偏枯冷痹，缓弱痛；或腰痛牵引，脚重，行步艰难，并白虎历节风痛神效。

独活一两五钱，治风寒湿痹，两足不能动 桑寄生三两，如无，以续断代之 当归一两半，全，用活血 白芍药一两五钱，扶阳气，大除腹痛，收阴气，陡①健脾经 川芎一两，上行头角，助清阳之气而止痛 熟地黄一两，滋肾水，补益真阴 人参一两，止渴生津 茯苓一两。东垣云：白者入壬癸，是三焦通行药也 牛膝酒浸，一两，治四肢拘挛疼痛，不可屈伸 杜仲酒炒，一两，滋肾止腰痛 细辛一两。张仲景云：治邪在里之表也 秦艽去芦，一两，攻风逐水，又除肢节之痛 防风去芦，一两 桂心一两，此天地亲上亲下之道也 甘草炙，三钱

上锉，一剂，生姜煎，食前通口服。妇人带下，作腰腿痛，合平胃散，加附子、小茴香。

按：上方补虚除湿之剂。

除湿羌活汤② 治风湿相搏，一身尽痛。

羌活七分，散肌表八方风邪，利周身百节疼痛 防风能通疗诸风 升麻能解百毒 柴胡各五分 藁本治风湿之剂 苍术各一钱，补中除湿

上锉，一剂，水煎，温服。

---

① 陡：突然，很快。

② 汤：原脱，据下文煎服法及《古今医鉴·中湿》补。《古今医鉴·中湿》药物组成中还有“独活七分、川芎八分、蔓荆子八分、甘草五分”十七字。

经验白术酒　治中湿，遍身疼痛，不能转侧，及皮肉痛难着[①]席。

白术去芦，一两，去诸经湿，又退胃热

上锉，一剂，用酒一盏半，煎至一盏，去渣温服。

火证脉法

浮而洪数乃虚火，沉而实大为实火。洪数见于左寸，为心火；见于右寸，为肺火；见为左关，为肝火；见为右关，为脾火；两尺为肾经、命门之火。男子两尺洪大者，肾经、命门之火盛也。病热有火者可治，脉洪是也；无火难治，沉微是也。

火证病证

君火者，心火也，可以湿伏，可以水灭，或可以直折，惟黄连之属可以制之。相火者，龙火也，不可以水湿折之，当从其性而伏之，惟黄柏之属可以降之。泻火之法，岂止此哉？虚实多端，不可不察。以脏气目之，如黄连泻心火，黄芩泻肺火，芍药泻脾火，石膏泻胃火，柴胡泻肝火，知母泻肾火，此皆苦寒之味，能泻有余之火。若饮食劳倦，内伤元气，火不两立，为阳虚之病，以甘温之剂除之，如黄芪、人参、甘草之属。若阴微阳强[②]，相火炽盛，以乘阴位，为血虚之病，以甘寒之剂降之，如当归、地黄之属。若心火尤极，郁热内实，为阳强之病，以咸冷之剂降折之，如大黄、朴硝之属。若肾水受伤，真阴失守，无根之火，为阴虚之病，以壮水之剂制之，如生地黄、玄参之属。若有肾经命门火衰，为阳脱之病，以温热之剂济之，如附子、干姜之属。若胃虚过食冷物，抑遏阳气于脾土，为火郁之病，以升发之剂发之，如升麻、干葛、柴胡、防风之属。不明诸此类，而求火之为病，施治何所据依？故于诸经集略其说，以备方之用，庶免实实虚

---

① 着：原作“者”，据《医学正传·湿证》改。

② 强：原作“弦”，据《古今医鉴·火证》改。

虚之祸也。

火证治方

火分之病，黄连为主。五脏皆有火，平则治，病则乱。方书有君火、相火、龙火、邪火之论，其实一气而已。故丹溪云：凡气有余便是火。分为一类。凡治本病，略炒以从邪，实火以朴硝汤，假火酒，虚火醋，痰火姜汁，俱漫浸炒；气滞火以茱萸，食积泄黄土，血疾癥[①]瘕痛干漆，俱以水拌同炒，去茱、土、漆；下焦伏火，以盐水浸透焙；目疾，以人乳浸蒸，或点或服。

凉膈散　治诸般郁[②]热，退六经实火。

黄连丹溪云：黄连治病，清心胃也　黄芩能降上中二焦之火，使之下行也　栀子治肺中之火，颠倒懊侬不得睡　薄荷能引诸药入荣卫而治病　大黄仲景曰：生用则通肠胃壅热，熟用则泻心中之火　甘草能和诸药　芒硝除五脏积聚久热　桔梗各等分，张仲景用治少阴咽痛咽干

上锉，水煎，入蜜同服。

咽喉痛，加桔梗、荆芥；酒毒，加黄连、干葛，名泻心汤，用蜜、竹叶同煎；咳而呕，加半夏、生姜；衄血、呕吐[③]，加当归、赤芍药、生地黄；小便淋沥，加滑石、茯苓；风眩，加防风、川芎、石膏；斑疹，加干葛、荆芥、川芎、赤芍药、防风、桔梗；咳嗽，加桑白皮、杏仁、桔梗、芒硝[④]；阳毒发斑，加当归；结胸心下满，加桔梗、枳壳；谵语发狂，逾墙赴井，皆阳热极盛，加黄连、黄柏、赤芍药；眼生翳障，赤涩流泪，加菊花、木贼、生地黄。

清火汤　云林制。

连翘一钱，泻诸经之客热　栀子一钱，能泻肺中之火　玄明粉如无，

---

① 癥：原作“癰”，据《古今医鉴·火证》改。
② 郁：原作“膈”，据《古今医鉴·火证》改。
③ 呕吐：《古今医鉴·火证》作“呕血”。
④ 芒硝：《古今医鉴·火证》作“苏子”。

以硝代之①，善驱逐，以之治病致用，病退即止　枯黄芩酒炒，各一钱，与川芎调平心血，心平而热自退，血不妄行矣　薄荷八分，通利关节　黄连酒炒，一钱，治下焦伏火　桔梗一钱二分。丹溪曰：惟下虚及怒气上升者不宜用　玄参一钱二分，管领诸气上下，肃清而不浊　羌活酒洗，八分，利周身百节疼痛　防风六分，治上焦风邪之仙药也　贝母一钱。丹溪云：贝母治诸痰者，辛能散结，苦能降火，气血调畅而痰自愈　天花粉一钱　独活酒洗，一钱，治足少阴伏火　前胡一钱，开胃进食，消痰下气　柴胡一钱，手足少阳表里四经之药也　茯苓一钱，东垣云：白者入壬癸，是三焦通行药　川芎八分。东垣云：下行血海，养新生之血；上行头角，助清阳之气，而止头痛　枳壳一钱，消心下痞塞之痰　大黄酒蒸，治心气不足，又泻心火　甘草三分，解百毒酒，酒毒加白粉葛

上锉，作一剂，水煎服。

既济解毒丸　解诸热脏毒伏火。

黄连去毛，丹溪谓：黄连清心胃也　黄芩去梗②，泻大肠之火　黄柏去皮，泻下焦隐伏之龙火　栀子去壳，各等分

上为末，滴水为丸，如梧桐子大。每服二三十丸，新汲水下。

黑金丹　云莱弟传。治上焦邪热，咽喉肿痛，牙痛，伤寒误补，大潮大热，声哑不出，胸膈作痛，鼻衄瘀血，痰火壅塞，癫狂谵语，一切实热之证。

黄连入手少阴经，火就燥也　黄芩消膈上痰热　黄柏丹溪云：泻下焦龙火之隐伏　栀子疗心中颠倒，懊憹不得眠　连翘散心经火　石膏入手太阴、少阳、足阳明经，泻胃火、痰火、食③积　泽泻退阴汗而止虚烦　大黄能定祸乱，以致太平　枳壳削腹内连年之积　薄荷通利关节　赤芍药张仲景多用之者，以其能定寒热，利小便也　玄参治空中氤氲之气、三焦无根之火，肾伤必用之，本经君药也　赤茯苓东垣云：赤者入丙丁，泻小肠火　牡丹皮丹为皮，即火，故能泻阴中之火　桔梗治咽痛咽干　防风治脾胃二

---

① 以硝代之：原作“以销代诸硝”，据《古今医鉴·火证》改。
② 去梗：原作“桔梗”，据《古今医鉴·火证》改。
③ 食：原作“实”，据《医学入门·治热门·石膏》改。

经之剂　荆芥各等分，治气壅寒热等证

上大合六[1]剂，水八碗，煎至六碗，去渣。入皮硝一斤于内，化开，澄去泥水，将药入锅内，煎至将干时，须慢火熬，刬[2]起，入新罐内，上用新灯盏一个盖住，入水于盏内，将火煅干，水三盏为度。取出[3]放地上去火毒，研为细末，入甘草末五分，搅匀，每服二钱，茶清送下。

按：上方皆治实热之剂，其余[4]火证，各求之本门。

补聂久吾先生方，出《奇效医述》。

治火痰咳血用清凉得效述医案

丁酉之春，有一友在城，候提学考，因多饮烧酒，咳嗽吐痰有血，每日早起，即吐痰血一二十口，来求予治。诊脉制方已定，其方虽用清凉，而皆有制炒，又兼滋补。适有人荐一医至，见其火盛，用桃仁承气汤下之，已合下药一剂，又合凉药二剂，纯用生芩、莲[5]，生栀、柏等药。此友欲求速效，即欲用此医之药。诸友中有疑其不可用者，持此药来请正于予。予曰：若妄用下药，其错误恐遂不可救。无已[6]，则姑用其凉药试之。其友将凉药二剂，一日服尽，寝至夜分，咳吐不止，同处者举火视之，见其卧榻前吐红满地，惊讶不已。然后用予方，服药四十余剂，又每日用雪梨绞汁一瓯，饭上顿温服。逾两旬，而咳与红悉愈矣。夫清凉一也，或服之而转剧，或服之而渐瘳，何也？盖火性急疾，亟攻之则其势愈炎，缓治之则其邪渐息，此理之常，彼庸医不识也。

原用清凉药方

麦冬去心，八分　侧柏叶炒，六分　贝母去心　知母泻肾火、胃火

---

① 六：《古今医鉴·火证》作“一”。
② 刬：《古今医鉴·火证》作“铲”。
③ 出：原作“火”，据《古今医鉴·火证》改。
④ 其余：原作“其治”，据《古今医鉴·火证》改。
⑤ 莲：据文义，当指黄连。
⑥ 无已：不得已。

黄柏俱用青盐酒炒　红山栀仁炒黑，以上四味各①六分　牡丹皮去骨，酒洗，五分　生地黄酒洗，八分　黄连酒炒，五分　片芩酒炒　白花粉酒蒸，各八分　前胡水洗，五分　天冬去心，蜜拌，蒸，六分　生甘草四分　白桔梗去芦，五分　童便香附七分　玄参去芦　陈枳实炒，各五分

生姜一片，水一碗半，煎至八分，温服。

内伤脉法

古人以脉辨内外伤于人迎、气口，人迎脉大于气口为外伤，气口脉大于人迎为内伤。此辨固是，但其说有所未尽耳。外感风寒，皆有余之证，是从前客邪来也，其病必见于左手。左手主表，乃行阳二②十五度。内伤饮食，及饮食不节，劳后所伤，皆不足之病也，必见于右手。右手主里，乃行阴二十五度。故外感伤寒邪，则独左寸人迎脉浮紧，按之洪大。紧者，急③甚于弦，是足太阳寒水之脉。按之洪大而有力，中见于手少阴心火之脉，丁与壬合，内显洪大，乃伤寒脉也。若外感风邪，则人迎脉缓，而大于气口一倍病在少阳，或两倍病在太阳、三倍病在阳明。内伤饮食，则右寸气口脉大于人迎一倍病在厥阴，伤之重者，过在少阴则两倍，太阴则三倍，此内伤饮食之脉。若饮食不节，劳役过甚，则心脉变见于气口，是心火刑肺，其肝木挟心火之势，亦来薄肺。经曰“侮所不胜”，寡于畏者是也。故气口脉急大而数，时一代而涩也。涩者肺之本，脉大者元气不相接。脾胃不及之脉，洪大而数者，心脉刑肺脉也。急者肝木挟心火，而反克肺金也。若不甚劳役，惟右关脾脉大而数，谓独大于五脉，数中显缓，时一代也。如饮食不节，寒温失所，则先右关胃脉损弱，甚则隐而不见，惟内显脾脉之大数微缓，时一代也。宿食不消，则独右关脉沉而滑。经云：

---

① 各：原作“五”，据《奇效医述·治火痰咳血用清凉得效述》改。

② 二：原作“一”，据《古今医鉴·内伤》改。

③ 急：原作“后”，《古今医鉴·内伤》同，据《内外伤辨·辨脉》改。

脉滑者，有宿食也。

内伤病证

东垣曰：甚哉！阴阳之证，不可不详也。遍观《内经》中所说，变化百病，其源皆由喜怒过度、饮食失节、寒温不适、劳役所伤而然。夫元气、谷气、荣气、清气①、卫气、生发诸阳上升之气，此六者，皆饮食入胃，谷气上行，胃气之异名，其实一也。既脾胃有伤，则中气不足。中气不足，则六腑阳气皆绝于外，故经言五脏之气已绝于外者，是六腑之元气病也。气伤脏乃病，脏病则形乃应，是五脏六腑真气皆不足也。惟阴火独旺，上乘阳分，故荣卫失守，诸病生焉。其中变化，皆由中气不足，乃能生发耳。后有脾胃以受劳役之疾，饮食不复失节，耽病日久，事息心安，饱食太甚，病乃大作。概其外感风寒、六淫客邪，皆有余之病，当泻不当补；饮食失节、中气不足之病，当补不当泻。举世医者，皆以饮食失节、劳后所伤、中气不足，当补之证，认作外感风寒、有余客邪之病，重泻其表，使荣卫之气外绝，其死只在旬日之间。所谓差之毫厘，谬之千里，可不详辨乎！且如外感，则寒热齐作而无间，内伤则寒热间作而不齐。外感恶寒，虽近烈火不除；内伤恶寒，得就温暖即解。外感证显在鼻，故鼻气不利，而拥盛有力。内伤者不然，内伤证显在口，故口不知味，而腹中不和。外感者无此。外感则邪气有余，发言壮厉，且先轻而后重；内伤则元气不足，出言懒怯，且先重而后轻。外感手背热而手心不热，内伤则手心热而手背不热。外感头痛，常常有之，直须传里方罢；内伤头痛，有时而作，有时而止。内外辨法，大要如此。然有内伤而无外感，有外感而无内伤者，苟或内伤外感兼病而相挟者，则从乎轻重以治之。若显内证多者，则是内伤重而外感轻，治先补益而后散邪，以补中益气汤为主，加散邪药，当以六经脉证参

① 清气：原脱，《古今医鉴·内伤》同，据《内外伤辨·辨阴证阳证》补。

究，各加本经药治之。若显外证多者，则是外感重而内伤轻，宜发散为主，而后补益，或以辛凉等剂解散为君，而以参、术、茯苓、芎、归等为臣使。以此辨之，则判然明矣。

内伤治法

王安常曰：夫饮食劳倦伤而内热者，乃阴火乘其坤土之位，故内热以及于胸中也。《内经》有云"劳者温之""损者温之"，惟以温药以补元气而泻火邪，盖温能除大热耳。故东垣立补中益气汤加减以治之，其惠也不其大哉！然饮食所伤，又当分别。夫劳倦伤、饮食伤，虽与风寒暑湿有余之病不同，然饮食伤又与劳倦伤不同。劳倦伤，诚不足也；饮食伤，尤当于不足之中，分其有余不足也。何也？盖饥饱不饮食与食太过，虽皆是失节，然必明其有两者之分，方尽其理。节也者何？无不及、无太过之中道也。夫饥饿不饮食者，胃气空虚，此为不足，固失节也；饮食自倍而停滞者，胃气受伤，此不足之中兼有余，亦失节也。以受伤言则不足，以停滞言则有余矣。惟其不足故补益，惟其有余故消导。亦有物滞气伤，必补益消导兼行者；亦有物暂滞而气不甚伤，宜消导独行，不须补益者；亦有既停滞不复自化，不须消导，但当补气，或亦不须补益者。洁古枳术丸、东垣橘皮枳术丸、木香枳术丸之类，虽曰消导，固有补益之意存乎其间耳。其他如木香分气丸、枳实导气丸、大枳壳丸之类，虽无补益，然施之于物，暂滞气不甚伤者，岂不可哉！但不宜视为通行之药耳。且所滞之物，非枳、术之力所能去者，亦安可泥于消导而不知变乎？故备急丸、煮黄丸、感应丸、瓜蒂散等之推逐者，洁古、东垣亦未常①委之而弗用也。故善将兵者，攻亦当，守亦当；不善者，则宜攻而不宜守。而攻其败也，非兵之罪，用兵者之罪耳。观乎此，则

① 常：通"尝"。《荀子·天论》："夫日月之有蚀，风雨之不时，怪星之党见，是无世而不常有之。"王先谦集解："《群书治要》'常'作'尝'，是也。"《古今医鉴·内伤》作"尝"。

知消导补益推逐之理矣。若夫劳倦伤则纯乎补益，固不待议，虽东垣叮咛告诫，然世人犹往往以苦寒之剂，望除劳倦伤之热，及其不愈而反甚，自甚而致危，但曰病势已极，药不能胜耳。医者、病者、主病者，委之天命，皆懵懵然不悟其为妄治之失也。呜呼！仁人君子，能不痛心也哉！

内伤治方

补中益气汤 治中气不足，肢体倦怠，口干发热，饮食无味；或饮食失节，劳倦身热，脉大而虚；或头痛、恶寒、自汗；或气高而喘，身热而烦；或脉微细软弱，自汗，体倦少食；或中气虚弱，而不能摄血；或饮食劳倦，而患疟痢；或疟痢因脾胃虚而不能愈；或元气虚弱，感冒风寒，不胜发表，宜用此伐之；或入房而后感冒，或感冒而后入房，亦用此汤散，急加附子；或泻痢腹痛，急用附子理中汤。

嫩黄芪蜜水浸炒，一钱半。东垣云：温肉分而实腠理，益元气而补三焦 楝参去芦，一钱，补中益气 甘草生①，一钱，和中降火 陈皮一钱，和脾、消痰、利气 白术去芦，一钱，扶胃健脾 当归身酒洗，一钱，随参、术能补血 柴胡五分，能使胃中之清气左旋而上达 升麻五分，能使胃中之清气从右而上迁

上锉，一剂，生姜三片，水煎，稍热服。加酒炒黄柏三分，以滋肾水，泻阴中之伏火；红花三分，入心养血。

内伤挟外感者，以补中益气汤为主，从六经所见之证，加减用之。如见太阳证，头项痛、腰脊强，加羌活、藁本、桂枝；如阳明，则身热、目痛、鼻干，不得卧，加葛根，倍升麻；如少阳，则胸胁痛而耳聋，加黄芩、半夏、川芎，倍柴胡；如太阴，则腹满而嗌干，加枳实、厚朴；如少阴，则口燥舌干而渴，加生甘草、桔梗；如厥阴，则烦满囊缩，加川芎；如变证发斑，加葛根、玄参，倍升麻；内伤挟痰，加半夏、竹沥，仍入姜汁传送。如头痛，

① 生：《古今医鉴·内伤》作“炙”。

加蔓荆子三分，痛甚，加川芎五分；顶痛脑痛，加藁本五分，细辛三分。诸头痛，用此四味足矣。若耳鸣、目黄，颊颔肿，颈、肩、臑、肘、臂外后廉痛，面赤脉洪者，加羌活一钱，防风七分，甘草三分，藁本五分，通其经血；加黄芩、黄连各三分，消其肿。嗌痛颔肿，脉洪大，面赤，加黄芩三分，桔梗七分，甘草三分。口干嗌干，或渴者，加葛根五分，升胃气，上行以润之。心下痞、瞀闷者，加芍药、黄连各一钱。如痞腹胀，加枳实三分，厚朴七分，木香、砂仁各三分。如天寒，加干姜。腹中痛者，加白芍药炒五分，甘草炙三分。如恶寒觉冷痛，加桂心五分。夏月腹中痛，不恶寒反恶热者，加黄芩五分，白芍药一钱，甘草五分，以治时热。脐下痛者，加熟地黄五分。如胸中滞气，加青皮二分，壅滞可用，气促少气者去之。如身体重疼，乃风湿相搏，加羌活五分，防风五分，升麻一钱，柴胡五分，藁本根五分，苍术一钱，如病去，勿再服。大便闭涩，加当归梢一钱。若久病痰嗽者，去人参，初病勿去之。冬月或春寒或秋凉，各宜加不去节麻黄。若春温大热，加沸甘草三分，款冬花一分。长夏湿土，客邪大旺，加苍术、白术、泽泻，上下分消其湿热之气。湿热火胜，主食不消，故食减不知谷味，加神曲以消之，加五味子、麦门冬，助人参泻火益肺金，助秋损也，在三伏中为圣药。胁下急或痛，俱加柴胡、甘草、人参。多唾或唾白沫，胃口上停寒也，加益智仁。若胃口当心痛，加草豆蔻仁三分。若食不下，乃胸中有寒，或气涩滞，加青皮、陈皮、木香。寒月加益智仁、草豆蔻；夏月加黄芩、黄连；秋加槟榔、砂仁。若脚软乏力或痛，酒炒黄柏；不已，加汉防己。心烦燥，加生地黄。若气浮心乱，以朱砂安神丸镇固之则愈。

按：上方补元气、养脾胃、升提下陷之气，治内伤[①]之要药也。

白术散 治胃虚不能食，而大渴不止，不可用淡渗药，乃胃

① 伤：原脱，据《古今医鉴·内伤》补。

中元气虚少故也；并治伤寒杂病，一切吐泻，烦渴霍乱，虚损气弱，及治酒积呕哕①。

人参以茯苓引，则泻肾中火邪，补下焦元气　白术补脾胃虚弱　茯苓白者虚劳　藿香温中，止霍乱　木香丹溪谓：木香行肝气，苦入心，辛入肺，心肺气调，而肝家郁火自伏　葛根止呕吐，干呕不息　甘草炙则性温，能健脾胃和中，身大者，补中焦元气

上锉，作一剂，水煎，温服。如饮水者，多煎与之，无时服。如能食而渴，人参白虎汤。

按：上方治胃虚之剂。

补气汤　凡遇劳倦辛苦，用力过多，即服此二三剂，免生内伤发热之病。

黄芪一钱半，治上焦虚喘短气　人参能行气行血　白术扶胃健脾　陈皮和胃痰利气　麦门冬去心，各一钱，止渴燥阴，得其养，补虚劳，热不能侵　五味子十个，生津止渴，补虚劳　甘草炙，七分

上锉，作一剂，生姜三片，枣二枚，水煎，食前服。劳倦甚，加热附子五分。

按：上方治气虚之剂。

补血汤　凡遇劳心思虑，损伤精神，头眩目昏，心虚气短，惊悸烦热，并宜服之。

当归一钱，与人参则补气血虚　川芎五分。东垣云：上行头角，助清阳之气，而止痛　白芍药炒，一钱，入手足太阴经，通肺燥，滋肾阴补精，停湿，令小便自行，非通利之药也　生地黄五分，滋肾水真阴不足，劳瘦骨蒸　人参一钱二分。能行气止渴生津　茯神一钱，治五劳口干　酸枣仁炒，一钱，丹溪云：治血不归脾而睡卧不宁者　麦门冬一钱，退肺中隐伏之火　五味子十五个，补虚劳　陈皮五分，补胃和中　栀子炒，五分，治风痰头眩　甘草炙，五分

上锉，作一剂，水煎，温服。

按：上方治血虚之剂。

---

①　哕：原作“喘”，据《古今医鉴·内伤》改。

参苓白术散 治脾胃虚弱，饮食不进，或致呕吐泄泻，及大病后，调助脾胃，此药最好。

白术扶胃健脾 莲子肉能涩精，补十二经气血，除百病，食与入药俱宜去心 人参补中益气 薏苡仁久服益气，令人能食，味甘寒无毒 甘草健脾泻火和中 砂仁暖胃温脾又行气 山药补心气不足，镇心神 白茯苓行窍、渗湿、和中 白扁豆补脾胃、五脏，和中下气，止霍乱、吐泻 桔梗各等分

上为末，每服二钱，白汤调下。

参苓白术丸 云林制。治病后元气虚弱，此药补助脾胃，进羹饮食，壮健身体，充实四肢，清火化痰，解郁养元气。

人参一两 白术二两半，土炒 白茯苓去皮，一两 山药炒，一两 莲肉去皮心，二两 陈皮一两 薏苡仁二两 半夏汤泡、姜汁炒，一两 桔梗二两 黄连姜汁炒，一两 神曲炒，一两 香附一两 白扁豆姜汁炒，一两 砂仁五钱 甘草一两 加当归一两 远志肉一两 石菖蒲五钱，尤妙

上为末，姜、枣煎汤，打神曲糊为丸，如梧桐子大。每服百丸，食后白汤送下。忌生冷之物。

白术八宝丹① 胡云阁传。治一切虚损之疾。

白术半斤，二两去毛土炒，六两熬膏 人参五钱，有嗽去此 白茯神去皮木，一两半 远志洗搥去骨，两半 白芍药酒炒，两半 陈皮去白，一两半 神曲炒，一两 麦芽五钱

上为末，用白术膏丸，如梧桐子大。每服一钱，或加至一钱半，白滚水送。

白术膏

白术一斤，去芦，火上炙

一块锉，一块成片，入水十碗，熬汁二碗，将渣捣烂，入水又熬。绞出汁一二碗，去渣，将前汁共熬至二碗，加蜜四两或半斤，再熬至稠黏，滴水成珠为度。日服二三次，白汤送下。

① 丹：原作“汤”，据《古今医鉴·内伤》改。

白雪糕 单孟齐传。

大米一升 糯米一升 干山药四两 芡实四两 莲肉去皮、心，四两

各为细末，入白沙糖一斤半，搅和令匀，入笼蒸糕。任意食之。

按：上方养元气、健脾胃之剂。

补聂久吾先生治内伤方，出《奇效医述》。

治[1]内伤挟外感日久烦闷先清后补得效述医案

甲辰夏月，予族弟年三十，强壮，有妻妾，偶有房劳而感寒。彼自知其有内伤也，医者亦明知其有内伤也，初用苏叶、防风等药一二剂，而不敢发汗，其表邪固未散也。至六七日后，表邪入里，寒郁为热，烦热燥乱不可当。一医用栀子豆豉汤，吐逆不受。一医用人参五分，加入知母、石膏等药内，其烦燥愈甚。延至十数日，诸医束手，其家自谓必不可救矣。适予自京回，亟来请予治。予诊脉察症，因思原有内伤则元气固虚也，外邪入内则邪气犹实也，当先清其邪气，而后补其元气，分两截治之耳。先用酒炒黄芩等药，每日服二剂，服至四剂，病者烦热大除，喜甚，以为再生，予则以为未也。至第三日，仍依前方合药二剂，予戒病者曰：今日当转方用补，此药止可服一剂，或半剂，若觉服得不快，即来请我再看，当另制药服。果服药一剂，至午刻，病者又觉烦燥，自心慌乱，以为服药既效而又变症，病必不可为矣。至申刻复请予视，予察其脉虚大，谓病者曰：外邪已净，内伤事发，服[2]补药当自安也。因归，制加减补中益气汤一大剂与之。诸医见予先用清凉得效，而今骤用补，又因前用人参五分，不相投，咸疑骇，而戒其家必不可用补。至日晡，其兄又来说不敢服药之意。

---

① 治：原脱，据《奇效医述·治内伤挟外感日久烦闷先清后补得效述》补。

② 服：原作“复”，据《奇效医述·治内伤挟外感日久烦闷先清后补得效述》改。

予曰：汝家有疑，且将其药煎熟，姑少饮试之。果将药煎熟，先饮一二酒杯，便觉烦燥少除，连饮数次尽剂，至天明而烦热尽除，精神清安矣。因连此药六剂而全安。

原用清解药方

黄芩七分，酒炒　前胡五分　麦冬八分　天花粉酒炒，七分　去白陈皮三分　甘草生用，三分　桔梗去芦，五分　竹茹六分　赤芍四分　薄荷三分　贝母七分　连翘去心蒂，五分　陈枳实炒，四分　童便香附六分

生姜一片，同煎。此药服过五剂。

原用加减补中益气汤

人参二钱　黄芪蜜炙　当归身　麦冬各一钱五分　去白陈皮　炙甘草　柴胡各五分　白术去芦，去皮，六分　北五味子大颗者，研碎，九粒

生姜一片，好胶枣一枚，洗净、去核，同煎。此药服过六剂而愈。

或问曰：内伤挟外感，与外感兼内伤，何所分别？曰：先有内伤，而后感寒，谓之内伤挟外感；先有外感，而又内伤，谓之外感兼内伤。此大同小异，其治法亦大略相同也。然内伤不必皆房劳，或饮食伤脾胃，或劳倦伤神气，皆谓之内伤，但不若房劳为甚耳。或又问曰：内伤、外感相并，俗谓之两感，言其内外两受病，非仲景伤寒，阴阳两感之谓也。此病举世不能治，即治之全活者甚少，何者？欲攻外邪，则愈损正气，而虚怯以死；欲补正气，则反内外邪而热燥以死。且自古名公方论，不惟仲景伤寒奇篇，无一言及内伤，即东垣《内伤外感论》，言之虽详，然后意恐人误认内伤发热为外感发热，因辩若何为内伤当补，若何为外感当发。至于内伤挟外感等症，并未论及，亦无治法，丹溪亦言之未详。古人未传，无怪乎时医之不能治虚病也。今予分两截治之，先清其外邪，而后补其内虚。起死回生，识见超越千古矣。然此为日久而外邪入里者立法也，若内伤挟外感，初起一二日，寒邪尚在表者，用何法治之？曰：此当速发其汗，强壮者用羌活汤发之，怯弱者用加减参苏饮发之。一汗之后，即当用补，虚甚者用加减补中益气汤补之，虚未甚者用生脉散补之，此其收功比

外邪入里者尤速也。若发汗后不补，则虚阳外散发热，死矣。

羌活汤

羌活　苏叶　白干葛各一钱　苍术　防风各六分　白芷　小川芎　去白陈皮各五分　生香附七分　甘草三分

生姜三片，同煎，热服取汗。

加减参苏饮①

人参五分，虚甚者加至一钱　苏叶　干葛各一钱　去白陈皮　制半②夏各五分　白茯苓六分　甘草三分　香附　白芷　小芎各五分　防风五分

生姜三片，水煎，热服取汗。

加减补中益气汤见本条前

生脉散

人参一钱五分　麦冬二钱　北五味五分，打碎

单水煎，不拘时服。觉精神虚弱，连服数剂亦可。觉有火，加酒炒黄柏三分。

治劳伤感寒先发后补得效述医案出《奇效医述》

辛亥季夏，予授福庠，僚友有梁姓者，年已七十，因学道岁考在傍收卷，劳倦出汗多，回衙洗浴感寒。医用防风、苏叶、羌活等药，已发其汗，又用黄芩、柴胡、赤芍等药清解之。服清解药一剂，便觉精神昏倦沉重。予闻其病重，往视之，见其又煎清解药一剂将服。予诊其脉虚弱欲绝，惊，谓之曰：外感已净，内虚已极，若再服凉药不可救矣。急令勿服前药，因以补中益气汤与之。服一剂，而精神顿起；服二剂，而稍安。此友系汀州人，其俗每夜必洗浴，此时天热甚，又于晚间洗浴感寒，身又发热，又请予治。予曰：昨因③内虚而用补得安，今又感寒，补之不可，

---

①　饮：原作“散”，据煎服法及原书目次改。

②　半：原脱，据《奇效医述·治内伤挟外感日久烦闷先清后补得效述》补。

③　因：原作“日”，据《奇效医述·治劳伤感寒先发后补得效述》改。

发之不可，将奈之何？为之沉思者久之。因设一法，将加减参苏饮、补中益气汤各制一剂，各用瓦罐煎熟，先用参苏饮热服发其汗，略停一时，俟其身热退，即用补中益气汤，温服补之，遂复得安。再用补数剂而全安。

原用加减参苏饮方见前论内伤挟外感条

原用补中益气 此与东垣原方虽同，而等分稍异，故录之。

人参一钱三分 蜜炙黄芪 当归身各一钱五分 白术炒，八分 去白陈皮五分 炙甘草六分 升麻三分 柴胡五分

生姜一片，去皮，好胶枣一枚，去核，同煎。

治内伤感寒日久郁热先清后补得效述医案出《奇效医述》

予表侄年近三十，新娶未久，感寒未经发汗，延至十数日，烦闷已甚，目昏耳聋。医咸知其有内伤也，不敢用清解药，或略用人参一二分，入口嚼之，即燥不可当。大便秘十余日，又自汗不止。诸医束手，其家求救于予。予诊其六脉洪数，视其面容红紫，因谓其家曰：此虽有内伤，然其外邪郁热已甚，若不先疏利而荡涤之，断无生理。因连用清凉药三剂，次日一更时，用牵牛大黄丸二钱五分下之，至三更以后利三四次，便觉清爽，耳目闻见复旧矣。至天明以后，又渐起烦热。予诊其脉已虚，知其内伤病出也，连用生脉散，一日服二剂，而烦热悉除。后服补中益气汤，十余剂而安。

原用清凉药方

黄芩 麦冬各一钱 连翘 前胡 白花粉 白贝母各八钱 知母 赤芍 陈枳实各六分 黄连 桔梗各五分 栀子仁炒黑，七分

生姜一片，同煎。此药服过三剂后，二剂加煅过白石膏，每剂三钱。

治[1]强壮内伤挟外感温寒两用得效述医案出《奇效医述》

予家仆年三十岁，禀气素旺，有内伤感寒，身发大热头痛，用干葛、防风、羌活等发大汗，已而身热头痛顿愈。停二三时，

① 治：原脱，据《奇效医述·治强壮内伤挟外感温寒两用得效述》补。

后复发热烦燥。予知其内伤病发，制补中益气汤，人参止用五分，黄芪生用。服一剂，而烦热又除。过一日，后烦热又大作，自身与妻俱哭泣，以为必死矣。予诊其六脉洪数，因思此仆禀气旺，原有内热，其内伤得补，而复其邪热，亦因补而作，因用芩、连、知、柏、花粉、连翘、枳壳、前胡等寒凉大剂，每剂加酒炒大黄二钱五分，服至七八剂而安。

伤食脉法

气口脉紧盛为伤食，食不消化，浮滑而疾。经曰：上部有脉，下部无脉，其人当吐，不吐者死。又曰：气口大于人迎三倍，食伤太阴。盖饮食填塞胸中，太阴之分野，肝木之气，郁而不伸，故必吐以达之。然伤有轻重，必甚而至于两手尺脉绝无者，乃用瓜蒂散吐之。否则或以指，或以物探之，免致有损气之虑也。

伤食病证

《病源》曰：宿食不消，由脏气虚弱，寒气在于脾胃之间，故使谷不化也。宿谷未消，新谷又入，脾气既弱，故不能磨之①，则经宿而不消也，令人腹胀气急，胸膈痞塞，咽酸，噫恶卵臭。时复憎寒壮热，或头痛如疟之状，皆其证也。凡伤食必恶食，胸中有物，宜用消导之剂。若伤食挟外感，外者不可专攻其食，用行气香苏散，兼而治之。

伤食治法

饮者，无形之气，伤之则宜发汗利小便，使上下分消其湿也，五苓散、葛花解酲②汤、生姜、半夏、枳实、白术之类是也；食者，有形之物，伤之则宜损其谷，其次莫如消导，重者宜吐宜下，枳术丸、保和丸、备急丹之类，量轻重择用。

---

① 磨之：原作“虚弱”，据《古今医鉴·伤食》改。

② 酲：原作“醒”，据《古今医鉴·伤食》改。

伤食治方

行气香苏散　三山陈氏方。治内伤生冷，饮食厚味，坚硬之物，肚腹胀满、疼痛；外感风寒湿气头痛，身痛、手痛，足痛、肩臂痛，遍身骨节痛，麻木，发热憎寒；七情恼怒相冲，诸气痞塞，饮食不下，心腹气痛。

紫苏　陈皮　香附子　土乌药　川芎　枳壳　羌活　苍术　麻黄　甘草

上锉，生姜水煎，温服。外感风寒，加葱白三根；内伤饮食，加山楂、神曲。

按：上方治内伤外感、七情四气，和解表里之剂。

消滞丸　消酒消食，消痰消气，消痞消胀，消肿消痛，消积消滞。此药消而不见，响而不动，药本寻常，其功甚妙。

黑牵牛炒，二两　香附米炒　五灵脂各一两

上为末，醋为丸如豆大，每服二十丸，生姜汤下，食后服。

宽中丸　治一切饮食不消化，腹胀发热。

山楂蒸过，去子，晒干

上为末，稀米糊为丸，如梧桐子大，每服七八十丸；或为末，米汤每下五钱。

利气丸方见《气门》

按：上方消导积热之剂。

备急丹　治胃中停滞寒冷之物，及致心腹卒痛，胀满不利，诸卒暴痛百病。

大黄　干姜　巴豆去壳，去油，俱要精品

上为末，炼蜜为丸如小豆大。每服三丸，温水送下，以虚实量加丸数。

若中恶客忤，心腹胀满，卒痛如锥刀刺痛，气急口噤，尸厥卒死者，以热酒灌下。或口噤，以木棒撑起牙关，令下咽，须臾瘥；未瘥，更与三丸，以腹中鸣转，即吐下便愈。若口噤，须折齿灌之，令入为妙。忌猪肉、冷水、肥腻之物。

化滞丸 理一切气，化一切积。夺造化，有通塞之功；调阴阳，有补泻之妙。久坚沉痼，磨之自消；暴积乍留，导之即去。

南木香 丁香 青皮 陈皮 黄连各二钱五分 三棱火煨 莪术火煨，各四钱八分 半夏为末，姜汁制，晒①干，二钱

上八味，俱为细末。

巴豆去壳，滚汤泡，逐一研开。去心膜，以瓦器盛，用好醋，浸过一指②，慢火熬至醋干，秤六钱，重碾细。将前药末同碾，勾入后乌梅膏，巴豆干止用四钱半。

乌梅肉厚者，打碎去核，细切，火焙干，为细末，秤五钱。重用米醋调，略清，慢火熬成膏，和入前药。

按：上方通利冷积之剂。

保和③丸 消痰利气，扶脾胃，进饮食。一切饮食所伤，胸膈烦闷不安，或腹中有食不化，或积聚痞块，多服日见渐散，大效。

白术五两 枳实一两 陈皮三两，洗 半夏泡七次，三两 茯苓三两 厚朴姜汁炒，二两 莎草④酒炒⑤，二两 神曲炒，三两 山楂肉三两 连翘二两 萝卜子二两 黄连酒炒，一两 黄芩酒炒，一两 麦芽炒，一两

上为末，姜汁糊丸，如梧桐子大。每服五十丸，加至七八十丸，食后茶清下。

理气健脾丸 高太尹传。

白术六两，炒 白茯苓三两 陈皮三两，洗 当归身六两，酒洗 黄连姜汁炒，二两 半夏一两二钱，水泡，姜汁炒 枳实面炒，两半 桔梗一两半，炒 神曲二两半，炒 山楂肉一两八钱，蒸，去核 香附二两，童便炒 木香五钱

---

① 晒：《古今医鉴·伤食》作“阴”。
② 浸过一指：《古今医鉴·伤食》作“浸一宿”。
③ 保和：原脱，据原书目次补。
④ 莎草：《古今医鉴·伤食》作“香附”。
⑤ 酒炒：《古今医鉴·伤食》作“醋炒”。

一方，桔梗加白芍药一两，煨

上为细末，荷叶煮饭为丸，如梧桐子大。每服八十丸，食后白汤下。

三补枳术丸 化痰清热，消食顺气，补脾胃。

白术二两 陈皮一两，去白 枳实一两，麸炒 黄连五钱 黄芩五钱，醋浸，炒 白茯苓五钱 贝母八钱 神曲五钱，炒 山楂五钱，去核 黄柏一两，水浸，青盐炒 麦芽三钱，炒 加砂仁一钱 香附三钱，醋浸一宿，炒

上为末，荷叶煮饭为丸，如梧桐子大。每服七十丸，食后姜汤送下。服后饮食自然多进，人之精血元气皆因谷气而生，盖脾乃肺之母，母实则消化之，何痰之有？

按：上方半消半补、平和之剂。

补《医学入门》治伤食方

加减二陈汤 治伤热物或酒面，发热，心口刺痛，停疾停食，伏火欲吐不吐，俱宜服之。

陈皮二钱，和脾、消痰、利气 半夏一钱，燥湿豁痰 茯苓八分，行窍渗湿和中 甘草四分，健脾泻火和中 加黄连五分 枳实五分

生姜三片，水煎，温服，探吐为妙。

论伤酒法

夫酒者，大热有毒，气味俱阳，乃无形之物也。若伤之，止当发散，汗出则愈矣，此最妙也。其次莫如利小便，二者乃上下分消其湿，何酒病之有？今之酒病者，往往服酒蒸丸，大热之药下之，又有用牵牛、大黄下之者。是无形元气受病，反下有形阴血，乖误甚矣。酒性大热，已伤元气，而复重泻之，况亦损肾水真阴，及有形阴血，俱为不足，如此则阴血愈虚，真水愈弱，阳毒之热大旺，乃增其阴火，是谓元气消亡，七神何依？折人长命。不然，则虚损之病成矣。《金匮要略》云：酒疸下之，久久为黑疸。慎不可犯此戒。不若令上下分消其湿，葛花解醒汤主之。

伤酒治方

葛花解酲汤 治饮酒太过，呕吐痰逆，心神烦乱，胸膈痞塞，手足战摇，饮食减少，小便不利。

白豆蔻 砂仁 葛花各五分 木香五分 青皮三钱 陈皮 猪苓 白茯苓 人参各一钱半 白术 神曲 泽泻 干生姜各二钱

上为细末，称过和匀，每服二钱，白汤调下。但得微汗，酒病去矣。

按：上方，此盖不得已而用之，岂可恃赖，日日饮酒？此药气味辛温，偶因酒病服之，则不损元气。何者？敌酒病故也。若频服之，损人天年。

治伤酒食不药法 心中酒食停积，或被人劝酒过多，可用服下。胀满不消，用盐花擦牙，温汤调服，不过三次，如汤泼雪，即时宽肠通快。

葛黄丸 治饮酒过度，酒蕴积胸中，以致吐血衄血；并天暑地热，上焦积热，忽然吐血，脉数垂死者。

葛花二两，如无，以葛根代之 黄连四两

上为末，用大黄末，水熬成膏，作丸梧子大。每服百丸，温水下。

解酒化毒丹 云林制。治饮酒过度，遍身手足发热，口干烦渴，小便赤少。

白滑石水飞，一斤 白粉葛三两 大粉葛三两

上为细末，合一处，不拘时，冷水热汤，调服二三钱，日进二三次。

治酒后伤风身热头痛 以防风通圣散加黄连须二钱，葱白十根，水煎服。

鹿茸丸 治饮酒积热，熏①蒸五脏，津血枯燥，小便并多，肌肉消烁，专嗜冷物寒浆。

---

① 熏：原作“董”，据《医学入门·杂病用药赋》改。

鹿茸一两　菟丝子　山药各二两

为末，蜜[1]丸梧桐子大。每三十丸，米饮或人参汤、盐汤、酒任送下。

郁证脉法

脉多沉伏。

郁证病证

《内经》曰：木郁达之。谓吐之令其条达也。火郁发之。谓汗之令其疏散也。土郁夺之。谓下之令无壅碍也。金郁泄之。谓渗泄解表利小便也。水郁折之。谓抑之制其冲逆也。此治五郁之大要。盖郁者，结聚而不得发越也。当升者不得升，当降者不得降，当变化者不得变化也，此为传化失常，六郁之病见矣。夫所谓六郁者，气、湿、热、痰、血、食六者是也。丹溪曰：气血冲和，百病不生，一有怫郁，诸病生焉。

郁证治法[2]

气郁，胸胁痛，脉沉涩，用香附童便浸炒、苍术、抚芎。

湿郁，周身走痛，或骨节痛，遇阴寒则发，脉沉缓，用苍术、川芎、白芷、茯苓。

热郁，目瞀，小便赤，脉沉数，用栀子、青黛、香附、苍术、抚芎。

痰郁，动则喘，寸口脉沉滑，用海石、南星、香附、瓜蒌。

血郁，四肢无力，能食便红，脉沉，用桃仁、红花、青黛、抚芎、香附。

食郁，嗳酸，腹饱不能食，人迎脉平和，气口紧盛，用苍术、

---

① 蜜：原作“密”，据《医学入门·杂病用药赋》改。

② 郁证治法：原脱，据标题文例补。

香附、山楂、神曲、针砂①。

郁证治方②

六郁汤治方 开诸郁火之总司也。

香附童便炒 苍术米泔制 神曲炒 连翘 栀子炒 陈皮 川芎 贝母 枳壳炒 茯苓 苏梗各一钱 甘草五分

上锉散，作一剂，水煎服。

有痰加南星、半夏；有热加柴胡、黄芩；血郁加桃仁、红花；湿加白术、羌活；气加木香、槟榔；食积加山楂、砂仁。

加味越鞠丸 解诸郁火痰气，开胸膈，思饮食。

苍术米泔浸，姜汁炒，四两 抚芎四两 香附童便炒，四两 神曲炒，四两 栀子炒，四两 陈皮去白，一两半 白术炒，一两半 黄芩炒，一两半 山楂蒸，去子，二两

上为末，稀糊为丸，如梧桐子大。每服五六十丸，食后白汤下。

越鞠保和丸 扶脾开郁，行气消积散热。

苍术米泔浸一宿，炒，一两 川芎酒洗，一两 神曲炒，一两 香附童便浸炒，一两 栀子炒，五钱 陈皮一两 半夏泡，一两 白茯苓去皮，一两 家莲子③五钱，炒 连翘五钱 枳实麸炒，一两 白术三两 黄连酒炒，二两 山楂肉二两 木香五钱 当归酒洗，一两

上为末，姜汁泡，蒸饼为丸，如梧桐子大。每服五十丸，淡④姜汤下，酒下亦可。

按：上方治诸郁之妙剂也。

补《医学入门》郁方

---

① 针砂：又名铁砂，功效补血、除湿、利水。

② 郁证治方：原脱，据标题文例补。

③ 家莲子：《古今医鉴·郁证》作“莱菔子”。

④ 淡：原作“米”，据《古今医鉴·郁证》改。

越鞠丸　治凡源欲不遂，如寡妇、僧道之类，名利不①遂，或先富后贫，或久病不愈，皆宜用之。

苍术　神曲　川芎　山栀　香附各等分

为末，水丸绿豆大，温汤下七十丸。

盖气、血、痰三者，多者兼郁，而郁有六，随证加减。如气郁，胸胁痛，脉浮细，合四君子汤；血郁，四肢无力，能食便红，脉沉，合四物汤；痰郁，动则喘，寸脉沉滑，合二陈汤；湿郁，周身走痛，或关节痛，遇阴寒则发，脉沉细，加白芷、茯苓；热郁，小便赤，脉沉数，加青黛；食郁，嗳酸，腹饱不能食，左寸脉平和，右寸脉紧盛，加山楂、针砂。春季诸郁加防风，夏季诸郁加苦参，秋冬二季诸郁加吴茱萸。

六郁丸　能解诸郁，出《医学入门》。郁者，病结不散也。六郁，气、血、痰、食、热、湿。然气郁则生湿，湿郁则成热，热郁则成痰，痰郁则血不行，血郁则食不消而成癥痞，六者皆相因为病。以致当升降不得升降，当变化不得变化。故法以顺气为先，降火、化痰、消积，当寻六郁治之。

陈皮　半夏　川芎　苍术各一钱　赤茯苓　山栀仁各七分　香附二钱　砂仁　甘草各五分，炙用　生姜三片

水煎，温服。

痰饮脉法

沉弦细滑，大小不匀，皆痰气为病。偏弦为饮，双弦为寒饮。或云：左右手关前脉浮弦大而实者，膈上有稠痰也，宜吐而愈。病人百药不效，关上脉伏而大者，痰也。眼胞及眼下如灰烟熏黑者，痰也。丹溪云：久得涩脉，痰饮胶固，脉道阻滞也，卒难得开，必费调理。

① 不：此后原衍“不”字，字据《医学入门·杂病·妇人小儿外科总方》删。

痰饮病证

夫痰属湿，乃津液所化。因风寒湿热之感，或七情饮食所伤，以致气逆液浊，变为痰饮。或吐咯上出①，或凝滞胸膈，或留聚肠胃，或客于经络四肢，随气升降，遍身无处不到。其为病也，为喘为嗽，为恶心呕吐，为痞隔②壅塞，关格病，为泄，为眩晕，为嘈杂，怔忡惊悸，为癫狂，为寒热，为痛，或胸膈辘辘有声，或背一点常如冰冷，或四肢麻痹不仁，皆痰所致。百病中多有兼痰者，世所不知也。痰有新久轻重之殊。新而轻者，形色清白稀薄，气味亦淡；久而重者，黄浊稠黏凝结，咳之难出，渐成恶味，酸辣腥臊咸苦，甚至带血而出。

痰饮治法

痰生于脾胃，宜实脾燥温；又随气而升，宜顺气为先，分导次之；又气升属火，顺气在于降火。热痰则清之，湿痰则燥之，风痰则散之，郁痰则开之，顽痰则软之，食积痰则消之。在上者吐之，在中者下之。又中气虚者，宜固中气以运痰，若攻之太重，则胃气虚而痰愈甚矣。医者，不可不究。

痰饮治方

二陈汤　一身之痰都管，治痰之要药也。欲下行，加引下药；欲上行，加引上药。引上柴胡、升麻、防风之类，引下黄柏、木通、防己之类。又曰：二陈加升提之药，能使大便润，而小便长。

陈皮去白，一钱　半夏姜泡，二钱　茯苓去皮，一钱　甘草五分

上细切一服，生姜三片，水煎，温服。

湿痰多软，如身体倦怠之类，加苍术、白术；寒痰痞塞胸中，

---

① 上出：原作“出入”，据《古今医鉴·痰饮》改。

② 隔：原作“膈”，据《古今医鉴·痰饮》改。

倍加半夏，甚者加麻黄、细辛、乌头之类；痰厥头痛，亦加半夏；风痰，加南星、枳壳、白附子、天麻、僵蚕、牙皂之类。气虚者，更加竹沥，气实加荆沥，俱用姜汁。热痰，加黄连、黄芩。因火盛逆上，降火为先，加白术、黄芩、软石膏之类。眩晕嘈杂者，火动其痰也，亦加山栀子、黄连、黄芩。血虚有痰者，加天门冬、知母、瓜蒌仁、香附米、竹沥、姜汁。滞血者，更加黄芩、白芍药、桑白皮；血滞不行，中焦有饮者，取竹沥，加生姜、韭汁三五盏，必胸中烦燥不宁后愈。气虚有痰者，加人参、白术；脾虚者，宜补中益气降痰于下，加白术、白芍药、神曲、麦芽，兼用升麻提起。内伤挟痰，加人参、黄芪、白术之类，姜汁传送，或加竹沥尤妙。食积，加麦芽、山楂、神曲、炒黄连、枳实以消之；甚者必用攻之，宜丸药；兼血虚者，用补血药送下。中焦有痰者，食积也，胃气亦赖所养，卒下便虚，若攻之尽则虚矣。老痰，用海石、半夏、瓜蒌仁、香附子、连翘之类；五倍子佐他药，大治顽痰，宜丸药。喉中有物，咯不出，咽不下，此痰结也，用药化之，加咸药软坚之类，宜瓜蒌仁、杏仁、海石、桔梗、连翘、香附，少佐朴硝、姜汁，炼蜜和①丸噙服之。脉涩者卒难开，必费调理。气实痰热结者，吐难得出，或成块吐咯不出，气滞难治。痰在膈上，必用吐法②吐之，泻之不去；胶固稠浊者，必用吐；脉浮，宜吐；痰在经络间，非吐不可，吐中就有发散之义。凡用吐药，宜升提其气便吐，如防风、川芎、桔梗、茶芽③、生姜、韭汁之类，或瓜蒂散。凡吐，用布紧勒肚，于不通④风处行之。痰在肠胃间，可下而愈，枳实、甘遂、巴豆、大黄、芒硝之类。凡痰用

---

① 和：原作“加”，据《古今医鉴·痰饮》改。

② 吐法：原脱，据《古今医鉴·痰饮》补。

③ 茶芽：指最嫩的茶叶。《宣和北苑贡茶录》：“凡茶芽数品，最上曰小芽，如雀舌、鹰爪，以其劲直纤锐，故号芽茶。”《古今医鉴·痰饮》作“芽茶”。

④ 通：原作“动”，据《古今医鉴·痰饮》改。

利药[1]过多，脾气[2]易虚则痰易生而多。痰在胁下，非白芥子不能达；痰在皮里膜外，非姜汁、竹沥不可及；在四肢，非竹沥不开；在经络中，亦用竹沥，必佐以生姜、韭汁。膈间有痰，或癫狂，或健忘，或风痰，俱用竹沥与荆沥同功。气虚少食[3]，用竹沥；气实能食，荆沥。凡人上中下有块，是痰也。问其平日好食何物，吐下后，方用药。凡人头面、颈颊、身中有结核，不痛不红、不作脓者，皆痰注也，宜随用药消之。

清热导痰汤[4]　治憎寒壮热，头目昏沉迷闷，上气喘急，口出涎沫，证类伤寒。此因内伤七情，以致痰迷心窍，神不守舍，神出则舍空，舍空则痰自生也。

黄连　枳实　瓜蒌仁　南星　半夏　陈皮　茯苓　桔梗　黄芩　白术　人参　甘草减一半

上锉散，生姜三片，枣一枚，水煎，入竹沥、姜汁同服。

按：上方治痰迷之剂。

滚痰丸　攻泻脾胃痰积，及小儿食积痰，急惊风痰盛者，最为要药，常宜合备，但须量人虚实而用之。

按：上方治痰之总司也。

洞虚子[5]曰：痰证古今未详，方书虽有悬饮、流饮、支饮、痰饮、溢饮之异，而莫知其为病之源。或头风目昏，眩晕耳鸣；或口眼蠕动，眉棱、耳轮瘙痒；或四肢游风肿硬，似痛非痛；或为齿颊痒痛，牙床浮肿而痛痒不一；或嗳气吞酸，嘈杂呕哕；或咽

---

① 药：原作“痰”，据《古今医鉴·痰饮》改。

② 脾气：原作“痹行”，据《古今医鉴·痰饮》改。

③ 食：原作“实”，据《古今医鉴·痰饮》改。

④ 清热导痰汤：此上原有“滚痰丸攻泻脾胃痰积，及小儿食积痰，急惊风痰盛者，最为要药，常宜合备，但须量人虚实而用之。按：上方治痰之总司也”47字，为下文“滚痰丸”的主治及按语，错简于此，据文义，移于滚痰丸后。

⑤ 洞虚子：指元代医家王珪。字均章，号逸人、洞虚子、中阳老人。著有《泰定养生主论》十六卷。对诸疾诸饮挟火为患有深入研究。创制有滚痰丸等著名方剂。

嗌不利，咯之不出，咽之不下，色似烟煤，形如破絮；或如桃胶、蚬肉之状；或心下如停水冷，心头疼痛[①]时作；或梦寐奇怪鬼魅之类；或足腕酸软，腰背卒痛；或四肢骨节疼痛，并无常处，乃至手麻臂痛，状若挫闪；或脊中每有一掌如冰冻之寒痛者；或浑身习习如虫行者；或眼沿涩痒，口糜舌烂，甚为喉闭等证；又或绕项结核，似疬非疬。或胸膈[②]间如有二气交纽，噎塞顽闷；有如烟气上冲，头面烘热；或为失志癫狂；或为中风瘫痪；或为痨瘵荏苒之疾[③]；或为风痹及脚气[④]；或心下怔忡惊悸，如畏人将捕；或喘嗽呕吐，或呕冷涎、绿水、黑汁，甚为肺痈、肠毒、便脓、挛跛。其为内外疾病，非止百端，皆痰之所致也。盖津液既凝，为痰为饮，而汹涌上焦，故口燥咽干，流而下之，则大便[⑤]闭塞，面如枯骨，毛发焦干，妇人则经闭不通，小儿则惊痫搐搦。治法以此先逐去败痰，然后调理。

括曰：甑里翻身甲挂金，于今头戴草堂深。相逢二八求斤正，硝煅青蒙倍若沉。十七两中零[⑥]半两，水丸梧子意当斟。千般怪证如神效，水泻双身却不任。

大黄酒拌，蒸　黄芩去梗，各半斤　沉香五钱　青礞石一两，捶碎　朴硝一两

同入砂罐内，瓦片盖之，铁线缚定，盐泥固济，晒干，火煅红，候冷取出。

一方，加朱砂二两，碾细末为衣。

上为细末，净水为丸，如梧桐子大。每服三五十丸，量虚实加减，各随引下。

---

① 心头疼痛：《古今医鉴·痰饮》作“冷痛”。

② 膈：《古今医鉴·痰饮》作“胁”。

③ 荏苒（rěn rǎn 忍染）之疾：迁延难愈的疾病。疾：原作“痰”，据《古今医鉴·痰饮》改。

④ 脚气：此后原衍“之喉”2字，据《古今医鉴·痰饮》删。

⑤ 大便：《古今医鉴·痰饮》作“大小便”。

⑥ 零：原作“令”，据《古今医鉴·痰饮》改。

一切丧心失志、或癫或狂等证，每服百丸。人壮气实，能饮食，狂甚者，百二十丸以上，至二三百丸，以效为度。

一切中风瘫痪，痰涎壅塞，大便或通或闭者，每服八十丸。人壮气实者百丸。常服二三十丸，无大便不利①之患，自然上清下润之妙。

一切阳证风毒脚气，遍身游走疼痛，每服八九十丸，未效，再加十丸。

一切走刺气痛，每服八十丸，未效再加十丸。

一切无病之人，遍身筋骨平白疼痛，不能名状者，每服七八十丸，以效为度。

一切头痛，非头风证，牙疼或浮或痒，非风蛀牙证者，每服八十丸。

一切因风因寒，鼻塞声重，身体不疼，非伤寒证者，每服八九十丸。

一切噎气吞酸，至于嗳逆、膈气及胸闭，或从胸中气块冲上，呕吐痰饮，状如翻胃者，每服七八十丸，未效再服。

一切心下怔忡，如畏人捕，怵惕不安，阴阳关格，变生乖证，每服七八十丸。

一切失饥伤饱，忧思过虑，至于心下嘈杂或哕，昼夜饮食无度，或只虚饱中稍饥，并不喜食，每服八十丸。

一切新久痰气喘嗽，或呕吐涎沫，或痰结实热，或头目眩晕，每服八九十丸；虚老羸瘦者，五六十丸；未效，再加十丸。

一切急慢喉闭赤眼，每服八九十丸。一切颈项腮颊②肿硬，绕项结核，上若瘰疬者，正服此丸，若年深多服之。口糜舌烂，咽喉生疮者，每服③五六十丸，同蜜少许一处嚼破噙碎④，徐徐咽

① 不利：原脱，据《古今医鉴·痰饮》补。
② 颊：原作"额"，据《古今医鉴·痰饮》改。
③ 服：原脱，据《古今医鉴·痰饮》补。
④ 碎：原作"睡"，诸本同，声近而误，据文义改。

之。些小口疮，如此噙二三夜，即瘥。

一切遍身无故游走疼痛，或肿或挛，或无常痛，无定所，不肿在一处，酸软沉滞者，每七八十丸，量虚实服之。

一切心气冷痛，如停冰块；或通①身散入腹中绞痛，上攻头面肿②硬，遍身四肢痿软③，肿起软浮，或痛或痒，或穿或不穿，或穿而复闭，或此消彼长，渐成笃疾，皆系痰毒内攻。或使④烂痰臭，或作肠痈内疽，服之以下恶物立效。日浅脓近者，刻日全安。

一切男妇久患心疼，下连小腹，面黄羸瘦，痛阵日发，必呕吐绿水、黑汁、冷涎，乃至气绝，心下温暖者，每服八九十丸，立见生效⑤。然后续续服之，以瘥为度。兼服生津化痰、温中理气药，惟豁痰汤，加减之妙。

一切痢疾，不问杂色，或带血块恶物者，不问曾经推挨，但是新久不愈者，或热或不进饮食，每服八九十丸。次日热退，再进二三十丸，即服止痢药，万无一失。若兼寒热痰涎者，并用仓廪散。

一切荏苒之疾，日久男妇之患，非伤寒内外之证，或酒色吐血，或月水愆期，心烦志乱，或腹胀、胁痛，劳痛、耳聩、鼻窒，骨节酸痛，干呕吐、恶心，诸般内外疼痛，百药无效，病者不能喻其状，方书未尝载其疾，医者不能辨其证，并依前法，加减服之，无有不效之理也。

大抵服药必须临睡卧床，用热水一口送，只送过咽，即便仰卧，令药在咽膈之间，徐徐而下，多半日不可饮食喝水，及不可起身坐行言语，直候药丸徐逐上焦痰滞恶物过膈入腹，然后动作，方能中病。每次须连进两夜。先夜所服，次日痰物既下三五次者，次夜减十丸；下一二次者，仍服前数；下五七次，或只二三次，而病势顿已者，次夜减二十丸；头夜所服，并不下恶物者，次夜

① 通：原作“动”，据《古今医鉴·痰饮》改。
② 肿：原作“腹”，据《古今医鉴·痰饮》改。
③ 痿软：原作“去处”，据《古今医鉴·痰饮》改。
④ 使：原作“作”，据《古今医鉴·痰饮》改。
⑤ 效：原作“意”，据《古今医鉴·痰饮》改。

加十丸；壮人病实者，多至百丸。惟狂疾劲实及暴卒恶候，多服无妨。其或服罢仰卧，咽喉稠滞、壅塞不利者，乃痰气从上，药病相攻之故也。少顷药力既胜，自然宁帖。又或百中有一，稍腹痛，腰背拘急者，盖有一种顽痰恶物，滞[1]闭气滑肠，里急后重，状如痢疾，片晌即已。若其痰涎易下者，其为快利不可胜言，顿然满口生津，百窍爽快，间有片时倦者，盖连日病苦不安，一时为药所胜，气体暂和，如醉得醒，如浴方出，如睡方起，即非虚倦也。此药并不洞泄，刮肠大泻，但能取痰积恶物，自肠胃次第穿凿而下，腹中糟粕，并不相伤，惟下部脏肠之粪，乃药力不到之处，是故先去其余，余不备述耳。

按：上方治诸痰之圣药。

导痰小胃丹 应圆传。最能化痰化痞化积，治中风眩晕，喉痹头风，哮吼等证。上可取高上之湿痰，下可利肠胃之痰，极有神效。

南星、半夏二味，用白矾、皂角、姜汁、水煮十五次，各二两半　白术去芦炒，一两　陈皮、枳实二味，用白矾、皂角、水泡半日，去白，焙干，炒，各一两　桃仁　苍术米泔、白矾、皂角、水浸一宿，去黑皮，晒干，炒，一两　杏仁白矾、皂角、水泡去皮、尖，各一两　红花酒蒸，一两　白芥子炒，一两　大戟长流水煮一时，晒干，一两　芫花醋拌一宿，炒黑，一两　甘遂面里煨，一两　黄柏炒褐色，一两　大黄酒蒸[2]，纸煨干[3]，再以酒炒，一两

上为细末，姜汁、竹沥煮蒸饼糊为丸，如绿豆大。每服二三十丸，极甚者五七十丸，量虚实加减。再不可太多，恐损胃气也。

一切痰饮，卧时白汤下，一日服一次。

中风不语，瘫痪初起，用浓姜汤下三十五丸，少时即能说话。

头风头痛，多是湿痰[4]上攻，临卧姜汤下二十一丸。

---

① 滞：此后原衍“滞”字，据《古今医鉴·痰饮》删。

② 蒸：原作“湿”，据《古今医鉴·痰饮》改。

③ 纸煨干：《古今医鉴·痰饮》作“纸裹煨，焙干”。

④ 痰：原作“火”，据《古今医鉴·痰饮》改。

眩晕多属痰火，食后姜汤下二十五丸。然后以二陈汤、四物汤加柴胡、黄芩、苍术、白芷，倍川芎。热多①加知母、石膏。

痰痞积块，临卧白汤送下三十丸，一日一服。虽数十年，只五七服见效。

哮吼，乃痰火在膈上，临卧姜汤下二十五丸，每夜一次，久久见效。喉痹肿痛，食后白汤下。

按：上方治湿痰，峻攻之药。

竹沥达痰丸 此药能达痰如神，不损元气，其痰自大便中出。丹溪：痰在四肢，非竹沥不达此也。

广陈皮一两 白术二两，微炒 人参一两半 茯苓二两 黄芩二两 大黄二两，酒浸煮熟，晒干 沉香五钱 甘草一两半，炒 半夏二两，汤泡七次，生姜汁浸透，晒干切片，瓦上微炒熟用之 青礞石一两，捣碎，用焰硝一两半，拌匀入瓦锅内，以瓦片盖之，用盐泥封固，晒干，炭火煨过，如黄金色者作

上为细末，竹沥一大碗，生姜自然汁三钟，为丸。每服五七十丸，食后白汤送下。

按：上方治虚痰，平和之剂。

清气化痰丸 刘少保公传。治一切痰饮咳嗽，头眩，胸膈痞闷气滞，食积酒积，恶心呕吐，不思饮食。

南星 半夏 白矾 牙皂不制 生姜各二两

上先将南星、半夏、牙皂、生姜用水浸一宿，将南星、半、姜锉作粗片，入白矾五味同煮，至南星无白点，去皂角不用，余者，晒②干入后药。

青皮麸③炒，五钱 陈皮去白，一两 枳实面炒，一两 白术不油，一两 干葛五钱 苏子炒，一两 瓜蒌仁一两 黄连五钱 黄芩八钱 白茯苓去皮，一两 海粉七钱 香附米一两 神曲炒，二钱 麦芽炒，

① 多：原作“炙”，据《古今医鉴·痰饮》改。
② 晒：原作“躧”，据《古今医鉴·痰饮》改。
③ 麸：原作“面”，据《古今医鉴·痰饮》改。

二两　莱菔子炒，一两　山楂肉一两

气滞加白豆蔻一两。一方，去海粉、黄连，加人参、干生姜各五钱，杏仁、桔梗、前胡、甘草各一两。

上为末，竹沥、姜汁调蒸饼作丸，如梧桐子大。每服五七十丸，食后姜汤、茶清任下。

清火豁痰丸　高冢宰传。治上焦郁火，痰涎壅盛，胸膈不利，咽喉烦燥噎塞，如有所鲠①，吐不出，咽不下。

大黄酒拌，九蒸九晒，二两半　青礞石用牙硝一两，火煅如紫金色煅，五钱　沉香二钱　连翘去壳，一两　半夏一两半，用白矾、皂角、生姜各一两，煎汤浸七日　黄芩酒炒，一两半　栀子炒，一两半　南星一钱半，同下制　白术去芦，炒，二两　贝母去心，一两三钱　枳实炒，二两　天花粉一两　陈皮盐水洗，二两　白茯苓一两　神曲炒，一两　青黛五钱　玄明粉七钱　白芥子炒，一两　甘草五钱　黄连酒炒，一两五钱

上为末，竹沥为丸，如梧桐子大。每服六七十丸，食后茶送下。

逐痰丸　李九河方。紫海蛤，如鸡子大者一斤，火煅红，淬入童便内，如此三次，为末。却用鲜瓜蒌拌蛤粉，捣千百杵，乃匀稀稠得宜，作成饼子，将绳穿悬，当风处吹干，为末四两。

牛胆南星二两　半夏四两，用姜汁、凡水、香油煮过　青黛一两　黄连二两　陈皮去白，二两　木香五钱　大黄五两，酒拌，九蒸九晒

上为末，姜汁竹沥丸，如绿豆大，每服三四十丸，姜汤下。

按：上方治痰看病，虚实选用，皆奇方也。

治妇人痰气成痞得效述医案

予适刘氏②妹，禀气怯弱，性情沉郁。年三十得一病，晚间发热，天明复止，饮食少进，烦燥不安，肉削骨露。诸医用药不效，先大人忧之，迎归调治诊其脉。歙至，心甚危之，然因其烦燥发热，颇用芩、连、栀、柏等凉剂，虽不见效，亦不觉寒凉，以为

① 鲠：原作“硬”，据《古今医鉴·痰饮》改。

② 适刘氏：嫁给刘氏。适，女子出嫁。

药对症，而病不瘳，脉又停歇，此不治之症也。予窃疑其用药过于寒凉，恐多服致伤胃气，则无生机矣。因详察细问，其晚间发热，从何处起？妹云：右胁一团先热，遂致遍身发热。予因悟曰：此必郁气、郁痰结成痞块，胸膈壅滞，遂致燥热气结而脉结，此脉与症合，不足忧也。当先攻其痞块，以除其病根，则诸症自除。因与先大人订方，用磨痞丸药攻之。每日服三次，服至三四两，而块消一半，热渐退；服至七八两，而块尽消，热尽退。不数月，而肌肉复旧，精神爽健，全安矣。当其痰凝气滞、痞块伏于右胁，不惟医者不知，而病者亦不觉也。此非察其病根，而拔去之，何能拯危困而致之安全也？

原用磨痞块丸药方

三棱　莪术俱醋炒，各八钱　坚槟榔六钱　川黄连去芦，姜汁炒，六钱　片黄芩刮净，水洗，酒拌炒，六钱　陈枳实炒，六钱　广陈皮滚水泡，浸一时，刮去白，四钱　山栀子仁姜汁炒，五钱　前胡水洗，五钱　白贝母去心，六钱　雪白花粉八钱　酒炒大黄八钱　童便香附八钱　青皮去穰，醋炒，五钱　南木香不见火，二钱　玄胡索五钱　郁金三钱　连翘去心蒂，六钱

以上共为极细末，和匀，先用竹沥略酒润，次用粘米粉搅硬糊丸，如绿豆大。每服百丸，一日服三次，食远服，临卧服一次。忌生冷、煎炒、鲜鱼、牛、羊、鹅、面。

初定此方，先大人疑妹瘦弱，恐药大峻。予曰：痰凝气滞结块，若不攻击，是养寇也，何以成功？大人意解，遂用之。

咳嗽脉法

咳嗽所因，浮风紧寒，数热细湿，房劳涩难。右关濡者，饮食伤脾；左关弦短，疲极肝衰。浮短肺伤，法当咳嗽。五脏之嗽，各视其部。沉紧虚寒，沉数实热，洪滑多痰，弦涩少血。形盛脉细，不足以息；沉小伏①匿，皆是死脉。惟有浮大而嗽者生。

---

① 伏：原作“复”，据《古今医鉴·咳嗽》改。

咳嗽病证

伤风咳者，脉浮，憎寒壮热，自汗恶寒，烦燥不渴，遇寒而咳。伤暑咳者，脉数，烦热引饮，口燥，或吐涎沫，声嘶咯血。伤湿咳者，脉细，骨节烦疼，四肢重着，或有汗，小便不利。

咳嗽治法

咳嗽　风寒　痰饮　火郁　劳嗽　肺胀

咳①者，谓无痰而有声，肺气伤而不清也。治以防风、升麻、桔梗、杏仁、五味、生姜、甘草。嗽，谓无声而有痰，湿动而生痰也。治以半夏、白术、五味、防风、枳壳、甘草。咳嗽，谓有声有痰，因伤肺气而动脾湿也。治以半夏、白术、五味、防风，久不愈加枳壳、阿胶珠。

风寒者，鼻塞声重，恶寒者是。主发散行痰，治以二陈汤加麻黄、杏仁、桔梗。

风寒郁热于肺，夜嗽者，治以三拗汤加知母。脉大而浮，有热，加黄芩、生姜。

痰饮者，嗽动便有痰声，痰出欲止者是。主豁痰，二陈汤为主，或以半夏、瓜蒌各五两，桔梗、贝母各一两，枳壳一两半，知母一两，姜汁蒸饼为丸服。

火郁者，有声痰少，面赤是。宜降火清金化痰。

干咳嗽者，系②火郁之甚，难治。乃痰郁火邪在肺中，用苦梗以开之，下用补阴降火，不已则成劳，须行倒仓法。此证多是不得志者有之，有痰因火逆上者，必先治其火，然亦看痰火孰急。若痰急，则先治痰也，而后降火。

劳嗽者，盗汗出，兼痰多，作寒热者是。宜补阴清金，四物汤加竹沥、姜汁。阴虚火动而嗽，四物、二陈，顺而下之，加黄

---

① 咳：此后原衍“嗽”字，据《古今医鉴·咳嗽》删。

② 系：原作“条”，据《古今医鉴·咳嗽》改。

柏、知母。阴虚喘嗽，或吐血，四物汤加黄柏、知母、五味、麦门冬、桑白皮、地骨皮。咳嗽声嘶者，乃血虚受热，用青黛、蛤粉，蜜调服；一方，用芩连四物汤。好色之人元气虚，咳嗽不已，琼玉膏①治之。

肺胀②而嗽者，动则喘满、气急息③重者是。宜收敛肺气④，诃子、杏仁、半夏、海草、青黛、香附、瓜蒌之类。肺胀壅遏不得眠者，难治也。

大凡治嗽，最要分肺虚、肺实。若肺虚久嗽，宜五味、款冬花、紫菀、马兜铃之类补之；若肺实有邪，宜黄芩、天花粉、桑白皮、杏仁之类泻之。

凡治嗽，有用五味子者，以收肺气，乃火热必用之剂；若有外邪而骤用之，恐闭住邪气，必先发散，然后可用。诃子味酸苦，有收敛降火之功。杏仁散肺中⑤风寒，然形⑥实有热，因于寒者为宜。桑白皮泻肺气，然性不纯良，用之者当戒。马兜铃去肺热而补肺也，生姜辛能发散也。罂粟壳不可骤用，乃后收功药也。人参以其气虚，或新咳挟虚者可用。若风寒邪盛，或久嗽肺有郁火者，不可用也。瓜蒌仁甘能补肺，润能降气，胸中有痰者自降。

凡咳嗽、口燥咽干、有痰者，不可用南星、半夏，宜用瓜蒌、贝母；若饮水者，又不宜瓜蒌，恐泥膈不松快耳。

咳嗽治方

参苏饮　治四时感冒，发热头疼，咳嗽声重，涕唾稠黏，中脘痞满，呕吐痰水。宽中快膈，不致伤脾。此药大解肌热潮热，将欲成劳瘵咳喘热，最效。

---

① 玉膏：原作“膏玉”，据《古今医鉴·咳嗽》乙正。
② 肺胀：原作“火郁”，据《古今医鉴·咳嗽》改。
③ 息：原作“身”，据《古今医鉴·咳嗽》改。
④ 肺气：原脱，据《古今医鉴·咳嗽》补。
⑤ 中：原作“气”，据《古今医鉴·咳嗽》改。
⑥ 形：原作“性”，据《古今医鉴·咳嗽》改。

紫苏一钱　前胡二钱　桔梗一钱　枳壳一钱　干葛二钱　陈皮一钱　半夏一钱　白茯苓一钱　甘草七分　人参七分，热咳者去之　木香五钱，气盛者去之

上锉散，作一剂，生姜、枣煎，食后温服。

若天寒感冒，恶寒无汗，咳嗽喘①促，或伤风无汗，鼻塞声重，咳嗽，并加麻黄二钱，去皮杏仁一钱，金沸草一钱，以汗散之；若初感冒，肺多②有热，加杏仁、桑白皮、黄芩、乌梅；胸满痰多，加瓜蒌仁一钱；气促喘嗽，加知母、贝母；肺寒咳嗽，加五味、干姜；心下痞闷，或胸中烦热，或停酒不散，或嘈杂恶心，加黄连、枳实各一钱，干葛、陈皮倍用之；鼻衄，加乌梅、麦门冬、白茅根；心盛发热，加柴胡、黄芩；头痛，加川芎、细辛；咳嗽吐血，加升麻、牡丹皮、生地黄；劳热咳嗽，久不愈，加知母、贝母、麦门冬；见③血，加阿胶、生地黄、乌梅、赤芍药、牡丹皮；吐血痰嗽，加四物汤，名茯苓补心汤；妊娠伤寒，去半夏，加香附子。

清金降火汤　泻肺胃中之火，火降则痰消嗽止。

陈皮一钱半　半夏泡，一钱　茯苓一钱　桔梗一钱　枳壳八分，面炒　杏仁去皮尖，一钱半　贝母一钱　前胡一钱　黄芩炒，一钱　石膏一钱　瓜蒌仁一钱　甘草炙，三分

上切一剂，生姜三片煎，食远临卧服。

二母宁嗽汤　治因伤酒食，胃火上炎，冲逼肺气，痰嗽经旬不愈，一服即瘥。

贝母去心　知母各一钱半　栀子　黄芩各一钱二分　石膏二钱　桑白皮　茯苓　瓜蒌仁　陈皮各一钱　枳实七分　五味子十个　生甘草二分

上锉，一剂，生姜煎服。

---

① 喘：原作“惴”，据《古今医鉴·咳嗽》改。
② 多：《古今医鉴·咳嗽》作“实”。
③ 见：《古今医鉴·咳嗽》作“吐”。

按：上方治四时一切痰嗽，无问新久，肺气有余者。

润肺豁痰宁嗽汤　云林制。

陈皮五分　半夏姜制，五分　白茯苓去皮，四分　甘草炙，三分　黄柏酒炒，五分　黄芩酒炒，三分　知母酒炒，五分　贝母去心，三分　天门冬去心，三分　麦门冬去心，三分　紫菀酒洗，三分　款冬花酒洗，三分　桔梗去节，三分　熟地黄五分　当归三分

上切，作一剂，生姜三片，水煎，温服，一服立效。

按：上方治痰嗽兼阴虚者宜之。

吸药仙丹　陈橘轩传。

鹅管石二两　寒水石四钱半　青礞石七钱，焰硝煅，用醋淬　白附子七钱　白矾枯过，四钱半　孩儿茶四钱　粉草四钱　款冬花净蕊，七钱

上为极细末，秤过和匀，入箩筛过极匀，收贮听用。

如有痰，加沉香五分，木香七分，官桂七分；如心下虚悸，加朱砂三分；热嗽，用茶汤下；寒嗽，用姜汤下；咳而浮肿，用木瓜牛膝汤下；咳而有红吐血，白芥子汤下。

按：上方治久年痰嗽，专攻之剂。

治妇人痰咳发热用清润药得效述医案

宁化县一妇人，年四十余岁，因生产过多，咳嗽身热，日夜不止，午后益甚，肌肉瘦①削，经水不行，诸医用药不效。其夫叩禀求方，用后煎药方，服十余剂，而身热已退。又加味再服，二十余剂而全安。

煎药方

白花粉人乳拌，蒸，晒干　麦冬去心，各八分　天冬去心皮，蜜蒸，晒，五分　地骨皮去根②，酒洗　当归酒洗，各③六分　生地黄酒浸，晒干。生四分；砂锅炒，四分　大白芍酒浸，干晒，生用三分，炒用三分

---

① 瘦：原作“痰”，据《奇效医述·治妇人痰咳发热用清润药得效述》改。

② 根：《奇效医述·治妇人痰咳发热用清润药得效述》作“骨”。

③ 各：原作“五”，据《奇效医述·治妇人痰咳发热用清润药得效述》改。

怀山药八分　百合酒拌，蒸，晒，八分　前胡四分　知母蜜拌炒，六分　童便香附八分　贝母去心，六分　白茯苓七分　生甘草三分

生姜一薄片、龙眼肉三个同煎，此药服十余剂热退。后又加桔梗四分，酒炒芩、莲各六分，再服二十余剂而安。

治咳因于寒服凉药失声用发散得效述医案

一亲友以善医自负，禀性素热，惯服凉药。在京朝觐①，因伤风久咳，求方于予。予曰：咳因风寒，必先除寒邪，而后可以清热，制方先用桑杏、麻黄、防风等品。此友自是己见，以为素不用燥药，单用栀、芩、花粉等。凉剂服多，一日声哑不出，来请予治。予戒之曰：公能任吾意用药，勿参己见，则声可立出。若要自用，则不敢与闻。其友事急，不得已而听予。因制加味三拗汤与之，服完一剂，坐饮未毕，而声出矣。

加味三拗汤

杏仁拣去双仁者，不去皮尖，二钱五分　麻黄二钱　生甘草五分　羌活　桔梗各八分　防风去芦，一钱　生姜三钱，切细

水煎，带热服。

哮吼病证

夫哮吼专主于痰，宜用吐法。亦有虚而不可吐者，此痰寒包乎热也。

哮吼治法

治法：必用薄滋味②，须常带表散。

哮吼治方

定喘汤

诸病原来有药方，惟愁齁喘最难当。麻黄桑杏寻苏子，白果

---

① 朝觐：臣子朝见君主。

② 滋味：此后《古今医鉴·哮吼》有“不可纯用寒凉”一句，疑脱。

冬花更又良。甘草陈皮并半夏，水煎百沸不须姜。病人遇此仙丹药，服后方知定喘详。

解表二陈汤

陈皮　半夏　茯苓　紫苏　麻黄　桑白皮　杏仁　紫菀　贝母　桔梗　甘草

上锉，生姜、煎服。

五虎二陈汤　云林制。治哮吼喘急痰盛。

麻黄　杏仁　石膏　陈皮　半夏　茯苓　甘草　人参　木香　沉香　细茶

上锉，生姜、葱白，入蜜煎服。

按：上方发表之剂。

立定散　治哮吼秘方。应圆传。

大皂角一个，劈开两半去子，入巴豆，铁线扎紧，炙焦黄为末。每一钱，用半夏一钱，杏仁一钱，香油煮黄，俱为细末。每柿饼一枚，入一钱服之，以温水送下。

导痰小胃丹　治哮吼，不问新久。

方见《痰饮门》。

按：上方攻里之剂。

白前汤　治呃逆喘促，及水肿短气、胀满，昼夜不得卧，喉中常作水鸡声。方出《医学入门》。

白前二两　紫菀　半夏各三两　大戟七合

水十盏，浸一宿，明日煎至三盏，分作三次，忌羊肉

喘急脉法

脉滑而手足温者生，脉沉涩而四肢寒者死，数者亦死焉，其形损故也。右手寸口气口已前，阴脉应手有力，脉实也，必上气喘逆，咽塞欲呕，自汗，皆肺实之证也；若气口已前，阴脉应手无力，必咽干无津、少气，此肺虚之证也。

喘急病证

夫喘者，上气急促，不能以息之谓也。有肺虚挟寒而喘者，有肺实挟热而喘者，有水气乘肺而喘者，有惊忧气郁肺胀而喘者。有阴虚者，有气虚者，有痰[①]者，有气急者[②]，有胃虚者，有火炎上者，原其受病之不同，是以治疗而有异。

喘急治法[③]

治喘之法，当究其原。肺虚、肺寒，必有气乏表怯，冷痰如冰之证者，法当温补，如官桂、阿胶之类是也。肺实、肺热，必有壅盛胸满、外关上炎之状，法当清利，如桑白、葶苈之类是也。水气者，漉漉有声，怔忡浮肿，与之逐水利小便，如半夏、茯苓、五苓散辈。惊忧者，惕惕闷闷，引息鼻胀，与之宽中下气，如四七汤、枳壳汤辈。阴虚者，气从脐下起，直冲清道而上，以降气滋阴；气虚者，气息不能接续，以参、芪补之。有痰者，凡喘便有痰声，降痰为先；有气急者，呼吸急促，而无痰声，降气为主。有胃虚者，抬肩[④]撷[⑤]肚，喘而不休，以温胃消痰。有火炎者，乍进乍退，得食则减，食已即喘，以降火清金。至若伤寒发喘，表汗里下，脚气充满，疏导取效。此皆但疗本病，其喘自安。虽然，喘有利下而愈者，亦有因泻而殂者，喘有数年沉痼而复瘳者，亦有忽因他疾大喘而不救者。汗出发润喘者为肺绝，身汗如油喘者为命绝，直视谵语喘满者，皆不治。然则喘之危恶，又安可以寻常目之?

喘有三：热喘发于夏，不发于冬；冷喘则遇寒而发；水喘停饮，胸膈满闷，脚先肿也。

---

① 痰：此后原衍“虚”字，据《古今医鉴·喘急》删。

② 者：原脱，据《古今医鉴·喘急》补。

③ 法：原作“方”，据原书目次改。

④ 肩：原作“头”，据《古今医鉴·喘急》改。

⑤ 撷：原脱，据《古今医鉴·喘急》补。

喘急治方

五虎汤 治伤寒喘急①。

麻黄五钱 杏仁二钱，去皮尖 石膏五钱 甘草一钱 细茶一钱

上锉，生姜葱白，水煎热服。加桑白皮一钱半，尤妙。

按：上方治感寒作喘之剂。

四磨汤 治七情郁结，上气喘急②。

人参 槟榔 沉香 乌药

苏子降气汤 治虚阳上升，气不升降，上实下虚，痰涎壅盛，喘促短气咳嗽。

方见《气门》。

按：上方治因气作喘之剂。

千缗导痰汤 治痰喘不能卧，人扶而坐，一服而安。

南星一钱 半夏七个，火炮，皮分四片 陈皮 赤茯苓 枳壳去穰，炒，一钱 皂角一寸，炙，去皮弦 甘草炙，一③钱

上锉，一剂，生姜一指大④，水煎服。

按：上方治因痰作喘之剂。

参桃汤 治肺虚发喘，气乏。

人参一寸 胡桃仁二个，去壳，不去皮

上锉，姜五片，枣二枚，食后临卧服。盖人参定喘，带皮桃仁敛肺，神效。

定喘汤诗

和剂须投定喘汤，阿胶半夏及麻黄，人参四两同甘草，四两桑皮五味强，罂粟二钱须蜜炙，三水煎服用生姜，多年气喘从今愈，始信良医有妙方。

---

① 喘急：此后原衍“气喘急”3字，据《古今医鉴·喘急》删。
② 气喘急：原脱，据《古今医鉴·喘急》补。
③ 一：原脱，据《古今医鉴·喘急》补。
④ 一指大：《古今医鉴·喘急》作“三片”。

按：上方治肺虚作喘之剂。

六磨汤 出《医学入门》。治气滞腹肠，大便秘涩而喘。

沉香 木香 槟榔 乌药 枳壳 大黄各等分

滚水磨服，以利为度。

加减定喘汤 治齁喘神效。方出《医学入门》。

白果肉二十一枚，研碎，炒黄色 麻黄 款冬花 桑白皮蜜炙 法制半夏各三钱 苏子二钱 黄芩 杏仁炒，各一钱五分 甘草一钱

水三盏，不用引，不拘时，徐徐服之。

六　卷

疟疾脉法

疟疾自弦。弦数者多热，宜汗之；弦迟者多寒，宜温之。弦紧宜下，浮大宜吐。弦短者伤食，弦滑者多痰，虚微无力为久病，洪数无力与微皆虚，代散则死。

疟疾病证

夫疟有风疟、暑疟、湿疟、食疟、痰疟、疟母，诸疟之不同，不过风、寒、暑、湿之外感，七情、五味之内伤之所致也。然内外失守，真邪不分，阴阳偏胜，寒热交攻，乃成疟也。有一日一发，有二日一发，有三日一发，有间一日连二日发，气血俱受病；有夜与日各发，有上半日发，有下半日发，有发于夜者。其始发之时，欠伸，畏寒战慄，头痛，或渴，或先寒后热，或先热后寒，或单寒不热，或单热不寒，或寒少热多，或寒多热少。

疟疾治法①

治疗之法，当先发散外邪。有有汗，有无汗。无汗者要有汗，散邪为主；有汗者要无汗，扶正②为主。然散邪扶正，病不退者，又须分利阴阳，以柴苓汤最效。甚者或以截药而除之，不二饮、胜金丸之类截之。不愈，乃气血大虚，要扶胃气为本，露姜养胃汤、养胃丹之类。又有绵延不休，弥祀越岁，经汗吐下过，荣卫亏损，邪气伏藏胁间，结为癥瘕，谓之疟母，痎疟饮、黄甲丸之类。盖疟有新久浅深，治有缓急次序，宜以脉证参验，量其虚实

① 法：原作"方"，据原书目次改。

② 扶正：原作"正气"，据《古今医鉴·疟疾》改。下句同。

而疗之。《机要》谓[1]太阳经为寒疟，治多汗之；阳明经为热疟，治多下之；少阳经为风疟，或曰寒热疟[2]，治多和之。此三阳受病，为之暴疟。在夏至后、处暑前，乃伤之浅者。在三阳经则总为之寒疟。在处暑后、冬至前，乃伤之重者。其三阴经疟，作于子、午、卯、酉日者，少阴疟；作于寅、申、巳、亥日者，厥阴疟；作于辰、戌、丑、未日者，太阴之疟也。

凡疟方来，正发不可服药，服药在于未发两时之先。否则药病交争，转为深害，当戒之。

人平素虚弱，兼以劳役内伤，挟感寒暑，以致疟疾。寒热交作，肢体倦怠，乏力少气，以补中益气汤加黄芩、芍药、半夏。有汗及寒重，加桂枝，倍黄芪；热盛，倍柴胡、黄芩；渴，加麦门冬、天花粉。

久疟，乃属元气虚寒。盖气虚则寒，血虚则热，胃虚则恶寒，脾虚则发热，阴火下流，则寒热交作，或吐涎不食，泄泻腹痛，手足逆冷，寒战如栗。若误投以清脾、截疟二饮，多致不起。

疟后饮食少进，四肢无力，面色萎黄，身体虚弱，以四君子汤合二陈汤，加黄连姜汁炒、枳实面炒，生姜煎服。

凡疟后，大汗出者，乃荣血不足之候，以人参养荣汤主之。

疟疾治方

散邪汤　三山陈氏方。

川芎　白芷　麻黄　白芍　防风　荆芥　紫苏　羌活　甘草

上锉，一剂，生姜三片，葱白三根，水煎，露一宿，次日温服。

有痰，加陈皮；有湿，加苍术；夹食，加香附。

按：上方治疟无汗，当发汗散邪为主。

正气汤　三山陈氏方。

① 谓：原作“为”，据《古今医鉴·疟疾》改。

② 或曰寒热疟：《古今医鉴·疟疾》无此句，似为衍文，当删。

柴胡　前胡　川芎　白芷　半夏　麦门冬　槟榔　草果　青皮　茯苓　桂枝　甘草

上锉，一剂，生姜三片，枣一枚，水煎，预先热服。

按：上方治疟有汗，当止汗，正气为主。

柴苓汤

柴胡　黄芩　人参　半夏　甘草　猪苓　泽泻　白术　茯苓　肉桂

上锉，一剂，生姜三片，枣一枚，水煎服。

无汗加麻黄，有汗加桂枝，寒多加官桂，热多加黄芩。

按：上方治疟，分利阴阳、和解表里之剂。

不二饮　秘方。治一切新久寒热疟疾，一剂截住神效。

常山　槟榔要一雌一雄①，若重二钱，余药各二钱　知母　贝母各等分

上锉，每四钱，酒一钟，煎至八分。不可过熟，熟则不效。露一宿。临发日，五更温服。勿令妇人煎药。

胜金丸　治一切寒热疟疾，胸膈停痰，发散不愈者。

常山四两，好酒浸一宿，晒干　苍术米泔浸，晒干，二两　槟榔二两　草果二两

上各为末，将酒浸常山余酒，煮糊为丸，如梧桐子大。每服五十丸；未发②前一日，临卧至鸡鸣时，再进七十丸。忌生冷。

疟灵丹　秘方。五月五日午时，用雄黑豆四十九个，先一日以水泡去皮、研烂，入人言末一钱，同捣为丸，如芡实大，雄黄一钱为衣，阴干收贮。临发日早晨面东，无根水下一丸。忌热酒热物，逾③时，仍忌鱼腥生冷之物三日。黑豆圆者，是雄的。

天灵散　刘上舍传。治疟如神。

---

① 一雌一雄：原作“一畦一椎”，据《古今医鉴·疟疾》改。《古今医鉴·疟疾》作“雌，一钱；雄，一钱。尖锐者为雄，平秃者为雌”。

② 发：原作“当”，据《古今医鉴·疟疾》改。

③ 逾：原作“一”，据《古今医鉴·疟疾》改。

天灵盖烧存性为末，每服五厘，黄酒空心送下。

按：上方治诸疟，止截之剂。

龙虎汤　治热疟，火盛舌卷焦黑，鼻如烟色，六脉洪弦而紧，此乃阳毒而深。先以青布折叠数重，新汲水渍之，搭于胸上，须臾再易。如此三次，热势稍退，即服此药。

柴胡一钱半　黄芩一钱　半夏七分　石膏一钱五分　知母一钱　黄连一钱半　黄柏一钱　栀子八分　粳米十粒

上锉，一剂，生姜、枣煎服。

按：上方治热疟，清火之剂。

露姜养胃汤　治久疟，三五日一发者，及感寒发疟。

苍术米泔浸制　厚朴姜炒　陈皮　草果　人参　茯苓　藿香　半夏姜汁制　甘草

上锉，一剂，枣一枚，乌梅一个，水①煎。先以生姜四两，捣汁露一宿。次早合入煎药，通口服，忌生冷油腻。

养胃丹　治久疟，二三年不愈者。

人参一两　苍术二两，制炒　茯苓一两　半夏泡，一两半　陈皮一两半　藿香一两　草果一两　厚朴一两半，姜炒　常山酒蒸，一两　乌梅四十九个，去核用　甘草炙，五钱

上为末，淡姜汤打糊为丸，每服五七十丸，姜汤送下。

按：上方治久疟，补虚之剂。

痎疟饮

苍术米泔浸　草果去皮　桔梗　青皮　陈皮　良姜各五钱　白芷　茯苓　半夏汤泡　枳壳麸炒　甘草　桂心　干姜炮，各二钱　苏叶　川芎各二钱

上锉，每剂五钱，水煎，入②盐少许，空心温服。

黄甲丸　治疟母成块后，发热，久不愈。

朱砂一两　阿魏一两　穿山甲一两，酥炙，炒　槟榔一两　雄黄五

① 水：原脱，据《古今医鉴·疟疾》补。

② 入：原作“水”，据《古今医鉴·疟疾》改。

钱　木香五钱

上共为细末，泡黑豆去皮，捣成泥为丸，如梧桐子大。每服五十丸，淡姜汤下，忌生冷。

按：上方治疟母，消块之剂。

截疟妙方　补聂久吾先生《奇效医述》。

柴胡去芦，五钱　真广陈皮泡，刮去白，晒干，三钱　甘草五分

寒热相半者，用此方；寒多热少者，加陈皮一钱，减柴胡一钱；热多寒少，或全无寒者，减陈皮一钱。水二碗，煎一碗。临发日，五更空心温服；已发时，不可服。此方初发二三次，元气实者用之，必效；患疟已久，或元气虚弱者用之，未必效须用。

清补汤

白贝母去心，二钱　人参一钱

水二碗，煎至八分，去滓。临发日，五更空心服，未全愈，可再服三剂。

痢疾脉法

下痢之脉宜微小，不宜浮洪；宜滑大，不宜弦急；宜身凉，不宜身热。经所谓身凉脉细者生，身热脉大者死，是亦大概言之耳，不可以一途而论也。叔和云：下痢微小却为生，脉大浮洪无瘥日。

痢疾病证

夫痢乃湿、热、食积三者，下青、黄、赤、白、黑五色也。湿热伤血分则赤，伤气分则白，气血俱伤，则赤白相兼，黄者食积，黑者湿胜也。其证腹脐疞痛，或下鲜血，或下瘀血，或下紫黑血，或下白脓，或赤白相混，或如豆汁，或如鱼脑髓，或如屋漏①水，里急后重，频欲登厕，昼夜无度。

① 漏：原作“溜”，据《古今医鉴·痢疾》改。

痢疾治法

治法：行气和血，开郁散结，泻脾胃之湿热，消脏腑之积滞。经云：热积气滞而为痢。其初只宜立效散，一服即愈；或木香导气汤，以推其邪，以彻其毒，皆良法也。痢稍[①]久者不可下，胃虚故也，调中理气汤、加味香连丸之类，择便用之。痢多属热，亦有虚与寒者，虚者补之，寒者温之，以神效参香散主之。盖痢之初，邪毒正盛，宜推荡之，不可用粟壳、诃子收涩之药，则淹缠不已；痢之稍久，真气下陷，宜收涩之，不可用巴豆、牵牛通利之剂，用之则必致杀人。又有下痢噤口而不食者，亦有二也，有脾虚，有脾热。脾虚者，参苓白术散；脾热，参连汤，或仓连煎之类。大凡下痢纯红者，如尘腐色者，如屋漏水者，大孔开如竹筒者，唇如朱红者，俱死证也。如鱼脑髓者，身热脉大者，俱半生半死。

痢疾治方

木香导气汤　治痢疾初起，腹痛，红白相杂，里急后重，发热噤口，无问老幼，先与一服，甚效。

厚朴　槟榔各一钱　大黄一钱半　木香五分　白芍药生用　朴硝　黄连各一钱二分　归尾　茯苓各八分

水煎，空心服。小便赤，加滑石、木通。

闸板丹　张小菴传。

黄丹一两，水飞过　黄蜡一两　乳香一钱　没药一钱　杏仁八个，去皮、尖　巴豆八个，去油

上将五[②]味为末，将黄蜡溶化，后将药末同蜡拌匀，搅冷成块。每服一丸，如黄豆大，空心服。红痢，冷甘草汤下；白痢，冷干姜汤下；水泻，冷米汤下。忌生冷油腻。

---

① 稍：原作“消”，据《古今医鉴·痢疾》改。
② 五：原作“四”，据《古今医鉴·痢疾》改。

按：上方治痢，以推其邪而彻其毒也。

立效散 云林制。治赤白痢疾，脓血相兼，里急后重，疼痛，一服立止。

净黄连四两，酒洗，吴茱萸二两，同炒，去茱萸不用 陈枳壳二两，麸炒

上为末，每服三钱，空心用酒送下。泄泻，米汤下；噤口痢，陈仓米汤下。

按：上方治热积气滞而为痢者，以黄连清热，枳壳破气，清平之剂。

调中理气汤

苍术米泔浸，八分 白术一钱 陈皮八分 厚朴姜炒，七分 枳壳一钱 白芍火煨，一钱 木香五分 槟榔一钱

上切，一剂，水煎，空心温服。

如红痢，厚朴不制，白芍不煨，再加黄连一钱半、条芩一钱半；红甚者，倍芩连；白痢只依本方。

加味香连丸 治痢之总司也。

黄连去毛，炒，二两 吴茱萸滚水泡，炒，二两 木香一钱 白豆蔻带壳，面包裹，火煨，一钱半 秘方，加乳香、没药各一钱。

上为细末，用乌梅二两，滚水泡，去核，捣和为丸，如梧桐子大。每服三十丸。白痢，干姜汤送下；血痢，甘草汤送下；赤白痢，干姜甘草汤下；泄泻，干姜汤下。

按：上方治痢，调理之剂。

仓廪散 治赤白痢疾，发热不退。

凡下痢有积、有暑，如用药不效，即是肠胃有风邪热也，此方甚效，即人参败毒散加黄连、陈仓米三百粒，姜、枣煎服。噤口痢，加陈仓米一撮，石莲肉七枚。痢后手足痛，加槟榔、木瓜。不早治，有成鹤膝风。

六一顺气汤 治痢不问赤白相杂，肚痛，里急后重，浑身发热，口干发渴，用此通利即止。方见《伤寒门》。

按：上方治内外两感发热痢疾，及时行疫痢之剂。

纳脐膏 彭大参方①。治噤口痢，临危之证，用之立愈。

用王瓜藤连茎叶经霜者，晒干烧灰存性，出火毒。用香油调，纳脐中，即效。

点眼膏 黄宾江传。治噤口一切赤白痢。

用首胎粪炙干，每一钱，加雄黄五分，黄连四分，片脑少许，共为细末，点两眼角，效。

仓连煎 刘刺史传。治噤口痢，不拘赤白。

赤痢，用陈仓米三钱，黄连七钱；白痢，用黄连三钱，陈仓米七钱；赤白相兼，陈仓米、黄连各五钱。

上锉，水煎，露一宿，空心温服。

凡下痢噤口不食者，虽曰脾虚，盖亦热气②闭塞心胸间③所致也。用④参苓白术散，加石菖蒲一钱，木香少许。

上为末，粳米饮调下，陈仓米尤良。

噤口痢，诸药不效者，粪缸中蛆，不拘多少，洗净，瓦焙干为末。每服一二匙，米饮调下，就能思食，大效。

噤口痢，多是胃口热甚，用黄连一两，人参五钱，煎汤，终日呷之。如吐，再强饮，但得一呷下咽便好。一方，加石莲肉三钱，水煎服，立效。外以田螺捣腐，盦脐中，引热下行故也。又方，用秤锤烧红，用好醋淋之，病人开口，吸气吞之。

按：上方皆治痢噤口不食之剂。凡痢噤口，不问赤白，饮食即吐，诸物不纳，皆是毒气熏蒸，胃口热盛，切不可认胃寒噤口，而用辛热之药，宜以前方选用，或木香导气汤去大黄煎熟，入韭汁、陈仓米饮各⑤一盏，于内同服，即愈。

加减益气汤 治痢日久不愈，不能起床，不食，疲弱之甚者。

---

① 彭大参方：《古今医鉴·痢疾》作“何晴岳传”。

② 热气：《古今医鉴·痢疾》作“热毒”。

③ 心胸间：《古今医鉴·痢疾》作“心胸胃口”。

④ 用：原脱，据《古今医鉴·痢疾》补。

⑤ 各：原作“入”，据《古今医鉴·痢疾》改。

黄芪五分　人参五分　白术一钱　陈皮一钱　当归七分　白芍一钱　升麻三分　甘草炙，三分　泽泻五分　砂仁五分　木香三分　白豆蔻三分　地榆二分　御米壳醋炒，三分

上锉，作一剂，水煎服。

神效参香散　治脏气怯弱，冷热不调，积而成痢。或下鲜血，或如豆汗，或为①鱼脑，或下瘀血，或下紫黑血，或赤白相杂，里急后重，日夜频数，无问新久。

罂粟壳去蒂、穰，醋炙，一两　陈皮一两　白茯苓去皮，四钱　肉豆蔻面裹煨，四钱　人参二钱　白扁豆二钱　木香二钱

上共七味，为末。赤痢，每九分，加制黄连末一分；白痢，每九分，加制茱萸末一分；赤白相杂，每服八分，加茱萸、黄连末各一分；青色、黄色，每一钱，无加减。并用米汤调服，忌梨、生冷。

制黄连、茱萸法：二味②等分，以老酒浸一宿，同一处炒燥，分出，各为末，另包，听前用。

按：上方治痢久不愈，元气虚弱，滑脱下陷之剂。

姜茶汤　治痢疾腹痛，不问赤白冷热。盖姜能助阳，茶能助阴，二者皆能消散，又且调平阴阳，况于暑毒、酒食毒，皆能解之也。

老生姜细切，五片　细茶叶三钱

上用新水煎服。一方，加莲根、韭菜，三味同捣汁，酒调服。

三白汤　杜守玄传。治痢不拘赤白。

白沙糖一两　鸡子清一个　烧酒一钟半

煎至八分，温服立止。

仙梅丸　治痢疾发热发渴③者。桑双冈传。

细茶　乌梅水洗，剥去核，晒干

上为末，生蜜捣作丸，弹子大。每一丸，水冷热随下④。

---

① 为：《古今医鉴·痢疾》作“如”。
② 味：原作“分”，据《古今医鉴·痢疾》改。
③ 渴：原作“汤”，据《古今医鉴·痢疾》改。
④ 水冷热随下：《古今医鉴·痢疾》作“冷水送下”。

椿鸡丸 桑环川传。治久痢不止。

雪里炭一只，缢死，事净，入黄连一两，椿根白皮一两，装入腹内，好酒烀①熟，服之神效。

舒凫饮 刘桐川传。治白痢如鱼冻色者，久不愈。

白鸭一只，杀取血，以滚酒和食之。

将军饮 秘方。治痢脓血稠黏，里急后重，昼夜无度，不问新久，及休息痢。

绵纹大黄切一两，以好酒二钟，浸半日，煎至七分，去渣，分作二次服，以利为度。

按：上方治痢简易，故附方末，以便选用。

补聂久吾先生治痢奇方妙论 此论此方，千古神品，庸医切不可加减分厘，误人至死，殃及子孙。病家详观治法，制药用药，轻重分厘，俱要秤过，能起死回生之神药也。

痢为险恶之症，生死所关最重，不惟时医治之失宜，而古今治法，千家多不得其窍，是以不能速收全效。今立方何以为奇？不泥成方，故奇也。立论何以为妙？不胶成说，故妙也。且能以数剂，而取效于数日内。初起者，或以一二剂而取效，于一二日内，此所以奇妙也。然其药品，又不外乎常识者，慎无忽之。

川黄连去芦　条实黄芩　大白芍生用　山楂净肉四味各一钱二分　陈枳壳去穰，炒　厚朴去皮，姜汁拌炒　坚槟榔　厚青皮去穰，四味各八分　当归　甘草　地榆各五分　红花三分，酒洗　桃仁炒，去皮尖，研如粉，一钱　南木香二分

用水二碗，煎一碗。去滓，空心服，滓再煎服。

此方或红或白，或红白相兼，里急后重，身热腹痛者，俱可用。一单白无红者，去地榆、桃仁，加去白陈皮四分，木香用三分。滞涩甚者，加酒炒大黄二钱，服一二剂仍除之。此方用之于三五日神效，用之于旬日内亦效，惟十日半月外，则当加减其法，

---

① 烀：通“熏”，熏灼。《墨子·备梯》：“今适人尽入，烀火烧门。”孙诒让《闲诂》：“烀，亦读为熏。”

详具于后。

川黄连　条黄芩　大白芍三味，酒炒，各六分；生用，各四分　山楂肉一钱　制厚朴　制陈皮　青皮　槟榔各四分　甘草炙，三分；生，二分　当归五分　地榆四分　桃仁粉六分　红花三分　南木香二分

如延至月余，觉脾胃弱而虚滑者，用酒炒芩连

白芍各六分　制陈皮　制厚朴　南木香各三分　醋炒地榆四分　红花二分　当归　人参　白术　炙甘草各五分　酒炒黄芩六分　酒炒黄连六分

以上三方，有胎妇人服之，去红花、桃仁、槟榔。

以上方法，随用辄效。间有不效者，必其初投参、术等补剂太早，补塞邪气在内，久而正气已虚，邪气犹盛，缠绵不已。欲补而涩之，则助邪；清而疏之，则愈滑，遂至于不可救疗。虽有奇方，无如之何？则初投温补杀之也，戒之戒之！

古今治痢者皆曰：热则清之；寒则温之；初起热盛，则下之；有表症，则汗之；小便赤涩，则分利之。此五者，举世信用，若规矩准绳之不可易者。予有独见，以为五者，惟清热一法无忌，其四法则犯四大忌，必不可用也，今详于后。

一曰忌温补。痢之为病，由湿热蕴积，胶滞于肠胃之中，清邪热、导滞气、行滞血，则其病速除。若用参、术等温补，则热愈盛，气愈滞，久之正气虚，邪气炽，至于不可救疗者，初投温补之祸也。

一曰忌大下。痢因邪热胶滞肠胃而成，与沟渠壅塞相似，惟用药磨刮，疏通则愈。若用承气大下之，譬如以清水荡壅塞之渠，壅塞必不可去也，徒伤胃气，损元气而已。正气伤损，而邪气不除，强壮者犹可，怯弱者必危矣。

一曰忌发汗。痢有身发寒热、头痛目眩①者，此非外感，乃内毒熏蒸，自内达外，虽有表症，实非表邪也。若发汗则耗其正气，而邪气得以肆。且风剂燥热，愈助热邪，表虚于外，邪炽于内，

① 眩：原作“弦”，据文义改。

鲜不毙矣。

一曰忌分利小便。利小便者，治水泄之良法也，以之治痢则乖。痢因邪热胶滞、津液枯涩而成，若用五苓等剂，分利其水，则津液愈枯，滞涩愈甚，遂至缠绵不愈，则分利之为害也。若清热导滞，则痢自愈，而小便自利，安用分利为哉？

予于此一症，素畏其险恶，用心调治者二十余年，百试百验，颇有妙悟。既而身自患之，试验益精，然后能破诸家之迷障，而为奇妙之方论。今刊而布之，以救斯民之疾若，而登之寿域也。

泄泻脉法

脉多沉。伤于风则浮，伤于寒则沉细，伤于暑则沉微，伤于湿则沉缓。泄而腹胀、脉弦者死。又云：脉缓时微小者生，浮大数者死。

泄泻病证

夫泄泻者，注下之证也。盖大肠为传送之官，脾胃为水谷之海，或为饮食生冷之所伤，或为暑湿风寒之所感，脾胃停滞，以致阑门清浊不分，发注于下而为泄泻也。《内经》又谓：湿胜则濡泄。又曰：春伤于风，夏生飧泄。又曰：暴注下迫，皆属于热。又曰：诸病水液，澄澈清冷，皆属于寒。叔和曰：湿多成五泄。故分脾泄、胃泄、大肠、小肠、大瘕，为五泄也。又有飧泄、肾泄、洞泄、濡泄、鹜溏之类，名各不同，原其致病，不过前云所感所伤而已矣。丹溪又曰：泄属湿，属气虚，有火，有痰，有食积。凡泻水，腹不痛者，湿也。饮食入胃不住①，完谷不化者，气虚也。腹痛泻水如热汤，痛一阵，泻一阵者，火也。或泻或不泻，或多或少者，痰也。腹痛甚而泄泻，泻痛后减者，食积也。泻下如抱坏鸡子臭者，或咽气作酸者，伤于食也。

---

① 住：《古今医鉴·泄泻》作“消”。

泄泻治法

治疗之法，须看时令，分寒热新久。补脾消食，燥湿利小便，亦有升提下陷之气，用风药以胜湿。若久泻，肠胃虚滑不禁者，宜收涩之。治法之要，孰有过于此哉？

泄泻治方

胃苓汤 治中暑伤湿，停饮夹食，脾胃不和，腹痛泄泻作渴，小便不利，水谷不化，阴阳不分。

苍术米泔浸 厚朴姜汁炒 陈皮 猪苓 泽泻 白术炒 茯苓各一钱 肉桂三分 白芍炒，一钱 甘草炙，三分

上锉，一剂，生姜、枣水煎，温服。

一方，加防风、升麻以胜湿。

食积，加神曲、麦芽、山楂；水泻，加滑石；有痰，加半夏、乌梅；气虚，加人参、白术；气恼，加木香；有热，加黄连；久泻，加肉豆蔻；暴痢赤白相杂，腹痛里急后重，去桂，加槟榔、木香、黄连。水煎服。

按：上方治四时泄泻之总司也。

薷苓汤 治暑月泄泻，或欲成痢者。

黄连香薷散合五苓散二方见《中暑》

切，一剂，生姜煎服。

藿香正气散 方见《霍乱》。治感湿泄泻，或兼暑者。

依本方，加黄香薷散①。食伤加神曲、山楂。

按：上方治暑泻之剂。

柴苓②汤 治泄泻、发热、口干，里虚者。

小柴胡汤方见《伤寒》合五苓散方见《中暑》

切，一剂，姜枣煎服。

---

① 黄香薷散：《古今医鉴·泄泻》作“黄连、香薷”。

② 苓：原作“胡”，据《古今医鉴·泄泻》改。

按：上方治热泻之剂。

理中汤 方见《中寒》。治脾胃虚冷，中寒泄泻，四肢逆冷者。

按：上方治寒泻之剂。

四君子汤 方见《补虚》。治气虚脾泄不止者。

依本方加乌药醋炒七分。

姜、枣煎服。

参苓白术汤① 方见《脾胃②》。治脾胃虚弱，久泻少食者。

瑞莲丸 何香③元传。治元气大虚，脾胃怯弱，泄泻不止，不思饮食。

干山药炒 莲肉去皮心 白术去芦油，土炒 芡实去壳，各二两 拣参去芦 白茯苓去皮 橘红 白芍酒炒，各一两 甘草炙，五钱

上为末，用雄猪肚一个，洗令净，煮烂，捣和药末为丸，如梧桐子大。每百丸，空心米汤送下。

养元散 治泄泻，饮食少进。

糯米一升，水浸一宿，滤干燥，慢火炒，令极热④，为细末，入山药末一两，胡椒末少许，和匀。每日侵晨⑤用半盏，再入沙糖二匙，滚汤调服。其味极佳，且不厌人，大有滋补。久服之，其精寒不能成孕者，亦孕之。

一方，加莲肉去心、芡实仁、山药，各三两，亦效。

一方，用糯米为末，不拘多少，入百草霜十分之二，水和为饼，烙熟食之。

一方，单用糯米，半生半炒，煮粥，食之亦效。

按：上方治虚泻之剂。

安胃和脾散 治脾胃不和，中脘气痞，腹痛胀满，不思饮食，

---

① 参苓白术汤：《古今医鉴·泄泻》作“参苓白术散”。

② 脾胃：《古今医鉴·泄泻》作“补益”。

③ 香：《古今医鉴·泄泻》作“春”。

④ 热：原作“熟”，据《古今医鉴·泄泻》改。

⑤ 侵晨：黎明。

嗜卧无力，呕吐痰涎，逆气吐酸，面黄肌瘦，泄泻不止。

厚朴姜汁炒　藿香　砂仁　人参去芦　白术去芦①　木香火煨　白茯苓去皮　槟榔　莪术煨　泽泻　苍术二两，生姜二两捣烂炒　甘草各五钱　小红枣二十四个，去皮、核，焙干

共为细末，每服一二钱，空心淡姜汤送下。日进二服，忌生冷。

家莲散　陈都堂传。治经年久泻冷泄，及休息痢经年不止者。

莲子肉水泡，去皮、心，微②火焙干，四两　川厚朴去皮，姜汁浸炒，一两　干姜炒黑色，一两

上三味，共为末。每服二三匙，米饮调下，日进三服。

理气健脾丸　方见《脾胃》。治男妇久泻不止。

依本方，去桔梗，加白芍，其效如神。

按：上方治久泻之剂。

实肠丸　黄宾江传。治久泻久痢，脱肛坠下，虚滑不禁。

臭椿树根皮切碎，酒拌，炒，不拘多少

上为细末，用真阿胶，水化开，和为丸，如梧桐子大。每服三十五丸，空心米汤下。

升气实脏丸　云林制。治久泻，元气下陷，脾胃衰惫，大肠滑脱，肛门坠下，日夜无度；饮食不思，米谷不化，汤水直下；烦渴引饮，津液枯竭，肌瘦如柴，寒热互作。

黄芪蜜炒，一两　拣参去芦，一两　白术土炒，一两　白茯苓去皮，五钱　山药炒，一两　莲肉去心、皮，一两　芡实一两　升麻酒炒，五钱　柴胡酒炒，五钱　干姜炒黑，五钱　肉豆蔻面裹煨熟，去油净，五钱　粉草炙，五钱　椿根皮酒炒二次，四两

上为细末，阿胶水化开为丸，如黍米大。每服二钱，用糯米半生半炒，煎汤送下。

按：上方治滑泄，止涩之剂。

---

① 去芦：《古今医鉴·泄泻》作“土炒”。

② 微：原作“放”，据《古今医鉴·泄泻》改。

灸法 治吐泻日久垂死者。

天枢二穴在脐傍各开二寸是 气海在脐下一寸半

治泄泻三五年不愈者，灸百会穴，五七壮即愈。

补《医学入门》方

平胃蒜肚丸 治脾泻水泻，便红下血等证。久痢先行，后以此药补之，神效。

獖音焚，豕也猪肚一只，入大蒜装满，以线缝住。用冷水、热水各七碗，先将水烧滚，入肚煮至水干为度。取出捣烂，入苍术、陈皮、厚朴各五两、川椒少许，再捣至肚无系方可为丸，梧桐子大。每服二钱，白汤送下。

白术芍药汤 治脾湿水泻，体重腹满，困弱不食，泻无数，水谷不化。此方和中除湿利水，三白之妙如此，凡泻之要药也。方出《医学正传》。

白术 芍药各四钱 炙甘草二钱

水煎服。

霍乱脉法

代者霍乱，代而绝者亦霍乱。又关脉滑，为霍乱吐泻；气口脉弦滑，膈间有宿食留饮，宜顺其性，以盐汤探吐之。脉结促大，皆不可断以死脉。洪大则易治，脉微细，气少不语，舌卷囊缩者，皆不治也。滑而不匀，必是霍乱吐泻之候，脉大勿讶。

霍乱病证

夫霍乱者，挥霍变乱也。盖因内有所积，外有所伤，阳不升、阴不降，乖隔而成。故心腹卒痛，呕吐下痢，发热憎寒，头痛眩晕，或泄而不吐，或吐而不泻。先心痛，则先吐；先腹痛，则先泻；心腹齐痛，吐痢并作。甚则转筋入腹，四肢厥冷而毙。

霍乱治法

急用蓼汤泡洗，艾炙脐中。盖阴阳反戾，清浊相干，治之惟宜藿香正气散，加生姜为上。不惟可以温散风邪①，抑亦可以调理脾胃②。如身热口渴者，则以薷③苓汤加减治之。霍乱之后，不可早与饮食，恐胃中邪物，吐泻未尽，其新谷入胃，不能传化，必致不救。虽候吐泻过一二时，饥甚，方与稀粥少食，以渐而将息可也。其有不传吐泻者④，名干霍乱，急以盐汤多灌，引其大吐，令宿食殆尽，随证用药调之。既愈之后，若烦热多渴者，以麦门冬汤主之。

霍乱转筋，用大蓼一握，煎汤荡洗。北人以麦糠代之。使腠理开泄，阳气散则愈也。河间云：热气燥烁于筋，则挛瘛而痛也。

霍乱已死，而腹中尚有暖气者，以盐纳脐中，以艾灸万计其数。

霍乱心腹卒痛，炒盐二碗，纸包纱护顿其胸前，排腹肚上，载以熨斗，火熨气透则苏。续又以炒盐熨其背，则十分无事。

霍乱治方

藿香正气散　治四时不正之气，寒疫时气，山岚瘴气，雨湿蒸气；或中寒腹痛吐利，中暑胃风吐泻⑤，中湿身重泄泻；或不服⑥水土，脾胃不和；或饮食停滞，复感外寒，头疼憎寒；或呕逆恶心，胸膈痞闷；或发寒热无汗者。

紫苏一钱半　陈皮一钱　厚朴姜制，一钱　藿香二钱　半夏一钱　白术一钱　茯苓一钱　桔梗一钱　大腹皮一钱　白芷一钱　甘草炙，

---

① 邪：《古今医鉴·霍乱》作“寒”。
② 脾胃：原作“吐泻”，据《古今医鉴·霍乱》改。
③ 薷：原作“茹”，据下文及《古今医鉴·霍乱》改。
④ 其有不传吐泻者：《古今医鉴·霍乱》作“其有不吐不泻者”，义长。
⑤ 胃风吐泻：《古今医鉴·霍乱》作“冒风”。
⑥ 服：原作“复”，据《古今医鉴·霍乱》改。

一钱

上切，一剂，生姜、枣煎服。

霍乱转筋，加木瓜；腹痛，加炒芍药；寒痛，加官桂；冷甚，加干姜；饮食不化，心下痞闷，加香附、砂仁；米谷不化，加神曲、麦芽；肉食不化，加山楂；心下痞，加枳实、青皮；中暑冒风，加香薷、扁豆；时气憎寒发热，加柴胡、干葛；发热，加麦门冬、淡竹叶；口渴作泄，小便不利，合五苓散；湿热相搏，霍乱转筋，烦渴闷乱，合黄连香薷散；心腹绞痛，加木香；若频欲登圊，不通利者，加枳壳。

按：霍乱之疾，未有不由内伤生冷、外感风寒而致也。余用藿香正气散治之，百发百中。一岁之内，常治百人，未有不效者。但有热者，须加姜炒黄连；寒甚，加干姜，万无一失。又腹痛者，加桂；痛甚者，去藿香，加吴茱萸。小便不利，加茯苓。如干霍乱，加枳壳、茯苓、官桂，最佳。

加减薷苓汤　治霍乱身热口渴，此热暑中也。

猪苓①七分　泽泻七分　白术三分　赤茯苓一钱　黄连五分　香薷七分　干葛七分　天花粉二钱　甘草五分

上锉，一剂，生姜煎服。

如热极，加知母、石膏；泄极②，加升麻、黄芩、滑石；腹痛，加芍药炒五分、桂三分，寒痛亦如此。

按：上方治霍乱，属热者宜之。

理中丸　治转筋霍乱，上吐下泻，肚腹痛；及干霍乱，俗名绞③肠沙；并真阴寒证，手足厥冷。嘉靖甲子年间，梁宋之地，人多患此，自脚心麻至膝，死者不胜其数。时大方伯赵公出示此方，患者咸蒙其惠，因述以广其传。

人参　干姜火炒　白茯苓去皮　甘草炙，各等分

---

① 苓：原作“芩”，据《古今医鉴·霍乱》改。
② 极：《古今医鉴·霍乱》作“泻”。
③ 绞：原作“搅”，据《古今医鉴·霍乱》改。

上为末，炼蜜为丸，每重一钱。细嚼，淡姜汤送下。忌食米汤。此即理中汤改为丸，取土能塞水之义。若仍前汤，则不效矣。

按：上方治霍乱，属虚寒者宜之。

阴阳汤　治霍乱吐利腹痛，服药即吐，无法可施。

用百沸汤半碗，井泉冷水半碗，合而服之，即安。

百沸汤　治霍乱吐泻，因饮冷或冒寒，或失饥，或大怒，或乘舟车，伤动胃气，令人上吐下泻不止，头晕眼花，手足转筋，四肢厥冷，用药迟缓，须臾不效。

吴茱萸五钱　木瓜五钱　食盐五钱

上三味同炒焦，用百沸汤煎，随病人冷热服之。

按：上方治霍乱，专攻之剂。

干霍乱者，俗名绞肠沙。其证因宿食不消，心腹绞痛，欲吐不吐，欲泻不泻，挥霍撩乱，所伤之物不得出泄故也，死在须臾。急宜多灌盐汤探吐之，令物出尽，却服理中汤，更刺十井出血，并委中出血。

盐姜汤　治干霍乱欲吐不吐，欲泻不泻，痰壅腹胀①。

盐一两　生姜切，半两

同炒色变，以童便两盏，煎一盏，分为二，温服。

麦门冬汤　治霍乱已愈，烦热多渴，小便不利。

人参　白术　白茯苓　陈皮　半夏　小麦　甘草　麦门冬　乌梅

上锉，一剂，生姜五片，水煎，温服。

补聂久吾先生医案出《奇效医述》②

小儿吐泻，其证不一，最宜详审。有因伤食吐泻者，有因感寒停食而吐泻者，夏月则有因伏暑吐泻者。伤食吐泻者，其吐有酸气，其泻粪状如糟粕，亦有酸臭气，此宜消导之；感寒停食而吐泻者，或食后感冒风寒，则其食停滞不化；或脾胃先受风寒，

---

① 痰壅腹胀：《古今医鉴·霍乱》作“垂毙者”。

② 出奇效医述：《奇效医述》无此语。

而后饮食，则其食亦停滞不化；或饮食后，误食寒冷之物，则其食亦停滞不化。虽致病不同，其为感寒停食则一也。此宜发散，而兼消导。然此吐泻，或多胸腹刺痛，即霍乱吐泻是也。治法亦同伏暑吐泻者，小水必不利，必兼烦渴，当以暑治之。吐甚者，煎香薷散调益元散；泻甚者，煎四苓散调益元散，须斟酌用之。然而吐泻交作，最是小儿危证。若其屡作不止，则不论何因，皆当用参、术等急救胃气。不惟伤食停食者，当急救之。即伏暑者，亦当急救之。盖其初虽有暑气，而多吐多泻之后，则热气已散，而胃气骤虚，若不用温补急救，恐中气顿绝，则虚痰上涌，而须臾告变矣。且多吐之后，胃气大虚，气不归元，而阳浮于外，反有面赤头痛，身热作渴，而似热证者。俗医不知其理，误认为热，而投以凉药，杀人如反掌，甚可畏也。故治吐泻，而药不中病者，与其失之寒凉，宁其失之温补。失之温补，犹可救疗；失之寒凉，其祸甚速，多不及救也。

加味平胃散 治伤食吐泻。

苍术米泔水浸 厚朴去皮，姜汁炒 山楂肉各六分 陈皮去白 青皮 麦芽炒 香附米炒 砂仁研 小川芎各四分 甘草炙，二分

生姜三片，水钟半，煎七分。分二三次缓缓服。

藿香和中汤 治感寒停食吐泻。

藿香 紫苏 炒香附 制苍术 制厚朴 山楂肉 小川芎各六分 羌活 砂仁 麦芽炒 白芷 陈皮去白，各四分 炙甘草二分

生姜三片，煎法、服法俱同前。

香薷散 以下三方，伏暑、吐泻用。

大花香薷三钱 白扁豆炒，去壳，打碎 制厚朴各一钱

水煎，候微温，调益元散二钱半。

四苓散

赤茯苓去皮 猪苓 泽泻各一钱二分 白术八分 木通 车前子微炒，各五分

水煎，候温，调益元散二三匙。

益元散 治狂言、燥渴、饮水不止者。

滑石六两，飞过　甘草末一两

每服二钱，灯心汤下

钱氏白术散　吐泻已久，虚火作渴者，用此方神效经验。

人参　白术　白茯苓　炙甘草　干葛各五分　南木香二分

老生姜一片，水一钟，煎半钟，温服。

参砂和胃散　治虚寒吐泻。

人参　砂仁研碎　制半夏各四分　白术去芦，刮去皮，炒　白茯苓刮去皮，五分　藿香　陈皮各三分　炙甘草二分　煨姜去皮，三片

同煎服，即愈。

姜米汤　吐多而胃气欲绝者，用此安胃。

老生姜一块，重一两许，煨熟去皮，研烂。用水一碗，陈米二撮，同入瓦罐内煮清汤。候温，用小酒杯少小渐服，其呕自止。如无陈米，食米亦可。

凡吐泻交作者，止吐为急；吐而不泻者，治法俱同上。

小儿暑月水泻方①　治小儿暑月水泻，小便赤涩，或全不小便者。

赤茯苓　猪苓　泽泻各一钱　木瓜五分　白术六分　木通八分　车前子略炒，四分　灯心一围

水二钟，煎一钟。入盐少许，令药微白咸味，饥时服之，小便自利，其泻立止。

治小儿脾泻，其泻每日只溏粪一二次。然病由脾虚，久而不治，多不可救，宜用参术散，加山药、炒扁豆治之。

方见《痘虚泻》条。

呕吐脉法

呕而脉弱，小便复②利，身有微热。厥者难治。

① 小儿暑月水泻方：原脱，据原书目次补。

② 复：原作“腹”，据《古今医鉴·呕吐》改。

呕吐病证

夫呕吐者，饮食入胃而复逆出也。有物无声谓之吐，有声无物谓之哕，呕吐谓之有声有物。盖人以胃气为主，受纳五谷，荣养百骸者也。若胃虚之人，不能摄养，或为寒气所中，或为暑气所干，或为饮食所伤，或气结而痰聚，皆能令人呕吐。又有恶血停积胃口，呕吐之间，杂以痰血；亦有胃热，火邪冲上而作呕吐者；有痰隔中焦，食不得下者；有气逆者。又《内经》云：诸呕吐逆冲上，皆属心火。河间亦曰：胃膈热甚则为呕，火气炎上之象也。所感不同。

呕吐治法

治法：当以脉辨之。中寒则脉沉紧，四肢厥冷，饮食不下，当以温暖之药调之；挟暑则脉弦数，烦渴而燥，法当清凉之；停食痰积者，则当顺气和胃而消导之；积血者化其血；火逆者泻其火。此其治法之大要也。

呕家圣药是生姜，《千金》之说信矣。然气逆作呕，生姜散之；痰与水作呕，半夏逐之。呕有热有寒，生姜于寒证最佳，若遇热呕，不可无乌梅也。

胃中有热，膈上有痰，令人时常呕吐清水，作嗳气吞酸等证，用二陈汤加姜、炒黄连、炒栀子、苍术、川芎、香附、砂仁、神曲、山楂，少加木香，以行滞气。

时常吐清水，或口甘不喜食，冷涎自下而涌上者，此脾热所致，二陈汤加白术、芍药、升麻、土炒黄连、黄芩、栀子、神曲、麦芽、干生姜，或煎或丸，皆可。

时常恶心、呕吐清水，胃口作痛，得食则暂止，饥则甚者，此胃中有蛔也，二陈汤加苦楝根皮、使君子煎服即愈。或用黑锡炒成灰，槟榔等分，米饮调服。

呕吐治方

煨姜散　西园公制。治呕吐不已兼恶心。

生姜一大块，直切薄片，勿令折断，层层掺盐于内，以水湿苎麻密缚，外又用纸包，水蘸①湿，火煨令熟，取去麻纸，用姜捣烂，和稀米饮服之。

椒茶饼 陈橘轩传。止呕吐，治翻胃，当时即效。

川椒去目，隔纸焙，三两 茶芽一两半 桑白皮末，一两半 飞罗曲一两半，炒

上为末，炼蜜作饼，每重一钱许，细嚼咽，米汤下。

按：上方专治呕吐之剂。

保中汤 治呕吐不止，饮食不下。

陈皮八分 半夏姜汁炒，八分 茯苓八分 甘草二分 白术土炒，二钱 藿香根一钱 黄连土炒，二钱 黄芩土炒，一钱 山栀子姜汁炒，二钱 砂仁三分

上锉，一剂，生姜三片，长流水和娇泥，澄清二钟，煎至一钟，稍冷频服。

吐逆甚，加伏龙肝一块同煎；因气，加香附童便炒一钱、枳实麸炒八分，去白术；心烦不寐，加竹茹八分。

按：上方治胃中痰火呕吐之剂。

比和饮 治呕吐月余，不纳水谷，闻食即呕者。

人参一钱 白术一钱 白茯苓一钱 藿香五分 陈皮五分 砂仁五分 神曲一钱半 甘草五分

上锉，作一剂，用十年以上陈仓米一合，顺流水二钟，煎沸，泡伏龙肝，研细，搅混，澄清，取一钟，生姜三片，枣二枚，同煎七分，稍冷服。别以陈仓米饮时啜之，日进三服，即止。

按：上方治胃虚呕吐之剂。

枇杷散 治胃虚多渴，呕哕不止。

枇杷叶去毛② 陈皮去白 半夏泡 赤茯苓去皮 人参各③五钱

---

① 蘸：原脱，据《古今医鉴·呕吐》补。
② 去毛：此前原衍“找”字，据《古今医鉴·呕吐》删。
③ 各：原脱，据《古今医鉴·呕吐》补。

麦门冬去心　青竹茹各一两　甘草五钱

上锉，生姜五片，水煎服。

竹茹汤　治饮酒过度而呕者。

竹茹　葛根　半夏　甘草　生姜

上锉，一剂，水煎，温服。

按：上方治胃热呕吐之剂。

补《医学正传》方

透膈汤　治脾胃不和，中脘气滞，胸膈满闷，噎塞不通，噫气吞酸，胁肋刺痛，呕逆痰涎，饮水不下。

木香　白豆蔻　槟榔　砂仁　枳壳　厚朴　半夏　青皮　陈皮　甘草　大黄　芒硝各八分

姜、枣煎，食后通口服。

曲[①]术丸　治中脘宿食，留饮酸吞，心痛，牙齿亦酸，或吐清水。方出《万[②]病回春》。

神曲三两　苍术一两五钱　陈皮一两

为末，姜汁煮，神曲糊为丸也，梧桐子大。每七十丸，姜汤送下。

恶心病证

恶心者，无声无物，但心中欲吐不吐，欲呕不呕。虽曰恶心，非心经之病。其病皆在胃口上，有虚，有热，有痰。

恶心治法

治法：皆用生姜，随证佐药。盖姜能开胃豁痰也。

恶心治方[③]

胃中有热，恶心者，二陈汤加姜汁、炒黄芩各二钱。

---

① 曲：原脱，据原书目次补。

② 万：原作“药”，据文义改。

③ 恶心治方：原脱，据原书目次补。

胃中素热，恶心呕哕不止。

陈皮二钱　炒栀子三钱　竹茹一钱半

上锉，水煎，入姜汁服。

恶心，欲吐不吐，心中兀兀，如畏舟车者，大半夏汤，或理中汤加半夏；热痰，恶心呕吐，气盛者，导痰汤加竹茹、砂仁。

翻胃脉法

浮缓者生，沉涩者死。脉涩而小，血不足；脉大而弱，气不足。

翻胃病证

夫翻胃者，朝食而暮吐，暮食而朝吐，或食已即吐者是也。膈噎者，谓五膈五噎也。五膈，忧、恚、寒、热、气也。五噎，忧、思、劳、食、气也。膈者，在心脾之间，上下不通，若拒格之状也；或结于咽喉，时觉有所碍，吐之不出，咽之不下，由气郁痰搏而然。久则渐妨①饮食，而为膈也。噎者，饮食之际，气卒阻滞，饮食不下，而为噎也。翻胃也，膈也，噎也，三者名虽不同，而其所受之病则一而已，《内经》谓：三阳结谓之膈。三阳者，大、小肠，膀胱也。结，热结也。小肠热结则血脉燥，大肠热结则不能圊，膀胱热结则津液涸。三阳既结，则前后闭结，下既不通则反上行，所以噎食不下，纵下而复出也。此阳火不下降而上行也。故经曰：少阳所至为呕涌，溢食不下，此理明矣。丹溪曰：气之初病，其端甚微。或因些小饮食不谨；或外冒风雨，内伤七情；或食味过厚，偏助阳气，积成膈热；或资禀充实，表密无汗；或性急易怒，相火上炎，以致津液不行，清浊相干。气之为病，或痞或痛，或不思食，或噫腐吞酸，或嘈杂痞闷。医者不求其本，便认为寒，遽以辛香燥热之剂投之，时暂得快，以为神方。厚味仍前不节，七情反复相侵，旧病被劫暂开，浊液易于攒聚，或半月，或一月，前证复作。如此延蔓，自气成积，自积

① 妨：原作“防”，据《古今医鉴·翻胃》改。

成痰，此为痰、为饮、为吞酸之由也。良工未遇，燥药又行，痰挟瘀血，遂成窠囊，此为痞、为痛、为呕吐、膈噎、翻胃之次第也。犹谓虚而积寒，非寻常草木可疗，竟以乌、附助佐丹剂，专意服饵，积而血液俱耗，胃脘将槁。其槁在上，近咽之下，水饮可行，食物难进，间或可入，食亦不多，名之曰噎；其槁在下，与胃为近，食虽可下，难尽入胃，良久复出，名之曰膈，亦曰翻胃。

翻胃治法

治当养血生津，清痰降火，润燥补脾，抑肝①开郁，庶使病邪易伏，其病自安。虽然亦在病者之调摄耳，吾观张鸡峰云：噎是神思间病，惟内观以自养。此言深中病情。呜呼！学者可不慎诸！

《钩玄》云：翻胃大约有四：血虚、气虚、有痰、有热。血虚者，脉必数而无力，以四物汤养血为主；气虚者，脉必缓而无力，以四君子汤补气为主；有痰者，脉必滑数，以二陈汤为主；有热者，脉必数而有力，以解毒汤为主。

凡膈噎、翻胃，悉用二陈汤加姜汁、竹沥、童便、韭汁之类为主治之。

若胸中觉有热闷，加土炒黄连、黄芩、瓜蒌、桔梗之类。

若血虚瘦弱之人，合四物汤，少加杏仁、酒红花、童便、韭汁之类，仍不可缺。

若朝食暮吐，暮食朝吐，或食下须臾即吐者，此胃可容受，而脾不能传送也。或大小肠闭结不通，食返而上奔也，加酒蒸大黄以润之。脾不磨者，加神曲、麦芽之类，以助火也。

若气虚肥白人膈噎者，合四君子汤，亦加竹沥、姜汁为要药也。

若七情郁结，成气噎者，加香附子、抚芎、木香、槟榔、瓜蒌仁、砂仁之类。

---

① 肝：原作“脾”，据《古今医鉴·翻胃》改。

若饮酒[1]之人，加沙糖、驴尿入内服。

若膈噎，大便燥结，用大黄，乃急则治其标之剂也；仍用四物汤，加童便、姜汁，多饮羊牛乳为上策也，但不可以人乳代之。盖内有饮食烹饪之火也。

若气血虚，则口中多出沫，但见沫大出者必死；其粪如羊粪者不治，大肠无血故也；年过五十者多不治。

中年妇人翻胃，以四物汤，加带白陈皮、留尖杏仁、生甘草、酒红花浓煎，入驴尿，以防生虫，与数帖而安。

治翻胃噎膈，用螃蟹[2]洗净，入水中高四指，以香油一小酒钟入水中，二指捻白面撒水上，涎即出。次日去蟹，留水晒干涎为末，每服五分，淡烧酒下。

翻胃治方

主方　治翻胃之要药也。

韭汁二两　牛乳一盏　生姜半两，取汁　竹沥半盏　童便一盏

上五味和匀，顿服。盖韭菜汁能下膈上瘀血，此五味入煎药内同服，尤效。

顺[3]气和中汤　云林制。治呕吐翻胃，嘈杂吞酸，痞闷，噫气噎膈，心腹刺痛，恶心，吐痰水。

陈皮盐水浸，炒，一钱　半夏姜汁浸，炒，六分　白茯苓去皮，七分　白术去芦，土炒，八分　枳实麸炒，五分　甘草炙，二分　香附醋浸，炒，一钱　神曲炒，六分　砂仁炒，三分　山栀子姜汁炒黑，一钱　黄连姜汁，晒干，以猪胆汁拌炒，六分　心胃作痛，加姜汁三匙。

上锉，一剂，生姜三片，长流水入娇泥搅，澄清水一钟，煎至七分，入竹沥、童便、姜汁，不拘时细细温服。

如气虚，加黄芪、人参各八分；如血虚，加当归七分，川芎

---

① 酒：原作“食”，据《古今医鉴·翻胃》改。
② 蟹：原作“蛤”，据《古今医鉴·翻胃》改。下同。
③ 顺：原作“瀬”，据原书目次改。

五分；如气恼或气不舒畅，加乌药五分，木香三分；如胸膈饱满，加萝卜子炒六分；如心下嘈杂、醋心，加吴茱萸四分，倍加黄连、白术；如呕吐不止，加藿香根七分。

安中调气丸 应圆制①。治翻胃、一切痰气之疾。

陈皮盐水浸，炒，二两 半夏白矾、生姜汁煮过，晒干 白茯神水洗，去皮木，一两 白术去芦，土炒，二两 枳实麸②炒，一两 紫苏 川芎五钱 当归酒洗，五钱 白芍盐酒炒，八钱 木香一钱 甘草三钱 香附三两，长流水浸三日，洗净，炒黄色 神曲炒，一两 黄连姜汁 白豆蔻去壳，五钱 萝卜子炒，六钱

上为细末，竹沥、姜汁打神曲糊为丸，如黄豆大。每服八十丸，不拘时，白滚汤送下，清米汤亦可。

按：上方治翻胃之总司也。

四七调气汤 如虚传。

紫苏 厚朴 茯苓 半夏 枳实麸炒 砂仁 苏子 甘草 陈皮各钱半

上锉，生姜三片，水煎服。

后以加味保和丸，加人参一两，砂仁二两，木香二两，服之收功。

四子调中汤 治翻胃，或小便赤，或大便闭，及痰气壅盛者。

青皮五分，去穰，麸炒 陈皮五分 枳实麸炒，一钱 香附炒，一钱 黄连姜汁炒，七分 半夏姜汁浸，炒，二钱 瓜蒌仁炒，一钱 苏子微炒，一钱 沉香五分 白茯苓去皮，五钱 桃仁去皮尖，一钱半 白芥子一钱，炒 木通五分 芒硝五分

上锉，一剂，生姜五片，水煎，稍③热服。

按：上方治翻胃专因气者。

神奇散 方外人传。治噎食翻胃，三阳枯竭。

---

① 应圆制：《古今医鉴·翻胃》作“云林制”。
② 麸：原作“火”，据《古今医鉴·翻胃》改。
③ 稍：原作“捎”，据《古今医鉴·翻胃》改。

当归君① 川芎 白芍酒炒 生地黄 陈皮 半夏姜汁炒 砂仁 白茯苓去皮 白术土炒 香附 枳实麸炒 乌梅 赤茯苓去皮 藿香 槟榔 木通 猪苓 黄芩炒 黄柏人乳炒② 知母人乳炒 赤芍 天门冬去心，煅 麦门冬去心 粉草

上锉，水煎服。

按：上方治翻胃血虚有火者。

吕纯阳仙方③ 传治翻胃。

藿香 陈皮 半夏 赤茯苓 人参 白豆蔻 苏子 厚朴 槟榔 枇杷叶 白芥子 沉香 良姜 官桂 丁皮 杵头糠

上锉，生姜三片，枣一枚，水煎服。

加味六君子汤 治翻胃。

六君子汤加炮干姜、白豆蔻、黄连、制吴茱萸。

回生养胃丹 治真元虚损，心胃不交，精神耗散。脾土湿败④，不能化食，五味之物不成津液，反成痰涎，聚于中脘⑤，不能传道，以致大肠燥涩，小便反多而赤，或时呕吐酸水，久成翻胃结肠之证。

苍术米泔浸三日，洗净晒干，再换浸三日，四两 莲肉酒浸一宿，去心，四两 用猿猪肚一个，壁土揉擦洗净入苍、莲在内，以线缝好，酒煮烂，取入石臼内捣烂，捏作小饼，烘干加后药。

南星四两，细切，姜汁浸一宿，以灶心土同炒，去土不用，黄土亦可 半夏四两，泡去涎，晒干细切，好醋浸七日，蒸熟 橘红四两，以灶心土炒，去土不用 粟米四两，姜汁浸，蒸，焙 人参去芦 白术去芦 白茯苓去皮 厚朴姜汁炒 莪术米醋炒 荜澄茄 砂仁 麦芽 三棱煨，醋炒 白豆蔻 谷芽炒 甘草各一两 丁香 木香 沉香各五钱

---

① 君：《古今医鉴·翻胃》作“一钱”。

② 人乳炒：《古今医鉴·翻胃》作“酒炒”。

③ 仙方：原作“降笔”，据原书目次改。

④ 脾土湿败：《古今医鉴·翻胃》作“脾脏受湿”。

⑤ 反成痰涎，聚于中脘：原作“反津液涎痰于中脘”，据《古今医鉴·翻胃》改。

上为末，稀面糊为丸，如梧桐子大。每服六七十丸，空心米汤送下。

按：上方治翻胃气虚有寒者。

加味保和丸

黄连姜汁浸，炒，五钱　山楂三钱　保和丸三钱　方见《伤食》。

上同为末，米糊为丸，如麻子大，胭脂为衣，每服六十丸，煎人参汤、竹沥下。

按：上方治翻胃有热者。

九仙夺命丹　秘方。

南星姜制，三钱　半夏姜制，五钱　白矾枯过，五钱　枳壳麸炒，一两　厚朴姜制，五钱　人参三钱　木香四钱　豆豉一两　甘草三钱

此方加阿魏三钱，糖球子五钱，神效。

上为末，老米打糊为饼，如钱大，瓦上焙干，晴夜露过。每服一饼，细嚼，以姜煎平胃散送下。

按：上方治翻胃痰涎壅盛者。

沉香降气丹　应传丸。

黑牵牛三两，取头、末　大黄一两，酒拌蒸　槟榔一两　当归一两，酒浸　良姜三钱　苍术一两　青皮一两，去瓤　陈皮五钱　乌药一两　砂仁五钱　枳壳一两　枳实五钱，麸炒　香附一两，炒　沉香三钱　三棱三钱，火煨　半夏五钱，姜汁炒　木香三钱，不见火　莪术三钱，火煨　黄连一两，姜炒　黄芩一两，酒炒

上为末，酒糊为丸，如梧桐子大。每服六七十丸，淡姜汤送下。

按：上方治翻胃腹中积块者。

木香顺气丸　俞九河传。

沉香五钱　木香三钱　当归一两，酒浸　白茯苓去皮，一两　山药一两　郁李仁净，二两　菟丝子一两，酒制　槟榔二两　牛膝二两，酒浸三日　枳壳一两，麸炒　独活一两　防风一两　火麻仁净，二两　大黄酒蒸，五钱

上为末，炼蜜为丸，如梧桐子大。每服二十五丸，白滚汤下。

按：上方治翻胃大便闭结者。

定生丹 秘方。

雄黄三钱 朱砂三钱 阿魏五分，箬焙① 硇砂五分 乳香三钱 半夏三钱 木香三钱 沉香一钱 肉豆蔻三钱 绿豆四十粒 乌梅四十个 百草霜三钱，为衣

上为末，将乌梅以热汤泡令软，剥去核，研极烂，入药捣为丸，弹子大，百草霜为衣，阴干。每用一粒，噙化咽下，以姜汤漱口，复以陈麦饼②火烧熟，细嚼压之。噙药即燃官香一炷，如香尽药未化者，难治；药先化香未尽者，可愈。

按：上方治定翻胃之生死者③。

养血助胃丸 云林制。治呕吐翻胃，愈后用此养元气、健脾胃、生血脉、调荣卫、清郁气，收功保后。

当归酒浸，一两 川芎一两 白芍盐、酒炒，一两二钱 熟地黄姜汁浸炒，八钱 人参去芦，五钱 山药炒，一两 甘草炙，三钱 白术去芦，土炒，一两三钱 白茯苓去皮，六钱 莲肉去皮、心，一两 扁豆姜汁炒，六钱

上为末，姜打神曲糊为丸，如梧桐子大。每服六七十丸，空心，白滚汤送下。

按：上方治翻胃，收功保后之剂。

咳逆脉法

浮而缓者，易治；弦结而按之不鼓者，难治。或结、或促、或微，皆可治；代者危。右关脉弦者，木乘土位，难治；肺脉散者，是心火刑于肺金也，不治。

---

① 箬（ruò若）焙：指用箬竹叶包裹，焙干。箬，竹名。

② 饼：原作“并”，据《古今医鉴·翻胃》改。

③ 上方治定翻胃之生死者：《古今医鉴·翻胃》作：“按此方用之以定吉凶生死者。”

咳逆病证

夫咳逆者，气逆上冲而作声也，俗谓之呃逆是也。其发也，或三五声而止，或七八声而止，或连续不绝，收气不回者。然所得之由不同：有因久病胃虚而得者；有因伤寒失下而得者；有因痰热内郁，火气冲上而得者；有因过服寒剂，胃寒①而得者；有因水气停痰，心下痞悸而得者。大抵咳逆者，不顺之义。

咳逆治法

治法：当以降气化痰和胃为主，随其所感而用药。其或病久脾胃衰败，而发咳逆，额上出汗，连声不绝者，最为恶候，不治之症也。

咳逆治方

鲜陈汤　治呃逆欲死。

半夏五钱　生姜二钱半

上锉，一剂，水煎服。

温中散　治吐泻，及病后胃中虚寒，咳逆至七八声相连，收气不回者，难治。

丁香　柿蒂　人参　茯苓　橘皮　良姜　半夏各一钱　生姜一钱　甘草七分

上锉，一剂，水煎服。

羌活附子汤　治吐利后，胃寒发呃。

羌活　附子炮，去皮　小茴炒　干姜炮　木香各二钱　丁香一钱

上锉，枣一枚，水煎，入盐少许，不拘时温服。

橘参饮　治吐利后，胃虚膈热而咳逆者。

橘皮五钱　人参二钱　竹茹二钱　甘草炙，一钱

上锉，作一剂，生姜五片，枣三枚，水煎服。

---

① 寒：原作“气”，据《古今医鉴·咳逆》改。

黄荆散　治伤寒发热而咳逆者。

黄荆子不拘多少，炒，水煎服。

嗅法　治咳逆服药无效者。

硫黄、乳香各等分

以酒煎，急令患人嗅之。

雄黄酒

雄黄一钱，酒一盏，煎七分，急令患人嗅其热气即止。

补《万病回春》方

发呃者，气逆上冲，而作声也，一名咳逆。若胃火上冲而逆，随口应起于上膈，病者知之而易治也。自脐下上冲直出于口者，阴火上冲而难治，俗名谓之打呃是也。

丁香柿蒂汤　胃[①]口虚寒，手足冷，脉沉细，是寒呃也。

丁香　柿蒂　良姜　官桂　半夏姜汁炒　陈皮　木香另磨　茴香　藿香　厚朴姜汁炒　砂仁各等分　甘草减半　乳香为末

上锉，一剂，姜三片，水煎，磨沉香、木香，调乳香末同服。寒极手足冷，脉沉细，加附子、干姜，去良姜、官桂。

小柴胡汤　治发热烦渴，脉数者，是热呃也。

柴胡　黄芩　山栀　柿蒂　陈皮　砂仁　半夏姜汁炒　竹茹各一钱　藿香八分　沉香　木香各二分　茴香五分　甘草三分

上锉，一剂，姜三片，乌梅一个，水煎，磨沉香、木香温服。

一切发呃，用柿蒂、沉香、木香、乳香、砂仁，为细末。每服一钱，淡姜汤调服最效。口燥身热，不可服。

黄连竹茹汤　治胃中疾发呃。

黄连　竹茹　麦门冬去心　山栀　陈皮　半夏姜汁炒，各一钱　砂仁　沉香　木香　茴香各五钱　苏子八分　甘草二分

上锉，一剂，姜一片，乌梅一个，水煎，磨沉香、木香调服。

茯苓半夏汤　治水寒停胃发呃。

茯苓　半夏姜汁炒　厚朴姜汁炒，各一钱　炒干姜　丁香　官桂

---

① 胃：原作“谓”，据《万病回春·呃逆》改。

砂仁各五分　陈皮　藿香各八分　柿蒂一钱　茴香七分　沉香　木香　甘草各三分

上锉，一剂，姜三片，水磨沉香、木香同服。

吞酸脉法

脉弦而滑，两寸或浮而弦，或浮而滑，或沉而迟，或紧而洪，或洪而数，或沉而迟，胸中有寒饮。洪数者，热痰在膈间，时吐酸水，欲成翻胃之疾也。

吞酸病证

丹溪曰：吞酸与吐酸不同。吐酸，《素问》明以为热，东垣又言为寒，何也？吐酸，是吐出酸水如醋，平时津液随上升之气郁积而成，郁积而久，湿中生热，故从火化，遂作酸水吐出，非热而何？其有积之以久，不能自涌而出，伏于肺胃之间，咯不得上，咽不得下。肌表得风寒，则内热愈郁，而酸味刺心；肌表得温暖，则腠理开发；或得香热汤丸，津液得行，亦得暂解，非寒而何？《素问》言热者，主其本；东垣言寒者，言其标也。

龚[①]氏曰：湿热在胃口上，饮食入胃，被湿热郁遏，其食不得传化，故作酸也。如谷肉在器，湿热则易为酸也。

《原病式》曰：吐酸者，肝木之谓也。犹火盛制金，不能平木，则肝木自盛，故为酸也，如饮食热则易于酸矣。必用糯米、蔬菜以自养，宜节厚味。

吞酸治方

清郁二陈汤　治吞酸刺心及吞酸嘈杂。

陈皮一钱　半夏一钱　茯苓一钱　苍术八分　川芎八分　香附一钱　神曲炒，五分　枳实炒，八分　黄连炒，一钱　栀子炒，一钱　白芍七分　甘草三分

---

① 龚：《古今医鉴·吞酸》作“戴”。

上锉，一剂，生姜三片，水煎服。或为丸服，尤效。

茱莲丸 治郁积吐酸。

吴茱萸去梗①，汤泡浸半日，炒 陈皮去白 黄芩陈壁土炒，各五钱 黄连陈壁土炒，一两 苍术米泔浸炒，七钱半

上为末，神曲糊为丸。每六七十丸，津液咽下。

苍连丸 治郁积吞酸。

苍术米泔浸炒，一两 陈皮一两 半夏一两，姜汁炒 黄连一两半，夏月倍用 白茯苓一两 吴茱萸炒，一两，冬月倍用

上为末，蒸饼为丸，如绿豆大。每服三十丸，食后服。

曲术丸 治中脘宿食留饮，酸螫心痛，口吐清水。

神曲炒，三两 苍术米泔浸，一两半 陈皮一两 加砂仁一两

上为细末，生姜汁煮，神曲糊为丸，如梧桐子大。每服七十丸，姜汤送下。

按：上方治吐酸之剂。

平肝顺气保中丸 云林制。治郁火伤脾，中气不运，胃中伏火，郁积生痰，致令呕吐，吞酸嘈杂，心腹胀闷。常服顺气和中，健脾开胃，进羹饮食，化痰消滞，清火抑肝。

香附米三两，童便浸三日，炒 小川芎二两 陈皮去白，三两 白术四两，土炒 枳实炒，二两 黄连姜汁炒，一两 神曲炒，一两 麦芽炒，七钱 木香三钱 栀子姜汁炒，一两 莱菔子炒，一两 半夏姜汁炒，一两半 白茯苓去皮，一两 砂仁炒，四钱 干生姜一两 山楂取肉，二两 青皮六钱，香油炒 甘草炙，四钱

上为末②，竹沥打神曲糊为丸，绿豆大。每服百丸，食后白汤送下，日进二服。

清痰丸 治吞酸嘈杂音曹察有声。补《医学入门》方。

苍术二两 香附一两五钱 瓜蒌仁 半夏各一两 黄连 黄芩各五钱

---

① 梗：原作“便”，据《古今医鉴·吞酸》改。

② 为末：原脱，据《古今医鉴·吞酸》补。

为末，面糊为丸，梧桐子大。每服五十丸，食远茶下。

附嗳气病证

胃中有火有痰。

龚云：噫气吞酸，此系食郁有热，火气冲上。用黄芩为君，南星、半夏、陈皮为佐。热多，加青黛。

附嗳气方

星半[①]汤　治胃中有郁火，膈上有稠痰，故作嗳气。

南星　半夏　石膏　香附　栀子各等分[②]

上锉，生姜煎，或作丸亦可。

软石膏丸　治食积痰火，并泻胃火。

软石膏不拘多少，研细

上用醋糊为丸，如绿豆大。服二十丸，白汤送下。

匀气丸　治气虚浊升多嗳。

草豆蔻　橘皮　沉香　人参各五钱　益智仁　檀香　大腹子各一两

饭饮汤为丸，梧桐子大。每服八十丸，淡姜汤下。

嘈杂脉法

右寸关紧而滑，两手弦滑，胸中有留饮；寸脉横者，膈上有横积也；右关弦急甚者，木乘土位，欲作胃反，难治。

嘈杂病证

夫嘈杂者，是痰因火动，其证似饥不饥，似痛非痛，如有懊侬不自宁之状者是也。其证或兼嗳气，或兼恶心，渐至胃脘作痛，

---

① 半：原作“平”，据《古今医鉴·附嗳气》改。

② 各等分：此后原衍“为末，姜汁浸，蒸饼为丸服”10字，据《古今医鉴·附嗳气》删。

痰火之为患也。

嘈杂治法

治法：以南星、半夏、橘红之类，以消其痰；芩、连、栀子、知母之类，以降其火；苍术、白术、芍药之类，以健脾行湿，壮其本元。又当节欲，无有不安者也。

肥人嘈杂，二陈汤加抚芎、苍术、白术、炒栀子。

痰气滞不喜食，用三补丸，加苍术，倍香附。

嘈杂治方

化痰清火汤 治嘈杂。

南星 半夏 陈皮 苍术 白术 白芍 黄连 黄芩 栀子 知母 石膏 甘草

上锉，生姜三片，煎服。

按：上方治痰火嘈杂之剂。

养血四物汤 治血虚嘈杂。

当归 川芎 白芍 熟地黄 人参 茯苓 半夏 黄连 栀子 甘草

上锉，生姜[1]煎服。去人参，加香附、贝母，甚效。

茯苓补心汤 治妇人心胸嘈杂，气盛血衰者。

即参苏饮合四物汤。

按：上方治血虚嘈杂之剂。

补《万病回春》方

香连丹 治久郁心胸，痞痛或嘈杂，干噫吞酸。

香附 黄连各四两

为末，神曲煮糊为丸，梧桐子大。每服七十丸，白汤下。

---

① 生姜：《古今医鉴·嘈杂》此后有“三片”2字。

诸气脉法

下手脉沉，便知是气。沉极则伏，涩弱难治。其或沉实，气兼痰饮。又曰：沉弦细动，皆气痛证。心痛在寸，腹痛在关，下部在尺，脉象显然。

诸气病证

夫天地之气，常则安，变则病。况人禀天地之气，五运迭侵于外，七情交战于中，是以圣人啬气，如持至宝，庸人投物，而反伤太和。此轩岐所以论诸病皆因于气，有病皆生于气，遂有九气不同之说。气本一也，因所触而为九，怒、喜、悲、恐、寒、暑、惊、思、劳也。其言曰：怒则气上，喜则气缓，悲则气消，恐则气下，寒则气收，暑则气泄，惊则气乱，思则气结，劳则气耗。夫人身之正气，与血为配。血行脉中，气行脉外，一呼脉行三寸，一吸脉行三寸，气血并行，周流于一身之中，灌溉乎百骸之内，循环无端，运行①不悖，此为生生不息之妙用也。经曰：一息不连则机缄穷，一毫不续则穹壤判。若内无七情之所伤，外无六淫之所感，何气病之有哉？其不善摄生者，五志之火，无时不起；五味之偏，无日不伤。是以酿成胶痰固积，留滞于六腑，郁火邪气，充塞乎三焦，使气血失其常候，脏腑不能传导，是故外邪得以乘虚而凑袭矣。以致清阳不升，浊阴不降，而诸般气痛，朝辍暮作而为胶固之疾，非良工妙手，莫易治焉。若夫为胁痛，为心腹痛，为周身刺痛，甚则为翻胃、为膈噎等证，即此之由也。大抵男子属阳，得气易散；女人属阴，得气易郁。是以男子之气病常少，女人之气病常多。故治妇人宜调其血，治男子宜调其气，以养其血，此之谓也。学者宜致思焉。

气之为病，非止一端，有七情气，有郁气，有逆气，有怒气，有热气，有冷气，有厥气，有痰气，有虚气，有中满气，有腹胀气，务要详究，不可雷同一例而治也。

---

① 行：原作“气”，据《古今医鉴·诸气》改。

诸气治方

治诸气，须用上下分消，不可骤用《局方》金石、乌、附、燥热等剂。

七情忧结，遂成郁气难治，必须自能知戒。

郁气宜开郁，如苍术、香附、川芎、青皮、黄连、半夏、竹茹、山栀、枳壳、连翘、木香、泽泻之类。

逆气在上者，须用达之；在中者，须用调顺；在下者，须用消导。

怒气须用调肝经，如柴胡、青皮、枳壳、桔梗、芍药、半夏、白芥子、竹茹、木香、莱菔子之类。

枳壳破滞气，然多服损胸中至高之气；青皮泻肝气，多则损真气；香附快滞气；陈皮泄逆气；紫苏散表气；厚朴泻胃气；槟榔泻至高之气；藿香之馨香，上行胃气；沉香升降真气；脑麝散真气。若此之类，气实所宜。

四七汤 治喜、怒、悲、思、忧、恐、惊之气，结成痰涎，状如破絮。或如梅核在咽喉之间，咯不出，咽不下，此七情所为也；或中脘痞满，气不舒快；或痰涎壅盛，上气喘急；或因痰饮中阻，呕逆恶心，并宜服之。

半夏五两 茯苓四两 厚朴三两 紫苏二两

上锉，作十剂，生姜七片，枣一枚，水煎热服。

梅核气，加桔梗、枳实。一方，加槟榔。

分心气饮 治男妇一切气不和。多因忧愁思虑，忿怒伤神，或临食忧愁，或事不遂意，使抑郁之气留滞不散，停于胸膈之间，不能流畅，致心胸痞闷，胁肋虚胀，噎塞不通，噫气吞酸，呕哕恶心，头目昏眩，四肢倦怠，面色痿黄，口苦舌干，饮食减少，日渐羸瘦，或大肠虚闭。或因病之后，胸中虚痞，不思饮食，并皆治之。

青皮五钱 陈皮五钱 白茯苓三钱半 半夏三钱半 紫苏二两 大腹皮五钱 官桂二钱半 赤芍三钱 桑白皮五钱 木通三钱半 羌

活五钱　甘草三钱半

上锉，分五剂。生姜三片，枣一枚，灯心十根，水煎服。

一方，去芍药、羌活，加木香、槟榔、香附、枳壳、莪术、藿香、桔梗，善治忧思郁怒，诸气痞满。性急，加柴胡；多怒，加黄芩；食少，加砂仁、神曲炒；咳嗽，加桔梗、半夏；胸膈痞闷，加枳实、香附；三焦不和，加乌药；气闭，加莱菔子、枳壳；气滞腰疼，加木瓜、枳壳；上焦热甚，加黄芩；下焦热盛，加栀子①；翻胃，加沉香磨服；水气面目浮肿，加猪苓、泽泻、车前子、木瓜、葶苈、麦门冬；气块，加三棱、莪术。

按：上方治诸气平和之剂。

利气丸　治一切气滞，心腹满闷疼痛，胁肋膨胀难消，呕吐酸水，痰涎不利，头目眩晕，并食积酒毒，及米谷不化，或下痢脓血，大小便结滞不快，风壅积热，口苦烦燥，涕唾稠黏。此药最能流湿润燥，推陈致新，滋阴抑阳，散郁破结，活血通经，治气分之圣药也。

大黄生用，六两　黑牵牛头末，六两　木香一两　槟榔一两　枳壳麸炒，一两　香附米炒，四两　青皮去穰，一两　陈皮一两　莪术煨，一两　黄连一两　黄柏三两

上剂为细末，水丸如梧桐子大。每一百丸，临卧以淡姜汤送下，以利为度。如不利便，加丸数服，通利则愈。

一块气丸　治诸气食积，及噎膈痞满，胸胁刺痛，癥瘕疝气，并皆治之。

青皮　陈皮　三棱　莪术　香附童便炒，各一两　神曲　麦芽　萝卜子　白丑头末　槟榔　郁金　黄连　枳实三钱　皂角二钱半　百草霜二钱半

上为末，面糊为丸绿豆大。每三十丸，视疾之上下，为食之先后，热酒、姜汤任下。

按：上方治诸气专攻之剂。

---

①　栀子：《古今医鉴·诸气》作“黄柏”。

补聂久吾先生医案出《奇效医述》。

初因气起，郁热成块，作痛治法：

翰林丘公，号鹤峰，讳未[1]实者，丁未会试，房[2]考取万安门生曾公，讳学镜，癸丑与予同在京朝觐，灯节日，曾公访予曰：家师患病，废寝食者旬日。吾侪弟子，情不容已，敢请审视其疾，倘得安，则再造之德也。予许诺。次日往视之，详询其病源，则云因上年丧偶忧郁，左胁作痛，数日而愈，不一月复痛，久之觉有痞块走动，每发时有形，不发时则伏而不见。经今一年，屡次痛发，不过五六日即止，今次则痛发旬日余不止。其痛日间饮食少进，夜间就枕，则气上而痛愈甚，几废寝矣。因取初患迄今诸医所用药方观之。予诊其脉，阅其方，谓之曰：此病原不难治，所以久不愈而病日增者，诸医药不对症也。病生于忧郁，原属肝木，木郁生火，凝痰生块，而诸医多用二陈、砂仁、白术、当归之类，助火增郁，失之远矣。今宜开郁清火，平肝消块。此用攻击之兵，其品多峻，皆诸医所畏缩不敢用者，公请勿疑可也？丘公曰：吾意亦以为必须用峻药攻击，奈诸医皆谓恐伤元气，不敢主张，是以延绵至此，高见正与鄙意合，请任意治之可也。予即制开郁消块煎剂方与之，一日一夜服二剂，觉胸膈稍宽，饮食颇进，然痛虽少减，而未止也。次日予又诊脉，因思止痛非煎剂所能，姑用木香槟榔丸以止其痛，后用黄连阿魏丸以消其痞块，而除其病根，则计日可收功矣。因取木香槟榔丸八钱与之，一日一夜，服完而痛即止，可以出门拜客矣。速制黄连阿魏丸，每日服二次，服至十余日，而痞块消、病根除矣。予因谕以病根若已除尽，此丸即止，勿服，恐攻击太过，损元气也。又谕以病去后，如觉体虚，须服补气血药，如八物汤之类补之。

---

① 未：《奇效医述·治郁热气块作痛用攻击得效述》作“禾”。

② 房：疑作“方”。

原用木香槟榔丸

木香不见火　槟榔　当归　去白陈皮　青皮　枳壳炒，各一两　黑牵牛半生半炒，取头末①，二两　醋炒莪术　酒炒大黄各三两　童便香附　姜汁炒黄连各二两

以上共为极细末，和匀粘米粉，打糊为丸，如胡椒大。量病轻重服，或服五分，或一钱，或钱半，或二钱，或二钱半，或三钱，止用白滚②水吞下。此丸通治诸般积滞，或气积，或血积，或食积，无不立效，惟虚寒者忌之。

原用黄连阿魏丸

黄连姜汁炒，二两　三棱　莪术　青皮俱醋炒　童便香附　大黄酒炒　赤芍　前胡水洗　龙胆草酒洗，炒，各二两　当归梢酒洗　去白陈皮各一两二钱　蚶子壳煅，二两　南木香　猪牙皂角炙，去皮弦，一两　真阿魏另用酒二杯许，煮融，各八钱

以上为极细末，和匀为丸，胡椒大。每食远用，滚白水下二钱五分。日服一次，临卧服一次。

青筋病证

夫青筋之证，原气逆而血不行，俾恶血上攻于心也。多由一切怒气相冲，或忧郁气结不散，或恼怒复伤生冷，或房劳后受寒湿，以致精神恍惚，心荒气喘，噎塞上壅，呕哕恶心，头目昏眩③，胸膈痞满，心腹刺痛，胁肋、腰背、头脑疼痛，口苦舌干，面青唇黑，四肢沉困，百节酸疼；或憎寒壮热，遍身麻痹不仁，手足厥冷颤掉，默默不语，不思饮食等证，皆恶血攻心而致之也。自古以来，无人论此，但有患此疾者，无方可治，惟以砭针于两

---

① 末：原作“米”，据《奇效医述·治郁热气块作痛用攻击得效述》改。

② 滚：原作“酸”，据《奇效医述·治郁热气块作痛用攻击得效述》改。

③ 眩：原作“弦”，据《古今医鉴·青筋》改。

手曲池青[1]筋上刺之，出瘀血不胜其数，而疾有即愈者，有不愈者而变为大患者。常惯病此者，或有一月一次，或两三次者，屡患屡刺，莫之能愈。愚惟虑人之生命，以气血为主，故丹溪曰：气血和，一疾不生，亏则百病生焉。况此病先伤于气，而后复损其血，不至于夭枉者，盖亦鲜矣。虽然，未有退血之法，又不得不刺，不刺则恶血攻心，须臾不救。

青筋治法

予制一方，屡获效验，名白虎丸者，西方肺金之谓也。青筋者，东方肝木之属也。以白虎而治青筋，是金能克木故耳，何病之不愈哉？此方之妙，不惟代刺青筋之苦，愈青筋之病，而亦免后日之患，其惠也，不亦大乎！此方兼治男子久患痢疾、便血，妇人崩漏、带下，并[2]一切打扑内损，血不能散，心腹痛欲死者，服之，其效不啻桴鼓之影响也。

按：此青筋之病，北人多患之，南方有即沙证也。

青筋治方

白虎丸 云林制。

白虎仙丹古石灰，谷神子制救人灾，柏中为末水飞过，手上成丸日晒来。引宜烧酒一二盏，每服须吞五十枚。保全男妇青筋证，广积阴功遍九垓[3]。

千年古石灰不拘多少，刮去黑色泥土，为末，水飞过

上晒干，量可丸，如梧桐子大。每服五十丸，看轻重加减，烧酒送下。此药能顺气散血，化痰消滞。治青筋，初觉头疼恶心，或[4]腹痛，或腰痛，或遍身作痛，不思饮食，即进一服，当时散

---

① 青：原作“清”，据《古今医鉴·青筋》改。

② 并：原作“拜”，据《古今医鉴·青筋》改。

③ 垓：原作“核”，据《古今医鉴·青筋》改。九垓：中央至八方极远之地。

④ 或：原作“成”，据《古今医鉴·青筋》改。

血；若过三五日，青筋已老，多服取效。又治心腹痛，及妇人崩漏带下，或因气恼致病，或久患赤白痢疾，或打扑内损、血不能散，服之大效。

大公丸　宗杏宗①传。治紧阴青筋，心腹疼痛。

干姜二两　白矾枯过，一两

上为末，用糯米糊为丸，如绿豆大。每服三十丸，滚水下。如不止，再饮滚②水三钟。

治妇人因气打青筋后　即心荒发热、口干或膈胀闷③、恶心呕哕等证，宜服忿气饮，加麦门冬、黄连、生地。

治男妇惯打青筋　方出《万病④回春》。

五灵脂　蒲黄各一钱

共为细末，老酒调下，永不再发。

痞满脉法

胸痞脉滑，为有痰结。弦伏亦痞，涩则气劣。

痞满病证

夫痞与否同，不通泰也，由阴伏阳蓄，气与血不运而成。处心下，位中央，填满痞塞，皆土邪之为病也，与胀满有轻重之分。痞则内觉痞闷，而外无胀急之形；痞满则内胀，而外亦有形也。前人皆指误下而致之。盖误下则里气虚，故伤寒之表邪乘虚入于心下。杂病则所受之邪气亦蓄心下，因而致痞也。亦有不因误下而得之者；有中气虚弱，不能运化精微而为痞者；有饮食痰积，不能施化而为痞者；有湿热太甚，土来心下为痞者。

痞满治法

古方治痞，用黄连、黄芩、枳实之苦以泄之，厚朴、半夏、

① 宗杏宗：《古今医鉴·青筋》作“宋杏川”。

② 滚：原作“济”，据《古今医鉴·青筋》改。

③ 膈胀闷：《古今医鉴·青筋》作“腹胀”。

④ 病：原脱，据文义补。

生姜之辛以散之，人参、白术之甘苦以补之，茯苓、泽泻之淡以渗之。大概与湿同治，使上下分消可也。又曰：肥人多是湿痰，宜苍术、半夏、砂仁、茯苓、滑石以燥之；瘦人多是中焦郁热，宜枳实、黄连以导之，葛根、升麻以发之。如饮食后因感风寒，饮食不消而作痞者，宜藿香、砂仁、草豆蔻、吴茱萸以温化之；如脾气虚弱，转运不调，饮食不化为痞者，当消导其胸中窒塞，宜陈皮、白芍、神曲、麦芽、山楂以助化之，或以保和丸、枳实导滞丸、木香化滞汤主之。有伤寒下早而作痞，枳梗汤、小陷胸汤主之；有伤寒下多则亡阳而痞者，四物加参、茯、白术、柴胡、升麻，少佐陈皮、枳壳以疏①之。有大病后元气未复，而胸满气短者，补中益气汤、橘皮枳术丸主之。又有虚实之殊焉：实痞大便闭而能食者，厚朴枳实汤主之；虚痞大便利者，芍药、陈皮治之。上逆兀兀欲吐者，则宜吐之，所谓在上者因而越之。世人苦于痞塞，喜行利药，以求速效，虽暂时通快，痞若再作，益以滋甚，是皆不察夫下多所谓亡阴之意也。

痞满治方

木香化滞汤　治因忧气郁结中脘，腹皮里微痛，心下痞满，不欲饮食。

当归梢　枳实炒，各四钱　陈皮　干生姜　木香各六分　柴胡七分　草豆蔻一钱　半夏一钱半　红花少许　甘草炙，一钱

上锉，一剂，生姜煎，食远服。

黄连消痞丸　治心下痞满，壅滞不散，烦热，喘促不安。

黄连一两，土炒　黄芩一两，土炒　枳实七钱，麸炒　半夏泡，九钱　陈皮五钱　茯苓三钱　白术三钱　猪苓五钱　泽泻一钱　姜黄一钱　干生姜二钱　甘草炙，二钱

上为末，蒸饼为丸，如梧桐子大。每服五七十丸，白汤下。

按：上方治气郁实痞，专消之剂。

---

① 疏：原作“监”，据《古今医鉴·痞满》改。

加减益气汤 治内伤心下痞。

脉缓有痰而痞，加半夏、黄连；如脉弦，四肢满闷，便难而心下痞，加黄连、柴胡、甘草；大便闭燥，加黄连、桃仁，少加大黄、当归身；心下痞，劣①闷，加白芍、黄连；心下痞，腹胀，加白芍、砂仁、五味，如天寒者，加干姜，或中桂；心下痞，中寒者，加附子、黄连；心下痞，呕逆者，加陈皮、生姜、黄连；冬月加黄连，少加丁香、藿香；能食而心痞，加枳实三钱、黄连半钱；如不能食，心下痞者，勿加，依本②方；食已，心下痞，则服橘皮枳术丸。

枳实消痞丸 治右关脉弦，心下虚痞，恶食懒倦，开胃进饮食。

人参三钱 白术三钱 白茯苓二钱 黄连五钱 枳实五钱 半夏曲三钱 厚朴姜制，四钱 麦芽炒，二钱 干生姜二钱 甘草炙，二钱

上为末，汤浸蒸饼为丸，如梧桐子大。每服七十丸，食远白汤下。

大消痞丸 治一切心下痞，及年久不愈者。

黄连土炒，八钱 黄芩土炒，六钱 枳实麸炒，五钱 半夏泡，四钱 陈皮四钱 厚朴四钱，姜汁炒 白术二两 猪苓二钱半 泽泻三钱 姜黄一两 干生姜二钱 人参四钱 神曲炒，一钱 砂仁二钱 甘草炙，二钱

上为末，蒸饼为丸，如梧桐子大。每五十丸至百丸，空心白汤下。

按：上方治内伤虚痞，消补兼之剂。

厚朴温中汤 出《医学入门》。方治脾胃虚弱，心腹胀满疼痛，及秋冬客寒，犯胃作痛。

厚朴 陈皮各一钱 干生姜二钱 茯苓 草豆蔻 木香 甘草各五分

---

① 劣：原作“分”，据《古今医鉴·痞满》改。
② 本：原作“半”，据《古今医鉴·痞满》改。

姜、枣煎服。

附腹中窄狭

腹中窄狭，须用苍术。若肥人自觉腹中窄狭，乃是湿痰流灌脏腑，气不升降，燥饮用苍术、香附行气。如瘦人自觉胸中窄狭，乃是湿热熏蒸脏腑，宜黄连、苍术。

附腹中窄狭治方

枳术散　治心下坚而盘。

枳实一钱，麸炒　白术三钱

上锉，水煎，温服。

蟠桃酒　治气结聚心下不散。

桃树上不落干桃子三两，为末。每服二钱。空心温酒调下。

胀满脉法

腹胀浮大是出厄，虚小命殂须努力。浮大当发汗，虚小当利小便也。胀满脉弦，脾制于肝①。洪数热胀，迟弱阴寒。浮为虚满，紧则中实。浮则可治，虚则危急。

胀满病证

夫中满腹胀者，其面目四肢不肿，而肚腹胀起，中空似鼓者是也。丹溪曰：心肺，阳也，居上；肾肝，阴也，居下。脾居中，亦阴也，属土。经曰：饮食入胃，游溢精气，上输于脾，脾气散精，上归于肺，通调水道，下输膀胱，水精四布，五经并行。是脾居坤静之德，而有乾健之运，故能使心肺之阳降，肾肝之阴升，而成天地②之交泰，是为平人也。今有七情伤于内，六淫侵于外，或饮食之不节，房劳之过度，则脾土之阴受伤，而转输之官失职，

---

① 肝：原作“汗”，据《古今医鉴·胀满》改。

② 天地：原作“地天”，据《古今医鉴·胀满》乙正。

胃虽受谷，亦不能运化，故阳自升、阴自降，而成天地不交之否。清浊相泥，隧道壅塞，气化浊血，瘀郁为热，热留而久，气化成湿，湿热相生，遂成胀满。经曰鼓胀是也，以其外虽坚满，中空无物，有似于鼓，胶固难治。又名蛊①者，若蛊侵蚀，有虫之义。理宜补脾，又养肺金以制木，使脾无贼邪之虑，滋肾②以制火，使肺得清化之令，却盐味以防助邪，断妄想以补母气，远音乐，戒暴怒，无有不安。医者不察病起于虚，急于获效；病者苦于胀满，喜行利药，以求欲速。殊不知即得一时之快，不一二日之间，胀满复作，愈甚于前，真气已耗去，死则不远矣。古方惟禹余粮丸，制肝补脾，殊为切当。然恐其湿热之药太多，亦须③随证顺时加减用之。俗谓气无补法者，以其痞满壅塞，似难于补。不思正气虚而不能运行，邪气着而不出，所以为病。经曰：壮者气行则愈，怯者着而成病。气虚不补，何由以行？且此病之起，固非一年，根深势笃，欲取速效，自求祸耳。知王道者，可以语此。其或受病之浅，脾胃尚壮，积滞不固者，惟可略以疏导。若用峻攻之策，吾不敢为也。

胀满治法

凡腹胀初得，是气胀，宜行气疏导之剂，木香、槟榔、枳壳、青皮、陈皮、厚朴之类；久则成水胀，宜行湿利水之剂。

肥胖之人腹胀者，宜利湿为主，胃苓汤主之。

瘦人腹胀者，是热，宜黄连、厚朴、白芍、香附之类。

色白腹胀者，必是气虚，用人参、白术、茯苓、陈皮、厚朴之类。

因有故蓄血而腹胀者，用桃仁、红花，甚者用桃仁承气汤利之。

---

① 蛊：原作“虫”，据《古今医鉴·胀满》改。
② 肾：此后《古今医鉴·胀满》有“水”字。
③ 须：原作“虽”，据《古今医鉴·胀满》改。

因食积而腹胀者，有热，宜利①气丸，或保和丸，加木香、槟榔、阿魏之类；有寒者，用丁香、砂仁、木香、厚朴、香附、神曲之类。

因外寒郁内热而腹胀者，用升麻、干葛、藿香、官桂之类。

因多怒而腹胀，用青皮、陈皮、香附、木香、栀子、芦荟之类。

心腹胀满或痛，咳嗽痰涎喘促，大便闭，前后心背痛，分心气饮加三棱、莪术、槟榔、香附、乌药。

胀满治方

家传正气散 治心腹胀满，或出远方，不服水土。

苍术 陈皮 厚朴 藿香 半夏 乌药 枳壳 香附子 大腹皮 甘草

上锉，生姜、枣子煎，温服。

按：上方理脾消胀平和之剂。

和荣顺气汤 云林制。治脾弱血虚，心腹胀闷，两足虚肿。

当归酒洗，一钱 川芎六分 白芍酒洗，一钱 白术土炒，钱半 茯苓一钱 苍术米泔制，一钱 陈皮去白，一钱 枳实炒，一钱 乌药一钱 神曲炒，一钱 香附醋炒，一钱 牛膝酒洗，一钱 木瓜一钱 独活酒洗，一钱 泽泻一钱 薏苡仁炒，一钱半 木通一钱 甘草三钱

上锉，一剂，生姜煎服。

行湿补气养血汤 治气血虚弱，单鼓腹胀浮肿。

人参 白术 白茯苓 当归 川芎 苏梗 白芍敛②胀 陈皮泄满③ 厚朴 大腹皮 木通利水 莱菔子 木香运气 海金沙 甘草

上锉散，姜、枣煎服。气虚，倍参、术、茯苓；血虚，倍芎、

① 利：原作"和"，据《古今医鉴·胀满》改。
② 敛：原作"饮"，据《古今医鉴·胀满》改。
③ 满：原作"懦"，据《古今医鉴·胀满》改。

归、白芍；小便短少，加猪苓、泽泻、滑石。服后肿胀俱退，惟面目不消，此阳明经气虚，倍用白术、茯苓。

消胀①饮子　彭大参传。治蛊胀②，单腹胀。

猪苓　泽泻　人参　白术　茯苓　半夏　陈皮　青皮　厚朴　紫苏　香附　砂仁　木香　槟榔　大腹皮　木通　莱菔子　甘草

上锉，生姜五片，枣一枚，水煎服。

按：上方治胀满，消补兼施之剂。

广茂溃坚汤　治中满腹胀，有积聚，如石坚硬，令人坐卧不宁，二便涩滞，上气喘促，或通身虚肿。

厚朴姜制　黄连　黄芩　益智仁　草豆蔻　当归各五分　半夏七分　广茂　升麻　红花　吴茱萸各三分　生甘草　柴胡　泽泻　神曲炒　青皮　陈皮　口干加甘葛

上锉，一剂，生姜煎，食远温服。忌醋、酒、湿面。

按：上方治热胀之剂。

香朴汤　治中寒下虚，心腹膨胀，不喜饮食，脉浮迟而弱。

厚朴姜炒　大附子炮，去皮、脐，七钱　木香三钱

上锉，姜七片，枣二枚，水煎服。

按：上方治寒胀之剂。

金陵酒丸　王进士传。治鼓肿。

真沉香一两　牙皂一两　广木香二两半　槟榔一两

上为末，用南京烧酒浸十次，晒干，用京酒为丸。每服三钱，重者四钱，五更烧酒送下。水鼓，水自小便而出；气鼓，放屁。水鼓，加苦葶苈五钱，炒，酒送下，再服。

调胃散

苍术　白术　茯苓　白芍　桔梗　紫苏　槟榔　陈皮　甘草

小便闭，加车前子；腹胀，加枳壳。

---

① 胀：原作“长”，据《古今医鉴·胀满》改。

② 蛊胀：原作“胀蛊”，据《古今医鉴·胀满》乙正。

金蟾散 李相峰①传。治气鼓如神。

大蛤蟆一个，以砂仁推入其口，使吞入腹，以满为度，用泥罐封固，炭火煅令透红，烟尽取出，候冷去泥，研末为一服。或酒，或陈皮汤送下。候撒屁多，乃见其效。

按：上方治气鼓之剂。

大三棱煎丸 治心腹坚胀，胁下紧硬，胸中痞塞，喘满短气。常服顺气宽中，消积滞，除膨胀，大治癥瘕积块，消胀软坚，累获良验。

三棱生，细锉，半斤，捣为末，以酒三升，于银石器内熬成膏 青皮二两 萝卜子炒，二两 硇砂用磁罐，研细，入水少许，调坐于溏②灰火中，候水干，取出为末 神曲炒，二两 麦芽炒，二两 干漆炒，三两 杏仁汤，去皮尖，炒黄色，三两

上为末，三棱膏为丸，如梧桐子大。每服十五丸至二十丸，食远米汤下。

按：上方治实胀之剂。

调中健脾丸 治单腹胀及脾虚肿满，膈中闭塞及胃口作痛，并皆神效。

黄芪二两，蜜炒 人参二两 白术六两，黄水③拌炒 茯苓二两 陈皮三两，盐水制 紫苏子二两半，炒 萝卜子一两半，炒 山楂肉三两，炒 泽泻三两半，炒 草豆蔻一两半，酒拌炒 薏苡仁三两，炒 沉香六钱，另研 五加皮三两，炒 瓜蒌一两，用大瓜蒌二个，镂一孔，每个入川椒三钱，多年粪礶作米粒大，俱纳入瓜蒌内，外以绵纸糊完，再用绵筋研泥封固，炭火煅通红为度，取出择去泥，其黑皮一并入药

上共为细末。煎荷叶大腹皮汤打黄米糊为丸，如梧桐子大。每服百丸，日进三次，白汤下。此药不伤元气，大有补益，勿轻视之。

按：上方治虚胀之剂。

---

① 李相峰：《古今医鉴·胀满》作“李桐峰”。

② 溏：当作“塘”。

③ 黄水：《古今医鉴·胀满》作“共土水”。

牛皮丸　方外人传。治腹中水响如雷，上攻即呕吐，胸膈胀满，或手足作肿。

黑丑头末①，九钱　木香九钱　陈皮九钱

上为末，黄蜡化开和丸，如梧桐子大。每服三十丸，黄酒送下。

补《医学入门》方

内消散　治一概腹胀，大如稍箕，神效。

蜈蚣酒炙为末。每服一钱，用鸡子二个，打开将蜈蚣末入内搅匀，纸糊干，向沸汤煎。日进一服，连进三服，即愈。

外敷神膏　治男妇积聚胀满、血虫等症。

川大黄　朴硝各四两　麝香一钱

为末，每二两，和大蒜捣成膏，敷患处。

诸蛊保命丹　治蜘蛛蛊胀。

肉苁蓉三两　青矾　红枣　香附各一斤　大麦芽一斤半

将肉苁蓉、青矾入罐内，同煅，烟尽，和前药为末，糊丸梧桐子大。每服二十丸，食后酒送下。

水肿脉法

水肿之证，有阴有阳，察脉观色，问证须详。阴脉沉迟，其色青白，不渴而泻，小便清涩；脉或沉数，色赤而黄，燥粪赤溺，兼渴为阳。

水肿病证

夫肿者，钟也，寒热气所钟聚也。为病有十水之分，其本乃湿热所致。《内经》曰：诸湿肿满，皆属脾土。夫脾虚不能制水，水渍妄行，故通身面目四肢皆浮而肿，名曰水肿。或腹大如鼓，而面目四肢不肿者，名曰蛊胀。朝宽暮急，是血虚；暮宽朝急，是气虚；朝暮急，血气俱虚。

---

① 末：原作“丑”，据《古今医鉴·胀满》改。

水肿治法

治法：身有热者，水气在表，可汗之；身无热者，水气在里，可下之。其间通利小便，顺气和脾，俱不可缓。然证虽可下，又当度其轻重，不可过用大戟、芫花、甘遂等利水猛烈之剂，一发不收。峻决者易，固闭者难，水气复来，而无可治之也。

凡肿病，见大便滑泄，与夫唇黑，缺盆平，脐突，足平背平，或肉硬，或手掌平，又或男从脚下肿而上，女从身上肿而下，并不治也。又曰：膨病水气，人面黑者，肝绝也；两眉凸起，肺绝也；脐中突出者，脾绝也。

两手无纹者，心绝也；下痓脚肿者，肾绝也。此五证内显一证，不可治也。

患人腹上用手按之有窝者，可治。脉壮易治，脉微者难痊。

遍身肿，烦渴，小便赤涩，大便闭，身热，脉沉数者，此属阳水，以八正散主之。

遍身肿，不烦渴，大便溏，小便少不涩，身不热，脉沉者，此属阴水，以胃苓汤主之。

水气浮肿，因于气者，以分心气饮加猪苓、泽泻、车前子、葶苈、木瓜、麦门冬。

通身皮肤光肿如泡，手按成窟，举手即满者，是因脾虚不能制水，水溃妄行故也。法当补脾，使脾气得实，则自健运，切不可下，忌食羊肉。腰以上肿宜发汗，腰已下肿宜行小便，此仲景之妙法。

病人六脉数，四肢肿痛，腹痛发热，小便少，大便闭，治以温中养胃，非也。皆由三焦蓄热，大小便闭，无发泄，故流出经络，五脏充溢，而成肿胀。宜败毒散加麻黄、防风、枳实发散，次以利气丸下之，或八正散。

水肿治方

消肿调脾顺气汤 刘司寇传。治水肿，消胀[1]满，顺气和脾，除湿利水。

苍术 陈皮 厚朴 草果 砂仁 猪苓 木香 槟榔男雄女雌 大腹皮 香附 枳壳 泽泻 桔梗 三棱 莪术 官桂 大茴香 木通 人参 桑白皮 木瓜 大黄 甘草 牵牛女用黑，男用白

上锉，生姜煎服。

加减胃苓汤 云林制。治肿。

苍术米泔浸，一钱半 陈皮去白，一钱 厚朴姜炒，八分 甘草炙，三分 猪苓八分 泽泻一钱 白芷[2]去芦，一钱 赤茯苓去皮，一钱 神曲炒，八分 山楂去核，七分 砂仁炒，七分 香附八分 槟榔八分 木瓜一钱 大腹皮六分

上锉，一剂，生姜、灯心煎服。

按：上方消中利水，和药之剂。

苏沉破结汤 车少参传。

紫苏 薄荷 枳实 麦门冬 当归 川芎 大黄 木通 甘遂 白僵蚕 白豆蔻 木香 沉香减半，以上三味另为末 牙皂 生姜 细茶

上作二服，水煎，五更早服，忌口。

回生丹 治浮肿腹胀退水。

青皮 陈皮 三棱 莪术 连翘五味各三钱，用巴豆去壳一两半，于砂锅同炒入药 木香 甘遂炒 商陆 干漆炒尽烟 木通炒 泽泻 萝卜子炒，各三分 赤茯苓 桑白皮炒 椒木炒，各五钱 胡椒炒 黑牵牛一两，生

上为末，醋糊为丸，如绿豆大。每服十五丸至二十丸。第一服，用生葱二十四根，擂碎，同温酒五更下；第二服，用陈皮、

---

① 胀：此后原衍“胀”字，据《古今医鉴·水肿》删。

② 白芷：《古今医鉴·水肿》作“白术”。

桑白皮煎汤；第三服，用射干汤下。切忌食盐。

推车丸 毛惟中传。治水肿，气肿，单腹胀。

沉香一钱 木香一钱 巴豆一钱，半生半熟 胡椒一钱半

上为末，枣肉为丸，如梧桐子大。每服五六十丸。消上，用葱白舂烂，热酒下；次日消中，用陈皮汤下；三次消下，用牛膝汤下；去三五次，不补自止，后用实脾散。

按：上方治消肿峻攻之剂。

鸡醴饮 刘同知传。治一切肚腹四肢发肿，不问水肿、气肿、湿肿，治之皆效。

干鸡粪一升，锅内炒黄，以好黄酒三碗淬下，煮作一碗，细滤去渣，令病人饮之，少顷腹中气大转动作鸣，从大便利下，于脚膝及脐上下先作皱起，其肿渐消。复如利未尽，再服一剂。以田螺二枚，滚酒淖熟食之，即止，续以温粥调理平安。

秘方 吴交竹①传。治水肿胀满。

用蛤蟆三三枚，装在猪肚内，好酒煮一伏时，去蛤蟆，将猪肚与酒服尽，大便屁如雷，或水下，其肿自消。加砂仁尤妙。

一方，加胡椒，一岁一粒，同煮尤妙。

法蒸蓖麻膏 治十肿水气，五蛊胀气。

蓖麻子去壳，用麻布包压去油，薄摊在木勺内，仰放在锅中，水面上以锅排盖住，煮一十余沸，以药无白色为度，取出。每服六钱，滚水化开，空心温服。不过二三剂，以小便大利为效。

按：上方消肿专治之剂。

导水饼 秘方。治肿胀，不服药，自去水。

真水银粉二钱 巴豆肉研，去油②，四钱 生硫黄一钱

上三味，研成饼，令匀，先用新绵纸一块铺脐上，次以饼当脐掩之，外用帛缚，如人行三五里，自然泻下恶水，待行三五次，除去药，以温白粥补之。

---

① 吴交竹：《古今医鉴·水肿》作“吴友竹”。

② 油：原作“泪”，据《古今医鉴·水肿》改。

消河饼 秘方。治水肿膨胀。

大田螺四个 大蒜去皮，五个 车前子三钱，为末

上三味，研成饼，贴脐中，以手帕缚之。贴药后，少顷小便出，一二饼即愈。

按：上方消肿外治之剂。

实脾饮 治水肿方，出《万病回春》加减治法。

苍术米泔制 白术去芦 厚朴姜汁炒 茯苓连皮用 猪苓 泽泻 香附 砂仁 枳壳 陈皮 大腹皮 木香各等分

上锉，作一剂，灯心一团，水煎，木香磨调服。

气急，加苏子、葶苈、桑白皮，去白术；发热，加炒山栀、黄连，去香附；泻，加炒芍药、枳壳；小便不通，加木通、滑石，去白术；饮食停滞，加山楂、神曲，去白术；恶寒，手足厥冷，脉细，加官桂少许；腰上肿，加藿香；膝下肿，加牛膝、黄柏，去香附；胸腹肿胀饱闷，加萝卜子，去白术。

积聚脉法

脉来细而附骨者，积也。在寸口，积在胸中；在关上，积在脐旁；在尺部，积在气冲。脉在左，积在左；脉在右，积在右；脉两出，积在中央。脉来小沉而实者，脾胃中有积聚，不下食，食则吐。

积聚病证

夫积者，阴气也，其发有常处，其痛不离其部，上下有所终始，左右有所穷处；聚者，阳气也，其始无根本，上下有所留止，其痛无常处。盖气之所积，名曰积；气之所聚，名曰聚。故积者，五脏所生；聚者，六腑所成。其肝积，名曰肥气，在左胁下，如覆杯，有头足，久不愈，令人发咳逆，病疟连岁不愈。心之积，名曰伏梁，起脐上，大如臂，上至心下，久不愈，令人烦心。脾之积，名曰痞气，在胃脘，覆大如盘，久不愈，令人四肢不收，发黄疸，饮食不泽肌肤。肺之积，名曰息贲，在右胁下，大如覆杯，久不愈，令人洒淅寒热，喘咳，发肺痈。肾之积，名曰奔豚，

在小腹，上至心下，若豚状，或上或下无时，久不愈，令人喘逆，骨痿少气。皆因阴阳不和，脏腑虚弱，风邪搏之，忧喜乘之，伤五脏，逆四时，乃留结而为积聚也。

癥者，征也，腹中坚硬，按之应手曰癥；瘕者，犹假也，腹中虽硬，而忽聚忽散，无有常处曰瘕。癥①因伤食，瘕是血生，痞原伤气，癖则伤精。痃②癖者，本因邪气积聚而生也。痃者，在腹内近脐左右，各有一条筋脉急痛，如臂如指，如弦之状；癖者，僻则在两肋之间，有时而痛曰癖。夫痃之与癖，皆阴阳不和，经络痞膈，饮食停滞，不得宣流，邪冷之气搏结不散，得冷③则发作疼痛，故曰痃癖也。

积聚治法

丹溪曰：块乃有形之物，气不能成形，痰与食积死血也。在中为痰饮，在右为食积，在左为死血。大法咸以软之，坚以削之。行气开痰为主，不可专用下药，徒损其气，病亦不去，当消导使之镕化。其死血块去，须大补。痞块在皮里膜外，须用补药，香附开之，兼二陈汤加补气药，先须断厚④味。

积聚治方

大七气汤 治五积六聚，状如癥瘕，随气上下，发作有时，心腹疼痛，上气窒塞，小腹胀满，大小便不利。

三棱 莪术 青皮 陈皮 桔梗 藿香 益智仁 香附 肉桂 甘草

上锉，生姜三片，枣一枚，水煎服。心脾痛，加乌药、枳壳；脾滞，合四圣散。一方，加大黄、槟榔，治大人、小儿诸般痞积，

---

① 癥：原脱，据《古今医鉴·积聚》补。
② 痃：原作“安”，据《古今医鉴·积聚》改。
③ 冷：原作“令”，据《古今医鉴·积聚》改。
④ 厚：原作“后原”，据《古今医鉴·积聚》改。

面色痿黄，四肢无力。皆缘内有蛊积，或好食生米，或好食壁土，或好食茶炭咸辣等物，只此一服除根。用水煎一服，露一宿，空心温服。不得些少饮食，不然药力减而蛊积不行矣。服后少顷，肚腹心疼，当下如鱼冻，或长蛊，或血鳖，至日午蛊积下尽，方用温粥止之。

消积保中丸 云林制。顺气化痞，理脾消滞，散痞结，除积①块，进饮食，清郁热。

陈皮二两，去白 半夏一两，汤泡七次，姜汁炒 白茯苓去皮，一两 白术三两，土炒 槟榔七钱 香附一两，醋浸炒 青皮四钱，去穰②，油炒 木香三钱，不见火 莪术三钱，醋浸炒 砂仁四钱，炒 三棱三钱，醋浸炒 莱菔子一两，炒 白芥子炒，一两 麦芽炒，六钱 神曲炒，一两 黄连姜汁炒，一两 真阿魏醋浸，三钱 山栀子姜汁炒，一两 干漆炒尽烟，五钱

上为末，姜汁、酒糊为丸，如梧桐子大。每服八十丸，食后白汤送下。

按：上方治积聚之总司也。

千金化气丸 太医院传。治男子腹中气块痞痛。

青皮 陈皮 枳壳 香附 砂仁 白豆蔻各一两 木香五钱 丁香二钱 藿香 半夏 草果 干姜 槟榔一两半 川芎 白芷 三棱 莪术 玄胡索各一两 小茴香五钱 厚朴 大腹皮 白芍各一两 甘草三钱

上锉，生姜三片，水煎，半空心温服。

千金导气汤 太医院传。治妇人满腹气块，游走不定，漉漉有声。

丁香 木香 砂仁 白豆蔻 香附 乌药 当归 枳实倍 川芎 白芍酒炒 白芷 白术 青皮 陈皮 干姜 桔梗 厚朴制 肉桂 三棱醋炒 莪术醋炒 角茴 小茴 牛膝 红花 杜仲炒 乳香 没药 甘草 干漆醋炒尽烟

---

① 积：原脱，据《古今医鉴·积聚》补。

② 穰：原作“香”，据《古今医鉴·积聚》改。

上锉，半水半酒，姜、葱煎，热服。如饱闷不食，加神曲、麦芽、山楂；发热，加柴胡、黄芩。

胜红丸 治脾积气滞，胸膈满闷，气促不定，呕吐清水，丈夫酒积，妇人血积、气积，小儿食积，皆治。

陈皮 莪术二味同醋煮 青黛 三棱醋煮 干姜炮 良姜各一两 香附炒，去皮，二两

上为末，醋糊丸，如梧桐子大。每服五十丸，姜汤下，食前服。

按：上方治寒积之剂。

开怀散 云林制。治心下积块作痞闷，或发热者。

青皮去穰 陈皮 半夏姜炒 白茯苓去皮 莪术醋炒 香附 槟榔 柴胡倍用 红花 枳实麸炒 甘草 草豆蔻倍用

上锉，一剂，生姜煎服。口干加干姜①。

柴香散 治心腹有气一块，略痛。又理心腹疼痛，膨胀，寒热往来。

柴胡七分 黄芩七分 赤芍五分 枳实一钱 厚朴五分 香薷五分 黄连五分 地骨皮一钱 三棱一钱 莪术一钱 玄胡索五分 甘草三分

上锉，一剂，水煎服。

三棱煎丸 治饮食过伤，痞闷疼痛，食不消化，久而成癖。又治妇人血积血块、干血气、经闭不通②。

大黄八两，为末 三棱 莪术各一两，二味湿纸包裹，煨，为末

上先将大黄放磁③器内，好醋渍令平，慢火熬干，入二味为丸④，如绿豆大。每服二三十丸，食后白汤下。量虚实加减，不问男子、妇人、小儿，诸般积块皆可服。

---

① 干姜：《古今医鉴·积聚》作“干葛”。

② 通：原作“过”，据《古今医鉴·积聚》改。

③ 磁：《古今医鉴·积聚》作“银石”。

④ 丸：原作“末”，据《古今医鉴·积聚》改。

三棱化积丸 李九河方。

三棱六两，醋煮 莪术一两，醋煮 木香一两 槟榔六两 青皮一两 陈皮一两 香附一两，醋炒 枳实一两，麸炒 厚朴一两，姜炒 砂仁一两 神曲一两，炒 山楂四两，去子 麦芽一两，炒 南星一两，姜汤泡 半夏一两，姜制 萝卜子一两，炒 大黄三两，酒蒸 黄连一两，炒 桃仁一两，去皮尖 干漆一两，炒 甘草一两

上为细末，醋糊为丸，如梧桐子大。每服四十丸，渐渐加，用白汤送下。

按：上方治热积之剂。

神化丹 秘方。消癖积，破血气，下鬼胎，通经脉，及诸癖积血气块。

硇砂 干漆炒 血竭各三钱 红娘子二十个 乳香一钱半 斑蝥二十个，去翅足

上为末，枣肉为丸，如碗豆大。每服一①丸至三五丸，临卧，或枣汤、或姜汤、或红花苏木汤下。

按：上方治积聚专攻之剂。

补《万病回春》方

溃坚汤 治五积六聚，诸般癥瘕、痃癖、血块之总司也。

当归 白术去芦 半夏姜炒 陈皮 枳实麸炒 山楂肉 香附 厚朴姜汁炒 砂仁 木香各等分

上剂，姜一片，水煎，磨木香调服。

左胁有块，加川芎；右胁有块，加青皮；肉食成块，加姜炒黄连；粉面食积，加神曲；血块，加桃仁、红花、官桂，去半夏、山楂；痰块，加海石、瓜蒌、枳实，去山楂；饱胀，加萝卜子、槟榔，去白术。壮健人加山楂，瘦人加人参少许。

五疸脉法

五疸实热，脉必洪数，其或微涩，证属虚弱。脉沉，渴欲饮

---

① 服一：原作“一服”，据上下文乙正。

水，小便不利者，必发黄也。

五疸病证

夫疸者，黄病也，其证有五：曰黄汗，曰黄疸，曰酒疸，曰谷疸，曰女劳疸。须有五者之分，而病原不过湿与热郁蒸于脾，使面目、肢体发黄，如栀子水染也。

五疸治法

治法：但利小便为先，溺白，黄自退矣。若食积黄者，量其虚实下之。

外有伤寒病，阳明内实，当下而不得下，当汗而不得汗，当分利而不得分利，故使湿热拂郁内甚，皆能令人发黄病也。先哲制茵陈五苓散、茵陈汤、茯苓渗湿汤之类以治之。

又有时气、伤寒、伤风、伏暑解散未尽，亦令人发黄。如有其状，口淡、怔忡，耳鸣、脚弱，微寒微热，小便白浊，此为虚证，不可妄用凉药，愈伤①气血。

疸病面黑黄色，而作渴、腹胀者，难治。

五疸治方

肾疸汤 治肾疸，目黄，甚至浑身黄，小便赤涩。

羌活 防风 藁本 独活 柴胡各五分 白术五分 白茯苓二分 泽泻三分 猪苓四分 苍术一钱 黄柏二分 人参三分 葛根五分 神曲六分 升麻五分 甘草三分

上锉，作二剂，水煎，稍热②食前服。

按：上方治肾疸，用风药以胜湿也。

茯苓渗湿汤 治湿热发黄，汗黄尿赤。

猪苓 泽泻 苍术 茯苓 陈皮 枳实 黄连 黄芩 栀子

---

① 伤：原脱，据《古今医鉴·五疸》补。

② 热：原作“熟”，据《古今医鉴·五疸》改。

防己　茵陈　木通

如不思饮食，加砂仁、神曲炒、麦芽炒，各等分。

上锉，生姜煎服。

加减胃苓汤　治黄胖，饮食无味，四肢无力，行步倦怠，脉涩而濡是也。本方减桂，加藿香、半夏、大腹皮、山楂、萝卜子、三棱、莪术、青皮。

按：上方治黄疸，渗湿利水①之剂。

牛黄散子　治酒疸、食黄，及水气蛊症。酒疸，饮酒大过；食黄，宿食积久，以此面目甚黄，遍身浮肿；蛊症，肚大如盆是也。

黑牵牛春八分，夏九分，秋七分，冬一钱　大黄春八分，夏九分，秋七分，冬一钱　槟榔春八分，夏九分，秋七分，冬一钱　甘草春八分，夏九分，秋七分，冬一钱

上为细末。每服五钱，五更时面东南，用井花水调服，疾随下；而不动，面朝太阳，吸气三口，疾速下，蛊症全消，酒疸、宿食俱愈。忌生冷发物。后服乌药顺气散一二贴，再服十全大补汤数贴。

酒煮茵陈汤　蒋云山传。治酒疸，遍身眼目发黄如黄金色者。

茵陈一两，好黄酒一钟半，煎至八分，食远温服，不数剂而愈。

五疸神丹　孙柳塘传。治五疸黄肿。

绿矾不拘多少，炒至白色为度，盖②入瓶中，火煅白尤佳

上为细末，煮枣肉为丸，如樱桃大。每服五丸，早晨、午间、晚上各一服，用冷黄酒送下。忌醋、生冷、发物。若有蛊，服之亦吐出，神效。

按：上方治黄疸专攻之剂。

退金丸　鄢陵蹇大尹传。治黄疸及癖疾发热。

---

①　水：原脱，据《古今医鉴·五疸》补。

②　盖：《古今医鉴·五疸》无。

砂罐一个，装青矾令八分满，外以盐泥固济，炭火煅令通红，去泥埋土中，以彻去火毒，将砂罐及矾俱为末，水打面糊丸，如梧桐子大。每服二三十丸，肉汤送下，日进三服，滚汤亦可。忌鱼腥、面筋等发物之类。

铁砂丸 思恒传。治黄疸，腹内有块。

苍术三两，米泔制炒 香附三两，醋炒 白术一两 猪苓一两 泽泻一两 茯苓一两 茵陈一两半，醋炒 牛膝一两 槟榔一两 木瓜一两 草果一两 砂仁一两 枳壳一两半，麸炒 青皮一两 陈皮一两半 三棱一两，醋炒 莪术一两，醋炒 当归一两 神曲二两 青矾三两，麸炒黑色为度

上为末，醋糊丸，如梧子大。每服九十丸，温酒送下，醋汤亦可。

补《万病回春》方

茵陈散 治湿热发黄。

茵陈 栀子 赤苓 猪苓 泽泻 苍术 枳实 黄连 厚朴 滑石各等分

上一剂，灯草一团，水煎服。

身热，加柴胡；小水短赤，加黄柏；胸膈饱闷，加萝卜子、茯苓；饮酒人，加瓜蒌仁、干葛、砂仁，去滑石。此成酒疸者多。

治黄病方

黑矾不拘多少，日晒夜露二十一日，为末，枣肉为丸，如绿豆大。每服九丸，早、晚、午各进一服，日进三服，二十一日即止，小儿服三丸。

治黄肿病方

七月七日，采水花，干为末，每服一钱，神效。

发热脉法

经曰：脉大无力为阳虚，脉数无力为阴虚。无力曰虚，有力曰实。

发热病证

夫发热者，谓怫怫然发于皮肤之间，则成热也。与潮热、寒热若同而异。潮热者，有时而热，不失其时；寒热者，寒已而热，相继而发。至于发热，则无时而发也。世间发热证，类伤寒者数种，治各不同，外感内伤，乃大关键。张仲景论伤寒、伤风，此外感也。因风寒之邪感于外，自表入里，故宜发汗解散之，此麻黄、桂枝之义也。以其感于春冬之间、寒冷之月，即时发病，故谓之伤寒，而药用辛热以胜寒。若时非寒冷，则药当有变矣。故春温之月，则当变以辛凉之药；夏暑之月，则当变以甘苦寒之药。故云：冬伤寒不即病，至春变温，至夏变热，而其治法必因时而有异也。又有一样冬温之病，谓失其时而有其气，盖冬寒时也，而反病瘟焉。此天时不正，阳气反泄，用药不可温热。又有一样时行寒疫，却在温暖之时，时本温暖，而寒反为病。此亦天时不正，阴气反逆，用药不可寒凉。又有一样天行瘟疫，热病多发于春夏之间，沿门合境相同者。此天地之厉气，当随时令、参气运而施治，而①用刘河间辛凉甘苦之药以清热解毒。以上诸症，皆外感天地之邪者也。若饮食劳倦，内伤元气，此则真气下陷，内生②虚热。故东垣发补中益气之论，用参、芪等甘温之药大补其气，而提其下陷。此用气药以补气之不足者也。又③若劳心好色，内伤真阴，阴血既伤，则阳气偏胜，而变为火矣，是为阴虚火旺劳瘵之证。故丹溪发阳有余阴不足之论，用四物汤加黄柏、知母，补其阴而火自降。此用④血药以补血之不足者也。益气补阴，皆内伤证也。一则因阳气之下陷，而补其气以升提之；一则因火之上升，而滋其阴以降下之。一升一降，迥然不同矣。又有夏月伤暑之病，

---

① 而：《古今医鉴·发热》作“宜”。当从。
② 生：原作“伤”，据《古今医鉴·发热》改。
③ 又：原作“大”，据《古今医鉴·发热》改。
④ 用：原作“四”，据《古今医鉴·发热》改。

虽属外感，却类内伤，与伤寒[①]大异。盖寒伤形，寒邪客表，有余之证，故宜汗之；暑伤气，元气为热所伤而耗散，不足之证，故宜补之。故东垣所谓清暑益气汤是也。又有因时暑热，而食冷物，以伤其内，或过取凉风，以伤其外，此则非暑伤人[②]，实乃因暑而自致之病，治宜辛热解表，或辛温理中之药，却以伤寒治法相类者也。凡此数证，外形相似，而实有不同，治法多端，而不可惑谬。故必审其果为伤寒，为伤风，及寒疫，则用仲景法；果为湿病，为热病，及瘟疫也，则用河间法；果为气虚，则用东垣法；果为阴虚，则用丹溪法。如是则庶无差谬以害人性命矣。今又但见发热之证，皆认作伤寒外感，卒用汗药以发表，汗后不解，又用表药以凉其肌。设是虚证，岂不死哉。间有颇知发热属虚，而用补[③]药，则又不知气[④]血之分，或气虚而补血，或血病而补气，误人多矣。故外感之与内伤，寒病之与热病，气虚之与血虚，如冰炭相反，治之若瘥，则轻病必重，重病必死，可不畏哉！

发热治法

伤寒发热，是邪寒入卫，与阳气交争，而为外热。阳气主外，为寒所薄，而失其职，故为热。其脉紧而有力，是外之寒邪伤卫也。凡治主外。

伤暑发热，是火邪伤心，元气耗散，而热邪入客于中，故发为热，汗大泄，无[⑤]气以动其脉，虚迟而无力，是外之热邪伤荣也。治主内[⑥]。

内伤发热，是阳气自伤，不能升达，降下阴分，而为内热，乃阳虚也。故其脉大而无力，属肺脾。

① 寒：原脱，据《古今医鉴·发热》补。
② 人：原脱，据《古今医鉴·发热》补。
③ 补：原脱，据《古今医鉴·发热》补。
④ 气：原作“风”，据《古今医鉴·发热》改。
⑤ 无：原作“其”，据《古今医鉴·发热》改。
⑥ 内：原作“病”，据《古今医鉴·发热》改。

阴虚发热，是阴虚①自伤，不能制火，阳气升腾，乃阳旺也。故其脉数而无力，属心肾。

大病后，气血两虚，遂成劳怯，潮热往来，盗汗自汗，或无汗爆热，世俗便以地骨皮、银柴胡，往往不效，其病增剧。故男血虚有汗潮热者，人参养荣汤；气虚有汗潮热者，补中益气汤；血虚无汗潮热者，茯苓补心汤；气虚无汗潮热者，人参清肌散。女子血虚有汗潮热者，茯苓补心汤；气血两虚、无汗潮热者，逍遥散。其咳嗽咯血，以人参五味子散、骨蒸汤、清骨散。以上皆劳热之圣药也。

发热治方

升阳散火汤 治男妇四肢发热，筋骨间热如火烙，扪之烙手。此病多因血虚而得之，或胃虚过食冷物，郁遏阳气于脾胃之中，火郁则发之。

生甘草二钱 防风二钱半 炙甘草三钱 升麻 葛根 独活 羌活 人参各五钱 柴胡八钱

上锉，生姜三片，水煎服。忌生冷寒凉之物月余。

四物二陈汤 治血虚，虚劳发热，五心烦热，昼则明静，夜则发热。此热在血分也。

当归 川芎 白芍 生地黄 黄连 胡黄连

上锉，一剂，水煎服。

清心莲子饮 治发热口干，小便赤涩，夜则安静，昼则发热，此热在气分也。

黄芩 车前子 赤茯苓 麦门冬 地骨皮 人参 黄芪 甘草

加味②逍遥散 治子午潮热。

当归 白芍 白术 白茯苓 柴胡 甘草 黄芩 胡黄连

---

① 虚：《古今医鉴·发热》作“血”。

② 加味：《古今医鉴·发热》作“加减”。

麦门冬　地骨皮　秦艽　木通　车前子

每以水[①]浸湿，灯心煎服。

加减小柴胡汤　治虚损，手心脚心发热，不可当[②]。

柴胡　黄芩　半夏　人参　香附　黄连　全胡　甘草

柴胡汤[③]　治邪传半表半里发热，及内伤发热，杂证发热。

柴胡　黄芩　人参　半夏　甘草　猪苓　泽泻　白术　茯苓　肉桂

鳖甲饮　治病后食力未复，邪热未除，房劳虚损，一切骨蒸盗汗。

鳖甲　秦艽　柴胡　地骨皮　枳壳　知母　当归　乌梅

上锉，生姜三片，桃、柳头各七个，空心午前、临卧各热服，渣再煎。忌酒色、贪婪、酒醋、鱼腥、烧炙、煎炼、芋[④]头、山药、胡椒、湿面性热等物，男女同法。

治极虚似热用峻补得效述医案

予堂侄年三十四岁，素恃强壮无病。一日因母病制药，饮烧酒睡浓，觉微感寒。次日召医用发药一二剂，觉直肠坠下甚硬，有如痢疾里急后重之状，用清表药二剂，其坠硬愈甚。第三日，医疑其热坠，用大黄等下之，仅得微利。服下药之夜，身出大汗，湿衣如水洗，换衣良久，大汗又湿衣，一夜换衣十余次。至天明，请予视之。予诊其脉虚大，然坐二饭之久而又[⑤]换衣二次。予曰：此虚极而误服凉药，大汗不止，命在须臾矣。用参、芪、附子、甘草大剂急服之，服完一剂，至午间大汗即止[⑥]，然其硬坠则如故也。知其气虚而下陷，用补中益气汤倍加参、芪，又加姜、附，服数剂，其坠硬不甚减，又不大便。疑其血涩，又多加当归、熟

---

① 每以水：此前《古今医鉴·发热》有“上锉一剂，清水”6字。
② 不可当：《古今医鉴·发热》作“加本方”。
③ 柴胡汤：《古今医鉴·发热》作“柴芩汤”。
④ 芋：原作“羊”，据《古今医鉴·发热》改。
⑤ 又：原作“有”，据《奇效医述·治极虚似热用峻补得效述》改。
⑥ 止：原作“至”，据《奇效医述·治极虚似热用峻补得效述》改。

地黄、怀牛膝，入生蜜和服以润之。得大便一次，其坠硬略止。半日后，仍复如故。仍用大补气血之剂，人参、附子、干姜，俱用一钱五分，服数日，而坠硬不减，精神尤恍惚。旁议有疑其热蒸者，欲用炒黄连之类。予再察其脉，详观其形症，灼知其虚之极也。用上好人参五钱，为一剂，加入前药内，服之。四更时服药，至天将明时，其坠硬后重之苦，若人拔而除之也。自后随服大补气血之剂，数十剂而安。

原用参芪附子汤　立止虚汗，此方之力。

人参三钱　黄芪蜜炙，五钱　熟甘草五分　熟附子一钱五分

水二碗，煎七分，温服。

原用人参大补汤　除坠硬后重，此方之力。

人参上好，五钱　炙黄芪五钱　熟甘草六分　炒白术一钱二分　当归身　熟地黄各三钱　熟附子　炒干姜各二钱

水煎，温服。

七　卷

补益脉法

气虚，脉细，或缓而无力，右手弱；血虚，脉大，或数而无力，左手弱。阳虚，脉迟；阴虚，脉弦；真气虚，脉紧。男子久病，气口脉弱则死，强则生；女人久病，人迎强则生，弱则死。

补益病证

夫虚者，虚损也。《难经》所谓五损脉者，亦因虚而致损也。一损，损于皮毛，皮聚而毛落；二损，损于血脉，血脉虚少，不能荣于五脏六腑；三损，损于肌肉，肌肉消瘦，饮食不为肌肤；四损，损于筋，筋缓不能自收持；五损，损于骨，骨痿不能起于床。反此者，至脉之病也。从上下者，骨痿不能起于床者死；从下上者①，皮聚②而毛落者死。治损之法，奈何？然损其肺者，益其气；损其心者，益其荣卫；损其脾者，调其饮食，适其寒温；损其肝者，缓其中；损其肾者，益其精：此治损之大法也。夫诸虚与劳极，未始不由气体虚弱，心肾有亏，水火不自升降而致也。或为寒暑劳役所伤，或因色欲过度，俱能戕贼真气，以致肌体羸瘦，腰膝无力，小便频数，大便滑泄，目眩耳聋，遗精自汗，甚则虚火上攻，面赤发喘，此皆诸虚之证也。劳极者，七情伤乎五脏也。尽力谋虑，劳伤乎肝，应乎筋极；曲运神机，劳伤乎心，应乎脉极；意外过思，劳伤乎脾，应乎肉极；预事而忧伤，劳伤乎肺，应乎气极；矜持志节，劳伤乎肾，应乎骨极：此五劳应乎五极者也。劳极精气，变生诸证。

---

① 者：原脱，据《古今医鉴·补益》补。
② 聚：原作“肤”，据《古今医鉴·补益》改。

补益治法

治疗之法，当随五脏六腑寒热调之。《内经》曰：形不足者，温之以气；精不足者，补之以味。然滋补之药，贵乎平和，不可骤用峻补丹石燥热之剂，恐肾水枯竭，虚火愈炽。惟当斟酌轻重而用之，斯得之矣。

补益治方

四君子汤 补气虚。

拣参 白术去芦 白茯苓去皮 甘草

上锉作剂，姜、枣煎服。有痰加陈皮、半夏，名六君子汤。

按：上方治气分之圣药也。用人参补元气，白术健脾胃，甘草和中，茯苓淡渗，引药下行，补下焦元气。气乃无形之气，属乎阳，乃君子之象焉，故名四君子汤。

四物汤 补血虚。

当归 川芎 白芍药 熟地黄

上锉，一剂，水煎服。

按：上方治血分之圣药也。用当归引血归肝经，川芎引血归肺经，白芍引血归脾经，地黄引血归肾经。惟心生血，肝纳血，脾统血，肺行血，肾藏血，男子则化为精，女人则化为月水。血乃有形之物，属乎阴，故名四物汤。

八物汤 补气血两虚。

四君子汤合四物汤，姜、枣煎服。

十全大补汤 治气血俱虚而挟寒者。

八物汤加黄芪、肉桂。

上锉作剂，姜、枣煎服。

人参养荣汤 治积劳虚损，四肢倦怠，肌肉消瘦，面少颜色，汲汲短气，饮食无味。

人参 当归 陈皮 黄芪蜜炒 桂心 白术 甘草炙，各一钱 白芍药二钱 熟地黄酒浸 茯苓去皮，一钱 五味子十粒 远志去

心，炒，五分

上锉，一剂，姜、枣煎服。

固真饮子　治中年已上之人，阴阳两虚，气不足，头每痛，日晡微热，食少力倦，精气时脱，腰痛胻酸。服之者每得良验。

人参　干山药　当归身　黄芪各一钱　熟地黄二钱半　黄柏炒，一钱　白术　泽泻　山茱萸肉　补骨脂各五分　五味子十粒　陈皮　白茯苓各八分　杜仲炒　甘草炙，各七分

上锉剂，水煎服。

九仙酒　太医院传。治诸虚百损。

八物汤各二两，加甘州①枸杞子半斤。用生姜二两，枣十枚，煮好酒一坛，不拘时随量饮，大有补益，不能尽述。

六味地黄丸　治形体瘦弱，无力多困，肾气久虚，寝汗发热，五脏齐②损，遗精便血，消渴淋浊等证。此药不燥不寒，专补左尺肾水，兼理脾胃，少年水亏水旺，阴虚之证，最宜服之。

泽泻三两　怀熟地黄八两，姜汁炒　干山药酒蒸，四两　山茱萸酒蒸去核，四两　白茯苓去皮，三两　牡丹皮去骨，三两

妇人血虚无子更效，须加香附醋炒、当归各二两。

上为细末，炼蜜为丸，如梧桐子大。每七十丸，空心白汤下。肾水不能摄脾土，多吐痰唾，淡姜汤下。

虚劳加紫河车一具，蒸烂捣为丸；阴虚火动，加黄柏、知母酒炒，各二两；心肾不交，消渴引饮，加麦门冬去心三两，五味子二两；腰膝痛，加牛膝酒洗、杜仲姜酒炒，各三两；小便夜多，去泽泻，用益智仁盐酒炒三两，兼补右尺；相火，加大附子面包煨、去皮脐，童便炒过，官桂去粗皮、童便略煮过，用各二两；遗精，加牡蛎火煅，醋杀火气，三两；嗽，加五味子三两。

神仙既济丹　刘少保公方。专补诸虚百损，五劳七伤，滋肾

---

① 州：原脱，据《古今医鉴·补益》补。

② 齐：《古今医鉴·补益》作“亏”。

水，降心火，补脾土，添精补髓，益气和血，壮筋骨，润肌肤，聪耳明目，开心定智，强阴壮阳，延年益寿。此药性味温而不热，清而不寒，久服则坎离既济，阴阳协和，火不炎而神自清，水不渗而精自固矣，平补之圣药也。

干山药酒蒸，三两　川牛膝酒洗，去芦，三两　川杜仲去皮，酒和姜汁炒，二两，去丝　川巴戟水泡，去心，二两　辽五味子去梗，二两　甘枸杞酒洗，二两　小茴香盐水炒，二两　肉苁蓉酒洗，二两　山茱萸酒蒸，去核，晒干，二两　远志甘草水泡去骨，晒干，二两　石菖蒲去毛，二两　川黄柏去皮，酒炒，四两　知母去毛，酒炒，二两　生地黄酒炒，二两　熟地黄酒蒸，二两　麦门冬水泡，去心，二两　菟丝子酒煮烂，捣①成饼，焙干，二两　拣人参去芦，二两　甘菊花酒洗，晒干，二两　山栀子炒，二两　广陈皮去白，一两　白茯二两

一方，上天门冬去心，二两，当归酒洗，二两，无菊花、栀子、陈皮。遗精，加龙骨二两，火煅。

上为细末，炼蜜和枣肉为丸，桐子大。每服七八十丸，空心盐汤或酒送下。

天王补心丹②　宁心保神，益血固精，壮力强志，令人不忘，三焦③化痰涎，祛烦热，除惊悸，疗咽干，养育。

熟地黄　白茯苓去皮　柏子仁去壳　丹参去芦　百部　石菖蒲去毛　牛膝去芦，酒洗　杜仲姜汁炒，去丝　天门冬泡，去丝　当归酒洗　酸枣仁去壳，炒　玄参　远志甘草水泡，去心　五味子去梗　拣参去芦　白茯苓去皮木　桔梗去芦　甘草各等分

一方，无牛膝，有麦门冬。

上为细末，炼蜜为丸，如弹子大，金箔为衣。临卧，灯心、红枣煎汤，细嚼送下。

治气心风，加茴香、白术、木香、朱砂、芍药，减当归、桔

---

① 捣：原作"槁"，据《古今医鉴·补益》改。
② 天王补心丹：此后主治部分与《古今医鉴·补益》不同。
③ 三焦：带月楼本同，据文义，疑衍。

梗、五味、百部、杜仲。一方，加牛黄、琥珀三钱。

接命膏 治男妇气血虚弱，痰火上升，及中风不语，左瘫右痪，腰腿疼痛，动履不便，饮食少进，一切虚损。

人乳二盏，香甜日者佳 梨汁一盏

上二味，倾入银锡镟中，入汤内顿滚①，有黄沫起，开清②为度。每五更后一服，大能消痰，补虚生血延寿。

三才大补膏 刘太府方。

生地黄一斤 熟地黄一斤 天门冬去心，四两 麦门冬去心，四两 拣人参去芦，四两 甘枸杞四两 牛膝去芦，四两 何首乌八两

上㕮咀，勿犯铁器，同入大砂锅内，用水二十碗，煎至七碗，取汁贮药，渣如前再煮九次，其得汁七十碗，滤渣极净。别用中等砂锅，入汁七碗，慢火煎熬，耗汁一碗，方添一碗，六十三碗皆添尽，则汁已浓矣，盖抵得汁六碗。却用山白蜜去蜡，秤一斤半，同前药入砂锅内，重汤煮汁，滴水不散，则当成矣。磁罐贮之，埋土中，七日取出，如前再煮一昼夜，再埋一宿，乃分贮小罂③内封固，以次取用。自煎至煮，但用桑柴火，药本寻常，妙在火候。不拘时以醇酒调服，味美而功多。若惩忿窒欲之人，又深居简出，时服此膏，亦可以擅其天年矣。

天真接命丹 方上异人传。

用无病室女月经，首行者为最④，次二次者为中，次四五次为下，然亦可用。取法：以黑铅打一具，形如黄衣冠子样，俟月信动时，即以此具令老媪置阴户上，以绢幅兜住，接具取起，倾磁器中，再用前具再取约二三钟许，澄沉底，红如朱砂，此为母气真元也。其面如黄色浮起⑤，此为红铅⑥也，即用绵纸轻轻拖渗

---

① 滚：原作“淡”，据《古今医鉴·补益》改。

② 清：原作“青”，据《古今医鉴·补益》改。

③ 罂：古代大腹小口的酒器。原作“瞿”，据《古今医鉴·补益》改。

④ 最：此后《古今医鉴·补益》有“佳”字。

⑤ 起：原作“之”，据《古今医鉴·补益》改。

⑥ 红铅：《古今医鉴·补益》作“发水”。

去，却[1]用极细白净云茯苓为末，用熟水浮去木屑，取沉底者晒干，捣入红铅中，如和面然。多寡软硬，以意消息。打作薄薄饼子，阴干待用，不可犯铁器。既干，研成细末，以麻黄一大把，锉，煎成极浓膏子，用绵布绞[2]，滤去渣滓，入前末中，以成丸为度。如绿豆大，以老坑辰砂研细末为衣，用银药罐盛之收存，以黄蜡收口，每服五十丸或七八十丸。服后净坐无风处，所略有微汗验，药性流行，充溢四肢、经络、皮毛之间。如服后发热作渴，此元[3]气虚，药性到也，须服乳汁数盏以止之。服药后，三日内蔬食，不可吃油腻之物。此药进二三次，或越三五年，又进二三次，立见气力焕发，精神异常。草木之药千百服，不如此药一二服。盖人自十六岁已往，精气渐减，不但男女之欲足以损败，一与事应，则视听言动，皆耗散精气之原。故禅氏面壁，仙家坐关筑基，炼己苦行，以防耗此神气，便是长生之术。此药采此人身，非若金石草木有偏胜之害，一补益之功及其至风寒暑湿之气，俱不能侵，妙夺造化，养生君子，珍之重之，幸甚。

阳炼秋石法　京师传。

童便一缸，牙皂煎水二三碗，入缸内，用柳条乱搅起白泡，用勺撇去，随搅随撇，令泡尽澄清许久，上去其泡，下去其垢腻，惟取中间清水，入锅内煎熬。用桑柴火，先文后武，火熬二三碗，又加童便半锅，又熬至干，又加又熬，至缸中童便尽为止。熬至焦干，入香油一碗，从锅周围倾入锅底下，用极猛火烧过透红无油气，带锅掇起，放地上，待冷一时，自然成块而起，研罗细末，用净水二碗，入内搅匀，如米汤样清，一二日再搅起，倾入好雪白连四纸十数层盛药下，用竹篾为梢箕，水浸一宿，去竹内黄水令净，将纸放竹箕内，下用磁器盛之，滤下极清水，于磁器内滤

---

① 却：后。

② 绞：原作“纽”，据《古今医鉴·补益》改。

③ 元：原作“死”，据《古今医鉴·补益》改。

令干，收入锅内，将纸渣再入水搅，如上法滤之。将先滤清水，用广锅一口，以缸瓦打磨令光如银白，入内用炭火熬，令干为度。抓起放纸上，再将锅又打磨净，又熬第二次清水如上法，只要洁净，得如雪之白。

阴炼秋石法 京师传。

用童男童女便各二桶，入半旧瓦缸内，入净水一桶，柳棍搅千余下，澄半日，待清，括去清者半桶；又入水一桶，又搅又澄，又去半桶，此两次毕；又入水一桶，如前搅澄，却括一桶。如此七日，一日两次，共十四次，将清水尽倾去，止留秋石，倾放皮纸上，下用杉木板，或柏木板，盛贮晒干。或日晒夜露，取其日精月华；或以人乳拌晒，入丸药内；或单用枣肉为丸，如梧桐子大。每服五七十丸，空心好酒送下。大有补益，善降虚火，其功不可尽述。

取红铅法 应圆传。

用室女经血，或首经最佳。以布帛用烧酒洗过晒干用之，以乌梅水澄之，取出，入乳香末少许，乳汁为丸，如樱桃大。每噙一粒，取女人气一口，乳汁送下。治诸虚百损，五劳七伤，神效。

神仙伏气秘法 刘云簑传。治诸虚百损，五劳七伤，延年益寿。

橐籥

先于辰戌时，行安命之功，于右鼻进药吹气。

十六 十四 十二 十 八 六 四止

次日寅时，行进阳火之功，于左鼻进药吹气。

三 五 七 九 十一 十三 十五 十七止

于戌时退阴符，仍照行十六至四止。

每行之时，先令病人仰面平枕，口噙热水，或乳香酒一口，然后令童女照前数吹之。吹法：先取红铅，用未破身童女所行经血①，以夏布揉洗令净，或净花亦可，振下晒干。如用时，将热童便洗下，晒干收起。临用时，以童便化开，滴于橐籥小头口边，入鼻内，将大头令童女噙，使力吹之，如上法。病人候吹气即吸入。童女忌葱、蒜、酸、辣之物，久久行之，能接补天年。行后如觉内热，可服人乳，即能解之。

三元丹 善补虚，接天年。

红铅一两 娇乳②一两，要头生男、三日不食者 乳香一钱 辰砂一钱 秋石一钱 用童便入瓦③盆内，用扫净新砖数块入内，浸七日取出，冬天放阴地上，夏月埋入地崖，内要极深，日久自生白石，扫下用

上共为末，和一处，将鸡蛋搕一孔，将青、黄倾去不用，纸风干净，将药末入内，封固严密，放群蛋内，抱三七取出，丸如梧桐子大，金箔为衣。如干，将乳汁和为丸。每服三丸，人乳送下，五更空心服，汗出至足为度，不可见风。

治下元虚弱虚火炎上用滋补得效述医案

予禀气素弱，神虽强而精甚弱，脾肾两虚，虽极力寡嗜欲而不能使之不弱。二十前后，脾胃虚甚，常服参、术等补脾，而仅免于病。至三十后脾胃稍可，而颇觉上膈有热，时有齿痛、口舌痛等病，每服清上药辄愈，亦不为大害也。至乙未春夏，寓京师数月，自察脉觉两尺弱，而寸关亦不旺，疑是下虚水不能制火，理宜补下，滋水以制火。若单清上，非治本之术也。因与老医饶姓者商之，渠亦以为然，遂用人参、当归、熟地黄、白茯苓、五味、石枣肉、巴戟、故纸、肉苁蓉、鹿角胶、仙茅、远志、酸枣仁、天麦冬、枸杞、菟丝之类。用山药末，酒糊为丸服之，服至两三月而上，膈虚火尽除，口齿等病不复作，亦不必更服清上药矣。自此以后，滋补丸药服无虚日，迄今二十余年，而无虚火者，

① 血：原作“脉”，据《古今医鉴·补益》改。
② 娇乳：《古今医鉴·补益》作“娇人乳”。
③ 瓦：原作“鸟”，据《古今医鉴·补益》改。

滋水制火之功也。

痼冷病证

痼冷者，谓痼久而冷也。痼者，固也；冷者，寒之甚也。人之脏腑禀受不同，亦或将理失宜，遂致偏废，故方中有痼冷、积热之说。痼冷，中寒也。其病多由真阳虚弱，胃气不实，复啖生冷、冰雪、水酪诸寒之物，或坐卧阴寒久湿之处，日渐侵脱阳气，以致脏腑久痼而冷。其为病也，或手足厥冷，或腹中久痛，溏泄无度，或腰腿重痛，如坐水中，或阴痿不举，寒精自出，或久呕逆，不进饮食，或自汗战慄，或大腑洞泄，或小便频数，此皆痼冷之为病也。

痼冷治法

治之，宜当温补下元，健养脾胃，祛寒邪，固真气，使阳气得复，阴阳平和，则无偏胜之患，而病斯愈矣。

凡脱阳症，或因大吐、大泻之后，四肢逆冷，元气不接，人事不省，或伤寒新瘥，误与女人交接。其证小腹紧痛，外肾搐缩，面黑气喘，冷汗自出，是名脱阳证，须臾不救。急用葱熨法，更灸气海在脐下一寸五分、关元在脐①下二寸，各五十壮，内服姜附汤、五积散之类，然后可服黑锡丹。

又方，灸男左女右手中指一壮，再灸关元穴七次。

凡阴证，身静而重，语言无声，气少难以喘息，目睛不了了，口鼻气冷，水浆不入，大小便不禁，面上恶寒，有如刀刮，先用葱熨法，次用四逆汤。

痼冷治方

回阳返本汤　云林制。治急阴证，手足冷，指甲青，少腹痛，囊缩。

① 脐：其后原衍“左”字，据《古今医鉴·痼冷》删。

人参　白术　干姜炒，各一钱　丁香八分　甘草　大附子制　陈皮　半夏各一钱　茯苓八分　神曲炒，六分　白豆蔻八分　沉香五分

上锉，一剂，生姜三片，枣二枚，盐少许，水煎服。

又，脐上用熟葱贴，冷则复易。外肾并阴囊以绢帛扎住，用炒盐贴于上。仍用炒盐熨胸膈、胁肋上下、小腹。如急阴不省人事，用盐填满脐中，火艾灸之，以醒为度。后①大便闭结，用利气丸通之。

敛阳丹

丁香　砂仁　白豆蔻各一两　红豆二两　人参五钱　厚桂一两　大附子二两　干姜一两，炙　良姜二两，炒　均姜②二两，炒

上为末，好酒煮米糊为丸，如梧桐子大。每服五七十丸，空心温酒送下。

黑豆酒

黑豆不拘多少，锅内炒熟，以好酒淬之，就以碗盖，勿令泄气，候温饮酒，大效。

按：上方温补之剂。

回春散　杨小用传。治阴冷如神。

一钱白矾，八分丹即黄丹，二分胡椒细细研，焰硝③一分共四味，酾醋调和手内摊。男左女右合阴处，浑身是汗湿衣衫，此方用者如神效，不义之人不可传。硇音勘。

助阳散④　秘方，治急冷阴。

干姜一两　牡蛎一两

上为细末，以火酒调稠，搽手上，男子用双手擦外肾即愈，女子以男子手擦药⑤，急按两乳，仍揉擦热，汗出则愈。

---

① 后：《古今医鉴·痼冷》作“或”。

② 均姜：即生姜，其地道品出均州而得名。

③ 焰硝：即芒硝。焰，原作“硇”，据《古今医鉴·痼冷》改。

④ 助阳散：《古今医鉴·痼冷》作“回阳丹”。

⑤ 药：原作“菜”，据《古今医鉴·痼冷》改。

治阴证极效方[1]　秘方，应圆传。

芥菜子七钱　干姜三钱

上为末，水调作一饼贴脐上，手帕缚住，上放盐，以熨斗熨之数次，汗出为度。又将病人小便，攀阴茎，往上尽头处，用艾炷灸七壮，即效。

固阳膏　秘方。治因女色成阴证。

白矾生，三钱　黄丹二钱　干姜五钱　母丁香十个　胡椒十五个

上为末，用醋和得所，以男左女右握药搭脐上，被盖少顷，出汗即愈。

按：上方治阴证，外治之剂。

加味理中汤　痼冷者，寒之甚也。补《万病回春》方。

大附子面包煨，去皮、脐　人参　白术去芦　干姜炒　肉桂　陈皮　茯苓去皮，各等分　甘草减半，炙用

上锉，一剂，生姜一片，枣二枚，水煎，热服。

痼阳汤　治阳症归阴，阴囊缩入，手足厥冷，腹痛胀，冷汗出，脉或又洪弦。《万病回春》方。

黄芪　人参各二钱　白术去芦　茯苓各四钱　干姜八钱　良姜三钱，腹痛倍用　白姜八钱　厚朴三钱，姜汁炒　大附子四钱

上锉，一剂，水煎热服。

虚劳脉法

虚劳之脉，或浮大，或弦数。大者劳也，弦者亦劳。大弦易治，血气未衰，可敛而正也；弦者难治，血气已耗而难补；双弦，则贼邪侵脾，加数则殆矣。又曰：骨蒸劳热，脉数而虚，热而涩少，必殒其躯，加汗加嗽，非药可除。

虚劳病证

夫劳之为言甚剧也，故以劳瘵为难治之疾。古方虽分六极、

---

① 治阴证极效方：《古今医鉴·痼冷》作“助阳散”。

六损、五劳、七伤、五尸、九虫、十疰、二十四蒸之证种种不同，大抵皆由年少之时，嗜欲无节，起居不时，或七情六淫之所伤，或饮食劳倦之有过，渐至真阴衰虚，相火必旺，火旺则消烁真阴，而发蒸蒸之燥热也。盖火冲于上焦者，发热之中，则兼咳嗽喘急，吐痰吐血，肺痿肺痈等证。其火结于下焦者，发热之中，则兼淋浊结燥，遗精盗汗，惊悸腹痛等证也。妇人则兼月水不通之类。既而火炽既久，气必伤矣。伤则不能运化水谷，水谷停留而湿热生虫、生积之由也。虫积日深，变异莫测，啮人心肺，蚀人脏腑精华，殆莫能救矣。况其亲炙之人，熏陶日久，受其恶气，多遭传染，是曰传尸，即前所谓九虫、十疰、二十四蒸之类是也。得病日浅，就当施治，姑息日久，或至发热不休，形体尫羸，真气将脱，事不及矣。

虚劳治法

治之之法，惟滋阴降火，是澄其源也；消痰和血，取积追虫，是洁其流也。及灸膏肓并崔①氏四花穴，无有不效。近世以来，多以紫河车加补肾清心退热之药治之，获效者亦多矣。医者可不以补虚为主，而兼去邪矣乎！

凡阴虚证，每日午后恶寒发热，至晚亦得微汗而解，脉必虚濡而数，绝类疟疾。但疟脉弦，而虚脉大，弦为辨耳。若误作疟治，多致不救。

虚劳治方

滋阴降火汤 治男子色欲过度，损伤精血，必生阴虚火动之病。睡中盗汗，午后发热，哈哈咳嗽，倦怠无力，饮食少思，甚则痰涎带血，咯唾出血，或咳血吐血，衄血身热，脉沉数，肌肉消瘦，此为劳瘵，最重难治。轻则用药数剂，重者期以岁年。然必须病人爱命，坚心定志，绝房室，息妄想，戒恼怒，节饮食，

① 崔：原作“催”，据《古今医鉴·虚劳》改。

以自培其根。否则，虽服良药无用也。此病治之于久则易①，若到肌肉消烙，沉困着床，尺脉沉取微数，则难为矣。此方治色欲症，先见潮热盗汗，咳嗽倦怠，称早服之，可愈。

当归身酒洗，一钱二分　南川芎一钱　白芍药酒炒，一钱三分　熟地黄姜汁炒，一钱　生地黄酒洗，五分　天门冬水泡，去心，一钱　川黄柏去皮　蜜水炙，一钱　知母蜜水炒，一钱　陈皮七分　白术去芦，一钱三分　干姜炒黑色，二分　甘草炙，五分

一方，去干姜，加玄参、贝母、麦门冬、五味子，殊效。

上锉，一剂，生姜煎，加竹沥、童便、姜汁同煎服。

若咳嗽盛，加款冬花、紫菀、五味子十粒、杏仁各七分；喘盛，加桑白皮七分；若痰盛，加姜制半夏、贝母、瓜蒌仁、白茯苓各一钱；若潮热盛，加地骨皮、柴胡、知母各七分；若盗汗多，加酸枣仁、牡蛎、浮小麦各七分；若遗精、梦滑，加龙骨、牡蛎、山茱萸各七分；若赤白浊，加白茯苓一钱，黄连炒三分；若无衄血、咳血出于肺也，加桑白皮一钱，黄芩、栀子炒，各五分；若兼嗽血、痰血出于脾也，加桑白皮、贝母、黄连、瓜蒌仁各七分；若兼呕血、吐血出于胃也，加山栀、黄连、干姜、蒲黄炒，各一钱，韭汁半盏，姜汁少许；若兼咯唾血出于肾也，加桔梗、玄参、侧柏叶炒，各一钱。

此病属火，大便多燥然，须节饮食，勿令泄泻。若胃气或坏，则前项寒凉之药难用矣，急宜服理脾胃之剂。

理脾固本汤

白术　白茯苓去皮　陈皮　半夏姜汁炒　神曲炒　麦芽炒　甘草炙

上锉，一剂，姜、枣煎服，候胃气复，然后用前本病药。

清离滋坎汤　云林制。治阴虚火动，咳嗽，发热，盗汗，痰喘，心荒。

熟地黄　生地黄　天门冬去心　麦门冬泡，去心　当归酒洗　白

① 此病……则易：《古今医鉴·虚劳》作“此病治之于早，犹为不易。”可从。

芍酒洗　山茱萸酒蒸，去核　干山药　白茯苓　白术去芦，土炒　牡丹皮　泽泻　黄柏蜜炒　知母蜜炒　甘草炙

上锉，水煎，空心服。

嗽盛，加紫菀、款冬花；痰盛，加贝母、瓜蒌；热盛，加地骨皮；心荒不宁，加远志、酸枣仁。

按：上方治痨瘵阴虚火动者。

东实西虚泻南补北汤　酒色过度，妄泄真阴，阴虚火动，火旺痰多，发热咳嗽，咯血唾血等症。

黄连淡姜汁炒，四两，泻南方火，宽心下痞满，止呕吐之要药也　黄柏盐水炒，六两，补北方水，除热筋挛①，抑诸火之要药也　枯芩生用，二两，泻肝、清肺金②　知母去毛，三两，降北方右尺相火，除骨蒸痨热要药　贝母去心，四两，用瓜蒌仁煮汁浸一宿，清西方金，消痰解烦　桔梗二两，引诸药之西方肺金之地，助子扶母之需也　杏仁去皮，尖，三两半，收敛耗散之金，乃降气生津之药也　五味子盐水炒，三两，滋少阴不足之水，收太阴耗散之金　紫菀去土，二两半，用沉香煎水浸晒，大降气止嗽　当归童便浸，二两，补血和血之圣药　赤芍药生用，二两半，平东方有余之木，安中央不足之土　生地黄酒洗，三两，凉血生血，清荣中之伏火　天门冬汤泡，去心，四两，润肺、清痰中血，止吐血，清诸经混杂之血　天花粉二两，止渴生津　白术麸炒，一两半，益脾土以生肺金　白茯苓二两，泻诸经火于小便中出

上锉，每服八钱，乌梅一个，灯心三分，水煎温服。血盛③，加茜根、大小蓟、藕节、白茅根、侧柏叶、京墨；痰盛，加半夏、前胡、竹沥、荆沥；喘急，加瓜蒌仁、石膏、葶苈、桑白皮、紫苏子、沉香、枇杷叶；热甚，加柴胡、地骨皮、连翘、银柴胡；风盛，加防风、荆芥穗、酸枣仁、薄荷、甘菊花、旋覆花；寒盛，

---

①　筋挛：带月楼本作“济阴”。本段方解《古今医鉴·虚劳》无。

②　泻肝清肺金：带月楼本作“清肺滋源”。

③　血盛：《古今医鉴·虚劳》同。带月楼本作“吐衄盛”。

加人参、黄芪、桂枝；心下怔忡惊悸，加茯神①、远志、柏子仁、酸枣仁；胁下气膨，加枳壳、青皮、白芥子；淋浊，加猪苓、泽泻、木通、车前子；小便涩，加木通、石韦、滑石、海金沙；遗精，加牡蛎、莲子肉；盗汗，加黄芪、牡蛎、麻黄根、浮小麦；热燥，加滑石、石膏、火麻仁、山栀子。

二和汤 王中嵩传。治咳嗽痰盛，潮热阴虚。

当归 川芎 白芍 熟地黄 陈皮 茯苓白，去皮 半夏 黄连姜汁炒 枯芩 黄柏童便炒 栀子炒 枳壳 桔梗 杏仁 桑白皮 五味子 知母 贝母 阿胶珠 马兜铃 玄参 甘草

上锉，生姜煎服。

清肺滋阴散 杜坎泉传。治色欲、酒毒伤肺，咳嗽日久成阴虚火动，咽喉生疮失声，痰嗽不利，饮食不下，烦热不睡，心荒喘急。

川芎酒洗，一钱 白芍炒，一钱二分 生地黄二钱 白术炒，一钱 陈皮一钱 白茯苓去皮，八分 黄柏蜜炒，一钱 生知母一钱 贝母去心，一钱 怀紫菀八分 五味子六分 款冬花八分 麦门冬去心，一钱 地骨皮一钱 黄连炒，五分 酸枣仁炒，六分 甘草四分 远志甘草水泡，去心，八分

心荒不宁，夜卧不寐，加人参八分；神不安，心烦，加枳实六分，竹茹六分；如痰嗽壅盛，加瓜蒌仁炒去油六分，天花粉一钱。

上锉，生姜煎，入竹沥服。

如咽喉有疮，用通嗌②散吹之。方见《咽喉门》。

坎离膏 黄宾江传。治劳瘵阴虚发热，火动咳嗽吐血、唾血、咯血、咳血、衄血、心荒喘急，盗汗。

黄柏四两 知母四两 生地黄二两 熟地黄二两 杏仁去皮，七钱 天门冬去心，二两 麦门冬去心，二两 蜂蜜四两 胡桃仁去皮、尖，净仁，四两

① 茯神：《古今医鉴·虚劳》同。带月楼本作“茯苓”。
② 嗌：原作“益”，据《古今医鉴·虚劳》改。

先将黄柏、知母，童便三碗，水三碗，侧柏叶一把，煎至三四碗，去渣；又将天、麦门冬，生、熟地黄入汁内，添水二碗，煎汁，去渣，再捣烂如泥。另用水一二碗煎熬熟，绞汁入煎汁，将杏仁、核桃仁，用水擂烂，滤汁，再擂，再滤，勿留渣，同蜜入前汁内，火熬成膏。入水内去火毒。每服三五匙，侧柏叶煎汤调，空心服。忌铁、铜器。

宁嗽膏 京师传。治阴虚咳嗽，火动咯血、吐血，大敛肺气。

天门冬去心，八两　杏仁泡，去皮，四两　贝母去心，四两　百部四两　百合四两　款冬花五两　紫菀三两　一方，加白术去芦，八两

上俱为粗末，长流水煎三次，取汁三次；入饴糖八两，蜜十六两再熬，又入阿胶四两，白茯苓四两，水飞晒干，二味入前汁和匀如糊成膏。每服三五匙。

玄霜雪梨膏 秘方，生津止渴，除咯血吐血、嗽血久不止，及治劳心动火，劳嗽久不愈，消痰止嗽，清血归经。

雪梨六十个，去心、皮，取汁，酸者不用，一十钟　藕汁十钟　鲜生地黄捣取汁，十钟　麦门冬捣烂煎汁，五钟　萝卜汁五钟　茅根汁十钟

上六汁再重滤去渣，将清汁再入火煎炼，入蜜十六两，饴糖八两，柿霜八两，姜汁半酒盏，入火再熬如稀糊，则成膏矣。如血不止，咳嗽，加侧柏叶捣汁一钟，韭白汁半钟，茜根汁半钟，俱去渣，入前汁内，煎成膏服之。

清火水真膏 京师传。

生地黄捣汁，四两　天门冬去心、皮，六两　款冬花茸六两

下二味共一处，水熬膏，取渣捣烂，再熬成膏，同地黄汁一处煎炼成稠，入蜂蜜一斤再煎，然后用五味子一两，另熬汁半钟，入前膏内再煎，至稠黏为度，则成膏矣。每日用二次。

噙化丹 秘方。治劳咳①，或虚、或实、或有血。

天门冬酒蒸，火焙，一两　麦门冬去心，炒，一两半　生地黄一两半　熟地黄酒蒸，一两半　知母酒炒，一两半　贝母炒，一两半　杏仁

---

① 劳咳：带月楼本作“劳热”，《古今医鉴·虚劳》作“阴虚劳嗽”。

炒，一两半　紫菀炒，一两　款冬花水洗，焙干，一两　真阿胶蛤粉炒，八钱　当归酒洗，焙干，一两　枳实炒，一两半　桔梗炒，一两　半夏泡去皮，姜汁炒，一两　黄连炒，一两　黄芩炒，一两半　薏苡仁炒，七钱　天花粉炒，一两　青礞石煅，八钱　薄荷水洗，一两

上为末，蜜一斤炼过为丸，如弹子大，每一丸噙化，薄荷汤下。一日服四丸，午前午后各一丸，晚下二丸。

六味地黄丸　治肾虚损，久新憔悴，盗汗发热，五脏齐损，瘦弱虚烦，骨蒸痿弱，咯血下血等证，加五味子、麦门冬各三两。

再加紫河车一具，治虚劳如神。

抑心清肺丸　治肺热咯血咳①嗽，亦治热泻血痢。

黄连三两　赤茯苓三两　真阿胶珠二两

上为末，水熬阿胶和丸，如梧子大。每三十丸，食后米饮下。盖连、苓能抑心火，肺得其清，其嗽自止矣。

瑞莲丸②　方见《泄泻》，治虚劳不思饮食，脾胃虚弱或泄泻。

理气健脾丸　治虚劳发热、痰嗽、泄泻，神效。

小金丹　方外人传。治劳瘵吐痰，发热。

哑芙蓉一钱　朱砂三分　麝香三分

为细末，外用高良姜四两，切碎，烧酒泡三日，去酒，入水十碗，煎二三碗，滤去渣，慢火熬成膏，再入乳汁半盏，再熬，入前药为丸，黄豆大，金箔为衣。每服一丸，先吃梨一片，又嚼咽下药，再吃一片，痰嗽顿止，发热即退。

治虚劳痰嗽，四肢困倦，气血两虚者，以八物汤，加黄柏蜜炒、知母、贝母、麦门冬、天门冬、五味子、瓜蒌仁、陈皮等分。

灸法治传尸劳虫

于癸亥日灸两腰眼，低陷中是穴。每穴灸艾七炷，若灸九炷、

① 咳：原作“味”，据《古今医鉴·虚劳》改。

② 瑞莲丸：原作“瑞连丸”，据《医学汇函·泄泻治方》及首卷方解改。

十一炷尤好。先隔一日前点穴，方睡至半夜子时，一交癸亥日期便灸。其虫俱从大便中出来，用火焚之，弃于江河中。如虫有黑嘴者，则其在内已伤入肾脏矣，此不可治。虫宜谨避，瘵有数虫，如蜈蚣，如小蛇，如蛤蟆，如马尾，如乱丝，如烂面，如苍蝇，如壁油虫，上紫下白，形锐足细而有口，或如白蚁，孔窍中皆出。此劳瘵根毒，若传至三人，则如人形，如鬼状。

余观近世阴虚火动之疾，十无一活，何也？盖由色欲劳役之过，七情五味之偏，遂致真元渐耗，虚火上炎，劳瘵作矣。方履霜之始，饮食如旧，起居如常，惟痰嗽一二声，自谓无恙，且讳疾忌医，灭身无误，及蔓延日久，倒卧于床，而坚冰已至不可复救。若遇明医，必用滋阴降火健脾之药，以培其本，缓缓投以数十剂，庶可少济。殊求治心亟，效期旦夕，服药未几数剂，遂谓无功，燥急心热而阴火愈动。有等医者，见其无回生之理，遽用峻药劫之，以纾目前之急，则将不俟终日而死期将至矣。以余意揆之，方疾之始作，必致谨于三事而后可。三者维何？一要遇明医，二要肯服药，三要能禁戒，三者缺一不治也。余敬书于方末，以为遘是疾者警云。

补《医学入门》论痨虫治法拿法虫有九种

诸虫皆因饮食不节，或饥饱失宜，或过飧腥脍炙煿，或鳖、苋同食，致中脘成虚不运而成积，积久成热，湿热熏蒸，痰与瘀血凝结，随五行之气变，而为诸般奇怪之形，若腐草为萤是也。九虫：一曰伏虫，长四寸许，为诸虫之长；二曰蛔虫，长尺许，贯心即杀人；三曰白虫，长一寸，母子相生，其形转大而长，亦能杀人；四肉虫，状如烂杏；五肺虫，其状如蚕；六蝟虫，状如蛤蟆；七弱虫，又名膈虫，状如瓜瓣；八赤虫，状如生肉；九蛲虫，形至细微。

肉虫令人心烦满闷；肺虫令人咳嗽；蝟虫令人呕吐、呃逆、喜哕、嘈杂，爱吃泥炭、米、茶、盐、姜、椒等物；弱虫令人多唾；蛲虫居广肠，多则为痔，剧则为癞。痈疽疥癣，多虫之为害。赤虫令人肠鸣。更有山涧蛇虺、水蛭遗精，误饮其水，或草木果品，虫聚其毒，误食以致心腹刺痛，或引腰胁，时作时止，诸药不效，乃虫症也，雄砂丸止之。

妇人经闭，腹大仅一月间便能动作，乃至过期不产，或有腹痛，此必虫症，雄砂丸或万应丸主之。

血鳖，小儿最多，大人间有，盖鳖因积瘀而成故也，用追虫打鳖丸。不敢下者，钓虫黑白丸亦好，但钓后须服调脾和胃药。

凡虫症，眼眶、鼻下青黑，面色痿黄，脸上有几条血丝，如蟹爪分明，饮食不进，肌肉不生，沉重寒热。若不早治，相生不已，贯心杀人。

传尸，自上注下，病与前人相似，故又曰疰。化精血归于元阳之内，变幻种类最多，古谓第一代虫。如婴儿或如鬼，或如蛤蟆，遇丙丁日食起，醉归心俞。第二代虫，如乱发，或如守宫，或如蜈蚣，或如虾，遇庚辛日食起，醉归肺俞。三代虫，如蚊如蚁，或如蜣螂，或如刺猬，遇庚辛日食起，醉归厥阴。第四代虫，如乱丝，或如猪肝，或如蚯蚓，如蛇，遇戊己日食起，醉归脾俞。第五代虫，如鳖、龟，或有头无足，或有足无头，或如鼠，或如精血，遇甲乙日食起，醉归肝俞。第六代虫，如马尾，有两条，一雌一雄，或如鳖，有头、足、尾，或如烂面，或长或短，遇丑亥日食起，醉归肾俞，周而复始。

凡取痨虫，依五脏方选用，必俟其大醉日方可取之。取后，随①各脏。如取脾虫后，则补脾；取肾②后，则补肾。若病甚者，不分脏腑，只用追病丹以断其根。又有轻者，只用鳗鲡鱼煮食，或紫河车丹。阳虚者，金液丹最妙。拿痨虫法：先令病家用皮纸糊二密室，不留些些罅隙，择一老成人过，递以安息香水，洒其过递之人身，以雄黄、雌黄涂耳目口鼻上，安排铁钳一把，布巾一幅，香油五斤以锅盛顿，微煎令沸，用高桶一个，以石灰在桶内，生布巾盖桶口，俟月初虫头向上，却服取虫药，五更初服，

① 随：此后《医学入门·内伤·诸虫》有“补”字。

② 肾：此后《医学入门·内伤·诸虫》有“虫”字。

五更三点时一服。服药后，腹中疼痛如刀斧劈，不妨，至巳时，必须下虫，或取下臭秽如胶漆，或吐泻脓血、癥块，皆于灰桶中。其虫或从汗出，紫蚕苗状，或从耳鼻①中出，或小便中出，异般形状不一，或青黑，或黄红。大者，急用铁钳取入油中煎，当日将油纸裹虫入瓦罐内，石灰填实，于深山远僻之处，免再染人。其患衣被床席，并皆弃去。医人分付药后，亦须远僻。其取下虫色白者，食脏腑膏脂，可三十日服药补之。虫色黄赤者，食人血肉，可六十日服药补之。虫色紫黑者，食人精髓，病传至肾，可谓极矣。冀②其万一，或为子孙除害则可。又虫头白者，亦难治，此危氏说也，丹溪云不必深泥。

痨虫须分五脏，尝居肺间，正所谓膏之上，肓之下，针之不到，药之不行，只宜早灸膏肓、四花为佳。若蚀肺系，则咯血吐痰，声嘶，思食无厌，病患至此，未易治疗。有应声虫，每语，喉中如有物作声相应者，有人教诵本草，至雷丸则无声，乃顿服数枚而愈。

体虚者，俱宜先用温补，扶元气，后用王道之药，佐以一二杀虫之剂，如化虫丸、使君子丸、五膈下气丸之类，或追虫后，而继以温补亦可。不然，则虫去而元气亦散矣。

体实，虫攻上膈，心腹疼痛，用樟木屑浓煎汤，服之大吐。吐虫痛减后，煎甘草汤与之和胃。如有积，自吐虫者，用黑锡灰、槟榔等分为末③，米饮送下。下虫，用追虫丸。取积药，苦楝根汤、万应丸、万病解毒丹，量体虚实选用。

紫河车丸 治传尸痨瘵，二具可愈；其余痨怯，一具平复。

紫河车焙干，一具 龙胆草 甘草各二钱 鳖甲五钱 桔梗 胡黄连 大黄 苦参 黄柏 知母 贝母 败鼓心 人中白各二钱五分 犀角 莪术 芒硝各一钱五分 辰砂一两

为末，炼蜜为丸，梧桐子大，辰砂为衣。每二十丸至三十丸，肠热，食前温酒下；膈热，食后温酒下。

---

① 鼻：此后《医学入门·内伤·诸虫》有“口”字。

② 冀：原作“异”，据《医学入门·内伤·诸虫》改。

③ 末：原作“米”，据《医学入门·内伤·诸虫》改。

天灵盖散

天灵盖两指大　槟榔五个　麝香　阿魏　甘遂　安息香各十二钱　朱砂一钱

为末，每服三钱，薤白、葱白各十四茎，青蒿二握，甘草、桃枝、柳枝各五寸，桑白皮、石榴根各一斤，以童便四大碗于磁器内，文武火煎至一碗，去渣，分作三盏，调前药末，五更初服，男患女煎，女患男煎。服药后，如觉欲吐，即用白梅含之，五更尽须下痨虫及恶物黄水黑粪。如未下，良久又进一服，天明更进一服。如下不止，用龙骨、黄连分为末，白水调及白梅粥补之。

蛤蚧散　治痨瘵瘦弱，肺损咳嗽等症。

蛤蚧一对　知母　贝母　桑白皮　甘草各二两　人参一两。俱用酥油溶化，入醋等分，和匀，炙前药黄色，勿焦　茯苓炒，一两　杏仁炒，六两，捣去油

每二钱，水煎，食远服，忌油腻、生冷、毒物。或①为末，白汤调服。

青蒿膏

青蒿一斗五升，用童便三十碗，文武火熬童便减十碗，去渣，再熬至十碗，入猪胆汁七枚，再熬数沸，甘草末收之。每用一茶匙，白汤调下。

青蒿饮　治远年近日痨瘵骨蒸、潮热等症，不问男妇服之，其效如神。

青蒿　桃枝各一握　葱白　甘草各三寸

童便二碗煎至碗半，去渣，入阿魏一分煎三沸，分二分，临服时入槟榔末五钱调下。

如恶心必吐，吐后令心安，再进一服，其虫定出。送药人不可与病人对立，恐虫伤人。若男病女煎，女病男煎，忌鸡犬等物。患者宜日进三服，一年内五服，则病除根。

五凤丸　治肝痨热生长虫，在肝为病，令人恐畏不安，眼中赤壅。

---

①　或：原脱，据《医学入门·外集·卷六·杂病用药赋》补。

乌鸡卵去黄，五枚　吴萸东行根，三升　黄蜡三两　干漆四两　粳米粉半升

同入锅中，火炼至可丸，即丸如小豆大，隔宿勿食。清晨米饮下百二十丸，小儿五十丸，虫即烂尽。

雷公丸　治心痨热有虫，长尺余，名蛊虫，贯心即死。

雷丸五枚　陈皮　桃仁各一两一钱五分　贯众　芜荑　青葙子　干漆各一两　乱发一团　僵蚕十四枚

为末，蜜丸小豆大，每二十丸空心温酒下。

茱萸根汤　治脾痨热，内有白虫食脾，令人好呕而胸中咳，吐不出。

茱萸东行根一钱　火麻子八钱　陈皮一两五钱

水煎服，或下虫，或下黄汁。凡此药，勿声勿语方验。

五脏下气丸　治肺痨热瘦损，有虫在肺，令人咳逆气喘，所谓忧忿气膈寒热，皆膏肓之疾，针灸不着。

麦门冬五两　蜀椒一两　远志　附子　细辛　干生姜　甘草各五钱　百部　人参　白术　黄芪各七钱五分　桂心二钱五分　杏仁二十四粒

为末，蜜丸弹子大，每一丸，徐徐含化，忌生冷肥腻。

千金散　治肾痨热，蛲虫生肾中，令四肢肿急。

贯众三两　干漆二两　芜荑　胡粉　槐白皮各一两　吴萸五十粒　杏仁四十五粒

为末，平旦井水调服方寸匕，渐加，病瘥即止。

追病丹　治瘵病吐血吐痰，思食无厌者宜用。

使君子肉二两　干漆焙，一两　贯众五钱　雄黄一钱　硫黄　信石各三分

为末，分作六服，候每早思食之时，思肉则用肉，思鸡则用鸡，煮熟切碎，入小茴末三分，拌和，先食肉少许，后以煮肉汁入药末调匀服之，随睡即虫被毒，或利或吐出虫。用药之时，勿令病人知之。

万病解毒丹　又名紫金锭。

山慈菇去皮，焙，二两　文蛤去虫、土，三两　麝香三钱　续随子去油，一两　红芽大戟洗，焙，一两五钱

各为净末和匀，糯米粥调，于木臼内捣千余下，每料分作四十锭，每服半锭，重者一锭，随后汤使磨服。

此药宜端午、重阳、七夕日净室焚香修合，凡居家出入切不可无，宜珍藏之。如中蛊及桃生毒，狐狸、鼠、莽、恶菌、河豚、死牛马肉毒，山岚瘴气，诸药金石，饮食草木，鸟兽百虫，一切诸毒及泄泻、肚腹急痛，霍乱绞肠沙等症，并用薄荷煎汤下。痈疽发背，无名疔肿，对口发，天蛇头，一切恶疮，诸风瘾疹，赤肿诸瘤，并用淡酒下，外以凉水调涂患处，日夜各数次，良久觉痒立消。未成脓者甚效，已成脓者亦杀大势，惟已溃出脓血者忌服。阴阳二毒，四时瘟疫，冷水、薄荷一小叶同磨下。心气痛及白痢，淡姜汤下。赤痢，冷水下。中癫邪鬼气、鬼胎，温酒下。自缢、落水、鬼魅惊死，心头温者，并冷水灌下即醒。蛇、犬、蜈蚣一应恶虫伤，酒下，外用冷水磨涂伤处。新久疟疾，临发时东流水煎桃柳枝汤下。小儿慢、急惊风，五疳、五痢、瘾疹、疮瘤，并用蜜水、薄荷小叶同磨，量大小服之。如牙关紧急，磨擦牙上。诸痔，冷水下，并涂患处。牙疼，酒磨涂及含药少许吞下。汤火伤，东流水磨涂。打扑伤，松节炒酒下。远年近日头痛及太阳穴疼，用酒入薄荷研烂敷太阳穴。失心猪羊癫并中风中气，眼㖞口噤，筋脉拘挛，骨节风肿，手足疼痛，并用酒下。妇人腹内结块不消，月经过期不至，腹内作痛，热酒下，惟孕妇忌服。两广蛊毒最多，从宦于此，才觉意思不快，即服一锭，或吐或利而愈。便毒坚硬，痔未成脓，苦痛，大小便难，各进一锭，后去二次，痛止而消。发背疮，头如粟，重若负石，内服外涂，后①去三四次，肛门似炙，即日而瘥。开剥死牛，遍身生紫泡俱溃，急进一锭，吐泻即愈。小儿昏愦六七日不醒，挖口灌之。女子为邪所

① 后：指大便。

交，腹中作痛，服之随下恶物；其邪仍至，又服半锭，更烧三锭，药气满屋，邪不再至。久患痨瘵，为尸虫所噬，磨下一锭，吐虫千条，后服苏合香丸而愈。男子转食，妇人膈气及远年苦头风作晕，酒磨服之，吐痰而愈。考其药味虽不言补，令羸瘦之人服之至效，诚济世卫身之宝也。

万应丸

槟榔五钱　大黄八两　黑丑四两，为末　用皂角十锭　苦楝根皮一斤

煎汁熬膏，为丸梧桐子大，先用沉香为衣，后用雷丸、木香为衣。每三丸，四更时沙糖水送下，善下诸虫。

雄砂丸

鹤虱　芜荑　干漆　僵蚕各三钱　贯众　酸石榴皮各五钱　朱砂　雄黄　雷丸　甘遂各一钱五分

为末，米粉煮糊为丸，麻子大。每十九丸五更时粥饮下，善杀诸虫。或加麝香少许，尤妙。

取积药

巴豆不拘多少，去壳，水略浸，去内外衣膜，纸压去油，置薄刀上烘赤色，入雄黄、沉香各少许。为末，饭丸粟米大。大人一分，小儿半分，食后沙糖水下。

追虫打鳖丸

黑丑　槟榔各四两　雷丸　木香　甘草各一两

为末，大人四钱，小儿二钱，量虚实，空心以滚汤入沙糖少许调下，待走去恶积虫二三次，方进稀粥汤补住。

治寸白虫方

槟榔十个　向阳石榴皮七十片

水碗半，煎温服之，以下尽虫为度。

苦楝根汤

苦楝根去外苦皮，晒干　每撮入黑豆二十粒

水煎，临热入沙糖二钱调服。晚饭不可食，待药气行。

追虫丸

大黄　黑丑各一两　山楂　莪术各六钱　槟榔　大腹子各四钱

雷丸　沙糖各三钱　木香二钱　皂角一钱

为末，沸汤调，量人大小虚实服之。

化虫丸

硫黄一两　木香五钱　密陀僧少许

为末，外炮附子一枚，以醋熬成膏，和丸绿豆大。每二十丸，荆芥茶清下，能化虫为水。

使君子丸　治脏腑虚滑，疳瘦下利，腹胀胁痛，不思乳食，常服安虫补胃，消疳肥肌。

使君子　陈皮各一两　厚朴　甘草　诃子各五钱

如惊及热渴者，加青黛五钱，脏腑不调者去之。一方，有川芎，无诃子、青黛

为末，蜜丸芡实大。每一丸米饮化下；小儿半丸，乳汁下。

钓虫黑白丸

先用白丸子、磁石、云母石、蛇含石、甘草各等分为末，糯米糊丸黄豆大，每一丸灯心煎汤下。后用黑丸子、针砂、青黛、枯矾、甘遂各等分为末，醋煮糯米糊丸龙眼核大，以粗线一条穿住，灯心汤下，待病者作呕。若不呕，再吃乌梅水一口，又含冷水一口，方为病者打擦胸前背上，略抽动其线，令病人吐去冷水，仍作呕声，如是者三四次，黑白丸子挟病根瘀血齐吐出。吐后须要随各经病调治，方可除根。但煮粥要用极高山顶上泉，或武当回龙水为丸，方不化，别水则不吐转。凡胃口肚腹作痛，及肺窍失声者，俱有血龟宜用。

失血脉法

诸证失血，皆见芤脉，随其上下，以验所出。大凡失血，脉宜沉细，设见浮大，后必难治。

失血病证

夫失血之证，非止一端。有吐血，有咳血，有唾血，有咯血，有衄血，有溺血。虽有名色之异，大概俱是热证，但有新旧虚实

之不同耳。或妄言寒者，误也。丹溪曰：血从上出，皆是阳盛阴虚，有升无降，血随气上，越出上窍。法当补阴抑阳，气降则血归经。

吐血者，吐出全是血也。因血溢妄行，流入胃脘，令人吐血。有因饮食过饱，负重伤胃而吐血者；有因思虑伤心，及积热而吐血者；有伤心肺而吐血者；有因思伤脾而吐者；有因肺生痈疽而吐者；有从高坠下，伤损内脏而吐者；有伤寒[①]不解，邪热在经，随气上涌而吐者。

吐血者，或因四气伤于外，七情动于内，饮食房劳，坠痛，故伤脾胃，荣血流聚膈间，满则吐溢，世谓妄行，或吐瘀血，此名内伤。

失血治法

有先吐血后见痰嗽者，是阴虚火动，痰不下降，四物汤为主，加痰火药。有先吐痰嗽，后血多者，是积热，降痰火为急。有暴吐紫血成块者，是热伤血结于中，吐出为好，用四物汤加清热药调之。吐血亦有因怒而得者。经曰：怒则气逆，甚则吐血。怒则暴甚故也。吐血不止，用干姜，炮为末，童便调服。此从治之法也。

咳血者，嗽出痰内有血者是也。因热壅于肺，能久嗽血；久嗽损肺，亦能嗽血。壅于肺者易治，不过凉之而已；损于肺者难治，已久成劳也。热嗽有血者，宜金沸草加阿胶；劳嗽有血者，补肺汤加阿胶、白及；嗽血损肺，宜薏苡仁炒为末，蘸熟猪肺食之；如热嗽咽痛，痰带血丝，或痰中多血而色鲜者，并宜金沸草散；如服凉[②]剂不愈，此非热证，宜杏子汤主之。

唾血者，鲜[③]血随唾而出者是也。此出于肾，亦有瘀血内损，

---

① 寒：原脱，据《古今医鉴·失血》补。
② 凉：原作“良”，据《古今医鉴·失血》改。
③ 鲜：原作“解”，据《古今医鉴·失血》改。

肺气壅遏，不能下降，用天麦门冬、知母、贝母、桔梗、黄柏、熟地黄、远志，或加干姜。

咯血者，不嗽而咯出血疙瘩者是也。用姜汁、童便、青黛入血药中用之，或加入四物汤、地黄膏、牛膝膏之类。

衄血者，鼻中出血也，此出于肺，以犀角、升麻、栀子、黄芩、芍药、生地黄、紫参、丹参、阿胶之类是也。

溺血者，小便出血是也，乃膀胱所致。用山栀炒，水煎服之，或用小蓟、琥珀。小蓟治下焦结①热血淋。溺血，因血虚者，四物汤加牛膝膏。

下血者，大便出血也，乃脏腑蕴积湿热之毒而成。或因气郁酒色过度，及多食炙煿热毒之物，或风邪所冒，或七情六淫所伤，使气血逆乱，荣卫失度，皆能令人下血。

余尝治诸虚吐衄咯血，药中每入童便一合，其效甚速。凡单用，重汤顿服，无不效应。盖溲溺降火滋阴，又能消瘀血，止吐衄诸血。先贤有言：凡诸失血，服寒凉十无一生，服溲溺者百无一死。斯言信矣。每用童便一钟，少入姜汁二三点，搅匀徐徐服之，日进二三次。如天寒，却以重汤顿温服。服此，但以进饮食相远为佳。

失血治方

全生饮 云林制。止吐血、衄血、嗽血、咯血、唾血。

藕汁磨墨二寸 梨汁 茅根汁 韭汁 生地黄各一两 刺刺菜②汁 萝卜汁 白蜜 竹沥 童便各等分 生姜汁半盏

犀角地黄汤 治上焦有热，口舌生疮，发热，或血热妄行，或吐衄，或下血，及不嗽血自来者，或大便黑而为瘦黄者，宜服之。

乌犀角镑 生地黄 赤芍药 牡丹皮 加黄芩 黄连

① 结：原作“枯”，据《古今医鉴·失血》改。
② 刺刺菜：小蓟的别称。

上锉，作剂，水煎，温服。

肝经血，加条芩；心经血，加麦门冬、黄连；脾经唾血，加白芍、百合；肺经衄血，加天门冬、山栀、百部；肾经血，加玄参、黄柏、知母；三焦涌血，加连翘、地骨皮；胆经血，加柴胡、淡竹叶；胃经吐血，加大黄、干葛；心包血，倍牡丹皮，加茅根；大肠便血，加炒栀子、槐花；小肠血，加炒栀子、木通；膀胱尿血，加牛膝、茅根；积热，宜加大黄、芒硝；吐血不止，加桃仁、大黄。

止血立应散 王双湖方。

大黄酒浸，炒，五钱 青黛 槐花炒 血余灰

上为末，每服三钱，用栀子、牡丹皮各三钱，煎汤调，食后服。有热，加地骨皮三钱。

清热解毒 治吐血、衄血。

升麻二两 干葛五钱 赤芍五钱 生地黄一两 牡丹皮五钱 黄连五钱 黄柏七钱半 黄芩五钱 桔梗五钱 栀子五钱 甘草五钱 加连翘五钱

上锉，生姜一片，细细食后服。

如发热，加前胡、地骨皮；咳嗽，金沸草、桑白皮、乌梅。

清热滋阴汤 治吐血、衄血、便血、溺血。

当归酒洗，七分 川芎酒洗，七分 生地黄酒洗，一钱半 黄柏酒炒，三分 知母酒炒，五分 陈皮酒洗，三分 白水炒，五分 麦门冬去心，一钱半 牡丹皮一钱 赤芍酒炒，七分 玄参一钱 山栀炒黑，一钱半 甘草五分

上锉，一剂，水煎温服。

身热，加地骨皮一钱，柴胡酒洗五钱，子芩酒炒一钱；吐衄血，加炒干姜七分，柏叶、茜根、大小蓟各一钱；大便血，加槐花炒、地榆、百草霜各一钱；小便溺血，加炒黑栀子、车前子、小蓟、黄连各八分。四病血，俱用阿胶珠五分，姜汁、韭汁、童便同服。

按：上方止瘀血、生新血之剂。

止鼻衄方 刘尚书传。

百草霜 发灰二物等分 清烟墨一锭 童便 韭汁 好黄酒各一钱

上下三味共一处，用墨浓磨，调上二物冷服。

陈槐汤 刘尚书传。治鼻中出血不止，并吐血。

当归头、尾 侧柏叶蜜炒 川芎 赤芍 黄芩 槐花 陈皮 乌药各二钱 山栀七个 藕节二分 细茶三钱

上水煎，温服。

通关止血丸 秘方。治鼻衄。

白矾枯，一钱 沉香三分 半夏四个 糯米十四粒 麝香一分

上为末，面糊为丸如豌豆大。每用二丸塞左右两耳，即服陈槐汤三服。

治鼻衄良方

大蚯蚓十数条捣烂，井花水和稀，患轻澄清饮，重则并渣，汁调服，立愈。

扎指法 治鼻血不止。

用线紧扎中指中节，如左鼻孔出血，扎右手中指中节；右鼻孔出血，扎左手中指中节；两鼻出血，左右俱扎之。

鼻衄不止 用水纸搭在鼻冲上，随用。应圆秘授方。

栀子炒黑 百草霜 龙骨火煅 牡蛎火煅 京墨 血余烧灰，各等分

上为末，茅花水湿，蘸药入鼻中，即止。如无茅花，将纸捻水湿蘸药入鼻中，真良法也。

治妇人吐血下血遍身筋肿用补得效述医案

癸卯之冬，予谕庐陵，会试北上，毛具次公告予曰：吾老母年五十九岁，病在家，欲借重国手便道一医治，倘或得痊，举家之感不浅。予问何病。公曰：老母性敏能文，尝代父理家政，我每科在京会试，凡作家书，皆出母手。自叨任吉州以后，母病，持行俱废，不见母手笔者，五年于兹矣。言之情甚恳切，予不得

已，便道至姑苏为之诊视。细察其脉，六脉虚弱，而肝①脉缓弱尤甚。详询其症，则云：每至一月余日，则有一二夜烦燥，因而吐血一二瓯，或不吐则便血，吐血、便血后燥止而中稍宽快，积至一月，又复如是。视其手足，四肢大而臂膝小，而指节凡活节有筋之处，其筋青肿而露，状如鹤膝，是以屈伸持行俱废也。又询其病源，则少年已有吐血症，尝服清火凉血等药。又查其屡年所服未效药方，或以风治，或以血热治，多用黄连、白芍药、生地黄、牡丹皮等凉血行血药，或多用羌、独活、防风等去风药。予曰：受病之源，正坐②多服凉血药，损伤肝气，而其每月失血，俱因血虚不能归肝，肝虚不能藏血，是以积至月余，而虚火载血妄行，或吐或便也。肝主筋，筋得血而能运，今肝虚，筋无血养，是以逐节肿露，而屈伸持行俱不能也，亦非外入之风也。制方专以扶肝养血为主。煎药用八物汤，去白芍，加法制何首乌、甘枸杞、川牛膝等，少加羌活、防风、秦艽等以引行肢末；丸药、酒药则兼用鹿茸、鹿角胶、锁阳、川巴戟、川故纸、仙茅、杜仲之类。制方既定，数日而别，其家依方修合，服至一月，而吐血、便血先除，服至两月，而遍身筋肿渐消，服至三月，而手持足行之用俱复旧矣。然后知药果中病，虽痼疾亦可痊也。

治痰火吐红随症用药得效述医案

宁化县一童生，年二十余岁，痰咳吐血，时或遍身发热，热退四肢冷如冰，瘦削将危，叩禀求方。予用后煎药方，服二十余剂而血止热退，又用后丸药方，服一料而全安。

煎药方

怀地黄酒浸、晒干用，六分；姜汁拌，砂锅炒熟用，六分　牡丹皮去梗，酒洗，八分　生甘草二分　大白芍生用，四分；酒炒用，六分　黄柏去皮　知母去毛，俱用青盐炒，各六分　天门冬去心、皮，蜜拌蒸，晒干，

① 肝：原作“汗”，据《奇效医述·治妇人吐血下血》改。

② 坐：因为。

五分　麦门冬八分　贝母六分　白花粉人乳拌蒸，晒干，八分，当归身酒洗，六分

水一碗，煎至七分，食远将饿时服，煎药熟，去滓，每一煎各入法制发灰五分，调服。

丸药方

甘枸杞三两　白茯苓三两　北五味二两　怀牛膝去芦，二两　覆盆子去蒂，酒蒸，二两　麦门冬二两　白芍酒炒　黄柏　知母制同前　酸枣仁拣净，炒熟　杜仲去粗皮　姜汁和酒拌湿，炒，去系，各二两　怀地黄姜汁拌，炒熟，三两　天门冬制同前，二两　牡丹皮去梗，酒洗，一两五钱

共磨为极细末，另用怀山药三两碾末，入好酒，打糊为丸，如梧桐子大。空心温酒下二钱五分。

制发灰法　见鼻衄条。

一表侄年三十岁，咳嗽，吐痰其中有线红，先服二母散，痰咳少减，而红不止，用后煎药方，服三十余剂，而咳止，吐痰亦无红。忽然大便下血，予曰：血在下为顺，姑勿遽止之。半月后，用新制脏莲丸服数次，而便血立止。

煎药方

花粉酒蒸　片芩酒炒　麦冬各八分　侧柏叶炒，五分　天冬制同前，五分　黄柏　知母制俱同前，各六分　玄参去芦，水洗，五分　紫菀水洗，五分　白芍酒蒸，六分　当归身七分　牡丹皮酒洗，五分　生地黄酒洗，七分　贝母六分　前胡水洗，五分　甘草生用，三分　陈皮去白，二分　生姜一片　龙眼肉三个

同煎。

新制脏莲丸

用川黄连为细末，酒拌，润入猪大肠内，韭菜盖之，蒸烂，捣匀，晒干或焙干，仍为末。每黄连末一两，入侧柏叶、炒当归末各二钱，和匀，米糊为丸，梧桐子大。空心温酒下二钱五分，或白滚水下，亦可。

予族侄年三十岁，因郁怒劳倦，忽吐红数口，十余日，未服

药，自后每日必吐数口。予诊其六脉颇旺，胸膈尝紧，时或作痛，知其郁火、郁痰盛也，用后煎药方，服十剂而血止，服二十剂而安。自后遇劳触发，服此药一二剂寻愈。

煎药方

片芩　黄连　花粉俱用酒拌蒸，晒干，各七分　贝母六分　前胡水洗　连翘去心蒂，研碎　当归酒洗　侧柏叶炒　玄参　天冬蜜蒸，各五分　童便　香附　牡丹皮酒洗　生地黄酒洗　陈枳壳炒　麦冬各七分　黄柏酒炒　知母各六分　山栀子仁慢火炒黑，六分　甘草　桔梗各三分　白芍酒蒸，晒，七分　薄截生姜一片

水一碗半，煎至八分，食远服。

予甥年十九岁，忽患吐红，数日后方来诊脉服药，其病势颇炽，每日或吐红二十余口，然其禀气怯弱可虑也。予用后煎药方，服十剂而血止，服二十余剂而稍安。病愈后，因体虚，两足感冒风寒，遍身发热。初以为内热也，仍服清火化痰药，而未经发汗，数日后，遂成脚气，两足胫及脚背肿痛。又二日，则两膝痛甚不能屈伸，因而遍身作热，又似伤感，且小便黄而大便秘涩。予知其为脚气初发也，而后脚气煎药连服二剂，大便利数行下，而身热尽除，脚膝肿消痛止，再服清凉药数剂而安。

吐红煎药方　即前族侄煎药方，除连翘、枳壳、栀子三味，余味俱同。

脚气煎药方

大黄酒炒，二钱五分　赤茯苓　黄芩　汉防己　茵陈炒，各一钱　白干葛一钱二分　枳壳炒　制苍术　木瓜各七分　制厚朴　前胡各六分　羌活　防风　牛膝去芦，各六分　甘草二分

水二碗，煎一碗，空心服，或饥时服。

自汗盗汗脉法

汗脉浮虚，或涩或濡，软散洪大，渴饮无余。其脉大而虚，浮而虚者，若在寸为自汗，在尺为盗汗。又曰：当无汗。若自汗者，曰亡阳，不治。

盗汗病证

夫汗者，心之液也。心动则火发而汗出也；有自汗者，有盗汗者。自汗者，不因发散而自然出也；盗汗者，睡而汗出，反觉则不出矣。自汗之证，未有不由心肾俱虚而得者。故阴虚阳必凑，发热而盗汗；阳虚阴必乘，发厥而自汗：此阴阳偏胜之所致也。丹溪曰：自汗属气血，属湿与痰；盗汗属血与阴虚。其伤寒、伤暑、伤风、伤湿、痰嗽等自汗，各载本门。其无病而汗、常自汗出，与病后多汗，皆属气虚卫气不固，荣血泄漏，宜黄芪建中汤加浮麦煎、黄芪六一汤或玉屏风散。或身温而常出冷汗，或身冷而汗亦冷，别无他病，并属本证。凡汗出发润，一不治也；汗出如油，二不治也；汗凝如珠，三不治也。

盗汗治法

治内伤及一切虚损之证，自汗不休，总用补中益气汤，少加附子、麻黄根、小麦，其效捷如影响。但升麻、柴胡，俱用蜜水拌炒，以杀其升发涌汗之性，又欲其引参、芪等药至肌表，故不可缺也。

如左寸脉浮洪而自汗者，心火炎也，本方倍参、芪，加麦门冬、五味子、黄连各五分；如左关脉浮弦而自汗者，挟风邪也，本方加桂枝、芍药，若不阴虚，只有桂枝汤可也；左尺脉浮洪无力而自汗者，水亏火盛也，本方加黄柏、知母各五分，熟地黄一钱，壮水之主，以制阳光。

右关脉浮洪而自汗者，只依本方倍参、芪。

右尺脉洪数无力而自汗者，或盗汗，相火挟心火之势，而克伐肺金也，宜当归六黄汤。

盗汗治方

玉屏风散　治自汗腠理不密，易感风寒。

防风一两　黄芪一两　白术二两

一方，加浮小麦、茯苓、牡蛎、麻黄根、甘草。

黄芪汤 治元气虚弱自汗。

黄芪二钱二分 当归一钱二分 生地黄一钱半 天门冬去心，一钱半 防风五分 麦门冬去心，一钱 五味子七分 白茯苓二钱半 麻黄根一钱半 甘草七分 浮小麦炒，七分半

上锉，一剂，水煎，温服。

黄芪建中汤 治外感挟虚汗自出，又补诸虚不足，羸乏少力，大生血气，补益荣卫。

黄芪去芦 肉桂去皮，各二钱 白芍三钱 甘草炙，三钱

上锉，姜、枣煎服。

一方，用炒浮小面①，去渣，入饴②少许，再煎令溶，稍热服。虚甚加熟附子。

镇液丹 思恒传。治自汗之剂。

防风去芦，炒，一两 黄芪蜜炙，二两半 白术炒，一两 中桂一两 白芍酒炒，一两 大附子面裹煨，去皮、脐，童便浸，炒，二两

上为末，酒糊为丸。每服五十丸，空心温酒下。加酸枣仁炒，尤妙。

当归六黄汤 治盗汗之圣药也。

当归一钱 黄芪一钱 生地黄 熟地黄 黄柏炒 黄连炒 黄芩炒，各七分

上锉，一剂，水煎，临卧服。

黄芪六一汤 治虚火盗汗。

黄芪六两 甘草一两

上各用蜜十数次，出火毒，每剂一两，水煎服。

独胜散 治自汗盗汗。

五倍子末，津唾调，填满脐中，以绢帛缚定，一宿即止。加

① 面：疑作“麦”。

② 饴：原作“锡”，据《金匮要略·血痹虚劳病脉证并治第六》载黄芪建中汤改。

枯矾末，尤妙。

白龙汤 治六脉芤动微紧，男子失精、女子梦交，及自汗盗汗等症。

桂枝 白芍各三钱 甘草炙，二钱 龙骨 牡蛎各三钱

上锉，一剂，枣二枚，水煎服。

按：上方治自汗、盗汗之剂。

当归地黄汤 治盗汗属气血两虚者。方出《万病回春》，服之神效。

当归 熟苄[①]各一钱 生苄 白芍酒炒，各一钱 人参五分 白术去芦，一钱 茯苓去皮 黄芪炙，各一钱 黄柏蜜水炒 知母蜜水炒 陈皮各八分 甘草三分

人血气衰弱羸瘦，大汗如雨不止，诸医弗效，以十全大补汤倍用参、芪，以童便制过，服一剂即效，服不数剂，全安。

眩晕脉法

风寒暑湿，气郁生涎，上实下虚，皆晕而眩。风浮寒紧，湿细暑虚，涎弦而滑，虚脉则无。治眩晕法，尤当审谛，先理痰气，次随证治。又曰：左手脉数热多，脉涩有死血，右手脉实有痰积，脉大是久病。

眩晕病证

夫眩者言其黑，晕者言其转。其状目闭眼暗，身转耳聋，如立舟车之上，起则欲倒，皆属于肝风上攻所致。然体虚之人，外感六淫，内伤七情，皆能眩晕，当以脉症别之。风则脉浮有汗，项强不仁；寒则脉紧无汗，筋挛掣痛；暑则脉虚烦闷；湿则脉沉细，重吐逆。及其七情所感，遂使脏气不和，郁而生涎，结而为饮，随气上逆，令人眩运，眉棱骨痛，眼不可开，寸脉多沉，此

---

① 熟苄：即熟地。“苄”后原衍“连”字，据《万病回春·汗证》删。下文“生苄”即生地。

为异耳。若疲劳过度，下虚上实，金疮吐衄，便利，及妇人崩伤产后，去血过多，皆令人眩晕，当随其所因而治之。

眩晕之证，人皆称为上盛下虚所致，而不明言其所以然之故。盖所谓虚者，血与气也；所谓实者，涎痰风火也。原病之由，有气虚者，乃清气不能上升，或汗多亡阳而致，当升阳补气；有血虚者，乃因亡血过多，阳无所附而然，当益阴补血；此皆不足之证也。有因痰涎郁遏者，宜开痰导郁，重则吐下；有因风火所动者，宜清上降火；若因外感而得者，前论须分四气之异，皆当散邪有主：此皆有余之证也。世有所谓气不归元，而为丹药镇坠，沉香降气之法，盖香窜气，丹药助火，其不归元之气，岂能因此而伏？即《内经》所谓治病必求其本，气之不归，求其本，用药则善矣。

眩晕治法

丹溪云：痰在上，火在下，炎上而动其痰也。此证属痰者多，盖无痰不能作眩也。虽有因风者，亦必有痰。又曰火动其痰，二陈汤加黄芩、苍术、羌活。挟气虚者，亦以治痰为主，兼补气降火药。

人因忧思劳苦，发作眩晕，眼暗耳鸣，面赤口干，发热气喘，有汗不食，六脉洪数，十全大补汤，去桂，加生地黄、姜炒黄连、麦门、五味、陈皮、酒炒黄柏、知母。

眩晕治方

清晕化痰汤

陈皮去白，一钱半　半夏姜汁炒，一钱半　白茯苓一钱半　甘草三分　川芎八分　南星姜汁炒，六分　白芷七分　羌活七分　枳实麸炒，一钱　防风八分　细辛六分　黄芩酒炒，八分

气虚，加人参七分；白术一钱；有热，黄连六分；血虚，加川芎、当归。

上锉，一剂，生姜三片，水煎。以此作丸亦可。

黑将军散 秘方。治眩晕不可当，多是痰火。

大黄酒炒为末，茶调服。

一方，用大黄酒浸，九蒸九晒为末，水丸如绿豆大。每服百丸，食后临卧清茶送下，神效。

仙术通圣散 治风热上壅，头目昏眩，明耳目，消痰饮，清神气。

即防风通圣散去麻黄、芒硝，加砂仁、藿香、甘菊花、苍术。如风热上攻，头目昏眩闷痛，痰喘咳嗽，依本方去麻黄、芒硝，加菊花、人参、砂仁、寒水石。

按：上方治风热眩晕之剂。

半夏白术天麻汤 治头旋眼黑，恶心烦闷，气短促上喘，无力语言，心神颠倒，目不敢开，如在风云中，头苦痛如裂，身重如山，四肢厥冷，不得安睡。此乃胃气虚损停痰而致也。

按：上方治气虚痰厥眩晕之剂。

芎归汤 治虚损头痛，眩晕去血过多宜。

川芎 当归

上锉，每五钱，各煎服。

按：上方治血虚眩晕之剂。

四君子汤 补《万病回春》方。治肥人头眩者，属气虚湿痰也。

人参去芦 白术去芦 茯苓去皮 黄芪蜜炙 当归 川芎 陈皮 半夏姜制 天麻 桔梗去芦 白芷各等分 甘草减半

上锉，一剂，生姜三片，枣一枚，水煎，温服。

四物汤加减 治瘦人头眩者，属血虚痰火也。方出《万病回春》。

当归 川芎 白芍酒炒 熟苄 人参减半 陈皮 片芩 山栀 茯苓去皮 天麻各等分 甘草减半

上锉，一剂，生姜三片，枣一枚，水煎，温服。

二陈汤加减 治忽然眩晕倒者，是风痰，脉浮滑①也。

茯苓去皮 陈皮 羌活 防风 人参 当归 白术去芦 枳实麸炒 南星姜制 川芎 桔梗 瓜蒌仁各等分 甘草减半

上一剂，水煎，入竹沥、姜汁同服。

麻木脉法

脉浮而濡，属气虚。关前得之，麻在上体；关后得之，麻在下也。

脉浮而缓，属湿，为麻痹；脉紧而浮，属寒，为痛痹；脉涩而芤，属死血，为木，不知痒痛。

麻木病证

丹溪曰：麻是气虚，木是湿痰、死血。

麻木治法

十指麻，是胃中有湿痰、死血，宜二陈汤加苍术、白术、桃仁、红花，少加附子行经。又宜四物汤加苍术、白术、陈皮、茯苓、羌活、红花、苏木。如手足麻痹、因湿所致者，香苏散、苍术、麻黄、桂枝、白芷、羌活、木瓜，水煎。脉体虚者，用五积散亦好。

如感风湿，手膊或痛，或木，或遍身麻木，用五积散主之。

用四物汤并二陈汤，加桃仁、红花。二方俱用竹沥、姜汁、白芥子，以行经至胁肋，达痰之所在也。竹沥枳术丸、搜风顺气丸皆可用。

麻木者，因风湿热下陷入血分，阴中阳道不行，亦有痰在血分者。其症合目则浑身麻木痒者，血不荣肌腠。治以参、芪能助阳道，以当归行阴道，二术、苓、甘、柏以除湿热，柴、升、芍药以升提之。痰加二陈，治当活治。

---

① 滑：原作“活”，据《万病回春·眩晕》改。

麻木治方

加减补中益气汤 治十指尽麻，面目皆麻，此气虚也。

依本方加木香、大附子泡，去心、麦门冬、防风、羌活、乌药。

人参益气汤 治两手指麻木，四肢困倦，怠惰嗜卧，乃热伤元气也。

黄芪二钱 人参 生甘草各二钱 白芍七分 柴胡六分 甘草炙 升麻各六分 五味子三十粒

上锉，一服，水煎，稍冷服。

按：上方治气虚麻木之剂。

开结舒经汤 治妇人七情六郁，气滞经络，手足麻痹。

紫苏 陈皮 香附 台乌 川芎 苍术 羌活 南星 半夏 当归 桂枝四分 甘草四分

上锉，生姜三片入药汁，竹沥服。

清风散 治身体麻木，有核遍身，北人谓之生饭，南人谓之鼓槌，俗谓风疙瘩，俱属热气滞。

防风五分 荆芥三分 羌活五分 独活五分 连翘五分 当归五分 赤芍一钱 生地黄五分 苍术 陈皮 半夏 白茯苓各一钱 乌药七分 槟榔五分 木瓜六分 牛膝七分 木香三分 黄连五分 玄参七分 牛蒡子炒，三分 萆薢二钱 金银花六分 升麻一钱 蒺藜炒，八分 防己五分

上锉，一剂，姜三片，葱白五寸，水二碗，煎八分，热服。

按：上方治风气麻木之剂。

加味八仙汤 治手足麻木。方出《万病回春》。

当归酒浸，七分 川芎七分 白芍八分 熟节酒浸，七分 人参四分 白术酒浸，一钱 茯苓去皮，一钱 陈皮八分 半夏姜制，七分 桂枝三分 柴胡四分 羌活五分 防风五分 秦艽六分 牛膝六分 甘草炙，四分

上锉，一剂，姜、枣煎，食远服。

癫狂脉法

癫脉，搏大滑者生，沉小紧急则不治。热狂脉，实大生，沉小死。癫脉虚可治，实则死。

癫狂病证

夫癫者，喜笑不常，而癫倒错乱之谓也；狂者，狂乱而无正定也。故心热盛，则多喜而为癫也；肝热盛，则多怒而为狂也，甚则弃衣而走，登高而歌，逾垣上屋，骂詈不避亲疏。是盖得之阳气太盛，胃与大肠实热燥火郁结于中而为之耳，此则癫狂之候也。大抵狂为痰火实盛，治当大吐大下；癫为心血不足，多为求望高远，不遂其志者有之。

癫狂治法

治以安神养血，兼降痰火。

心风者何？盖君火者，心因怒发之，相火者降，痰动于中，挟[①]气上攻，迷其心窍，则为癫为狂。所怒之事，胶固于心，辄自言谈，失其条序，谓之心风，与风何相干？若痰不盛者，则有感亦轻。

狂言、谵语、郑声辨：

狂者，大开目，与人语所未尝见之事，为狂也；

谵语者，合目，自言所常行之事，为谵语[②]也；

郑声者，声颤无力，不相接续，造次出于喉中，为郑声也。

阴附阳则狂，阳附阴则癫[③]。脱阳者见鬼，脱阴者目盲。又蓄血证，则重复语之。

---

① 挟：原作“胁”，据《古今医鉴·癫狂》改。

② 语：原脱，据《古今医鉴·癫狂》补。

③ 阴附……则癫：《古今医鉴·癫狂》作“阳附阴则狂，阴附阳则癫”。

癫狂治方

防风通圣散 治一切大风癫狂之疾。

按：上方治癫狂初起，多有实热风邪宜之。

远志化痰汤 陈白埜方。治癫狂。

牛膝 南星 半夏泡 陈皮 茯苓 黄连姜汁炒 天麻 人参 酸枣仁 石菖蒲各一钱

上锉，一剂，生姜五片，水煎二服，再服养血清心汤补养元气。

养血清心汤 补虚化痰，清火宁心之剂。

人参 白术 茯神 远志各一钱，甘草水泡去骨 酸枣仁炒香，一钱 当归一钱半 川芎一钱 生地黄一钱 甘草五分

上锉一剂，水煎服。

黄白丹 治五癫、五痫风。

黄丹 白矾各一两

用砖凿一巢，可容二两许，黄丹在下，矾在上，用木炭五斤，煅令炭尽，取为末，以不经水猪心血为丸，如绿豆大。

每服三十丸，橘皮汤下。

独参丸 治狂邪发作无时，披头大叫，欲杀人，不避水火。

苦参不拘多少

上为末，炼蜜为丸，如梧桐子大。每服十五丸，煎薄荷汤下。

河车丸 治久患心风癫，气血虚弱宜服。

紫河车焙为末

炼蜜为丸，梧桐子大。每服七十丸，黄酒空心服。神效。

按：上方，一豁痰，一驱风，一补虚，专攻之剂。

开迷散 治妇人患癫疾，歌唱无时，逾墙上屋，乃荣血迷于心包所致。

当归 白术 白芍 柴胡 茯苓 甘草炙 桃仁 红花 苏木 远志 生地黄

上锉，生姜煎服。有热，加小柴胡汤，加生地、黄辰砂。

一女子十五，因气恼起，患语言癫倒，欲咬人打物，偷藏东

西，时哭时笑，心怕胆小，饮食不知饥饱，身体发热，以防风通圣散加生地黄、牡丹皮，二服而安。

秦承祖灸鬼法 治一切惊狂谵语，逾垣上屋，骂詈不避亲疏等证。以病者两手大拇指用细麻绳扎缚定，以大艾炷置于中，两介甲及两指角肉四处着火，一处不着即无效，灸七壮，神效。

邪祟之症，似癫而非癫，有时明，有时昏。但心者，一身之主，清净之府，外有包络以罗之，其中精华之聚萃者，名之曰神，通阴阳，察纤毫，无所紊乱。稍有浊痰流入其中以主宰，故昧其明，言语交错。或精气未甚流通，遂去浊痰，其言犹复旧也。此名为痰迷心窍之患，非邪祟也。若以符水治邪祟，用密其肤以客其外，不治。此乃上膈之痰，理宜先用吐法，后用清痰顺气安神之药调之，病即安矣。此论出《万病回春》。

痰多者，只有声有沫。火者，有热，面赤脉数是也。痫乃痰疾，病似马、羊、鸡、犬、猪，故有五痫以应五脏，不必多配，大率主痰也。重阳者狂，骂詈不避亲疏；重阴者癫，言语交错不嘉。二病虽分阴阳，多主于热与痰耳。

五痫脉法

脉虚弦为惊，为风痫。

五痫病证

夫痫者，有五等而类五畜，以应五脏。发则卒然倒仆，口眼相引，手足搐搦，背脊强直，口吐涎沫，声类畜叫，各应其属，食顷乃苏。原其所由，或因七情之气郁结，或为六淫之邪所干，或因受大惊恐，神气不守，或自幼小受惊感触而成，皆因痰迷心窍，如痴如愚。

五痫治法

治之不须分五，俱当祛痰顺气，清火平肝，而以黄连、瓜蒌、南星、半夏之类，寻火寻痰，分多分少治之，无有不愈。有热者，以凉药清其心。有痰，必用吐法，吐后用东垣安神丸，及平肝之药青黛、柴胡、川芎之类。

五痫治方

清心温胆汤　云林制。平肝解郁，清火化痰，除眩晕诸痫之疾，益心生血之剂。

陈皮一钱　半夏姜汁炒，一钱　茯苓去皮，一钱　甘草四分　枳实炒，一钱　竹茹一钱　麦门冬去心，八分　白术一钱，炒　川芎六分　石菖蒲一钱　远志制，六分　人参六分　黄连姜汁炒，一钱　香附炒，一钱　当归酒洗，一钱　白芍炒，一钱

上锉，生姜煎，服食远。

育魂丹　杜御史。治男妇小儿，诸般痫证、风癫、怔忡、惊怕恐惧之疾及小儿一切惊风。

牛胆南星六钱　半夏用皂角、姜汁煎汤浸七日，六钱　白茯神六钱　陈皮三钱二分半　枳实三钱，炒　白术六钱，炒　干山药一两　黄连六钱，炒　竹茹五钱　远志甘草水泡，去心，六钱　酸枣仁炒，六钱　全蝎三钱三分　柏子仁炒，六钱　白附子煨，五钱　天麻五钱，酒洗　川芎五钱　辰砂二钱二分　犀角三钱半，为末　羚羊角三钱半　白矾三钱半，生用　牛黄一钱二分　麝香一钱　飞金二十四帖

上为细末，竹沥打甘草膏为丸，如鸡头子大。每服，空心淡姜汤送下。小儿诸症，薄荷汤送下。

加减寿星汤　吴都堂传。

天南星四两，火烧红坑，姜汁酒内，将南星入放坑内，瓦盖，缠，一宿取出，细切　半夏二两　防风一两　荆芥七钱　天麻一两　皂角一两　青皮一两　香附一两　猪苓一两　泽泻一两　赤茯苓一两　白术一两　细辛七钱　麦门冬一两　白茯苓一两

上锉，生姜煎服，先二帖，用麻黄三钱，续以防风通圣散去白术。

清神丹　秘方。治同前。

石菖蒲去毛，二两，辰砂六钱，为细末，水飞过，一半为衣

上为末，猪心血打面糊为丸，如梧桐子大。每服七八十丸，空心白汤下，服前育魂丹除根。

壮胆星朱丹　太医院传。

朱砂一两，水飞　牛胆南星二两　石菖蒲去毛，三两　牛黄一钱　麝香五分　猪血心七具

上为细末，竹沥和猪心血为丸，如梧桐子大。每服七八十丸，空心白滚汤下。

丑宝丸　太医院传。祛风清火，豁痰调气，开心定志，安神镇惊，一切癫痫、怔忡、搐搦、荏苒难状之疾，并皆治之。

牛黄五分　琥珀一钱　辰砂六钱，为衣　雄黄一钱　牛胆南星一两　青礞石五钱，火煅　沉香一钱半　犀角一钱半　黄芩炒，二两　大黄二两，九蒸九晒　天麻姜汁炒，五钱　石菖蒲去毛，二两　僵蚕姜汁炒，七钱　蝉蜕去足，五钱　猪心血二个

上为末，竹沥糊为丸，如绿豆大，朱砂为衣。每服六十丸，卧时薄荷汤下。

安神丸　出《万病回春》，治痫病常服。

当归酒洗　人参去芦　茯苓去皮　酸枣仁炒　生地黄酒洗　黄连酒洗　陈皮去白　南星姜制，各一两五钱　牛黄二两　天竺黄五钱　珍珠二钱　琥珀二钱　朱砂为末，五钱

上为细末，炼蜜为丸，如梧桐子大。每服五十丸，清米汤下，忌肉，猪肉、牛、羊、犬、马等肉，胡椒、葱、蒜。

追风祛痰丸　治诸风痫暗风。世之患此病者甚多，余用此药得效者甚广，幸试之。方出《明医指掌》①。

防风去芦　天麻　僵蚕洗去丝，炒　白附子面包煨，各一两正　全蝎去毒，微炒　木香各五钱　牙皂炒，一两　白矾枯，五钱　半夏煨，泡七次，研为细末，秤六两，分作二分。一分用皂角浸浆作曲，一分用生姜汁作曲　南星三两，一半白矾水浸，一半②皂角水浸，俱浸一宿

---

① 明医指掌：本方不见于《明医指掌》，见于《万病回春·痫证》。
② 半：此后原衍“半”字，据《万病回春·痫证》删。

上为细末，姜汁打稀糊为丸，梧桐子大，朱砂为衣。每服七八十丸，食远临卧用淡姜汤吞下，或薄荷汤下。病人气血虚者，加人参、当归；胃虚，加白术；有火，加姜、炒黄连各一两。

健忘病证

夫健忘者，陡然而忘其事也，尽心力思量不来，为事有始无终，言谈不知首尾，皆主于心、脾二经。盖心之官则思，脾之官亦主思。此由思虑过多，伤于心则血耗散，神不守舍；伤于脾则胃气衰惫，而虑愈深：二者皆令人事卒然而忘也。盖心主生血，因血少不能养其真元，或停饮而气郁以生痰，气既郁，脾不能舒，是病皆由此作。

健忘治法

然治之法，必先养其心血，理其脾土，凝神定智之剂以调理。亦当以幽闲之处，安乐之中，使其绝于忧虑，远其六淫七情，如此日渐安矣。

健忘治方

归脾散　治忧思过度，劳伤心脾，令人转盼遗忘，心下怔忡。

黄芪炙　人参　白术　茯神去木　当归　酸枣仁　远志　龙眼肉各二钱二分　木香一钱　甘草炙，五分

上锉，作一剂，姜、枣煎服。

加减补心汤　治诸虚健忘等证。

人参三钱　白术三钱　陈皮五钱　白茯苓五钱　当归身五钱　白芍五钱　生地黄五钱　远志泡，去心，五钱　石菖蒲三钱　麦门冬去心，五钱　酸枣仁五钱，炒　甘草三钱　黄柏酒炒，五钱　知母酒炒，五钱

上锉，水煎服。

加味定志丸　陈白埜方。治健忘。

当归身酒洗　川芎　白芍　生地黄酒洗，切，各二两　人参六钱

石菖蒲二两　远志甘草水泡，去骨，姜汁炒，三两

上为细末，炼蜜为丸，梧桐子大。每服二钱，临卧白汤送下。

紫河车　治癫狂健忘，怔忡失志，及恍惚惊怖入心，神不守舍，多言不定。此药大能安心养血定神。

聪明汤　治不善记而多忘者。

白茯神　远志肉甘草水煮，去骨　石菖蒲去毛，一寸九节者佳

上各三两，制后共为极细末。每日用三五钱煎汤，空心食后服，一日不拘数次。久久服之，能日诵千言。

状元丸　治健忘，开心通窍，定智宁神多记。

石菖蒲去毛，一寸九节者佳　地骨皮去木　白茯神去皮木　远志肉甘草水泡，去心，各一两　人参去芦，三钱　巴戟天去骨，五钱

上为细末，用白茯苓去皮二两，糯米二两，共打粉，外用石菖蒲三钱，打碎，煎浓汤，去渣，煮糊为丸。每日食后、午时、卧时服三十五。

天王补心丹　宁心保神，益血固精，壮力强志，令人不忘，除怔忡，定惊悸，清三焦，化痰涎，祛烦热，疗咽干，养育心神。出《神珍方》。

人参五钱　五味子　当归酒洗　天门冬去心　麦门冬去心　柏子仁　酸枣仁炒　玄参　白茯神去皮　丹参　桔梗去芦　远志去心，各五钱　黄连去毛，酒炒，二两　石菖蒲一两

上为末，炼蜜为丸，如梧桐子大，朱砂为衣。每服三十丸，临卧时服，灯心竹叶汤送下。

一方，加熟地黄、百部、牛膝、杜仲、茯苓、甘草各等分，金泊①为衣，炼蜜为丸，弹子大。临卧服一丸，细嚼，灯心红枣汤送下，去麦门冬、黄连、生地黄三味。

怔忡惊悸脉法

心中惊悸，脉必大结；饮食之悸，沉伏动滑。

① 泊：疑作“箔”。

怔忡惊悸病证

夫怔忡者，心中躁动不安，惕惕然如人将捕是也。多因富贵戚戚，贫贱不遂所愿而成，属血虚。有虑便动，属虚。时作时止者，痰因火动，瘦人多是血少，肥人属痰。

夫惊悸者，蓦然而跳跃，惊动如有欲厥之状，有时而作者是也，属血虚。或时觉心跳，亦是血虚。盖人之所主者，心；心之所养者，血。心血一虚，神气不守，此惊悸之肇端也。又曰：惊者，恐怖之谓。怔忡、健忘、惊悸三证，名异而病同。

怔忡惊悸治方

朱砂安神丸 治血虚心烦懊侬，惊悸怔忡，胸心气乱。

朱砂五钱，水飞过，另研 黄连酒洗，六钱 生甘草炙，二钱半 生地黄一钱半 当归二钱半

上为细末，蒸饼为丸，如黍米。每服三五十丸，食后、临卧津咽下。

安神补心汤

当归一钱二分 川芎七分 白芍一钱，炒 生地黄一钱一分 白术一钱 茯神一钱二分 酸枣仁炒，八分 麦门冬去心，二钱 远志甘草水泡，去心，八分 黄芩一钱二分 玄参五分 甘草三分

一方，去远志、麦门冬、黄芩、玄参，加陈皮、柏子仁、黄连酒炒。

上锉，水煎服。

养心汤 治忧愁思虑伤心，惊悸不宁，及勤政劳心，痰多少睡，心神不足。

黄芪蜜炒，八分 白茯苓一钱 茯神一钱 半夏曲六分 当归一钱 川芎七分 甘草炙，三分 远志去心，姜炒，八分 辣桂少许 柏子仁七分 五味子十四个 酸枣仁炒，七分 人参五分 生地黄一钱

上锉，姜、枣煎，食前服。

治停食怔忡，加槟榔、赤茯苓。

参归腰子 治心气怔忡而自汗者，不过一二付即愈。

人参五钱 当归五钱 猪腰子一个

上先将以腰子用水二碗，煎至一碗半，将腰子细切，入二味药，同煎至八分。吃腰子，以药汁送下。有吃不尽腰子，同上二味药渣焙干，为细末，山药糊为丸，梧子大。每三五十丸，米汤下。

琥珀定智丸 刘尚书方。专补心生血，定魄安魂，扶肝壮胆，管辖神魂。惊战虚弱，气乏之疾，并皆治之。

南星半斤，先将地作坑，用炭十八斤，在坑内烧红，去炭净，用好酒十余斤倾在坑内，大瓦盆盖覆周围，以炭火烘定，勿令泄气，次日取出为末 真琥珀一两，皂角水洗，去油 大朱砂二两，公猪心割开，入内，用线缚住，悬胎煮酒二碗 干人乳用姜汁制 好拣参去芦，三两 白茯苓去皮，三两 白茯神去皮木，三两 石菖蒲二两，猪胆汁炒 远志水泡过，去心，二两，猪胆煮过，晒干，再用姜汁制

上为末，炼蜜为丸，如梧子大。每夜卧时，盐汤下五七十丸。

晒干人乳法：用人乳数碗，入瓦盘内，莫搅动，四围晒干刮一处，干则再刮，乳干以姜汁拌，晒用。

镇心汤 云林制方。治心慌立应。

当归一钱二分 川芎七分 生地黄八分 黄芩八分 黄连六分 栀子仁七分，炒 酸枣仁一钱，炒 远志一钱，制 麦门冬去心，一钱 白芍八分

上锉，一剂，生姜煎服。

四物安神汤 出《医学正传》。治心中无血养，故作怔忡，兼服辰砂安神丸。

当归酒洗 白芍酒洗 生地黄酒洗 熟地黄 人参去芦 白术去芦 茯苓去皮 酸枣仁炒 黄连姜汁炒 栀子炒 麦门冬去心 竹茹 辰砂研末，临服调入 乌梅一个，去核

上一剂，姜三片，炒米一撮，水煎，食远服。

虚烦病证

夫虚烦者，心胸烦扰而不宁也。多是体虚者，摄养有乖，荣卫不调，使阴阳二气有所偏胜也。或阴虚而阳盛，或阴盛而阳虚。《内经》曰：阳虚则外寒，阴虚则内热。阳盛则外热，阴盛则内寒。今之虚烦，多是阴虚生内热所致。虚劳之人，肾水有亏，心内火蒸，其烦必躁。吐泻之后，津液枯竭，烦而有渴。惟伤寒大病之后，虚烦之证，却无霍乱，临病宜审之。

巢氏《病源》曰：心烦不得眠，心热也。但虚烦不得眠者，胆冷也。

虚烦治方

温胆汤 一治病后虚烦不得卧，及心胆虚怯，触事易惊，短气悸乏，或复自汗，并治。

半夏七钱 竹茹 枳实各三钱 陈皮四钱半 白茯苓去皮 甘草炙，二钱二分半

上锉，作一剂，姜、枣煎服。

一方，加酸枣仁炒、远志肉、五味子、熟地黄、人参。

竹叶石膏汤 方见《伤寒》。治大病后，表里俱虚，内无津液，烦渴心燥，热与伤寒相似，但不恶寒，身疼痛，不可汗下，宜服之。

不寐病证

不寐有二种：有病后虚弱，及高年人阳衰不寐者；有痰在胆经，神不归舍，亦令不寐。

不寐治法

虚者，用六君子汤加炒酸枣仁、黄芪；痰者，用温胆汤减竹茹一半，加南星、炒酸枣仁。伤寒不寐者，当求之本门。

枣仁炒熟，便补胆虚寒不眠；生用，便泻胆实热而多睡。

惊悸、健忘、怔忡、失志不寐、心风，皆是痰涎沃心，以致心气不足。用凉剂太过，则心火愈微，痰涎愈盛，而病益深，宜理痰气。

不寐治方

高枕无忧散 治心胆虚怯，昼夜不睡，百方无效，服剂如神。

人参五钱 软石膏三钱 陈皮 半夏姜汁浸，炒 白茯苓 枳实 竹茹 麦门冬 龙眼肉 甘草各一钱半 酸枣仁炒，一钱

上锉，水煎服。

温胆汤

方见《虚烦》。治大病虚烦不得眠，此胆寒也，依本方，加人参、茯神、远志尤良。

酸枣仁汤 治多睡及不睡。

酸枣仁和皮微炒 人参去芦 茯苓去皮，各等分

上为末，每服一钱，水一盏，煎七分。如不要睡，即热服；如要睡，即冷服。

酸枣仁丸 治胆气实热，痰迷不睡。

酸枣仁炒，一两 柏子仁炒，另研，三两 远志去心，三两 生地黄酒洗，五钱 防风三两，去芦 枳实五钱 青竹茹二钱半

上为末，炼蜜为丸，如梧桐子大，朱砂、乳香为衣。每服五十丸，枣汤送下。

便浊脉法

两尺脉洪数，必便浊遗精。心脉短小，因心虚所致，必遗精便浊。

便浊病证

夫赤白浊者，由肾水虚少，膀胱火盛，小便去①涩，所以成

① 去：原作“安”，据《古今医鉴·便浊》改。

浊也。盖因思虑过度，嗜欲无节，俾心肾不交，精血失守，为赤、白二浊之患。赤者，心虚有热，由思虑而得之；白者，肾虚有寒，因嗜欲而致之也。河间谓白浊亦属乎热。丹溪谓胃中浊气下流，渗入膀胱。赤者，湿热伤血分；白者，湿热伤气分。

便浊治法

大率皆是湿痰流注，宜燥中宫之湿，用二陈汤以治痰，加苍术、白术以燥湿，加柴胡、升麻以提胃中之气，全在活法以治之也。

如醉饱后，色欲不节，伤脾损肾，脾来乘肾，土克水也，至小便黄浊，其脉脾部洪数、肾脉微涩，其证尿下桶如山栀子汁。澄下桶底，如石灰脚，或如血点凝结在内。法当补养脾胃，宜四炒固真丹主之。

便浊治方

清心莲子饮　治心中发热烦燥，思虑忧愁抑郁，小便赤浊，或有沙漠夜梦走泄，遗沥涩痛便赤。如或酒色过度，上盛下虚，心火炎上，肺金受克，故口苦咽干，渐成消渴，四肢倦怠，男子五淋，妇人带下赤白，五心烦热。此药温①平，清心养神，秘精，大有奇效。

石莲肉　人参各二钱半　黄芪　赤茯苓各二钱　麦门冬　地骨皮　黄芩　车前子各一钱半　甘草一钱　一方，有木通。

上锉，一剂，水煎，温服。

热，加柴胡、薄荷各一钱半；上盛下虚，加酒炒黄柏、知母各一钱。

按：上方治赤浊之剂。

滋肾饮　治白浊初起半月者，极效。

---

①　温：原作“汤”，据《古今医鉴·便浊》改。

川萆薢去皮　麦门冬去心　远志去心　黄柏酒浸　菟丝子酒炒　五味子酒炒

上各等分，锉作剂，竹叶三个，灯草七根，大黄少许，水煎，空心服。

萆薢饮　治真元不足，下焦虚寒，小便白浊，频数无度，漩白如油，光彩不定，漩脚澄下，凝如膏糊。

益智仁，川萆薢，石菖蒲，乌药。一方，加茯苓、甘草。

上锉作剂，水煎，入盐一捻，空心温服。肾虚，加山药、牛膝、杜仲；便赤，加泽泻、麦门冬。

三神汤　东泉秘方。治遗精、白浊。

苍术七钱　川萆薢二钱　小茴香一两

上锉，生姜三片，煎，入盐一捻同服。

水火分清饮　治赤白浊。

益智仁一钱　萆薢一钱　石菖蒲一钱　赤茯苓一钱二分　猪苓一钱　车前子一钱　泽泻一钱　白术一钱　陈皮一钱　枳壳一钱　甘草五分　麻黄一钱

上锉，一剂，半酒半水煎，空心温服。久病去麻黄，易升麻。

遗精脉法

遗精、便浊，当验于尺，结芤动紧，二证之的。

遗精病证

夫精者，五脏六腑皆有，而肾为都会关司之所，又听命于心焉。盖遗精之证有四：一曰梦中交而遗者，乃心虚神交也；二曰下元虚败，精不禁而遗者，乃肾虚精滑故也；三曰壮年气盛，久节劳欲，经络壅滞而遗精，乃旷夫满而溢也；四曰情纵于中，所愿不得而遗者，乃情不遂欲而泄也。若夫壮年气盛，及情动于中者，但舒其情自愈。至若梦中交泄，则当治其心；肾虚精滑，则当固其真。斯治之要也。

夫梦遗精滑者，世人多作肾虚治，而用补肾涩精之药不效。

殊不知此证多属脾胃，饮酒厚味、痰火湿热之人多有之。盖肾藏精，精之所生，由脾胃饮食化生，而输归于肾。今脾胃伤于浓厚，湿热内郁，中气浊而不清，则其所化生之精亦得浊气，肾主秘藏，阴静则宁，今所输之精既有浊气，则邪火动于肾中，而水不得宁静，故遗而滑也。此证与白浊同。丹溪论白浊为胃中浊气下流，渗入膀胱，而云无人知此。其色心太重，妄想过度而致遗滑者，自从心肾治之，但兼脾胃者多，又当审察治之。

遗精治法

二八童男，阳气暴盛，故情动于中，志有所慕而不得，遂夜梦而遗精也。其心脉数、肾脉涩，慎不可补，清心乃愈，以清心莲子饮临卧服，及定志丸主之。

梦鬼交而遗，宜温胆汤去竹茹，加人参、远志、石莲肉、酸枣仁炒、白茯神。

遗精治方

养心汤 治用心过度，心热遗精，恍惚多梦，或惊而不寐者。

人参 山药 茯神 麦门冬 当归身 白芍 远志 石莲肉 酸枣仁 鸡头实 莲花须 子芩酒洗，如久遗者去之

气虚，加黄芪、白术；血虚，加熟地黄；遗久气陷，加川芎、升麻。生姜三片，枣一枚，水煎服。

定心丸 治妄想太过遗精。

人参 白术 茯苓 枳实面炒 石莲肉去心 陈皮 韭子炒，各一两 半夏 远志去骨 酸枣仁各五钱 牡蛎煨，三钱 甘草炙，一钱半

上为末，神曲糊为丸，如梧子大。每服五十丸，空心盐汤下。

久则加干姜炒黑，三钱，樗根白皮五钱。

加味二陈汤 治遗精。

陈皮一钱 半夏姜泡，一钱半 茯苓一钱半，盐水炒 白术一钱 桔梗一钱 石菖蒲七分 黄柏二分 知母三分 栀子炒黑，一钱半 升

麻酒炒，一钱　柴胡酒炒，一钱　甘草一钱

上锉，一剂，生姜煎服。

按：上方治痰渗下遗精之剂。

樗根白皮丸　治湿热伤脾遗精之剂。

白术　枳实面炒　茯苓　柴胡　升麻各二钱　黄柏盐水炒　知母盐水炒　牡蛎煅，各二钱　韭子炒，一两　芍药炒，三钱

上为末，神曲糊为丸。每五十丸，空心盐汤下。久不止，加樗根白皮七钱。

黄连清心汤　治心有所慕而作梦遗，此君火既动，而相火随之，治在心。

黄连　生地黄　当归　人参　远志　茯神　酸枣仁炒　石莲肉　甘草

上锉作剂，水煎服。

三黄丸　治遗精有热者。

黄芩泻肺火　黄柏降阴火　大黄泻阳明之湿热

上为末，炼蜜为丸，如梧子大。每五七十丸，白汤下。

西园曰：遗精是用心过度，积热所致，当用黄连。今用黄芩，未知孰是。

按：上方治实热遗精之剂。

保精汤　云林制。治阴虚火动，夜梦遗精，或发热。

当归　川芎　白芍　生地黄姜汁炒　沙参　麦门冬去心　黄柏酒炒　知母蜜炒　黄连姜汁炒　栀子童便炒　干姜炒黑　牡蛎火煅　山茱萸去核，取肉

上锉，水煎，空心服。

固精丸　治心神不安，肾虚精自泄。

黄柏酒炒　知母酒炒，一两　牡蛎煅　芡实　莲蕊　茯苓　远志去心　山茱萸肉各三钱

上为末，煮山药糊为丸，如梧子大，朱砂为衣。每服五十丸，空心盐汤送下。

百粉丸　西园公制。治肾虚火动遗精之剂。

黄柏童便炒　知母童便炒　蛤粉略炒　牡蛎火煅　山药酒炒

上为末，捣烂饭为丸，如梧子大。每五七十丸，空心盐汤、温酒送下。

固本锁精丹　秘方。治元阳虚惫，精气不固，梦寐遗精，夜多盗汗，遗泄不禁，并治。此药大补元气，涩精固阳，神效。

黄芪二两半　人参二两半　枸杞子二两　锁阳二两　五味子二两　石莲肉二两半　山药二两　海蛤粉二两半　黄柏二两，酒拌晒干，炒赤色

上为末，用白术六两，水五碗，煎至二碗，倒过术汁，另放；再用水四碗，煎至二碗，去渣，与前二碗同煎，熬至一碗如膏，搜和前药末为丸，如梧桐子大。每五十丸，加至六七十丸，空心温酒或淡盐汤下。

白龙丸　贾阁老传。治虚劳肾损，梦中遗精，白淫滑泄，盗汗等证。

鹿角霜二两　龙骨生用，一两　牡蛎火煅，二两

上为细末，酒打面糊为丸，如梧子大。每三五十丸，空心，或盐汤，或酒下。不惟治遗精之疾，且能固精壮阳，神效。

按：上方治精滑，止涩之剂。

缩阳秘方　张岭南传。

水蛭寻起九条，入水碗养住，至七月七日，取出阴干，秤有多少，入麝香、合香，三味一般多，研细末，蜜少许为饼。遇阳兴时，即将少许擦左脚心，即时痿缩。过日复兴，再擦。

淋闭病证

少阴脉细而数，为气淋，妇人则阴中生疮。盛大而坚者生，虚细而涩者死。鼻头色黄，小便必难。脉浮弦涩，为不小便。关格、头汗者死。

淋闭脉法

夫淋者，小便淋沥涩痛，欲去不去，或去又来，曰淋。盖因

恣食膏粱之味、湿热之物，或烧酒炙煿之类，郁遏成疾，以致脾土受害乏力，不能运化精微，清浊相混，故使肺金无助，而水道不清，渐成淋闭之候。或谓酒后房劳，或七情郁结，以致心肾不交，水火无制，清阳不升，浊阴不降，而成天地不交之否。古方有五淋之别：气、砂、血、膏、劳也。气淋则小便涩滞，常有余沥不尽。砂淋则茎中痛，溺不得卒出，乃精气结成砂石，与溺俱出，出则痛止。血淋则遇热即发，小便涩痛。有血不痛者，名溺血。膏淋则尿浊如膏，浮凝如脂。劳淋则遇房劳即发，痛引气冲也。又云：小肠有气则小便胀，小肠有血则小便涩，小肠有热则小便痛，治之但当行滞清热，疏利小便，不可用补气药。盖气得补则愈胀，血得补则愈涩，热得补则愈盛。又有挟冷而淋者，其状先寒战而后小便，谓冷气与正气交争，冷气胜则寒战而淋，正气胜则寒战解而得便溺也。治当逐散寒邪，扶正气则自平矣。

淋闭治法

闭者，小便急满不通也。有气虚，有血虚，有痰，有热，有风闭，皆宜吐之，以提其气，气升则水自降，盖气承载其水也。譬如滴水之器，上窍闭则下窍不出，使吐之，是开上窍之法也。气虚，以参、术、升麻等，先服后吐，或就参、芪药中调理探吐之。血虚，四物汤，先服后吐，或芎归汤探吐。痰多，二陈汤，先服后吐。痰气闭塞，二陈加木通、香附探吐。

实热者，当利之，或八正散，大便动而小便自通。

遗尿失禁，经曰：膀胱不利为癃，不约为遗。大抵热则燥涩为癃，寒则不禁为遗。亦有虚热而滑者，法当温补，其溺自禁。或灸关元，五壮亦效。东垣曰：小便遗失者，肺气虚也，以参、芪补之。

小便不禁，或频数，古方多以为寒，而用温涩之药，殊不知属热者多。盖膀胱火邪妄动，水不得宁，故不能禁而频数来也。故年老人多频数者，是膀胱血少，少阳火偏旺也。治法当补膀胱阴血，泻火邪为主，而佐以收涩之药，如牡蛎、山茱萸、五味子之类，不可用温药也。病本属热，故宜泻火。因水不足，故火动而致小便多，水益虚矣，故宜补血。泻火，治其本也；涩之收之，治其标也。治五淋，用补中益气汤有殊效。

上方治淋，多谓膀胱之气虚损，不能运用水道，故滞而不通而成诸淋也。用此养元气，故有效焉。

淋闭治方

五淋散 治肺气不足，膀胱有热，水道不通，淋沥不出，或尿如豆汁，或如砂石，或冷淋如膏，或热淋尿血。

赤茯苓一钱二分 赤芍药二钱 山栀子一钱 当归一钱 甘草五分 条黄芩六分

一方，加生地黄、泽泻、木通、滑石、车前子，各等分。

八正散 治心经蕴热，脏腑闭结，小便赤涩，癃闭不通，及热淋、血淋。如酒后纵欲而得者，则小便将出而痛，既出而痒，以此药主之。

车前子 瞿麦 萹蓄 滑石 山栀仁 大黄 木通 甘草各等分

上锉作剂，灯心煎，空心服。

小便淋滴，频数无度，加牛膝。

琥珀散 太医院传。治血淋神方。

琥珀二两 当归一两半 生地黄一两半 蒲黄二两 瞿麦一两 血余四两，烧灰 栀子一两 大、小蓟各一两半 甘草三钱 酸浆草自然汁，五碗

上共研为末，将酸浆草汁和诸药晒干，为末。每用三钱，空心米饮调下。

阿胶散 秘方，治血淋。

阿胶一两，炒 猪苓 泽泻 赤茯苓 滑石各一两 车前子五钱

上锉水煎，空心服。

治血淋，用干柿饼烧存性，为末。每服二钱，空心米饮调下。

高尚书方 治小便下血，多是湿热。

五苓散加苍术三分，一剂而愈。

散滞茴香汤 党都堂传。治诸淋，并妇人赤白带下。

小茴香一钱 当归一钱 乌药一钱 荆芥穗一钱 黄连一钱 香附子五分 木通一钱 扁竹一钱 砂仁八分 薄荷八分

上锉，一剂，淡竹叶十片，水煎，空心温服。

琥珀郁金丸 治水火不既济，膀胱受心火所炽而浮，囊中积热，或癃闭不通，或遗泄不禁，或白浊如泔水，或膏淋如浓，或如栀子汁，或如砂石米粒，或如粉糊相似，疼痛不已，俱热证也，此药治之。

黑牵牛头末，二两，炒 大黄酒浸，二两 黄连一两 黄芩二两 郁金一两 滑石四两 真琥珀二两，研 茯苓四两

如用消导饮食、降心火，加沉香五钱。

上为末，水丸如梧子大。每服五十丸，空心熟水下。

六味地黄丸 治老人虚寒者，患死血作淋，痛不可忍，倍茯苓、泽泻。又治小便频数不禁，去泽泻，用益智仁。

治冷淋，诸药不效，用四君子汤加猪苓、泽泻、木通，连进二服。又以菟丝子研极细，用鸡翎管吹入小便孔内，极效。

通关丸 治小便不通。

黄柏二两，酒炒 知母二两，酒炒 肉桂三钱 滑石二两 木通一两

上为末，水丸梧子大。每服百丸，白水下。

一方，治小便不通，腹胀疼痛欲死，野地蒺藜子不拘多少，焙黄色为末，温黄酒调服。

一方，用蚯蚓五七条研烂，投凉水一碗，搅匀，澄清去泥滓，饮水即能通。大解热疾，不知人事、欲死者服之，立效。

一方，用顷麻烧灰存性，为末，黄酒调服，登时就通。

一方，用皮硝煎化，青布蘸水搭脐上，并小便上，热则易之，即通。

若小便不通，两尺脉沉微，乃阴虚也，曾服通滑之药不效者，

用大附子一个，重一两者，炮，去皮、脐，盐水浸透。泽泻切，作四剂，每剂灯草七根，煎服。

治小便不通，诸药无效，或转胞至死，此法用之，小便自出。猪尿胞一个，倾出尿，用鹅毛去头尾，插入窍孔内，线缚定，以口吹气，令满胞，内线管下再扎住，将管口放在小便头上，向孔窍解后下线，手搓其气透里，小便自然出，神效。

阴阳关格，前后不通，寻常通利，大腑小水自行，中有转胞一证，诸药不效，难救则胀满，闷乱而死。予尝以甘遂末，水调敷脐下，内以甘草节煎汤投之，及药汁至脐，二药相反，胞自转矣，小水来如水涌，此急救之良诀也。

按：上方治小便不通之剂。

缩泉丸　治脬气不足，小便频数，一日夜百余次。

益智仁　天台乌药大如臂者

上各等分，为末，酒煮山药打糊为丸，如梧子大。每五十丸，卧时盐汤下。

既济丸　治小便不禁。

菟丝子酒制　益智仁炒　茯苓　韭子炒　肉苁蓉酒洗　当归　熟地黄各五钱，黄连　知母各盐酒炒，三钱　牡蛎煅　石枣酒蒸，去核，各二钱　五味子一钱

上为末，面糊为丸。每百丸，空心汤调下。

一方，小便不禁、有热者，用去桂五苓散，加黄连、黄柏、栀子、石枣、五味子，水煎服。

一方，治虚弱不禁，用五苓散合四物汤，加石枣、五味子，水煎空心服。

一方，治遗尿失禁，破故纸炒为末，每服二三钱，空心热水调下。又宜气海穴灸之。

一方，治夜多小便，益智仁二十个，和皮锉，赤茯苓二钱，水煎，临睡热服。虚老人，宜六味地黄丸加益智仁，去泽泻。

按：上方治小便不禁之剂。

治大小便虚秘用补得效述医案

戊子初秋，先大人偶患左胁痛，服行气药，又服当归芦荟丸，旬日而愈。其时予未甚究心于医也。大人胁痛愈未数日，予偶检箧中旧书，得《丹溪纂要》残编一叶，因取而观之，有秘结一条，分别实秘、虚秘，且云：实热秘结则宜下利，虚秘因气虚不能传送，若误用硝、黄等峻药下之，杀人如反掌。是日下午，先大人向予说大便偶秘，欲用大黄丸，予因见丹溪秘方虚实说，又思大人旬日内服疏导药已多，何以复秘？遂不用大黄丸。疑是血涩，用当归润肠汤数剂，不通。至次日，小便又秘，用蜜导等法亦不通。至第三日，加以腹胀，事愈急矣。予细察其大便，欲解不解之状，润而不干涩，因思此非血枯，想是气虚不能传送，遂于当归等药中加参、芪等补气之剂，才服一茶钟，停一时而大便即通且顺利，小便亦通而清长矣。服此药数剂而全安。

原用补气药方

人参　蜜炙黄芪　当归身　白术去芦、去皮，炒。四味各一钱　炙甘草　广陈皮各五分　白茯苓酒炒　白芍　熟地黄各七分　川芎五分　生姜一片　大胶枣一枚，洗净、去核

水一碗半，煎至七分，温服。

关格脉法

两寸俱盛，四倍以上。经曰①：人迎大四倍于气口，大四倍于人迎，名曰关格。此谓俱盛四倍，盖以其病甚，而至于上则遏绝，下则闭塞，关格俱病者言也。

关格病证

夫关格者，谓膈中觉有所碍，欲升不升，欲降不降，欲食不食，此为气之横格也。必用吐以提其气之横格，不必在出痰也。有痰，以二陈汤探吐之，吐中便有降。有气虚不运者，补气药中

① 经曰：《素问·六节藏象论》言：人迎与寸口俱盛四倍已上为关格。

升降。

丹溪曰：此证多死，寒在上，热在下也。寒在胸中，遏绝不入，无入之理，故曰格；热在下焦，填塞不通，无出入之由，故曰关。格则吐逆，关则不得小便。

《内经》曰：人迎与气口俱盛四倍以上为关格，关格之脉羸①，不能极于天地之精气，则死矣。

关格治方

两枳三陈汤 治关格，上焦痰壅，两手脉盛是也。

陈皮 半夏各二钱 白茯苓一钱半 南星 枳壳 枳实 甘草各一钱

上锉，一剂，水煎服。用鹅毛于病人咽喉探吐之，如病虚弱，不可用也。

一方，治关格吐逆，小便不通。

藿香平胃散合五苓散，加姜、枣煎服。

补《医学入门》方药

五噎汤 治噎食不下，呕哕不彻，胸背刺痛，泪与涎出。

人参 白术 茯苓 陈皮各一钱 厚朴 枳壳 甘草 干姜 三棱 莪术 神曲 麦芽各五分 诃子 桂心 木香 槟榔各三分

姜、枣煎服。

五膈汤 治胸膈痞气结聚，胁胀痰逆，恶心不欲食。

枳壳 青皮 南星 半夏各一钱 白术一钱二分 大腹皮八分 干姜七分 麦芽六分 丁香 木香 草果各五分 甘草三分

姜煎服。

单附子散 治翻胃。

大附子一枚，置砖上，四面着火，渐渐逼熟，以附子淬入姜汁中，再逼，再淬，约姜汁尽半碗为度，焙干，或加丁香一钱为

---

① 羸：原作“羸”，《古今医鉴·关格》同，据《素问·六节藏象论》改。

末，每二钱，水一盏，粟米七分，三服即愈。或为末于掌心舐吃。

古参夏汤 治翻胃呕吐。

人参三两 半夏六两 白蜜一盏

每服一两，水煎服。

既济丸 治关格吐利不得，脉沉，手足微冷。

人参 附子各一钱 麝香少许，为末

饭丸梧桐子大，麝香为衣。每七丸，灯心煎汤下。

闭结脉法

多伏沉而结。脾脉沉数，下连于尺，为阳结；二尺脉虚，或沉细而迟，为阴结。

右尺脉浮，为风结。老人虚人脉结，脉雀啄者不治。多面黄可候。

闭结病证

夫闭结者，大便不通。《内经》云：北方黑色，入通于肾，开窍于二阴，藏精于肾。又云：肾主大便。大便难者，取足少阴。夫肾主五液，津液润，则大便如常。若饥饱失节，劳役过度，损伤胃气，反食辛热厚味之物，而助火邪，伏于血中，耗散真阴，津液虚少，故大便结燥。然结燥之病不一，有热燥，有风燥，有阳结，有阴结，又有年老气虚、津液不足而结燥者。法云：肾恶燥，急食辛以润之。结者散之。如少阴不得大便，以辛润之；太阴不得大便，以苦泻之。阳结者散之，阴结者温之。仲景云：小便利而大便硬，不可攻下，以脾约丸润之。食伤太阴，腹满而食不化，腹响而不能大便者，以苦泄之。如血燥而不能大便者，以桃仁、酒制大黄通之。属结燥者，以麻仁、大黄利之。如风滞而不通者，以郁李仁、枳实、皂角仁润之。大抵治病必究其原，不可一概用巴豆、牵牛之类下之，损其津液，结燥愈甚，复下复结，极则以至导引于下而不通，遂成不救。噫！可不慎哉！

闭结治法

凡脏腑之闭，不可一例治疗，有虚实之分。胃实而闭者，能饮食，小便赤，当以利气丸、三黄丸、脾约丸之类下之；胃虚而闭者，不能饮食，小便清利，厚朴汤主之。盖实，闭物也；虚，闭气也。

若胃中停滞寒冷之物，大便不通，心腹作痛者，备急丹主之。若食伤太阴，滞不通者，利气丸主之。

大便闭，服承气汤之类不通者，以四物汤加槟榔、枳壳、桃仁、红花。

闭结治方

润肠汤　秘方。治虚老人大便闭结。

蜂蜜一两　香油二钱　朴硝一服

上合一处，水一钟，煎数沸，温服。

东流饮　谷同知传。治大便热结闭塞良方。

细茶一撮　生芝麻一撮　生桃仁七枚　大黄一钱，或二三钱　甘草五钱

上用长流水，生擂碎服，立效。

按：上方治实热闭结之剂。

厚朴汤　治胃虚而闭，不能饮食，小便清利。

厚朴姜汁炒，二钱六分　枳实面炒，一钱半　白术四钱　陈皮二钱　半夏一钱八分　甘草炙，三分

上锉，作二剂，每生姜三片煎，食远温服。

三和汤　治七情之气结于五脏，不能流通，以致脾胃不和，小腹痞闷，大便闭结。

羌活　紫苏去梗　宣木瓜薄切片　沉香各一钱　木香　白术　槟榔各七分半　芎穷　甘草炙　陈皮各七分半　大腹皮一钱

上锉，一剂，水煎，不拘时服。

六磨汤　治气滞腹急，大便闭结。

沉香　木香　槟榔　乌药　枳壳　大黄

上各磨浓汁，合一处，重汤煮，温服之，立通。

按：上方治气滞闭结之剂。

通幽汤　治大便难，幽门不通，上冲，吸门不开，噎塞不便，燥闭，气不得下，治在幽门，以辛润之。

当归一钱　生地黄　熟地黄　甘草炙，各七分　升麻　桃仁各一钱　红花三分　加大黄煨　火麻仁各一钱

名润燥汤。

上作一剂，水煎去渣，调槟榔末五分，食前稍热服。

润肠丸　治老人血少，肠胃干燥，大便闭结，几日不行，甚至七八日难下，色如猪粪，小如羊粪者。

当归　生地黄　枳壳　桃仁　火麻仁各等分

上为末，炼蜜为丸，如梧桐子大。每四五十丸，清米饮下。

活血润燥丸　治久病，腹中有实热者，脾胃中伏火，大便闭涩，不思饮食，及风门血闭，常常结燥。

当归梢一钱　防风三钱　羌活一两　大黄一两，湿纸裹，煨　桃仁二两，研　皂角仁烧，存性，一两半　火麻仁研，二两半

上为末，炼蜜为丸，如梧子大。每五十丸，白汤下。二三服后，须以苏子麻仁粥每日早晚服之，一味不拘多少，研烂，水滤取汁，煮粥食之，能顺气滑大便。

按：上方治血虚闭结之剂。

治大便不通神方　方外异人传。治闭结下取之剂。

皮硝一撮，水化　香油一盏　皂角末少许

用竹管，一头套入谷道中，一头以猪尿胞，将三味入内，放竹管里，用手着力一捻，药入即通。

颠倒散　周芑崖传。治脏腑实热，或小便不通，或大便不通，或大小便俱不通。

大黄三钱　滑石三钱　皂角三钱

如大便不通，大黄加三钱；如小便不通，滑石加三钱；如大小便俱不通，大黄、滑石各加三钱。

上为末，空心温酒调下。

倒换散　治大小便不通。

大便不通：大黄一两　杏仁三钱

小便不通：大黄二钱　杏仁一两

水煎服。

治大小便不通

六七月间，寻牛粪中有大蜣螂，不拘多少，用线串起，阴干收贮，用时取一个要全者，放净砖上，四面以灰火烘干，以刀从腰切断。如大便闭，用上半截；小便闭，用下半截。各为末，新汲水调服。二便俱闭，则全用之。

补《万病回春》闭结方

加减神效润肠汤　治大便闭结不通。

当归　熟苄　生苄　火麻仁去壳　桃仁去皮　杏仁去皮　枳壳　厚朴去粗皮　黄芩　大黄各等分　甘草减半

上锉，一剂，水煎，空心热服。大便通即止药，不得多服。如修合润肠丸，将药加减各为末，炼蜜为丸，梧桐子大。每服五十丸，空心白汤吞下，切忌辛热之物。实热燥闭依本方药。

发热，加柴胡；腹痛，加木香；血虚枯燥，倍加当归、熟苄、桃仁、红花；风燥闭，郁李仁、皂荚、羌活；气虚而闭，加人参、郁李仁；气实而闭，加槟榔、木香；痰火而闭，加瓜蒌、竹沥；因汗多，或小便去多，津液枯竭而闭，加人参、麦门冬；老人气血枯燥而闭，加人参、锁阳、麦门冬、郁李、红花，倍加当归、熟苄、生苄，少用桃仁；产妇去血多，枯燥而闭，加人参、红花，倍当归、熟苄，去黄芩、桃仁。此方加槟榔，即通幽汤。

用蜜导法　火炼蜜，稠厚黄色，倾入水中，急捻如指大，随用皂角末、麝香共为衣，将油涂抹大便处，润湿放入谷道，大便即通。

猪胆汁导法　治自汗，小便利而大便燥硬，不可攻，以此法导之。猪胆一枚倾去一小半，仍入醋在内，用竹管相接，套入谷道中，以手指捻之，令胆汁直射入内，少时即通。盖苦益阴以润燥也。

香油导法 治大便不通，腹胀，死在须臾。用竹管蘸葱汁探入大便内，以香油一半，温水一半，同入猪尿胞内捻入竹管，将病人倒放，脚向上半时，即顺立通。

大便闭结，若大肠血虚火炽者，用四物汤送下润肠丸，或以猪胆汁导之；若肾虚火燥者，六味丸治之；若肠胃气虚，用补中益气汤。二方俱见补益门。

男子，年六十七岁，因气，脑左边上、中、下有三块，时动而胀痛，喜揉，揉即散去，心痞作嘈，食下胃口觉涩，夜卧不宁，小便涩，大便八日不通。一医以大承气汤，一医以化滞丸，又用猪胆导法，后用蜜导法俱不效。予诊六脉，弦数有力，此血不足而气有余，积热壅实，以大黄末三钱，皮硝五钱，热烧酒调服，打下黑粪，其硬如石，数十余条。如前再服，又打下粪弹盆许，遂安。后以四物汤加桃仁、红花、酒蒸大黄、黄连、栀子、三棱、莪术、枳壳、青皮、木通、甘草，十剂而愈。

掩脐法 治大小便不通方。

连须葱一根，不洗带土 生姜一块 淡豆豉二十粒 盐一匙

同研烂，捏饼，烘热掩脐，以帛扎定。良久，气透自通，不然再易。

痔漏脉法

沉小实者易治，浮洪而软弱者难治。

痔漏病证

夫痔漏者，肛门边内外有疮也。若成瘟①不破者，曰痔；破溃而出脓血、黄水，浸淫淋沥久不止者，曰漏也。由乎风、热、湿、燥合而致之。其状有五：曰牡，曰牝，曰脉，曰血，曰肠痔是也。又有酒痔、虫痔、翻花痔、蝼蛄痔。古方分为二十四种，名状不

---

① 瘟（lěi 累）：皮表小肿块，小疙瘩。

同，究其所因，亦不过久嗜辛热炙煿新酒，及房欲忧思，蕴积热毒，愤郁之气所成也。或藏于肛门之内，或突出肛门之外。蕴毒深者，其状大；蕴毒浅者，其状小。大如鸡冠、莲花、核桃之状，小如牛奶、鸡心、樱桃之形。或流脓水，或出鲜血，有妨行坐，痛苦无任，久而不愈，则成漏矣。

痔漏治法

治宜祛风除湿，清热解毒，斯得痔漏之要者也。

二十四症痔歌此疾因酒色、气、风、食过度：

痔症分三八，凭君仔细看，莫交年月久，见者胆心寒。

菱角看形怪，莲花不可观，穿肠并鼠奶，酒色两相干。

莫听翻花怨，蜂窠亦不宽，雌雄同气血，子母及肠盘。

玄珠尤可怪，勾肠痛若锁，核桃与流气，见者便心酸。

栗子于中大，鸡心在外安，珊瑚形可恶，那更脱肛难。

内痔红不出，搭肠里内盘，垂珠更难治，日久有鸡冠。

切莫轻刀火，令君性命残，用功无半月，去病更除根。

痔漏治方

秦艽苍术汤 治痔病若破，谓之漏疾，大便闭涩，必作大痛，皆由风热所乘，食饱不通，气通大肠而作也。受病者，燥气也。为病者，胃湿也。胃刑大肠，则化燥火，以乘燥热之实，胜风附热而来，是湿、热、风、燥四气而合。故大肠头成块者，湿①也；大痛者，风也。若大便燥结者，主病兼受火邪，热结不通也。

秦艽去芦，一钱　桃仁去皮，研，一钱　皂角仁烧　存性，一钱　苍术米泔，七分　防风七分　大黄二分，不可多用　当归梢五分　黄柏酒浸，五分　泽泻五分　槟榔二分

上锉，一剂，水煎空心服。

若久漏，加鹿茸一钱，海藻一钱，甘草五分。服药日忌生冷

① 湿：原作“温”，据《古今医鉴·痔漏》改。

硬物及酒湿①面，大料物干姜之类，犯之，则药不效矣。

秘方 治痔疮坐卧不得，诸药不效，惟此药妙，发时一点即好。

用大田螺八九个，针破顶盖，入白矾末少许，置地上，尖底埋土中，其顶盖仰天，经一宿，次入取盖上水，水汁以鸡翎搭，搽上五七次，止痛即消。

治痔疮秘方

用半新马桶一个，入新砖一个，放桶底上，再用新砖一个烧红，于砖上，上用全蝎两三枚，烧烟，患人坐桶上熏之，不二三次即愈。

治痔疮 刘夷门传。

用大雄鸡一只，置地板上，却不与食吃，伺饥甚，却移于净地上，用猪胰子四两，锉碎，旋喂鸡令其撒粪，旋收之，如此两三日，候鸡粪积至四两，晒干入。

透明矾四两 胆矾五钱 叶子雌黄六钱 雄黄二钱 朴硝一两

上各为细末，或以砂锅，或银锅，须完大者，先将鸡粪一两铺在锅底，次以白矾一两，次以胆矾，次以雌黄，然后尽下白矾在内，再以鸡粪盖在上面，用新碗盖锅顶，簇炭火煅青，烟尽为度。放冷取出，细研，入乳香、没药各五钱，同研极细，入盒内收之。每用时，令患人缩一脚，用药少许，以津唾吐在手心中调匀，以新笔蘸药敷之，一日三五次，一夜两三次，先用温汤洗净，软绵挹干，方可敷药。敷后有黄水，淋沥不止最妙。三二日痔干枯剥落，倘硬，煎汤频洗。忌毒物、酒色，效。

神茧散 古方。治诸痔有神效。

蚕茧内，入男子指甲，以满为度。外面用童子发缚裹，烧存性，蜜调敷之。仍于腊月八日，取黑牛胆，入槐角子，以满为度，百日开用，空心酒吞下十余粒，极妙。

五九散 徽王方。治痔漏如神。

白牵牛头末，一两 大黄一两 五倍子一两 干莲蕊一两 黄连

---

① 湿：原作“温”，据《古今医鉴·痔漏》改。

五钱　矾红五钱，以皂角炼红　当归五钱　乳香一钱，竹叶焙干　没药一钱

上共为末。初服五分，二服六分，三服七分，四服八分，五服九分为止。每日清晨，用牙猪肉汤半碗，加无灰酒一小钟调下，忌猪肠肚，驴肉，烧酒。

仙人全应丸　张明山方。痔漏效验。

刺猬皮一个，连刺酒浸，晒干　当归酒洗，一两　槐角酒浸，炒，二两　黄连酒炒，二两　地骨皮酒炒干，二两　甘草蜜①炙，二两　乳香二钱　核桃十八个，内取隔三十六片

上为末，醋糊为丸，如梧子大。每服三十五丸，姜汤或酒，早晚二服，一月后平复。

地干丸　古方。治痔漏通用。

槐角二两，凉血　生地黄二两，生血　当归身一两　黄芪一两　川芎五钱　黄连一两，泻火　阿胶五钱。以上皆补血　连翘一两，泻经脉中火　黄芩一两，泻大肠火　枳壳一两，宽肠　秦艽一两，去大肠风　防风一两　地榆一两，凉血　升麻一两，升散火邪　白芷五钱，引诸药入大肠

上为末，酒糊丸，如梧子大。每服五六十丸，加至七八十丸，空心米汤下，或酒任下。

秘方　治痔漏。

用蜜半盏，炼成丝，用雄胆一分，入蜜内再炼，入水成珠不散。将猪综绵裹捻，成捻，将蜜搽上捻上，仍用真冰片、熊胆各半分，研细搽在捻上，插入漏眼内底，至尽头则止。如眼多，医好一个，又医一个，不可一齐上捻。如外皮肉溃烂，用黄蜡、黄丹、麻油煎膏，贴疮上，缚紧，一七见效。如外肉效迟，恐疮久受风湿，用五倍子、花椒煎水洗，每一眼用捻三根，至夜换。

治痔疮方　周双桥传。

用鳖鱼一个，放在坛内，入麝香一二分于内，烧滚水倾入坛

---

①　蜜：原作“火”，据《古今医鉴·痔漏》改。

内，泡鳖，令患人将大便坐于坛口上，热气熏蒸良久，将水洗痔，不计遍数，却将鳖头烧灰掺上，再将鳖肉作羹食之，神效。

治痔疮方

刺猬皮　雄黄　北艾

上为末，每作核桃大炷子，用竹筒如小酒杯大，长尺余，一头留节，钻①一窍装入于内，烧烟令窍透疮口熏之，久则痒不可当，稍饮歇再熏。

洗漏痔　陈教谕传。治痔漏之剂。

花椒　艾叶　葱头　五倍子　皮硝　马齿菜　加茄根

上为散，水煎，先熏后洗，当时痛止，指日可愈。

追风补肾十漏火②金丹　治漏，庚申甲子成除日合。

当归二两　人参一两　生地一两　熟地三两　麦门冬二两　破故纸二两　小茴一两　大茴三两　肉苁蓉二两　山药二两　白茯苓二两　鹿茸一两　大附子一个　川乌一两　丁香五钱　木香一两　青木香一两　砂仁一两　厚朴一两　青皮一两　陈皮一两　枳壳二两　枳实三两　香附四两　乌药一两　白芷二两　肉豆蔻一两　天麻一两　杏仁二两　松节四两　硇砂五钱　乳香一两　没药一两

上为末，炼蜜丸，如弹子大，金箔为衣。每服一丸，空心酒③化下。

按：治痔之法，不过凉血清热而已。至于治漏，初则宜凉血燥湿，久则宜涩窍杀虫，而兼乎温散也。或曰痔漏属火，何故而用温涩之药？殊不知痔止出血，始终是热。漏流脓水，始是湿热，终是湿寒。此方虽温散，又兼补养。故丹溪云：漏当大补气血为主。有所自矣。

悬　痈

国老汤　治悬痈，此疮生谷道、外肾之间，初发甚痒，状如

① 钻：原作“锁”，据《古今医鉴·痔漏》改。
② 火：《古今医鉴·痔漏》作“十”。
③ 酒：原脱，据《古今医鉴·痔漏》补。

松子，四十日赤肿如桃，治迟则破，而大小便皆从此出，不可治矣。

用横纹大甘草一两，截长三寸许，取出山涧东流水一碗，不用井水、河水，以甘草蘸水，文武火慢炙，不可急性，须用三时久，水尽为度。劈视甘草中润透，却以无灰酒二碗，煮至一碗，温服，一日一服，半月消尽为度。

将军散

大黄煨　贝母　白芷　甘草节

上为末，酒调空心服。虚弱，加当归一半。

肠澼脉法

便血则芤，数则赤黄，实脉癃闭，热在膀胱。

肠澼病证

夫肠澼者，大便下血也，又谓肠风、脏毒是也。皆由饱食炙煿生冷酒色，并伤坐卧当风，荣卫气虚，风邪冷气进袭脏腑，因热乘之，血渗肠间，肠风邪气入脏。脏毒是脏中积毒，风则散之，热则清之，寒则温之，虚则补之，停滞则疏涤之。

肠澼治法

肠风下血，必在粪前，是名近血，色清而鲜，其脉必浮，宜败毒散主之；脏毒下血，必在粪后，是名远血，色黯而浊，其脉必沉滞，香连丸主之。脏寒下血无痛，脉沉微。经云：阳虚阴必走，宜以姜、桂之类，温则血归经也。积热下血，纯下鲜血，甚则兼痛，脉洪数，宜三黄丸主之，或败毒散加黄连。肠风者，邪气外入，随感随见，所以其色清也；脏毒者，蕴积毒久而始见，所以其色浊。治肠风，以散风行温药；治脏毒，以清温凉血药。又要看其虚实新久之不同，新者、实者，宜降之、泻之；虚者、久者，宜升之、补之。故治法有所异也。

肠澼治方

枳壳散 治大便下血。

枳壳二两，炒 黄连一两 槐花五钱，炒 地榆五钱 白芍一两 甘草二钱半

上锉，五剂，水煎，空心服。

一方，加当归、生地黄、防风各五钱。

海上方 治肠风下血，痔漏脱肛。

丝瓜根经霜一二次，收采洗净，夜露十余宿，悬当风处阴干。每服三五钱，锉散，水煎熟，去渣，滴香油如钱大，空心温服。忌鸡、烧酒，一日一服，即效。

干柿[1]散 治肠风、脏毒、肠澼神效。

干柿不拘多少，焙干，烧存性。每服二钱，米饮调下。

槐黄丸 周后峰传。治肠风脏毒便血，痔漏下血，神效。

黄连酒炒，四两 槐花炒，四两

上为末，入猪大肠头长一尺，内扎住，用韭菜二斤，水同煮烂，去菜用肠，药捣烂，丸如梧子大。如湿加些面丸，每服八十丸，空心白汤下。

大便下血如流水不止 胡云阁传。治便血，清热之剂。

黄连，金华酒煎药。

解毒四物汤 京师传。治大便下血，不问粪前粪后，肠风脏毒等症。

当归酒洗，八分 川芎五分 白芍炒，六分 生地黄一钱 黄连炒，六分 黄芩炒，八分 黄柏炒，七分 栀子炒黑，七分 地榆八分 槐花炒，五分 阿胶珠六分 柏叶炒，六分

上水煎，空心服。

腹胀，加陈皮六分；气虚，加人参三分，白术三分，木香三分；肠风，加荆芥五分；气下陷，加升麻五分；心血不足，加茯

① 柿：原作“肺”，据方药组成及《古今医鉴·肠澼》改。

苓六分；虚寒，加炒干姜五分。

脱肛病证

夫脱肛者，肛门翻出也，乃虚寒下脱。其病或由肠风痔漏，久服寒凉，坐努而下脱；或因久痢里急，窘迫而脱下。又有产妇用力过多，及小儿叫号怒气，久痢、久泻不止，风邪袭虚而脱也。盖肺与大肠为表里，肛者大肠之门，肺实热则闭结，肺虚寒则肛出。肾主大便，故肺、肾虚者，多有此证。

脱肛治法

若大肠湿热，用升麻除湿汤；若血热，用四物汤加条芩、槐花；血虚，四物汤加白术、茯苓；兼痔，加槐花、黄连、升麻；虚热，用补中益气汤加芍药；肾虚，六味地黄丸。

脱肛治方

升阳除湿汤　自下而上者，引而竭之。

柴胡　升麻　防风　猪苓　泽泻　苍术　陈皮　神曲炒　麦芽炒　甘草

上锉，水煎，空心温服。胃寒肠鸣，加益智、半夏。

提气散

黄芪　人参　白术　当归　白芍　干姜　柴胡　升麻　羌活　甘草炙

水煎服。

治肛门边肿痛方①　治肛门边肿硬痛痒。

用白矾三分，碎研，用热童便二盏，化开，洗痔上，一日二三次洗之。

二槐丹　刘桐川传。治脱肛。

槐角　槐子各等分

① 治肛门边肿痛方：原脱，据原书目次补。

上为末，生羊血调成块，晒干，或微焙干，毋令血熟。每服二钱，空心黄酒下。

秘方

用鳖一个，水煮，留汤洗肛，将鳖食之。又留骨烧存性，敷肛上，神效。

治脱肛

乌龙尾用鼠粪和之，烧烟于桶内，令坐其上，熏之数次即上，不脱为效。

腋气治方

乌龙丸 许昌徐宪副方。治腋气神方。

当归一两，酒洗 怀生地黄捣烂，一两 白茯苓去皮，二两 枸杞子炒，一两 石莲肉焙，一两 莲蕊焙，五钱 丁香五钱 木香五钱 青木香五钱 乳香五钱 京墨五钱 冰片研，一分半

上为末，用陈米饭、荷叶包，烧过，捣烂，入地黄为丸，如黄豆大。麝香二分，黄酒化，为衣。每服三四十丸，临卧半饥半饱，用砂仁一二分炒，入黄酒内送下。

妇人，加乌药醋炒、三钱，香附米童便炒、三钱。

收功后药 徐宪副传。

人参 当归 生地黄 乳香 没药 官桂 丁香各一钱 麝香八味用酒浸过 青皮 陈皮 白芷 良姜 地黄① 米壳 甘草各一钱

上锉，水煎服，出汗，外用川椒、枯矾各一两为末，擦腋下。终身忌鳜鱼、羊肉，去大小便不可与女同厕。

秘传奇方 治体气。

大田螺生者，一个 巴豆去壳 胆矾一豆许 麝香少许

上将螺用水养三日，去泥土，揭起螺靥，入矾、豆、麝在内，以线拴住，放磁器内，次日化成水，须五更时，将药以手自抹在

① 地黄：《古今医鉴·腋气》作“麻黄”。

腋下，不住手抹药，直候腹内欲行脏腑，却住手。先要拣空地面，去大便，黑粪极臭，是其验也。以厚土盖之，不可令人知之。如不尽，再以药水抹之，又去大便。

次日用后药擦之，永去病根：

枯矾一两　蛤粉五钱　樟脑一钱

为末，每以少许擦之。

治体气方

枯矾一钱　轻粉一分　蛤粉二钱　密陀僧五分

上为末，研匀，每少许擦之。

诸虫治方①

化虫丸　治虫咬心痛②并腹中痛，有块，按之不见往来，痛无休止。

鹤风三钱　胡粉炒　枯矾　苦楝根　槟榔各五钱

上为末，面糊丸，如梧子大。每十五丸，米饮，入真芝麻油一二点，打匀服之。其虫小者化为水，大者自下。

下虫散　治大人、小儿腹有虫。

使君子一钱，去壳　槟榔一钱　雄黄五分

上为末，每服大人二钱，苦楝根煎汤下。

遇仙丹　古方。

黑牵牛四两，半生半炒　三棱五钱　莪术五钱　茵陈穗五钱　槟榔五钱，俱生用

上为末，每药末四两，用飞罗面一两，却将皂角五钱，煎水煮面糊为丸，如梧桐子大。每服三钱，壮盛者五钱，小儿减半。五更鸡鸣时，茶清送下。

凡人得病，皆因饮酒、食肉、生冷过度，致使心膈胀满，呕恶吞酸，常吐清水，面黄肌瘦，不思饮食，或成气块，初病未觉，

---

① 治方：原脱，据文例补。
② 痛：原作“病”，据《古今医鉴·腋气》改。

渐成大患。此药能治五劳七伤，山岚瘴气，水肿肚腹，脾胃心肺诸病，齁鼾①咳嗽，痰涎壅滞，酒积气块，翻胃吐食，十膈五噎，呕逆恶心，肠风痔漏，血毒积痢，热气上攻，头目疮癞，下部淋沥；女人血虫②气肿，寒热往来，妇人月水不调，赤白带下，鬼胎；小儿五疳虫积，误吞铜铁，食恶毒物并治。病浅者，一服见效。病根深者，再进一服，必候恶物下尽为度③。所下其虫，曰穿心虫，曰血鳖虫，曰传尸虫、肺虫、疾心虫、马尾虫、积血虫、细虫、长虫、寸白虫。其状不一，或作五色，或如烂鱼冻，若一治不见虫积，更看第二三次下来，病根才去。此乃王经略因赴广东安抚，在任得沾山岚瘴气，肚腹胀满，百药无效，偶遇道人，付此是一剂，服之下虫一条，形状如蛇，长三寸余，病乃愈。传留此方，腾空而去世，称遇仙丹也。

---

① 齁鼾（hōu hé）：象声词，鼻息声。俗称打鼾。
② 虫：《古今医鉴·腋气》作“蛊”。
③ 度：原作“病”，据《古今医鉴·腋气》改。

八　卷

头痛脉法

头痛阳强，浮风紧寒，风热洪数，湿[①]细而坚。气虚头痛，虽弦必涩。痰厥头痛，肾厥坚实。又曰：头痛短涩应须死，浮滑风痰必易除。寸口[②]紧急，或短，或浮，或弦，皆主头痛。

头痛病证

东垣曰：东风生于春，病在肝俞、在项颈，故春气者，病在头。又诸阳会于头面，如足太阳膀胱之脉，起于目内眦，上额交颠之上，入络脑，还出别下项，病冲头痛。又足少[③]阳胆之脉，起于目锐眦，上抵头角，病则头角额痛。夫风从上受之，风寒伤上，邪从外入，客于经络，令人振寒头痛、身重恶寒，治在风池、风府，调其阴阳，不足则补，有余则泻，汗之则愈，此伤寒头痛也。头痛耳鸣、九窍不利者，肠胃之所生，乃气虚头痛也。心烦头痛者，痛在耳中，过在手巨阳、少阴，乃湿热头痛也。如气上不下，头痛癫疾者，下虚上实也，过在足少阴巨阳，甚则入肾，寒湿头痛也。如头半寒痛者，先取手少阳、阳明，后取足少阳、阳明，偏头痛也。有真头痛者，甚则脑尽痛，手足寒至节，死不治。有厥逆头痛者，所犯大寒，内至骨髓，髓者头脑为主，脑逆故令头痛，齿亦痛。凡头痛者，皆以为风，治之者总其大体而言之也，高颠之上，惟风可到。故味之薄者，阴中之阳，乃自地升天者也，然亦有三阴、三阳之异。

---

① 湿：原作“温”，据《古今医鉴·头痛》改。
② 口：原作“心”，据《古今医鉴·头痛》改。
③ 少：原作“入”，据《古今医鉴·头痛》改。

头痛治法

故太阳头痛、恶风脉紧，川芎、羌活、独活、麻黄之类为主。少阳经头痛、脉弦细、往来寒热，柴胡为主。阳明头痛、自汗、发热恶寒、脉浮缓长实者，升麻、干葛、白芷、白石膏为主。太阴头痛、必有痰、体重，或腹痛，为痰癖；其脉沉缓，苍术、半夏、南星为主。少阴头痛，三阴三阳经不流行，而足寒气逆，为寒厥，其脉沉细，麻黄、细辛、附子为主。厥阴头项痛，或吐痰沫厥冷，其脉浮缓，吴茱萸汤主之。血虚头痛，当归、川芎为主。气虚头痛，黄芪、人参为主。气血俱虚头痛，调中益气汤，少加川芎、细辛、蔓荆子，其效如神。白术半夏天麻汤，治痰厥头痛药也。羌活附子汤，治厥阴头痛药也。如湿气在头者，以苦吐之，不可执方而治。先师尝病头痛，发时两颊青黄，眩晕眼不欲开，懒言，身体沉重，兀兀欲吐。洁古曰：此厥阴、太阴合病，名曰风痰。以《局方》玉壶丸治之，更灸侠溪穴，即愈。

丹溪云：多主于痰，其痛甚者火多，诸经气滞，亦能头痛。劳役下虚之人，似伤寒发热汗出，两太阳作痛，此相火自下冲上，宜补中益气，多加川芎、当归，甚者加知母、蔓荆子。又曰：自鱼尾上攻而痛，属血虚，川芎、当归、酒黄柏。

偏头风，在右属痰，属热。痰用苍术、半夏，热用酒片芩。在左属风，属血虚风，用荆芥、薄荷，血①虚用芎归、芍药、酒黄柏。

节斋云：久病头痛，略感风寒便发，寒月须重绵厚帕包裹者，此属郁热而标寒。世人不识，悉用温辛散之药，暂时得效，误认为寒，殊不知因其本有郁热，毛窍常疏，故风易入，外寒束其内热，闭逆而为痛。辛热之药，虽能开通闭逆，散②其标之寒邪，然以热济热，病本益深，恶寒愈甚矣。惟当泻火凉血，而佐以辛温散表之剂，以从法治之，则病可愈而根可除也。

---

① 血：原脱，据《古今医鉴·头痛》补。
② 散：此前衍“而为痛”三字，据《古今医鉴·头痛》删。

头痛治方

春用香苏散，加川芎、白芍、羌活应圆秘传。

夏用五苓散，加香薷、厚朴、扁豆、羌活。

秋用金沸草散，加桔梗、石膏、防风、羌活。

冬用十神汤，加羌活。

按：上方治头风，随时倍加真羚羊角，服之如神。

川芎茶调散 治诸风上攻，头目昏沉，偏正头痛，鼻塞声重，憎寒壮热，肢体烦，肌肉蠕[1]动，膈热痰盛，妇人血攻注太阳穴痛，俱感风寒，皆效。

南薄荷四钱 香附米炒，四钱 荆芥穗 川芎各二钱 羌活 白芷 甘草炙，各一钱 防风七钱半

上为细末，每服二钱，食后茶清调下，姜、葱煎服亦可。一方加菊花一钱，细辛五分，僵蚕三分，蝉蜕三分，名菊花茶调散。

按：上方治风气头痛之剂。

白术半夏天麻汤 治痰厥头痛。其证眼黑头旋，恶心烦闷，气短促上喘，无力少言，心神颠倒，目不能开，如在风云中，头苦痛如裂，身重如山，四肢厥冷，不得安卧，此乃胃气虚损停积痰而致也。

黄芪三分半 人参三分半 白术五分 白茯苓三分半 陈皮七分半 神曲炒，五分 麦芽炒，七分半 干姜炒黑，二分 黄柏酒洗，一分半 泽泻二分半 天麻三分半 半夏汤泡，姜汁炒，七分半 苍术米泔浸炒，三分半

上锉一剂，生姜三片，水煎服，食前热服，可一剂而愈。

按：上方治痰厥头痛之剂。

当归补血汤 治血虚头痛。

当归 生地黄 川芎 白芍各一钱 防风五分 荆芥四分 藁[2]

① 蠕：原作“懦”，据《古今医鉴·头痛》改。

② 藁：原作“蔓”，据《古今医鉴·头痛》改。

本四分　黄芩酒炒，一钱　柴胡五分　蔓荆子五分

上锉，水煎服。

补中益气汤　治气虚头痛。

方见《内伤门》，依本方加川芎、白芷、细辛、蔓荆子。

调中益气汤　治气血俱虚头痛，其效如神。

陈皮　黄柏酒炒，各三分　升麻　柴胡去芦，各四分　人参　炙甘草各六分　细辛二分　黄芪一钱　川芎六分　蔓荆子三分

上锉作一服，水二钟，煎至一钟，去渣温服。

一方有木香二分，无黄柏。如大便虚坐不得，或了而不了，腹中逼迫，此血虚、血涩也，加当归身五分。

按：上方治气血两虚头痛之剂。

芎芷散　治远年近日偏正头风，疼痛难忍，诸药不效，收功如神。

川芎三钱　白芷三钱

上为末，黄牛脑子一个，搽药在上，磁器内加酒顿熟，乘热和酒食之，尽量一醉①，睡后酒醒，其疾如失。

都梁丸　治偏正头风，一切头痛。

香白芷二两，切碎晒干

上为细末，炼蜜为丸，如龙眼大。每服二三丸，食后细嚼，茶清下。

按：上方专治之剂。

养血祛风汤　秘方。治妇人头风，十居其半，每发必掉眩，如立于舟车之上。盖因肝血虚损，风邪乘虚而袭之耳。

当归　川芎　生地黄　防风　荆芥　细辛　藁本　石膏　蔓荆子　半夏　旋覆花　甘草

一方，加羌活。

上锉，姜、枣煎，食后服。

加减芎辛汤　秘方。治头风攻目。

---

①　一醉：此2字原脱，据《古今医鉴·头痛》补。

川芎　白芷　石膏　藁本　细辛　皂角　羌活　防风　荆芥　桔梗　蔓荆子　菊花　薄荷　甘草

上锉，水煎，食后服。

选奇方　治眉棱骨痛，属风热与痰，痛不可忍者。

羌活　防风各二钱　甘草一钱，夏生，冬炙用　酒片芩一钱半，冬不用，甚者冬亦炒用

上锉，水煎，食后服。一方，加姜制半夏二钱。

回首散　治头项强急，筋痛，或挫枕转项不得者。

用乌药顺气散，方见《中风门》，加羌活、独活、木瓜。

须　发

医者所谓人须、发、眉虽皆毛类，而所主五脏各异，故有老而须白眉发不白者，或发白而须眉不白者，脏气有所偏故也。大率发属心，禀火气，故上生；须属肾，禀水气，故下生；眉属肝，禀木气，故侧生。男子肾气外行，上为须，下为势，故女子、宦人无势则亦无须，而眉、发无异于男子则知不属肾也，明矣。

天下乌须第一方　高阁老传。

五倍子不拘多少，捶碎，去灰，入砂锅内，炒尽烟为度，以青布巾打湿，扭干，包裹，脚端成饼，为末听用，每用一钱半　乌黑霜即炒黄好细面四两，当归尾一两为末，白及末一两，三味搅匀，每用一分半　红铜末不拘多少，火内烧极红，投入水碗中，取出再烧，再投，取其水内自然之末①，用水淘净，将好醋煮数沸至干，随炒黑色所用，每服一分半　明矾末一分半　青盐一分二厘　没石子二厘半　诃子二厘半，二味俱用面包，入砂锅内，将柴炭同拌，炒至焦干

上用细茶卤调如糊，磁器内重汤煮，洗净搽上②，干了洗去。

京师秘传乌须方

五倍子制法如前，每用二钱　红铜末制法如前，每用六分　食盐三

---

① 末：原作“味”，据《古今医鉴·须发》改。

② 上：原脱，据《古今医鉴·须发》补。

分　明矾末六分　白灰面一分半

上合火酒调搽，无酒，浓茶亦可，调匀，以酒盏盛贮。用铁勺注水，煮至如糖香镜脸，方可取用。先将皂角水洗净须发，然后涂药，包裹一夜，次早洗去即黑。如须少，只用半服。

按：上方外染乌须之剂。

旱莲膏　马翰林传。乌须黑发神方。

旱莲草十六斤，在六月下半月、七月上半月采十六斤，不许水洗，扭干取汁，对日晒过五日，不住手搅一午时，方加真生姜汁一斤，蜜一斤，和汁同前晒，搅搅至数日，似稀糖成膏，磁罐收藏。每日空心，用无灰好酒一、药一匙服，午后又一服，至二十一日，将白发拔去，即长出黑发黑须。

神仙乌云丹　吴侍郎传。乌须黑发，返老还童，壮筋骨，补真精，固元阳，神效无比。

何首乌半斤，入砂锅内，以黑豆同蒸半日，去豆，用好酒浸一七，晒干，如此蒸七遍　破故纸酒洗，一斤，砂锅灼炒黄色　旱莲汁三两，如无汁，旱莲为末亦可　槐角子为末，二两　胡桐泪即木律，为末，二两。上共一处，为细末　枣肉二斤　核桃仁半斤

共一处捣为丸，如梧桐子大。每服五十丸，空心盐汤下。服三个月勿断一日，神效。

旱莲丸　王吏部传。乌须黑发，服一月，已白者退，再生①者黑，其效如神，士大夫不可一日无此药。

旱莲汁晒，半斤　生姜三斤，取汁晒，半斤　生地黄二斤，酒泡去汁，晒，半斤　细辛一两　破故纸面炒，一斤　五加皮酒浸，半斤　赤茯苓乳汁浸，半斤　杜仲炒，半斤　枸杞子四两　川芎四两　没石子二两

上为末，核桃仁去皮半斤，枣肉同和为丸，如梧桐子大。每五十丸，黄酒送下。

五煎膏　刘太府传。乌须发，固牙齿，壮筋骨。

---

①　生：此后衍“生”字，据《古今医鉴·须发》删。

旱莲草　黑桑椹　何首乌　生地黄　白茯苓

上五味，各自为咀片，煎汁，滤净渣，熬成膏，合一处和匀，置磁器内封固，埋土七日。每服二三匙，一日三服。

一醉不老丹　刘佥宪传。专养血化痰，乌须黑发，男女皆可服。

莲花蕊　生地黄　槐角子　五加皮各三两　没石子六个，三阴三阳

上将药用木石臼捣碎，以生绢袋盛药，同无灰好酒十斤，入不渗坛内，春冬浸一月，秋二十日，夏十日，紧封坛口，浸满日，任意服之，以醉为度。须连日服尽，久则恐味变也。酒尽而须发白者自黑，若未黑再制，服不过三二次，神效。

蒲公散　刘小亭传。乌须生发。

蒲公英净，炒，四两　血余洗净，四两　青盐研，四两

上用磁罐一个，盛蒲公英一层，血余一层，青盐一层，盐泥封固，淹春秋五日，夏三日，冬七日，桑柴火煅，令烟尽为度，候冷取出，碾为末。每服一钱，侵晨酒调服。

三仙丸　贾兰峰传。治头发脱落，神效。

侧柏叶焙干，八两　当归全身，四两

上忌铁器，为末，水糊为丸，梧桐子大。每服五七十丸，早晚各一服，黄酒、盐汤任下。

生头发方

大附子一个，要一两重者佳，为末，用乌骨黑肥鸡一只，取其油搅药末擦头，其发即生。

面病病证

《难经》曰：人面独能耐寒者，何也？盖人头者，诸阳之会也，诸阴脉皆至颈、胸中而还①，独诸阳脉皆上至头，故令面耐寒也。一云：手足六阳之经，虽皆上至头，而足阳明胃之经，起鼻

① 还：原作“寒”，据《古今医鉴·须发》改。

交颎①中，入齿中，侠口环唇，倚颊车上耳前，过客主人穴，其或胃中风热，或风热乘之，令人面肿，或面鼻色紫，风刺瘾疹，或面热面寒，随其经证而治之。

面病治方

升麻黄连汤 治面热。

升麻一钱半 葛根一钱半 白芍七分半 川芎四分半 白芷二分 薄荷三分 荆芥三分 苍术八分半 黄连酒洗，五分 黄芩酒洗，六分 犀角四分半 甘草五分

上锉一剂，水煎，食后服。

升麻白芷汤 治面唇紫黑，乃阳明经气不足也。

升麻一钱 葛根一钱半 芍药三分 防风一钱 白芷一钱 苍术三分 黄芪七分 人参七分 甘草四分②

上锉一剂，姜、枣煎服，宜早饭后、午前，取天气上升于中，使阳易达于面也。

连翘散 治面生谷嘴疮，俗名粉刺。

连翘 川芎 白芷 黄连 苦参 荆芥 贝母 甘草 桑白皮 山栀子

上锉，水煎，食后临卧服。

清上防风汤 清上焦火，治头面生疮疖，风热毒。

防风一钱 荆芥五分 连翘八分 栀子五分 黄连五分 黄芩酒炒，七分 薄荷 五分 川芎七分 白芷八分 桔梗八分 枳壳③五分 甘草三分

上锉一剂，水煎，食后服，入竹沥尤效。

姜黄丸 治头面睡大疼痛，并喉痹。

僵蚕一两 大黄二两

---

① 颎：原作“额”，据《古今医鉴·须发》改。

② 四分：二字原脱，据《古今医鉴·面病》补。

③ 枳壳：原作“枳梗”，据《古今医鉴·面病》改。

为末，姜汁丸如弹子大。每服一丸，井水入蜜少许，研，徐徐食后呷服。

苦参丸　治肺风皮肤瘙痒，或生瘾疥癣，有人病遍身风热细疹，不可忍者，连胸胫脐腹，及近隐处皆然，嗽痰亦多，夜不得①睡。

苦参一斤为末，用皂角，去皮并子，以水一升，浸揉去浓汁，滤去渣，熬成膏和丸，如梧子大。每服三十丸，荆芥薄荷酒下，惟酒下亦可。

麦门冬膏　黄宾江传。治面上肺风疮。

麦门冬去心，一斤　橘红去白，四两

上用水煎汁，熬成膏，入蜜二两，再熬成，入水中一夜去火毒。每服五匙，滚水化开，食后服，夜将后春容散擦之。

春容散　黄宾江传。

白附子六钱　枯矾三钱　硫黄五钱　黑铅炒枯，三钱　轻粉一钱　黄丹飞过，一钱　密陀僧二两　麝香二分

上为末，先将冷水擦红处，湿后以末药擦之，不可擦破，忌酒色、恼怒。

玉容散　治面生皯䵟②，或生小疮，或生痤③痱、粉刺之类，并皮肤瘙痒，能去垢腻。

皂角三斤，去皮　升麻八两　楮实子五两　甘松五钱　山柰三钱　砂仁连皮，五钱　白芷一两　白及一两　天花粉一两　糯米一升，另研　白丁香五钱，腊月收　绿豆一两，另研

上为末和匀，量用洗面，不惟馨香，亦助去垢。

一方加藿香五钱，樟脑一钱，为末，炼蜜为丸弹子大，清晨洗面最奇。

红玉散　宗橘泉传。治面上一切酒刺、风刺、黑靥斑子。

---

① 夜不得：原作“足食泡”，据《古今医鉴·面病》改。

② 皯䵟（gānzèng 干赠）：面上黑斑。

③ 痤：《古今医鉴·面病》同，疑为“痤”之误。

白芷　藿香　牙皂去皮子，各二钱　甘松　山柰　水泽　白丁香各一钱，另研　天花粉　白茯苓各钱半　细辛　杏仁去皮，另研　密陀僧各一钱　樟脑五分，另研　白及少许

上为末，临卧用津唾调，或乳汁调，敷面上，明早温水洗去，其面如玉。

按：上方治外之剂。

治抓破面皮

用生姜自然汁，调轻粉搽患处，更无痕迹。

耳病脉法

肾脉浮而盛为风，洪而实为热，短而涩为虚。两尺脉短而微，或大而数，皆属阴虚。相火上炎，其人必遗精，而两耳蝉鸣，或聋。

耳病病证

夫耳者，肾之窍也。其为病亦有数种：有气厥而聋者；有挟风而聋者；有劳伤而聋者；有热气乘虚，随脉入耳，而为脓耳者；有耳出津液，风热搏之，结核塞耳，亦令暴聋而为聤①耳者。然又有左聋者，有右聋者，有左右俱聋者，不可不分经而治之也！

耳病治法

夫左耳聋者，因有所忿怒过度，则动少阳胆火，故从左起，以龙荟丸主之；右耳聋者，因有所色欲过度，则动太阳膀胱相火，故从右起，以六味地黄丸主之；左右俱聋者，因有所醇酒厚味过度，则动阳明胃火，故从中起，以通圣散、滚痰丸主之。盖左耳聋者，妇人多有之，以其多忿怒故也；右耳聋者，男子多有之，以其多色欲故也；左右俱聋者，膏粱之家多有之，以其多肥甘故

---

① 聤：原作“停”，据《古今医鉴·耳病》改。

也。总三者而论之，忿怒致耳聋者为多。丹溪曰：厥阴、少阳热多，当用开痰散风热。其此之谓乎！

耳病治方

通明利气汤 治虚火上升，痰气郁于耳中，或闭或鸣，痰火炽盛，或忧郁痞满，咽喉不利，烦燥不宁。

苍术盐水炒，一钱 白术瓦焙，一钱 抚芎八分 陈皮盐水洗，二钱半 香附童便炒，一钱 贝母三钱 生地黄姜汁浸，一钱 黄连酒浸，猪胆汁拌匀，一钱半 黄芩酒浸，猪胆汁拌，炒，一钱半 黄柏酒炒，二钱 栀子仁炒，二钱 玄参酒洗，二钱 木香五分 槟榔一钱 甘草炙，四分

上锉作二剂，生姜水煎，入竹沥服。

加减龙荟丸 聪耳泻火。

当归酒洗，一两 龙胆草酒洗，一两 栀子仁炒，一两 黄芩一两 大黄酒蒸，五钱 芦荟五钱 青黛五钱 木香二钱半 柴胡五钱 青皮一两 胆星三钱 麝香五分

上为末，神曲为丸，绿豆大。每二十丸，姜汤下，日进三服。一七后，用针砂酒以通其气，针砂一两，穿山甲末一钱，拌针砂养一昼夜，播出山甲，将针砂以酒一碗，浸三四日，噙酒口内，外用磁石一块，绵裹塞耳，忌怒戒色。

按：上方治耳鸣之剂。

玄参贝母汤 陈白埜方。治耳热出汁①作痒，乃痰也，肾火上炎也。

防风 天花粉 贝母 黄柏盐水炒 白茯苓 玄参 蔓荆子 白芷 天麻各一钱 生甘草五分 半夏一钱，泡

上锉一剂，生姜三片，水煎，食后温服。

黄龙散 治脓耳，因肾经气实，其热上冲于耳，遂使津液壅

---

① 汁：原作“汗”，据《古今医鉴·耳病》改。

滞为脓，久不瘥，变成耳聋。亦有小儿沐浴，水①入耳中，水湿停留，搏于气血，酝酿成热，亦成脓耳。

枯白矾一钱　龙骨一钱　黄丹飞，一钱　胭脂烧灰，一钱　麝香少许

上为末，先以绵杖子搌②去耳中脓水，以药掺入内，日日用之，勿令风入。

鼠粘子汤　陈白埜方。治耳内生肿，红如樱桃，痛极。

连翘　黄芩酒炒　玄参　桔梗　栀子炒　生甘草　牛蒡子炒　龙胆草炒　板蓝根即靛子

上锉，水煎，食后服，随饮酒一二盏。感脑，加香附子一钱。

治耳内忽太痛，如有虫在内奔走，或有血水，或干痛不可忍者。蛇退皮烧存性，为末，以鹅管吹入耳中。

按：上方治耳肿痛之剂。

聪耳汤　云林制。治耳重听。

当归酒洗，一钱　白芍酒炒，一钱　川芎一钱　生地黄酒洗，一钱　黄柏酒炒，二钱　知母酒炒，一钱　陈皮一钱　乌药一钱　白芷一钱　防风酒洗，一钱　羌活酒洗，一钱　独活酒洗③，一钱　细辛七分　薄荷一钱　蔓荆子一钱　藁本酒洗，一钱

上作一剂，水煎，食后服，用药后，头低睡一时。

独胜丸　专治耳鸣、耳聋。

黄柏八两，入乳拌匀，晒干，再用盐水炒褐色，去皮

为末，水糊丸梧子大。每百丸，空心盐汤送下。

熏耳神方　习南泉传。专治气聋，不论远年近日者神效，实聋难治。

蕲艾为粗末，候用，一两　磁石烧过，七钱　当门子即麝香，三粒　珍珠七颗，用铁筒套在铁锅底上煅过

上三味，研为细末，合一处令匀，却将白绵纸一张铺热铁器

① 水：原脱，据《古今医鉴·耳病》补。
② 搌（zhǎn 展）：轻轻地擦抹。
③ 洗：原脱，据《古今医鉴·耳病》补。

上，用黄蜡五钱搽纸上，分作数片，纸上摊艾，艾上掺药，卷作筒子，点火吹灭，侧耳熏之。重者三四服即通，力能隔耳透咽，既通且用艾塞，不可见风。

透铁关法 贾兰峰传。治耳聋。

用好活磁石二块，锉如枣，大头尖，搽麝香少许于磁石尖上，塞两耳口孔中，噙生铁一块，候一时两耳气透，飒飒有声为度，勤用三五次即愈。

鼻病脉法

左寸脉浮缓，为伤风鼻塞、鼻流清涕。

右寸脉浮洪而数，为鼻衄、鼻血鼬。

鼻病病证

鼻塞不闻香臭，或但遇寒月多塞，或略感风寒便塞，不时举发者，世俗皆以为肺寒，而用表解通利辛温之药，不效。殊不知，此是肺经多有火邪，郁甚则喜多热而恶见寒，故遇寒便塞，遇感便发也。

鼻病治法

治法清金降火为主，而佐以通利之剂。若如常鼻塞不闻香臭者，再审其平素，只作肺热治之，清肺火，泻火清痰，或丸药噙化，或末药轻调缓服，久服无不效。又平素原无鼻塞之病，一时偶感风寒，而致鼻塞声重，或流清涕者，只作风寒治之。

鼻病治方

丽泽通气汤 治鼻不闻香臭。

黄芪八分 苍术 羌活 独活 防风 升麻 葛根各八分 炙甘草四分 麻黄不去节，冬月加 白芷 川椒[1]各二分

---

① 川椒：《古今医鉴·鼻病》作“川芎”。

上锉作一剂，生姜三片，枣二枚，葱白三根，水煎，食远温服。忌冷物、风寒凉处坐卧。

通窍汤 治感风寒，鼻塞声重流涕。

防风 羌活 藁本 升麻 干葛 川芎 苍术各一钱 白芷五分 麻黄 川椒 细辛 甘草各三分

上锉一剂，生姜三片，葱白一根，同煎热服。

按：上方治不闻香臭之剂。

苍耳散 治鼻流浊涕不止，名曰鼻渊，是胆移热于脑也。

辛夷仁五钱 苍耳子炒，二钱半 白芷一两 薄荷叶一钱

上为末，葱、茶调下二钱。

黄连通圣散 治脑漏，胆移热于脑，则辛頞①鼻渊。

即防风通圣散加黄连、薄荷，水煎热服。

天竺黄丸 秘方。治鼻渊。

当归 川芎 白芷 人参 茯苓 麦门冬 防风 荆芥 薄荷 苍耳子 香附子 蔓荆子 秦艽 甘草各一两 天竺黄三钱

上为细末，炼蜜为丸，如梧桐子大。每服三四十丸，米汤下。

治鼻中时时流臭黄水，甚者脑亦时痛，俗名控脑砂，有虫食脑中。

用丝瓜藤近根三尺许，烧存性，为末，酒调服。

洗肺散 鼻中生疮。

天门冬去心 麦门冬去心，各一钱 黄芩二钱 半夏二钱 杏仁去皮，一钱 五味子一钱半 甘草五分

上锉一剂，生姜五片，水煎，食后服。

清肺饮子 秘方。治鼻红肺风。

山茶花二两 黄芩二两 胡麻仁二两 山栀子二两 连翘一两 薄荷三两 荆芥一两 芍药一两 防风一两 葛花二两 苦参二两 甘草一两

---

① 頞：原作“额”，《古今医鉴》同，据《素问·气厥论》改。

上为末，茶清调服三钱，后用搽药。

搽鼻去红方 秘方。治鼻红肺风。

白矾一钱 杏仁四十九个 水银一钱 轻粉七分 白杨七个 大枫子四十九个 京墨一钱 五味子四十九粒 核桃七个

上共为末，鸡子清调搽患处。

治鼻中肉赘，臭不可近，痛不可摇。

以白矾末加硇砂少许，吹其上，顷之化水而消，与胜湿汤、泻白散二帖，此厚味拥湿热蒸于肺门，如雨霁之地突生芝兰也。

参归丸 治酒查①鼻，乃血热入肺。

苦参净末，四两 当归净末，二两

上为末，酒糊为丸，如梧子大。每七八十丸，食后热茶下。

口舌病证

《内经》曰：中央黄色，入通于脾，开窍于口，藏精于脾，故病在舌。夫口之为病，或为重舌、木舌，或为糜烂生疮，或见酸苦辛咸味。原其所因，未有不因七情烦扰、五味过伤之所致也，经曰：阴之五宫②，本在五味；阴之五宫，伤在五味是也。是以肝热则口酸，心热则口苦，脾热则口甘，肺热则口辛，肾热则口咸。有口淡者，知胃热也。外有谋虑不决，肝移热于胆而口苦者。亦有脾胃气弱，木乘土位而口酸者。或膀胱移热于小肠，膈肠不便，上为口糜，生疮溃烂。则伤寒狐惑③之证，上唇生疮，虫食其脏；下唇生疮，虫食其肛也。又舌吐不收，名曰阳强；舌缩不能言，名曰阴强。

口舌治方

绿袍散 治口疮。

---

① 查（zhā 渣）：酒糟鼻上的红斑。

② 宫：原作“官”，据《古今医鉴·口舌》改。下“宫”同。

③ 惑：据文义，当为“蜮”。

黄柏去粗①皮，一两　青黛三钱

上为末，掺患处噙之，吐出涎即愈。一方，加密陀僧一钱。

赴宴散　段干兵传。治口疮。

黄连　黄柏　黄芩　栀子　细辛　干姜

上各等分，为细末，先用米泔水漱口，后搽药于患处，吐咽不拘，神效。

升麻散　治上膈痈毒，舌上生疮，咽喉肿痛。

升麻　赤芍　人参　桔梗　干葛各钱半　甘草七分

上锉一剂，水煎，徐徐服之。

仲景曰②：膀胱移热于小肠，膈肠不便，上口为糜。五苓散合导赤散一服而愈。

凡口疮服凉药不愈者，乃中气虚，相火泛上无制，用理中汤以治之即愈，甚者加附子，或用官桂末掺之。

按：上方治内疮内服之剂。

上清丸　王天中传。治口舌痛生疮。

薄荷叶三两　硼砂五钱　天花粉一两　天竺黄五钱　风化硝　百药煎　防风　孩儿茶各一两　桔梗七钱　甘草一两

上为细末，炼蜜为丸，如弹子大。每用一丸，噙化下。

按：上方治口疮噙化之剂。

香茶饼　清膈化痰香口。

孩儿茶四两　桂花一两　南薄荷叶一两　硼砂五钱

上为末，用甘草煮汁，熬膏作饼，噙化咽下，美味香甜。

硼砂丸　王天中传。治口气，口干，口舌生疮。

硼砂　片脑　麝香各一分　马牙硝风化，四钱　寒水石煅，一两

上为末，用甘草膏为丸，如麻子大。不拘时含一丸，咽津。

按：上方清上香口之剂。

口唇紧小，不能开合，不能饮食，不治即死。用白布作灯炷

---

① 粗：原作“柏”，据《古今医鉴·口舌》改。

② 仲景曰：出自《内经》。《古今医鉴·口舌》正作“内经”。

如指大，安刀斧上燃烧，令刀上汗出，拭取敷唇上，日二三度。或用旧青布烧灰，调清服，或和猪脂涂敷。又以蛇退烧灰，先拭净敷之。又宜烧乱发、蜂房、六畜毛灰，猪脂调敷。

治唇紧燥裂生疮

橄榄不拘多少，烧灰，猪脂和敷患处。

治口唇干裂破成疮　刘太府方。

炉甘石三钱，火煅　文蛤一两　黄柏一两　苍术五钱

除甘石外，三味同炒赤色，共研极细，入片脑三分，再研，用蜡油调敷唇上。

补唇口方　太医院传。

用鲜蟹烧灰，每二钱，用乳香、没药各二分半涂之，即生肉。如多，去唇舌，用川乌、草乌为末，摊纸一条，以凉水调合贴之，即不觉疼，可用刀取。如流血，以陈石灰涂之即止。愈后舌硬，用白鸡冠血点之即软。

舌强肿如猪胞，以针刺舌下两旁大脉，两处①即消。勿刺着中央脉，令人血不止，则以火烧铜箸烙之。或以百草烧镬②绣③，醋调舌上下，脱去再敷，须臾即消。此患人多不识，失治则死。凡舌肿，舌下必有虫状如蝼蛄卧蚕，有头有尾，头小白，可烧铁钉烙头上即消。

治舌上肿硬

百草霜、海盐各等分

上为末，井花水调敷。

又方

真蒲黄末，频掺舌上，内以黄连一味，煎汤服之，以泻心火。

病机云：舌长过寸，研冰片敷之即收。

治舌无故出血如泉，以槐花为末，掺之即止。

---

① 两处：《古今医鉴·口舌》作“血出”。

② 镬：古代烹煮食物的大锅。

③ 绣：疑作“锈”。

治舌上忽胀出口外，俗云是蜈蚣毒，用雄鸡血一小盏浸之，即缩入。

牙齿脉法

右关脉洪数，或弦而洪，肠胃中有风热牙痛。尺脉洪大而虚者肾虚，主齿动摇疏豁，相火上炎而痛。

牙齿病证

夫齿者，肾之标，骨之余也。足阳明胃之脉，贯络于齿上龈。手阳明大肠之脉，贯络于齿下龈。手阳明恶寒，饮而喜热饮；足阳明恶热，饮而喜寒饮。有开口呷风则痛甚者，肠胃中有风邪也；有开口则哕臭不可近者，肠胃中有积热也；有痛而动摇者，肾元虚也。有虫食而痛者，盖肠胃中有湿①热而生虫也。

牙齿治法

治之宜泻阳明之湿热，更以擦牙诛虫之剂以治其标，则齿自然而固矣。牙痛之证，其人肠胃素有湿热，上出于牙龈之间，适被风寒，或饮冷所郁，则湿热不得外达，故作痛也。

下牙痛，胃脉弱而无力者，以补中益气汤加生地黄、牡丹皮。

牙齿治方

清胃散 治上下牙齿疼痛不可忍，牵引头脑，满面发热大痛。此因服补胃热药，或食辛热之物满多之所致也。此药神效。

当归身 生地黄酒洗 黄连夏月倍用 牡丹皮各三钱 升麻一两

上锉作剂，水煎，稍冷服。

如痛甚，加石膏二钱，细辛三分，黄芩一钱，细茶三钱，大黄蒸一钱。肿，加防风、荆芥各一钱。

治胃有实热齿痛，或上片痛尤甚者。

---

① 湿：原作“温”，据《古今医鉴·牙齿》改。

用凉膈散，大黄以酒蒸为君，加知母、石膏、升麻为佐，频用噙咽，即愈。

细辛汤 治上片牙疼，属足少阴肾虚热。

升麻一两 细辛一两 黄连一两 蔓荆子一两半 牛蒡子一两半 荜茇二两半 薄荷五钱 黄柏七钱 知母七钱 防己一两

上锉，水煎温服。

白芷汤 治下片牙疼，属手阳明虚热有风。

防风 荆芥 连翘 白芷 薄荷 赤芍 石膏

上锉，水煎温服。

按：上方清火止痛之剂。

千金一笑散 翟敬菴传。治牙痛不可忍，登时即止。

巴豆入火略烧，去壳，一个 胡椒三粒

上同一处捣令烂，用薄帛包药入口，上下痛齿咬定，流出涎水，勿咽，良久取出即止。若是一两个牙痛，多是虫牙痛，去胡椒用花椒，如法治。

塞耳药 朱兰皋方。治牙疼。

用壁钱包胡椒末，如左边痛塞右耳，右痛塞左耳，手掩枕之侧卧，少顷额上微汗即愈。

杀虫丸 俞九河方。治虫牙方，见黑鹅小线。

好信不拘多少，量加黄丹少许，以黄蜡溶成一块，旋用旋丸，如黄豆大，用白薄丝绵包裹留尾。如右牙疼则塞右耳，左牙疼则塞左耳，两边俱痛，则两耳俱塞，必深入耳孔，一夜其虫即死，一生永不复痛矣。

哭来笑去散 齐双泉传。治牙齿痛神效。

雄乳胡椒麝，荜茇良姜细，哭将来笑将去，只用以上各等分为末，每用少许，吹男左女右鼻中立止。如牙痛脸肿，用纸卷药末在内作条，蘸香油点着，燎牙痛处，火灭再燃再燎，条烧尽则止。

牙疼噙漱药 李益菴传。

蜂房一个，每一孔内纳胡椒、花椒各一粒，用碗盛之，入水令满，加黄柏如指大三片于内，以碟盖住，用纸封固，或面糊固住亦可，重汤煮，令一炷香尽取出，候温，噙漱良久，吐出再漱即止。

漱牙止痛三方 何通府传。牙疼外治之剂。

一方用蛇床子不拘多少，煎水热噙漱之，即止。

一方用白蒺藜不拘多少，水煎噙漱，一用烧酒煎漱亦效。

一方用小麦不拘多少，炒焦淬入烧酒，去渣噙漱立止。

甘露饮子 治男妇胃中客热口气，齿断肿闷宣露，心中多烦，饥不欲食，喜眠睡及咽喉中有疮。

天门冬泡，去心 麦门冬泡，去心 生地黄 熟地黄 黄芩 枳壳 山茵陈 石斛 枇杷叶 甘草各等分

上锉作剂，水煎，食后温服。若齿断断宣露肿闷，煎药散之，冷热皆可。

玉池散 治牙流脓血，变骨糟风者及骨已出者，或摇不牢，牙痛牙痒。

地骨皮 白芷 升麻 防风 细辛 川芎 槐花 当归去头 藁本去土 甘草生各一钱

上作一剂，水煎去渣，温热漱口，冷则吐之，煎服尤妙。张龙图去地骨皮，加独活。

治牙宣出血 刘清洛传。治牙宣之剂。

香附炒黑存性，一两 侧柏叶五钱 青盐二钱 石膏一两

上四味俱炒，出火毒为末。每清晨擦牙，漱而吐去。

牢①牙散 治牙龈肉绽，有牙疳肿痛，牙动摇欲落，牙不长，牙黄口臭。

升麻四两 羌活一两 龙胆草②酒洗，一两半 羊胫骨烧灰，四两

上为末，和匀，卧时贴在牙龈上。

神功丸 治牙齿疳蚀，牙龈肉将脱，血不止；并治多食肉，

---

① 牢：原作“穿”，据《古今医鉴·牙齿》改。

② 龙胆草：原作“草龙胆”，据《古今医鉴·牙齿》乙正。

口臭不可近。

当归一钱　生地黄酒洗，三钱　黄连五钱　升麻二钱　藿香二钱　木香一钱　砂仁五钱　生甘草三钱　兰香叶一钱

上为末，汤浸蒸饼为丸，如绿豆大。每服一百丸，加至二百丸，食远白汤下。

兼治血痢血崩，血下不止，血下褐色或紫色黑色及肠澼下血，空心米汤下。其脉洪大而缓者，及治麻木，厥气上冲，逆气上行。

京①效散　治走马牙疳。

青黛　黄柏末　白矾枯　五倍子炒末，各一钱

上为末，先用米泔水漱口，掺患处。

神灯照眼法　俞监生传。治牙床上下肿烂作痛，或因杨梅疮多服轻粉，致筋骨疼痛而作牙框肿烂者。

乳香二钱　没药二钱　雄黄一钱　朱砂八分　水银以唾研，一钱半　锡花一钱半　银珠一钱　川乌一钱半　草乌一钱半　白芷一钱　自然铜二钱

上为末，绵纸裹作条子，香油透点灯，以瓦片盛置斗内或桶内，将手掩其口鼻，以目观灯光，先将被覆其身手，勿令透气，即愈，或有汗为妙。

固齿丹　太医院传。

骨碎补一味，先洗净，铜刀切片，用铜锅炒，以槐枝不住搅炒，取出候冷。又上火炒微黑色，又住火，令后又炒至老黑色，以文武火炒之，研为末。不时擦牙，极能坚骨固齿补髓，去骨中毒风气，止筋骨痛，治牙则痛不复作。如牙将落动摇者，频频擦之立住，再不复动。

乌须固齿补肾散　刘可冠传。

当归酒浸　小川芎　荆芥穗　香附米　白芍　甘枸杞各二两半　熟地黄二两半　川牛膝去芦，酒浸，一两　细辛三钱　破故纸一两半　升麻五钱　青盐三两

① 京：《古今医鉴·牙齿》作“立”。

上为末，用老米一升，煮饭合成丸，阴干，入瓦砂罐内封固，炭火或桑柴火烧成灰存性，研为末，用铅盒盛之。清晨鸳鸯手擦牙，滚汤漱咽下，至老牙不痛，齿不落。士大夫年至四十者，能常用此药于须发未白之先，可免染发之劳，深为有益也。

擦牙固齿 张小菴传。

黑铅用柳枝切碎，炒半日黄色成灰，四两 青盐炒，二两半 当归五钱 细辛三钱 朱砂三钱

上为细末，擦牙漱口。

乌须固齿擦牙散 太医院传。治擦牙乌须固齿之剂。

细辛 川芎 莲须 香附 生地黄 当归已上烧过存性 青盐生用，各等分

上为细末，清晨擦牙，温水漱咽，日日不可间断，不忌三白。

乌须还少丹 京师传①。

川芎一两 旱莲草二两 当归一两 牙皂五钱 白芷五钱 白茯苓一两 青盐二两半 黄柏五钱

上为末，入砂罐内封固，炭火煅，烟尽为度，取出为细末，磁罐收贮，每早擦牙。

牙落重生 京师传。

公鼠骨一付，取骨法：用鼠一个，剥去皮，用硇砂擦上，三日肉烂化尽，取骨，瓦上焙干用 香附一两 白芷 川芎 桑白皮 地骨皮 川椒 蒲公英 旱莲草 青盐 川槿皮各三钱

上为细末，擦百日，其牙复生，良验。

生牙齿方 京师传。

用未开眼嫩老鼠三四个，外用白及、白芷、青盐、细辛、当归、熟地黄各五钱，除地黄捣烂，将前五味研为末，用地黄捣烂如泥，和匀一饼，包老鼠在药内，外用湿纸包裹，文武火烧，尽烟闭死，研末。擦上即生牙。

---

① 乌须还少丹京师传：原脱，据《古今医鉴·牙齿》补。

眼目脉法

左寸[①]脉洪数，心火炎也；关弦而洪，肝火盛也。

右寸关俱弦洪，肝木乘相火之势而来，侮所不胜之金，制己所胜之土也。

太玄真人进还睛丸表

伏以医有圣神工巧之妙，人不可不知；药有温凉寒热之性，医不可不辨者。昔黄帝尝百药而著《本草》，叔和察六脉而烛病源，所以扶世道而救民命者，固有在也。上古之人，咸臻寿考，况世之最贵者莫贵于人，人之最贵者莫贵于目。夫目者，五脏六腑之精华，百骸九窍之至宝，洄观万物，朗视四方，皎洁如珠，包含天地，内连肝胆，外应睛瞳。眼虽属于肝门，窍乃居于肾，肾属北方壬癸水，心属南方丙丁火，心肾不和，水火交战，交战则血气停留不散，胆损肝虚，定见眼中受病。凡疗眼疾，须补肾元，次修肝木。肝乃肾之苗，肾乃肝之本，修肝则神魂安静，补肾则精魄流注，精魄既得安和，眼目自然明朗。譬如种木当在修根，根壮则枝叶茂盛，根损则花叶凋零。且如黑睛属肾，肾虚则眼泪下流；窍门通肝，肝风则冷泪常出；白睛属肺，肺冷则赤脉流通于睛；上下睑属脾，脾风则拳毛倒睫；大小眦属心，心热则攀睛努肉[②]。眼有五轮，外应五行木火土金水；内应五脏，肝心脾肺肾。五轮者，风、血、肉、气、水。八廓者，天、地、水、火、风、云、山、泽。苟有病患，须究根源，勿信庸医，钩割妄行。夫人好服丹药，脾胃损伤，终夜忧思，精神耗惫，或胆中受热，或肺上受寒，或食五辛太多，或纵七情忒甚，或瞻星望月，或近火冲烟，故使三焦受热，致令双曜失明，或迎风有泪，或视物如烟，觑空中如霜雪之形，视太阳如同底盖。五脏虚耗，夜梦鬼交，

---

① 寸：原作“右”，据《古今医鉴·眼目》改。

② 攀睛努肉：指眼球结膜增生而突起的肉状物遮蔽任角膜的病。攀，原作“奉”，据《古今医鉴·眼目》改。努肉，现作“胬肉”。下文“弩肉”同。

眼前自见黑花缭乱，目中谁知白翳昏蒙。臣窃悯矣。

陛下戒之，今按《本草》制成仙方，能养性安神，搜风明目，祛热除邪，修肝补肾，虽远年内障①而可明，矧近日赤肿无弗治。药二十九味，名曰还睛丸。修却奇异，有君臣佐使之功；制不寻常，有炮制锉炼之妙。不问老幼、阴阳，即见光明清白。

恭惟皇帝陛下，修凝道德，摄养精神，端居九重之中，明见万里之外，固不赖于此药，亦可保于未然。伏愿普颁百姓，请尝试之，俯赐群臣，佥曰俞②也。臣无任瞻天仰圣，激切屏营之至，谨录其方，随表拜进以闻。

还睛丸 治远年近日一切目疾，内外翳瘼，攀睛胬肉，烂弦风眼，及年老虚弱，目昏多眵，迎风冷泪，视物昏花，久成内障。此药最能降火升水，可宜久服，夜能读细字。

拣人参一两半 天门冬泡，去心，三两 麦门冬泡，去心，三两 生地黄酒洗，三两 熟地黄酒蒸，三两 当归酒洗，一两 川芎七钱 白茯苓去皮，一两 山药蒸，一两 菟丝子酒泡烂，捣饼，焙干，一两 甘枸杞一两半 肉苁蓉酒浸，一两半 川牛膝去芦，一两半 川杜仲酒炒，一两半 石斛一两半 五味子七钱 川黄连七钱 川黄柏酒炒，一两 知母炒，二两酒 杏仁泡，去皮，一两半 枳壳面炒，一两 防风去芦，八钱 菊花酒洗，一两 青葙子一两 草决明一两 白蒺藜炒，一两 羚羊角镑，一两 乌犀角八钱 甘草炙，七钱

上为细末，炼蜜为丸，如梧桐子大。每服三五十丸，空心盐汤下。

眼目治法

世谓目病而痛，多由火热及血太过。予窃谓目病固由火热，

① 内障：原作“内瘴”，据《古今医鉴·眼目》改。

② 佥（qiān 千）曰俞：均可痊愈。佥，全都。俞，通愈。《荀子·解蔽》：“故伤于湿而击鼓鼓痹，则必有敝喜鼓丧豚之费矣，而未有俞疾之福也。”

然外无风寒闭之，目亦不病，虽病亦不甚痛。盖人感风寒，则腠理闭密，火热不得外泄，故上行走窍而目病矣。散其外之风寒，则火热泻而痛自止，洗肝散之类用凉药内退火热，虽系一治，然过多则伤脾胃，往往不能食，或致泄泻，甚不可治也。出血之治，亦不可常用，盖伤其本故也。目得血而能视，血少则目昏矣。若因血虚而目昏者，则滋阴地黄丸、养肝丸，皆可服也。

眼目治方

洞然汤 西园公制。治一切眼病。

当归 川芎 赤芍 黄连 黄芩 黄柏 栀子 连翘 薄荷 防风 荆芥 独活 前胡 菊花 木通 车前子 甘草 灯草七根

水煎，食后服。

拨云散 余光明传。治一切眼肿疼痛及暴发赤眼，风热壅实等证。

当归 川芎 赤芍 生地黄 连翘 黄芩 山栀子 黄连 防风 荆芥 羌活 白芷梢 枳壳 桔梗 软石膏 大黄 甘草

上锉，水煎，食后服。

如眼生翳障，加白蒺藜。如眼胞红肿如桃，倍大黄加芒硝。如眼目被人打伤青肿，倍大黄。如杖疮肿痛未破，作憎寒壮热，或打重血气攻心并效。如打扑伤损内重，瘀血不散，服之即愈。

速效散 京师传。

黄连 黄芩 黄柏 栀子 连翘 薄荷 柴胡 荆芥穗 蔓荆子 牛蒡子 白蒺藜 草决明 归尾 生地黄 地骨皮 天花粉 枳壳 甘草 石决明

上锉，水煎，食前①服。

如大眦头红肉堆起，乃心经实热，宜泻心补肾，加黄连、生

---

① 前：原作“煎”，据文义改。《古今医鉴·眼目》作“后”。

地黄，减菊花、牛蒡子。小眦头红丝血胀，乃心经有热，宜补心补肾，加茯苓、莲肉，减荆芥、蔓荆子。大乌睛上有红白翳障[①]，乃肝经病，宜洗肝补肾，加柴胡、连翘。白珠上死血红，加地骨皮、天花粉，减薄荷。若白珠有红筋翳膜，清肺为主，加羚羊角为君，上睑[②]胞肿如桃，此脾经病。泻脾，加蕤仁[③]、连翘，减草决明、天花粉。日夜疼痛，加防己、玄参。火眼后昏暗，加柴胡、龙胆草。晒干，用黏米半升。

大明复光散 京师传。

当归尾酒洗 生地黄酒蒸 黄柏酒炒 黄连 黄芩 柴胡 白茯苓 石膏煅 甘菊花 车前子炒 荆芥 蝉蜕 密蒙花 白蒺藜 木贼童便浸，焙 枳壳 羌活 防风 青葙子炒 石决明煅 羚羊角 甘草

上锉，每服一两，食后温服。

大眦赤者，乃心经实热，加龙胆草、赤芍、白术，减车前、荆芥。小眦赤者，乃心经虚也，加白茯苓、黄芪、朱砂，去青葙子、石决明。赤而不痛，乃肝经实热，加柴胡、陈皮、白术，减荆芥。赤而昏者，乃肝之虚也，加苍术、楮实子，炒蒺藜。羞明怕日，乃脾之实，加密蒙花，减柴胡。视物不真，乃脾之虚，加苍术、细辛，减防风、木贼。眵多结硬，乃肺之实，加桑白皮，减归尾、枳壳。迎风出泪，乃肾虚，加熟地黄、石斛，减生地、黄菊花。白珠鲜红常痛，加山栀子、乳香、没药、防风、黄芩，减青葙子、蒺藜。胬肉侵睛，加大黄、牵牛、牛蒡子，减石膏、枳壳。白膜侵睛，加蒺藜、木贼、连翘、车前子、荆芥。痒极难当，加僵蚕、草乌，减菊花、木贼。风中泪出，加旋覆花、草乌煨，减归尾、石决明。坐起生花，加山药、熟地黄，减防风、荆

---

① 障：原作“瘴”，据《古今医鉴·眼目》改。

② 睑：原作“脸”，据《古今医鉴·眼目》改。

③ 蕤仁：中药名。主治目赤肿痛，昏暗羞明，眦烂多泪。

芥，忌酒戒欲。两睑胋①睛，加藿香、白芷、茯苓、荆芥。

清肺散 京师传。治肺气上攻眼目，白睛肿胀，日夜疼痛者。

桑白皮 黄芩 菊花 枳壳 防风 荆芥 柴胡 升麻 赤芍 归尾 玄参 苦参 蒺藜 木贼 旋覆花 甜葶苈 甘草

上锉，水煎，食后服。

按：上方治一切眼疾清凉之剂。

明目流气饮 治肝经不足，内受风热，上攻眼目，昏暗，视物不见，常见黑花，迎风冷泪，怕日羞明，惟眵赤肿，隐涩难开，或生翳障，拳毛倒睫，眼眶赤烂，女人面风劳目，时行暴赤，一切眼疾，并皆治之。

防风 荆芥 菊花 牛蒡子炒 玄参 细辛 川芎 黄芩 山栀子 蒺藜炒，去刺 蔓荆子

一方，有薄荷一两。

上为末，每服二钱，临卧用冷酒调下，水煎服亦可。

抑青明目汤 云林制。治妇人因怒气伤肝，眼目昏暗如云雾中。

当归 白芍 生地黄 白术 茯苓 陈皮 半夏 龙胆草 柴胡 黄连 栀子 牡丹皮 白豆蔻 甘草 生姜

煎服。

神光散 京师传。治妇女一切眼疾。女人月水未通、未生育者，不可服。

归尾 川芎 赤芍 生地黄 白术 白茯苓 白芷 蒲黄 官桂 木香 玄胡索 小茴 甘草

每锉一两，水煎，食后温服。

产后被烟，开闭艰难，加荆芥、防风，减川芎、官桂。日夜疼痛，加乌药、玄胡索。白珠鲜血有翳膜，加蒺藜、木贼，减小茴。白珠死血，加酒炒黄芩，倍蒲黄。眼皮肿起，加蕤仁。障厚，加蒺藜。昏暗，加麦门冬。热泪常出，加酒炒黄连、生地黄。冷

① 胋（tián 田）：肥。此指肿胀。

泪常出，加当归身、熟地黄，减归尾。乌白眼血胀，加石膏、羌活、赤芍、茯苓、木贼，减木香、蒲黄。

明目大补汤 治气血俱损，眼目昏花，神光不足，及久患眼，服凉药过多，气血凝滞，双目昏蒙，全不通路。服此以镇阳光，壮肾水，即十全大补汤加沉香、大附子制、白豆蔻。

羊肝丸 金光明传。治一切眼疾，不问内外翳障、青盲等证。

黄连一两 菊花 当归 川芎 防风 荆芥 羌活 薄荷叶各三钱 白乳羊肝以竹刀刮去筋膜，一具

上为末，捣生羊肝同药杵烂为丸，如梧子大。每服五七十丸，浆水送下，白水亦可。

内障昏暗，加熟地黄一两。翳障，加蒺藜、木贼各五钱。

明目壮水丸 云林制。治肝肾不足，眼目昏暗，常见黑花，多有冷泪。此药壮水，以镇阳光，明目补肾，养肝生心血。

拣人参一两 当归酒洗，一两 熟地黄酒蒸，二两 生地黄酒洗，二两 天门冬去心，二两 麦门冬去心，二两 石枣酒蒸去核，二两 枸杞子酒洗，一两六钱 五味子一两 菟丝子酒制，一两 白茯神去皮木，一两 干山药一两 川牛膝去芦，酒洗，一两三钱 柏子仁去壳，炒，一两 泽泻一两 牡丹皮酒洗，一两 家菊花去梗，二两 黄柏乳汁拌，晒干，炒，二两半 知母乳汁拌，晒干，炒，二两半 白豆蔻去壳，净，二钱，能去眼中一切尘垢翳膜。

上为末，炼蜜为丸，如梧子大。每服百丸，空心淡盐汤送下。忌生冷、莱菔。

养肝丸 周古川传。治肝经不足，眼目昏花，或生眵泪，久视无力，妇人血虚目疾。

当归 川芎 白芍 熟地黄酒蒸 防风 楮实子炒 车前子酒炒 蕤仁去壳，汤泡去皮

上为末，炼蜜为丸，如梧桐子大。每七十丸，食远白汤下。

按：上方皆补虚明目之剂。

涤光散 秘方。治目疾屡服寒凉药不愈，两眼蒸热，如火之熏，赤而不痛，满目红丝，血脉贯睛，瞀闷昏暗，羞明畏日，或

上睑[1]赤烂，或冒风沙而内外眦皆破，洗之立效。

枯白矾五分　铜青三分

上为末，水和药，磁器盛，重汤煮三五沸，隔纸蘸洗，日三五次。

青天膏　许昌传。治风热时眼，暴赤神效。

铜绿　黄丹水飞　官粉各等分

上为末，炼蜜入水少许，调药令匀于碗内，艾叶烟熏黄为度。临用以香油少许调匀，点眼角。

明镜膏　许昌传。治眼目昏花，胬肉，云翳肿痛，神效。

黄丹水飞，一两　没药二分　官粉五分　乳香五分　铜绿三分　硇砂五分　硼砂三分

上为细末，用炼蜜入水些少，调药令匀，艾叶熏之。点时，以香油少许调匀点之。此神方也，秘之重之。

三光膏　许昌传。治犯上伤眼。

朱砂　雄黄　硼砂各等分

上为细末，用乳汁调于碗内，覆于地上，以艾叶烧烟熏，至黄色为度，带碗收贮。临用时，以香油些少调匀，点眼角。

救苦膏　金槐南传。治暴发眼疾，疼痛不可忍者。

白矾枯过为末，每用三钱，以生姜去皮取自然汁，调如膏，抹纸上，令患人闭目，将药贴眼上，烧一炷香尽，痛即止，温水轻轻洗去，神效。

清明散　陈云鹤传。治暴发烂弦风眼。

皂矾不拘多少瓦器盛，于三伏内晒之，至白色，须晒十余日方好，再用黄连末十分之一，每用少许，水和，纸隔洗眼。立时见效。

按：上方皆点洗之剂。

吹鼻散　秘传。暴发眼痛吹鼻方。

乳香五分　没药五分　雄黄三分　火硝一钱　黄丹飞，五分

上为细末，每少许吹入鼻中。

---

① 睑：原作“脸”，据《古今医鉴·眼目》改。

决明散 傅东山传。治翳障眼，三服即退。

石决明 葛花 泽泻 木贼 大黄

水煎服。

治雀目如神 汪圣峰传。

黄蜡不拘多少，溶化取出，入蛤粉相和，得所成球，每用以刀切下二钱，以猪肝二两批开，掺药在内，麻绳扎①定，水一碗，入铫内煮熟取出，乘热熏眼，至温冷食之，日二次，以明为度。

治眼出冷泪

虚则补肝，四物汤加木贼、防风。实则用木贼、苍术、白蒺藜、防风、羌活、川芎、甘草为末，米泔水调下。

咽喉脉法

两寸脉浮洪而溢者，喉痹也。脉微而伏者，死。

咽喉病证

夫喉以候气，咽以咽物。咽则通水谷，接三脘以通胃。喉有九节，通五脏以系肺，并行两异，气谷攸②分，诸脏热则肿塞不通，腑寒则缩而硬，硬如有物，常欲痒痛多涎唾，皆使喉闭，风燥亦然。若夫卒然肿痛，水浆不入，语言不通，死在须臾，诚可惊骇。其会厌两旁肿者，俗谓之双乳蛾，易治。会厌一边肿者，谓之单乳蛾，难治。古方通谓之喉痹，皆相火之所冲逆耳。

咽喉治法

治宜先大涌其痰，或以铍针刺其肿处，此急治其标之法也。内当从治，而以桔梗、甘草、玄参、升麻、防风、羌活、荆芥、人参、白术、茯苓之类，少加干姜、附子等药为向导，徐徐频服，

---

① 扎：原作“札”，据《古今医鉴·眼目》改。
② 攸：原作“收”，据《古今医鉴·咽喉》改。

不可顿服。切不可骤用寒凉之药而峻治之，非徒无益，而且促其死耳。

单乳蛾、双乳蛾、单喉闭、双喉闭、子舌胀、木舌胀、缠咽闭、走马喉闭，盖因热气上行，转于喉之两旁，近外肿作，以其形似是两乳蛾，一为单，二为双。其乳蛾差小者，名喉闭。热结于舌下，复生一小舌子，名子舌胀。热结于舌中，舌为之肿，名木舌胀。木者，强而不柔和也。热结于咽喉，肿胀于外，且麻且痒，肿而大者，名缠喉风。喉闭暴发暴死者，名走马喉风。

喉闭之证，其人胸膈素有痰涎，或因饮酒过度，或因忿怒失常，或因房事不节而发作也，何则？饮酒过度，是胃火动也。忿怒失常，是肝火动也。房事不节，是肾火动也。火动炎上而为痰热，燔灼壅塞于咽嗌之间，所以内外肿痛，而水浆不入也。治疗之法，急则治其标，缓则治其本。治标用丸散以吐痰散热，治本用汤药以降火补虚。

咽喉治方

甘桔汤

甘草　防风　荆芥　薄荷　黄芩各一钱　桔梗三钱　加玄参一钱

上锉一剂，水煎，食后频频噙咽。

咳逆，陈皮。咳嗽，加知母、贝母。咳，发渴，加五味子。唾脓血，加紫菀。肺痿，加阿胶。面目肿，加茯苓。呕，加半夏、生姜。少气，加人参、麦门冬。肤痛，加黄芪。目赤，加栀子、黄连。咽痛，加鼠粘子、竹茹。声哑，加半夏、桂枝。疫毒头痛肿，加鼠粘子、大黄、芒硝。胸膈不利，加枳壳。心胸痞，加枳实。不得卧，加栀子。发斑，加防风、荆芥。酒毒，加干葛、陈皮之类。

清咽利膈散　治咽痛清火之剂。

连翘　黄芩　栀子　薄荷　防风　荆芥　桔梗　玄参　黄连　大黄　金银花　牛蒡子　朴硝　甘草

上锉作剂，水煎温服。

绵球散 王柏泉传。

草乌一个如重一钱，余药各一钱 生胡椒 荜茇 红豆 细辛 牙皂

上为末，用乌梅去核，捻作饼，包药末在内，仍以药末掺之，以绵裹缚箸头上，先用鹅翎管，削针刺破，将绵球蘸淡醋缴喉中患处，去痰为度。如牙关不开，先用开关散搐鼻，嗅涕即开。

开关散

杨梅树皮向东者，晒干，去粗皮为末，吹鼻中，喷嚏为验。

金锁匙 秘方。

朱砂三分二厘 硼砂一分二厘 枯矾一分六厘 胆矾一分六厘 雄胆一分 焰硝一分 片脑一分 麝香少许

上为细末，竹筒吹入喉中。

春风散 治咽喉肿痛，缠喉风闭塞。

腊月初一日，取猪胆五六个，用僵蚕、黄连俱锉，朴硝、白矾、青黛俱各五钱，装入胆内，缚定，胆外用青纸裹了，将地掘一方坑，长、阔一尺，上用竹竿横吊，以胆悬定于内，候至立春日取出，置当风处吹干，去皮以药研末，密收吹喉。

吹喉散 宋举人传。止痛外治之剂。

壁钱烧存性 枯白矾 发灰

上各等分，研末吹喉。

清火补阴阳 治虚火上升，喉痛，并喉生疮，喉闭热毒，最能降火补虚。

当归一钱 川芎一钱 白芍一钱二分 熟地黄一钱二分 黄柏童便炒，一钱 知母生用，一钱 天花粉一钱 甘草一钱 加玄参三钱

上锉一剂，水煎，入竹沥，温服。

通隘散 方外人传。喉痛生疮声哑。

白硼砂二钱 孩儿茶一钱 蒲黄六分 青黛一钱 牙硝六分 枯矾六分 片脑二分 黄连末，五分 滑石一钱 寒水石一钱 黄柏末，五分

上共为末，以苇筒，药少许，吹入喉中，即效。

清上丸 太医院传。治喉中热毒肿痛，喉闭，乳蛾等证。

雄胆一分 雄黄五分 硼砂一钱 薄荷叶五钱 青盐五分 胆矾少许

上为细末，炼化白沙糖为丸，如鸡头子，卧时舌压一丸，自化入喉，神效。

按：上方治阴虚咽痛之剂。

清音散 治声音不清。

诃子半生半泡熟，三钱 木通半生半泡熟，三钱 桔梗生用 甘草三钱，半生半炙

上锉，水煎，用生地黄捣烂，入药贴。

铁笛丸 治声失音，或不清。

当归一两 生地黄一两 熟地黄一两 天门冬盐炒，五钱 黄柏蜜炒，一两 麦门冬盐炒，五钱 知母五钱 人参三钱 白茯苓去皮，一两 诃子五钱 阿胶五钱 乌梅十五个 人乳一碗 牛乳一碗 梨汁一碗

上为末，炼蜜为丸，如黄豆大。每服八十丸，诃子汤下，或萝卜汤下亦可。

驱风解毒散 治痄腮肿痛。

防风 荆芥 羌活 连翘 牛蒡子 甘草各等分

上锉，水煎，食后频服，外用后方敷药。

赤豆散

赤小豆为细末，醋调敷肿处，恐毒气入喉难治。

白灰散 治痄腮之剂。

石灰不拘多少，炒七次，地下窨七次，醋调敷肿处，立消。

结核病证

结核者，火因痰注而不散，郁结坚硬，如果中核也。或在颈①

① 颈：原作“胫”，据《古今医鉴·结核》改。

胁，或在手足，或在头额，或在臂，或在腋。如肿毒不红不痛，不作脓，不必溃发，但令热气散则核自消。

结核治法

大法宜二陈汤加竹沥，多服为妙。

结核治方

补气消痰汤　治胸中胃脘至咽门窄狭如线疼痛，及手足俱有核如胡桃者。

陈皮一钱　半夏七分，泡　枯芩一钱　前胡八分　桔梗一钱二分　枳壳一钱　枳实七分　木香五分　僵蚕一钱二分　香附童便浸，一钱二分　羌活七分　槟榔八分　射干七分　威灵仙七分　甘草六分

上锉一剂，生姜三片，水煎服。

治颈①项下生痰核

二陈汤加大黄酒炒、黄连、连翘、桔梗、柴胡、生姜，煎服。

治臂核作痛

二陈汤加连翘、川芎、防风、黄芩、苍术酒炒、皂角刺。

治一身俱是块

二陈汤加白芥子炒、黄连姜汁炒。

治耳后项各一块

牛胆南星②　白僵蚕　大黄酒炒　青黛

上为末，蜜丸，噙化。

治颈项结核或肿痛　李小陉传。

夏枯草不拘多少，水煎，频频服之，即愈。

治妇人痰核③

一妇人满身痰核，不红肿，不疼痛。

---

① 颈：原作“胫”，据《古今医鉴·结核》改。

② 牛胆南星：即胆南星。由生南星与牛胆汁制成，故称。

③ 治妇人痰核：五字原脱，据原书“目次”补。

陈皮　半夏　茯苓　当归　川芎　白芍　枳实　黄连　香附　桔梗　连翘　防风　羌活　柴胡　龙胆草　甘草

上锉，生姜煎服。

按：上方治结核内消之剂。

治痰核

胆南星、淮乌各等分，共为细末，姜汁调如膏，敷核上，立消。

治项后侧少阳经中，疙瘩不变肉色，不问大小及年月深浅，或亦赤硬肿痛。

土山药去皮，一钱　萆麻子三个去壳

要研，摊帛上贴之。

梅核气病证

梅核气者，窒碍于咽喉之间，咯之不出，咽之不下，如梅核之状者是也。始因喜怒太过，积热蕴蓄，乃成厉痰郁结致斯疾耳。

梅核治法

治宜导痰开郁，清热顺气，如陈皮、半夏、香附、川芎、山栀、黄芩、枳壳、苏子之类是也。如老痰凝结不开，以咸能软坚之药，海石是也。

梅核治方

加味四七汤　治梅核气证妙不可述。

苏梗一钱　半夏一钱　厚朴姜制，一钱　茯苓一钱　陈皮七分　青皮七分　枳实一钱　槟榔三分　南星一钱　砂仁一钱　白豆蔻一分　益智仁三分　神曲炒，一钱

上锉一剂，生姜五片，水煎，食远服。

加味二陈汤　治梅核气。

陈皮　半夏　茯苓　枳壳　桔梗　黄芩　苏子　栀子　甘草　白豆蔻

上锉，生姜煎服。

行气散 治梅核气，咽喉气胀，上攻胸膈痛。

紫苏 陈皮 香附 乌药 枳壳 桔梗 厚朴 半夏 大黄酒炒 甘草

上锉，灯心十根，水煎服。

瘿瘤病证

夫瘿、瘤皆因气血凝滞，结而成之。瘿则喜怒所生，多着于肩项，皮宽不急，捶捶而垂是也。瘤则随留住，初作如梅李之状，皮嫩而光，渐如杯卵是也。瘿有五种：其肉色不变者，谓之肉瘿；其筋脉现露者，谓之筋瘿；若赤脉交络者，名曰血瘿；若随忧脑而消长者，名曰气瘿；若坚硬而不可移者，名曰石瘿。瘤亦有六种：一曰骨瘤，二曰脂瘤，三曰肉瘤，四曰脓瘤，五曰血瘤，六曰石瘤。瘿、瘤二者虽无痒痛，最不可决破，恐脓血崩①溃，渗漏②无已，必致杀人。其间血瘤不可攻疗，若夫脂瘤、气瘤之类，则当用海藻、昆布软坚之药治之。如东垣散肿溃坚汤亦可多服，庶几其瘤得消散矣。

瘿瘤治方

消瘿五海饮

海带 海藻 海昆布 海蛤 海螵蛸各三两半 木香 三棱 莪术 桔梗 细辛 香附各二两 猪琰子七个，陈壁土炒，去油焙干

上为末，每服七分半，食远米汤下。

南星膏 治皮肤、手足、头面生疮瘤，大者如拳，小者如粟，或软，或坚而不痛。

生大南星一枚，细研稠黏，滴好醋三七滴为膏。如无生者，以干者为末，醋调作膏。先将小针刺瘤上，令气透贴之，痒则频

---

① 崩：原作“澌”，据《古今医鉴·瘿瘤》

② 漏：原作“漏”，据《古今医鉴·瘿瘤》改。

贴。一方，加草乌、细辛、白芷。

心痛脉法

沉弦细动，皆是痛证。心痛在寸，腹痛在关，下部在尺，脉象显然。坚实不大便者下之，痛甚者脉必伏。阳微阴弦短而涩者，皆心痛也。脉之沉细而迟者，易治。浮大弦长，皆难治。

心痛病证

夫心痛者，即胃脘痛也。其种①有九：曰饮，曰食，曰风，曰冷，曰热，曰悸，曰虫，曰疰，曰去来痛。名虽不同，未有不由清痰食积郁于中，七情九气触于内之所致也。治法须分新久，若明知身受寒气，口得寒物，而病于初传之时，当以温散或温利之药。若得稍久，则成郁矣，郁则成热，又当以温散药内加苦寒之药，温治其标，寒治其本也。由是古方多用山栀为君，热药为之向导，则邪易伏而病易安。若纵恣口腹，不谨调食，则病复作，必难治也，此病日久，不食亦不死。若痛方止，便吃还痛，必须三五服药后，渐而少食，庶获全愈。其有真心痛者，因太阴②触犯心君，或污血冲心而痛极，手足青过节者，旦发而夕死，夕发而旦死，非药所能治也。

心痛治法

诸痛不可用补气药，气旺不通，而痛愈甚。故云通则不痛，痛则不通也。

凡痛在心，连两胁至两乳下，牵引背饭匙骨下而痛者，实热也。

凡痛在小腹，连脐左右上下厉③痛，手足厥冷者，虚寒也。

---

① 种：原作“肿”，据《古今医鉴·心痛》改。

② 太阴：《古今医鉴·心痛》作“太阳”。相同句子，《医学正传·胃脘痛》作“大寒”，当是。

③ 厉：《古今医鉴·心痛》作“疠”。当是。

凡心痛以物拄[①]按则痛止者，挟虚也，以二陈汤加炒干姜和之。

凡有心痛因平日喜食热物，所以致流于胃口作痛，用桃仁承气汤下之。若轻者，用韭汁、桔梗，能提气血，药中兼用之。

凡心膈大痛，攻走腰背，发厥呕吐，诸药不效者，就吐中以鹅翎探之，出痰积碗许，而痛即止。

虫痛者，必面上白斑唇红，又痛后便能食，时作时止是也，用二陈汤加苦楝根皮煎服。上半月虫头向上易治，下半月虫头向下难治。或曰痛而久卧不安，自按心腹时大叫，或青，或黄，唇缓目无精光者，虫痛也。又曰腹痛，肚大青筋者，取虫丸主之。

心痛卒急无药，以盐置刀头，烧红淬入水中，乘热饮之，吐痰而愈。此法治绞肠沙，大痛几死者，立效。

谨按：痛则不通，通则不痛。夫胃脘、心脾痛者，或因身受寒邪，口食热物，内有郁热，素有顽痰死血，或因恼怒气滞，虫动作痛，种种不同，若不分而治之，何能愈乎？余曰：是寒则温之，是热则清之，是痰则化之，是血则散之，是气则顺之，是虫则杀之，庶乎临证不眩惑矣。

心痛治方

清热解郁汤　西园公传。治心痛，即胃脘痛，一服立止。

山栀仁炒黑，一钱半　枳壳麸炒，一钱　西芎一钱　黄连炒七分　陈皮五分　苍术米泔浸 七分　香附一钱　干姜炒黑，五分　甘草五分

上锉一剂，生姜三片，水煎热服。服后戒饮食大半日，再煎渣服。

仓卒散　秘方。

山栀仁炒黑，五钱，生姜三片

煎服。

一方，加川芎一钱，尤效。

---

① 拄：原作“柱”，据《古今医鉴·心痛》改。

一方单用栀子炒为末，每服二三匙。心痛、腹痛，姜汤调下。痢作肚痛，黄酒调下。四肢浮肿，米饮调下。

正气散 刘孟门传。治心痛。

苍术一钱半 栀子一钱半 当归 青皮 陈皮 枳壳 木香各一钱，临熟时入木香再煎 甘草三分

上锉，用生姜三片，水一大碗，煎至七分，通口服。

清郁散 治胃中有伏火，膈上有稠痰，胃口作痛，及恶心呕吐清水，或作酸水，醋心烦闷。

陈皮一钱 半夏香油炒，一钱 白茯苓一钱 苍术米泔浸，炒，一钱 川芎六分 干姜炒黑，五分 香附童便炒，一钱 神曲炒，一钱 黄连姜汁炒，一钱 栀子姜汁炒，一钱 甘草三分

上锉一剂，生姜三片，煎服。

呕吐甚，加藿香八分，砂仁四分。此方为丸服亦佳。

按：上方治心胃郁火作痛，调和之剂。

宣气散 严发七传。治心胃刺痛，牵引胸胁疼痛，内有实热，脉数有力者。

栀子仁盐炒 滑石 大黄 木香

上先将栀子以生姜煎汤，余药入汤内浓磨，温服。在上必吐痰，在下必泻，其痛立止。外以萝卜子炒，绢包频熨痛处。

利气丸 方见诸气门。治心胃气滞、食积、郁热作痛。

按：上方治心胃热积作痛，通利之剂。

加减柴胡汤 西园公制。治实热凑上，心腹作痛，发热不止。

柴胡一两 黄芩七钱半 半夏七钱半 枳壳一两 赤芍一两 山栀子去壳，四两，半生半炒

上锉，生姜三片，煎服。

利气保安汤 西园公制。治气痛，已服通利之药，下后余热作痛，或痛在小腹者。

柴胡 青皮 枳壳 香附 郁金 木通 赤芍 山栀子仁炒

上锉，生姜煎服。

按：上方治心胃实热作痛，清解之剂。

四圣丹 段千户传。治心痛，肚腹痛，阴证，绞肠沙，神效。

五灵脂炒出烟 桃仁麸炒黄色，去皮尖 草乌水泡，一日一换，浸七日，去皮尖，切作片，用新瓦焙，各一两 青黛二钱，入药八钱为衣①

上为末，酒糊为丸，如梧子大。每服十五丸，或十七丸，用艾叶七片炒出烟，黄酒一钟，入锅去艾，温艾汤送下。

一因仓卒散 治气自腰腹间攻心，痛不可忍，腹中冰冷自汗，如沫手足，挛急厥冷。

山栀子大者四十九个，连皮捣烂，炒 大附子一枚，泡，去皮

上为末，每服二钱，酒煎八分，温服。

丁胡三建汤② 治冷心疼，面青唇黑，手足厥冷。

丁香 良姜 官桂各一钱半

上锉一剂，水一碗，煎七分，用胡椒二十粒，炒黄色为末，调入汤药内，顿服。

按：上方治心胃冷气作痛，辛温之剂。

救急奇方 治男妇心疼，禁了牙关欲死者。

隔年老葱白三五根去皮、须、叶，捣成膏，将病人干开口，用铜匕将葱膏送入喉中，用香油四两灌送，但得葱膏下喉。少时将腹中所停虫等病物化为黄水，微利为佳，永不再发。

追虫丸 治虫咬心痛。

干膝炒尽烟，五钱 雄黄二钱半 巴豆霜一钱

上为末，面糊为丸，如黍米大。每服十二三丸，有子苦楝根皮煎汤送下。

小金丹 秘方。治虫之作痛，时痛时止，痛则攻心，口吐清水，人中鼻唇一时青黑者是。

雄黄 姜黄 巴豆去当归油 山柰各一钱 丁香二十五个 人言二分

上为末，用红枣煮熟去核为丸，如粟米大。每服四五丸，五

---

① 衣：《古今医鉴·心痛》作“末”。

② 汤：原作“阳”，据原书“目次”、《古今医鉴·心痛》改。

六岁儿用六七丸或八九丸，艾叶煎汤，入醋少许，不拘时送下。

按：上方治心胃虫攻作痛，追逐之剂。

心红散 徐鲤川传。治心痛气痛，及治孕妇心疼。

银珠 鸡粪炒焦干

为末，上二味，各等分，和一处。每服一钱，热黄酒调服，即出冷汗立止。

治一切心腹胸胁腰背疼痛如锥刺 秘方。

花椒为细末，醋和为饼，贴痛处，上用艾捣烂铺上，发火烧艾，痛即止。

加味枳术丸 治清痰，酒积、食积、茶积、肉积，在胃脘当心而痛，及痞满恶心嘈杂，嗳气吞酸，呕吐脾痰等证，其效如神。

白术三两 枳实面炒黄色 苍术米泔浸二宿，焙 猪苓去黑皮 川芎 麦蘖面炒黄色 神曲炒微黄色 半夏汤泡透，各一两，泽泻去毛 赤茯苓去皮 黄连陈壁土炒 白螺蛳壳煅，各七钱 砂仁 草豆蔻 黄芩陈壁土炒 青皮去白 莱菔子炒 干生姜各五钱 陈皮去皮 瓜蒌子 香附米童便炒 厚朴姜汁制，炒 槟榔各三钱 木香 甘草各三分

吞酸，加吴茱萸汤泡，寒月五钱，热月二钱半。久病挟虚，加人参、白扁豆、石莲肉各五钱。时常吐清水，加炒滑石一两，再牡蛎五钱。

上为细末，用青荷叶泡汤浸，晚粳米研粉，作糊为丸，如梧桐子大。每服七十丸，多至一百丸，清米饮送下。

腹痛脉法

心腹痛不得息，脉细而迟者，生。脉大而疾者，死。腹疼，脉反浮大而长者，死。脐下忽大痛，人中黑者，多死。尺脉弦则腹痛。

腹痛病证

凡腹痛，有寒有热，有死血，有食积，有湿痰，有虚有实。若绵绵痛而无减增者，是寒也。时痛时止者，热也。每有痛处不

行移者，死血也。痛甚欲大便，利后痛减者，食积也。痛而小便不利者，湿痰也。经云：腹痛，按之不痛为虚，按之痛者为实。

腹痛治法

凡腹中痛甚，饮凉水一盏，其痛稍可者，属热痛，当用凉药清之。清之不已，如或绕脐硬痛，大便闭实烦渴，用凉药下之，利气丸之类。若饮水愈加作痛，属寒痛，用温药和之。和之不已，而或四肢厥冷，腹痛呕吐泻痢，急服热药救之，附子理中汤之类。须详脉来有力无力。

腹痛，气用气药，如木香，槟榔、香附、枳壳之类。血用血药，如当归，川芎、桃仁、红花之类。

如腹中常觉有热，而暴痛止者，此为积热，宜调胃承气汤下之。

如腹疼全不思饮食，其人本体素弱，而腹冷痛者，以人参养胃汤加肉桂、木香、吴茱萸，或理中汤加良姜、吴茱萸。

如饮食过伤而腹痛者，宜利气丸下之，并食郁气滞作痛。

凡人腹痛，至于腹中有块起，急以手按之便不见，五更心嘈，牙关矫硬，恶心而清水出，及梦中啮齿者，此谓之虫痛，宜服化虫丸加使君子。

腹痛治方

开郁导气汤　西园公制。治诸般肚腹疼痛，一服立止。

苍术米泔浸制，一钱　陈皮五分　香附童便浸，炒一钱　白芷一钱　川芎一钱　茯苓一钱　干姜炒五分　滑石一钱　山栀子炒一钱　神曲炒一钱　甘草少许

上锉一剂，水煎温服。

按：上方治腹痛有热者，并一切腹痛之总司也。

行气香苏饮　治因气恼，或感寒，或伤食，一切肚腹疼痛。

方见伤食。

按：上方治腹痛有寒者。

四合饮 云林制。治痰积气滞而腹痛者。

陈皮 半夏 茯苓 甘草 紫苏 厚朴 香附 枳壳 郁金

上锉，生姜煎服。

消瘀饮 秘方。治瘀血腹痛。

当归 芍药 生地黄 桃仁 红花 苏木 甘草 大黄三钱 芒硝三钱

上锉，水一钟半，煎至八分，入大黄煎，再入硝，温服。

肚腹疼痛，如锥剜不可忍者，用白芍、黄连、甘草各三钱，金华酒一钟，水一钟，煎服。

腰痛脉法

腰痛之脉，皆沉弦。沉弦而紧者为寒，沉弦而浮者为风，沉弦而濡细者为湿，沉弦而涩者为闪挫。涩者恶血，大者肾虚，滑者、伏者是痰也。

腰痛病证

夫腰者，肾之外候，一身所恃以转移阖辟者也。盖诸经皆贯于肾而络于腰脊，肾气一虚，腰必痛矣。腰痛有五，所感不同：一曰阳气不足，少阴肾衰，是以腰痛；二曰风痹，风寒湿着腰而痛；三曰肾虚，劳役后伤肾而痛；四曰坠堕险地，伤腰而痛；五曰寝卧湿地而痛。又有三因而分之，盖太阳、少阴多中寒，少阳、厥阴多中风，阳明、太阴多中湿。此六经腰痛者，为外因也；若失志伤肾，郁怒伤肝，忧思伤脾，若此腰痛，为内因也；坠堕险地，伤腰而痛，为不内不外。当以五种三因而推之不过，从其所由，汗下补泻之法以疗之。风则散之，寒则温之，湿则燥之，热则清之，气则顺之，血则和之，此治之法也。

腰痛治法

因寒而痛，见热则减，遇寒愈增，宜五积散，每服加茱萸半钱。

因风伤肾而痛者，或左或右，痛无常处，引两足，五积散加防风、全蝎。

因湿而痛者，遇天阴，或久坐而发。盖肾属水，久坐湿地，或为雨露所着，湿流入肾，以致腰痛，宜渗湿汤或肾着汤。

因湿热，宜燥湿行气，用苍术、黄柏、杜仲、川芎之类，或当归拈痛汤。

因挫闪劳役而痛者，五积散加黑牵牛一钱，桃仁炒九枚，酒煎服，神效。

因瘀血而痛者，日轻夜重，宜行血顺气，丹溪①补阴丸加桃仁、红花，外用三棱针于委中穴出血，以其血滞于下也。

瘀血在足太阳、足太阴、足少阳三经腰痛，宜川芎肉桂汤。

瘀血腰痛，以四物汤加桃仁、红花、酒苏木。

因痰而痛者，宜南星、半夏，加快气之药佐之，使痰随气运。

因肾虚者，痛之不已，用安肾丸主之。

肾着为病，体重，腰冷如水，饮食如故，小便自利，腰已下冷痛如带五千钱，治宜流湿兼温散，肾着汤主之。

腰软者，肾肝伏热，治用黄柏、防己。

因气滞而痛，或俯仰挫闪，宜乌药顺气散加炒桃仁，酒煎服。

因肾气虚弱，为湿所乘，流注腰膝，或挛拳掣痛，不可屈伸，或缓弱冷痹，行步无力，以独活寄生汤主之。

腰痛治方

补肾汤 西园公制。治一切腰痛。

破故纸酒炒 小茴盐酒炒 玄胡索 牛膝去芦，酒洗 当归 杜仲酒炒 黄柏酒炒 知母酒炒

上锉，生姜煎服。

屠尚书方 治腰痛。

破故纸五钱 杜仲酒炒，一两 巴戟净，一钱 胡芦巴五钱 当

① 溪：原作“气”，据《古今医鉴·腰痛》改。

归五钱　桃仁四十九个

上锉，酒煎，入乳香、没药各三钱，调热服。

壮本丹　秘方。治肾虚腰痛，久则寒冷。此药壮筋骨，补元阳，利小水，养丹田，治①腰痛之妙剂。

杜仲酒炒，一两　肉苁蓉酒洗，五钱　巴戟酒浸，去骨，五钱　破故纸盐水炒，一两　茴香一两　青盐五钱

上为末，将腰子分开，入药在内，缝住，纸包煨熟。每一个一服，用黄酒送下。

加味青蛾丸　治肾虚腰痛，或风寒乘之，血气相搏为痛。

杜仲姜汁浸炒，十二两　破故纸水淘，十二两，芝麻同炒变色，去芝②麻，瓦上焙干，为末　沉香六两　胡椒③去皮膈，另研，六两　没药另研　乳香另研，各六两

上为细末，用肉苁蓉十二两，酒浸成膏，和剂捣千余杵，丸如梧桐子大。每服三十丸，空心温酒或盐汤任下。

立安散　宋柏河传。治气滞腰痛，并闪挫腰痛，肾虚腰痛。

当归一两　官桂一两　玄胡索炒，一两　杜仲姜炒，一两　小茴炒，一两　木香五钱　黑牵牛一两，半生半熟

上为末，每服二匙，空心黄酒调下。一方，去牵牛，以酒煎服。

按：上方治闪挫腰痛之剂。

川芎肉桂汤　治露宿寒湿之地，腰痛不能转侧，两胁搐急作痛。

归尾一钱　川芎一钱　桃仁五个，去皮尖，研　肉桂一钱　防已三分　苍术一钱　羌活五分　柴胡一钱　防风三分　神曲五分，炒　甘草炙，一钱

上锉一剂，好酒煎，食远，稍热服。

---

① 治：原作“住”，据《古今医鉴·腰痛》改。

② 芝：原脱，据《古今医鉴·腰痛》补。

③ 胡椒：《古今医鉴·腰痛》作“胡桃”。

按：上方治寒湿腰痛之剂。

追风通气散　方见痈疽。治经年腰痛，以本方加川萆薢、玄胡索，酒煎服。

胁痛脉法

脉双弦者，肝气有余，两胁作痛。

胁痛病证

夫胁痛者，厥阴肝经为病也。其病自两胁下痛引小腹，亦当视内外所感之邪而治之。若因暴怒伤触，悲哀气结，饮食过度，冷热失调，颠仆伤形，或痰积流注于血，与血相搏，皆能为痛，此内因也；若伤寒少阳，耳聋胁痛，风寒所袭而为胁痛，此外因也。治之当以散结顺气，化痰和血为主，平其肝而导其气，则无有不愈矣。

胁痛治法

胁痛者，肝火盛，木气实也。有死血，有痰流注，有肝急者。

木气实，用苍术、川芎、青皮、柴胡、芍药、甘草，水煎服。

痛甚者，肝火盛，以当归龙荟丸姜汤下，泻肝火之要药也。

死血作痛，用桃仁去皮留尖、红花酒拌焙干、川芎、香附童便浸、青皮水浸。

肝苦急，急食辛以散之，川芎、苍术，血病入血药中。苦者，恶也，嫌也，或小柴胡汤亦效。

凡胁痛，皆是肝木有余也，用小柴胡汤加青皮、川芎、芍药、龙胆草。

凡胁痛用青皮，必须用醋炒过。

凡瘀血作痛，用小柴胡汤合四物汤，加桃仁、红花、乳香、没药煎服。痛甚而元气实者，桃仁承气汤下之。

胁痛治方

枳壳散　治胁间痛如物刺，是气实也。

枳壳麸炒黄，二两半　甘草炙，七钱半

上为末，每二钱，浓汤煎葱白汤下，不拘时服。

当归龙荟丸　泻肝火盛之要药，因内有湿热，两胁痛甚，伐肝木力气。

当归　龙胆草　山栀子　黄连　大黄酒湿火煨　芦荟　青黛各五钱　木香二钱半　麝香五分，另研　加柴胡五分　青皮一两

上为细末，神曲为丸，如梧子大。每服二十丸，姜汤下。

治妇人胁痛

香附子四两，醋一碗，盐一两煮干　白芍药二两　肉桂二两　玄胡索炒，二两

上为末，每三钱，空心滚汤调下。

治诸痛熨法

韭菜连根，捣烂，醋拌炒，绢包熨痛处。

臂痛病证

臂为风寒湿所搏，或睡后手在被外，为寒邪所袭，遂令臂痛，及乳妇以臂枕儿，伤于风寒，而致臂痛者，悉依后三方内选用。

有血虚作臂痛者，盖血不荣于筋故也。

因湿臂痛，蠲痹汤加苍术、酒防已。

因痰饮流入四肢，令人肩背酸痛，两手软痹，导痰汤加木香、姜黄。

臂痛治方

五积散　方见中寒。治臂痛因于寒者。

乌药顺气散　方见中风。治臂痛因于气者。

蠲痹汤　方见痹痛。治臂痛因于湿者。

加减茯苓丸　治湿痰壅滞，经络不通，两臂作痛，不能梳洗，

及治手足疼痛麻痹，行步艰难，服之神效。

陈皮盐水炒，二两　半夏二两，用白矾、牙皂、生姜各一两，煎汤浸七日　白茯苓去皮，一两半　风化硝一两三钱　海桐皮酒洗，一两　片子姜黄一两　木瓜一两　薄桂去皮，五钱　甘草炙，四钱　白芍酒炒，一两　黄芪姜水炒，二两

上为细末，姜汁、竹沥为丸，如梧子大。每服百丸，空心白汤下。

按：上方治臂痛因于痰者。

一合散　治背心一点痛。

用乌药顺气散合二陈汤、香苏散，加苍术、羌活。

御寒膏　治体虚人，背上恶寒，或夏月怕脱衣，及妇人产后，被冷风吹入经络，故常冷痛，或手足冷痛至骨。又能治痛，及一切冷痛，皆可治矣。

用生姜半斤，取自然汁，入牛胶三两，乳香末、没药末各一钱半，入铜勺内煎化，就移在滚汤内炖①，以柳条搅至成膏，又入花椒末少许，再搅匀，用皮纸将作壳子。看痛处阔狭，贴患处，用鞋履烘热熨之，候五七日脱下，或起小瘾不妨。

㿗疝脉法

疝脉弦急，积聚在里，牢急者生，弱息者死。沉迟浮涩，疝瘕寒痛，痛甚则伏，或细，或动。

㿗疝病证

夫疝者，小腹引卵，肿急绞痛也。有痛在睾丸者，有痛在五枢穴者，皆足厥阴肝之经也。或无形无声，或形如爪，有声如蛙。自《素问》而下，皆以为寒。盖寒主收引，经络得寒，则引而不行，所以作痛，理固然也。亦有踢水涉水，终身不病此者，无热在内故也。大抵此证始于湿热，在经郁遏至久，又得寒气外来，

① 炖：原作“顿“，据《古今医鉴·臂痛》改。

不得疏散而作痛。若只作寒论，恐为未备。或曰厥阴一经，郁积湿热，何由而致？

予曰：大劳则火起于筋，醉饱则火起于胃，房劳则火起于肾，大怒则火起于肝。本经火积之久，母能令子虚，湿气便盛，浊液凝聚，并入血队流于厥阴。厥阴属木，系于肝，为将军之官，其性急速，火性又暴，为寒所束，宜其痛之太暴也。又以乌头、栀子作汤饮之，其效亦敏，后因此方随症加减与之，无有不验。但湿热久须分多少而治，湿则多肿胀病是也。又有挟虚而发者，当以参、术为君，而以疏导药佐之。脉甚沉紧而豁大无力者也，其痛亦轻，惟觉重坠牵引耳。

经有七疝：寒、水、筋、血、气、狐、㿗。

寒疝者，囊冷结硬如石，阴茎不举，或控睾丸而痛。得于寒湿也，使内过劳也，宜以温剂下之，禹功散、加味五苓散①、下青木香丸，或五积、蟠葱之类。

水疝者，肾囊肿痛，阴汗时出，囊或肿如水晶，或痒而搔出黄水，或小腹按之作水声。得于饮食醉饱，使内过劳也，汗出如遇风寒湿之象聚于囊中，故多水也，宜禹功散、三花神祐丸、导水丸逐水之剂下之。

筋疝者，阴茎肿痛，或脓或痛，里急腹痛，或茎中痛，痛极则痒，或亦挺②纵不收，或白物如精，随溲而下。得于房室劳倦，及邪术所使，以降心火之剂下之，泻心汤主之。

血疝者，状如黄瓜，在小腹两旁，横骨两端纹中，俗云便痈也。得于春夏，重感大燠劳于内，气流溢渗入浮囊，留而不去，结成痈肿，脓少血多。又或强制③情欲，当泄不泄，亦成此疾。宜玉烛散和血之剂下之。

气疝者，上连肾区，下及阴囊，或因号哭忿怒，则气郁而胀，

---

① 散：原作“能”，据《古今医鉴·㿗疝》改。
② 挺：原脱，据《古今医鉴·㿗疝》补。
③ 制：原作“致”，据《古今医鉴·㿗疝》改。

以针出气而愈。然针有得失，宜取气药①下之，宜荡疝丸，或蟠葱散主之。或小儿亦有此疾，俗云偏坠，病得于其父阴痿精怯，强力入房，因而有子，胎中病也。此疝不治，惟宜灸筑宾二穴，在内上五寸腨分肉。

狐疝者，状如仰瓦，卧则入小腹，行立则出小腹，入囊中，狐则昼出穴而溺，夜则入穴而不溺。此疝与狐相类，亦与气疝大同小异，令人带钩铃是也，宜以逐气流经之剂下之。

㿉疝者，阴囊肿坠如升如斗，不痒不痛。得之地气卑湿，故江淮人多有之。宜去湿之剂下之，三花神祐丸之类。如女子阴户突出，虽亦此类，乃热不禁故也，不可便认为虚寒，而温之补之，名曰瘕。

元气虚弱，受寒作小肠疝气滚痛，以蟠葱散加故纸、小茴、川楝子、木香。

体壮实，小肠气痛，或小便不通，以八正散加破故纸、小茴香、川楝。

小腹下毛际边，或左或右，生气核如桃状，按之则散，时伏时见，以五苓散加川楝子、小茴香、葱白、灯心煎汤，下青木香丸五七十粒。

治阳明受湿热，传入太阳，恶寒发热，小腹连毛际结核，闷痛不可忍者，以栀子炒、枳壳炒、桃仁炒、山楂各等分，生姜三片，水煎服。

㿗疝治方

禹功散　治寒疝。

黑牵牛头末，一钱　小茴香一钱半　加木香一钱

上共为末，每服三钱，姜汁调下。

五积散　治醉饱后色欲过度，触伤小腹，致成疝气。其症自

---

① 气药：此前《古今医鉴·㿗疝》有“散”字。

小腹痛连两胁下，心头吊痛，额上汗出。依本方加玄胡索。

蟠葱散 治脾胃虚寒，气滞不行，攻刺心腹，痛连胸胁，及膀胱心肠疝气。又治妇人血气痛。

丁香一两 砂仁一两 莪术一两半 三棱一两半 槟榔一两 玄胡索七钱半 苍术一两 青皮一两半 干姜五钱 肉桂五钱 茯苓一两半 甘草一两

上锉，生姜、枣子、葱白，水煎服。

脐下极冷痛，加吴茱萸、木香、小茴香。

加味五苓散

依本方加木香、小茴香、川楝子、槟榔、黑牵牛、故纸、木通、青皮、三棱、莪术。

上锉，水煎服。

橘核丸 治四积疝，卵核肿胀，偏有大小，或坚硬如石，或引脐腹绞痛，肾囊肿胀，或成疮毒，轻则时出黄水，甚则成痈溃烂。

橘核炒 海藻盐酒炒 昆布盐酒炒 桃仁面炒，去皮尖 桂心五钱 川楝肉炒 海带盐水洗，一两 枳实面炒 厚朴姜汁炒 玄胡索炒 木香 木通各五钱

上为末，酒糊为丸，如梧桐子大。每服五七十丸，空心黄酒、盐汤送下。

如虚寒甚，脉沉细，手足冷者，加川乌一两。如坚胀久不消，加硇砂二钱，醋煮旋入。

荡疝丸

黑牵牛取头末 破故纸炒 小茴香炒 川楝子去核，炒，一两 青皮 陈皮各三钱，莪术 木香各四钱

上为末，酒糊丸，如梧桐子大。每服五十丸，空心温酒送下。

青木香丸 宜照前治法随证用之。

黑牵牛炒取头末，二两 槟榔二两，粟米饭裹煨，去饭 青木香一两半 破故纸一两，炒 荜澄茄二两

上为末，水煮稀糊为丸，如梧桐子大。每服三十丸，热水

送下。

行气香苏散　治偏坠气初起疼痛，憎寒壮热。

依本方加小茴香、木香、三棱、莪术、木通。

加减香苏散　治偏坠气初起，憎寒壮热，发表分利药。轻者，一服而愈。

枳壳　陈皮　香附　苍术　麻黄　香薷　甘草　猪苓　泽泻　木通　滑石　车前子　三棱　莪术　川楝子　玄胡索

上锉作剂，生姜、葱白，水煎热服。

文蛤散　治偏坠气神效。

五倍子五六个，烧存性

上为末，好酒调，以醉为度。

神消散　秘方。治诸般疝气，外肾肿疼痛。

山栀子盐水炒黑色，一两　益智仁炒，七钱　橘红炒，一两　青皮香油炒，六钱　荔枝核八钱　小茴香盐水炒，一两　槟榔五钱

上为细末，每服二钱，烧酒调，空心服。如不用酒，以灯草煎汤，加盐少许，调服立效①。

茴香安肾汤　太医院传。治左边偏坠，丸如鸡鸭子。

人参一钱　白术一钱　白茯苓去皮，一钱　泽泻七分　茴香一钱炒　破故纸一钱　黄柏八分　木香五分　槟榔一钱　乌药一钱　荔枝核一钱　砂仁一钱　玄胡索五分　升麻三分　甘草炙，四分　香附一钱，童便浸经宿

上锉一剂，饥时服。

三香酒　秘方。治偏坠气。

南木香　小茴香　八角茴香　川楝肉各三钱

上合作一服，锅内炒至香，入葱白、连须五根，用水一碗，淬入锅，内以碗罩住，候煎至半碗，取出去渣，加好酒半碗，合和入炒盐一茶匙，空心热服，神效。

四圣散　秘方。治疝气，外肾肿痛。

---

① 效：原作“服”，据《古今医鉴·癞疝》改。

小茴香炒　穿山甲炒　全蝎炒　南木香各等分

上为末，每服二钱，酒调服，一服痛止。

木香金铃丸　严宪副传。治外肾肿痛，诸般疝气，一服立应。

木香　乳香　没药　大附子面裹火煨　小茴香盐炒　川楝肉　玄胡索　全蝎　人参各等分

上为末，好酒打糊为丸，如梧桐子大。每服百丸，空心黄酒送下。

大小茴香丸　长葛李大尹。治疝气如神。

大茴香　小茴香　吴茱萸　川楝子　川椒各一两

上共为末，连须葱头八两，同药捣成饼子，晒干，用粘米半升，同药饼研碎，微火炒黄为末，酒糊为丸如梧子大。每八九十丸，空心盐汤或酒下，忌发气物。

茴香丸　治疝气神效。

茯苓　白术　山楂各二①两，炒　枳实八钱　八角茴香一两，炒　吴茱萸一两，炒　橘红三两，炒　荔枝核一两

上为细末，炼蜜为丸。每丸重一钱五分大，空心细嚼，一丸姜汤送下。

按：上方皆是秘传经验者，宜对证选用。

灸法　一偏坠气痛。

蓖麻子，一岁一粒，去皮研烂，贴头顶囟上，却令患人仰卧，将两脚相对，以带子缚住二中指，于两指合缝处，艾麦粒大灸七次，即时上去。

脚气脉法

脚气之脉，其状有四：浮弦为风，宜汗；濡溺湿气，宜温②；迟涩因寒，宜熨③；洪数热熨，宜下；微滑者虚，牢坚者实。结则

---

① 二：原脱，据《古今医鉴·脚气》补。

② 温：《古今医鉴·脚气》作“渗”。

③ 熨：《古今医鉴·脚气》作“温”。

因气，散则因忧，紧则因怒，细则因悲。

脚气病证

夫脚气者，古谓之缓风，又谓之厥者，是古今之异名也。有干、湿之分，其脚肿者，名湿脚气；其不肿者，名干脚气。由脾胃两经虚弱，行动坐卧之间，为风寒暑湿之气所侵；或内因饮食厚味所伤，致湿热下注而成。始之多不便觉，乃因他病发动而知，先从脚起，或先缓痛痹，或行起忽倒，或两胫肿满，或足膝枯细，或心下忪悸，或小腹不仁，大小便涩，或举体转筋，骨节酸痛，或恶闻食气，见食吐逆，或胸满气急，憎寒壮热，状似伤寒，是其候也。或经一旬，或半月复作，渐而至于足筋肿大如瓜瓠者。

脚气治法

治之之法，用苍术、白术以治其湿，黄芩、黄柏、知母以治其热，当归、芍药、生地黄以调其血，木瓜、槟榔以调其气，羌活、独活以利关节而散风湿，兼用木通、防己、牛膝引诸药下行，及消肿去湿，以为此证之大法矣。兼用针焫，导引其湿热之气外出也。东垣曰：湿淫所胜，治以苦温，以苦辛发之，透关节，胜湿为佐，以苦寒泄之，流湿清热为臣。故立当归拈痛汤治之，其效捷于影响，学者更宜详究焉。

凡脚肿，名湿脚气。用五积散加槟榔、木瓜、青藤、穿山甲。

凡足疼痛，皮不肿赤，筋不拘急，遇夜则甚，此是气虚，而血不荣也，宜十全大补汤，加牛膝、木瓜、槟榔、石南藤、五加皮、没药、川乌之类，或四斤丸①。若两膝赤肿，强急作热而掣痛，两总筋拘急，此血热也，宜人参败毒散加赤芍、大黄，或利气丸下之。

凡脚气上攻，胸膈闷满，大便不通，宜三和散。

① 或四斤丸：原作“或曰足丸”，据《古今医鉴·脚气》改。

凡脚气攻注，大小便不通，用水中大螺三个，以盐一小撮和壳生捣烂，置两脐下一寸三分，用帛紧系之，立通，神效。

凡两膝肿痛，脚胫枯细，名曰鹤膝风。以四物加黄芪、人参、白术、附子、牛膝、杜仲、防风、羌活、甘草，又宜五积散加松节、杉节。

羌活导滞汤 治脚气初发，一身尽痛，或肢节肿痛，便溺阻隔，先用此药导之，后用当归拈痛散以彻其邪。

羌活二钱 独活二钱 当归二钱 防己一钱半 大黄四钱 枳实炒，一钱

上锉一剂，水煎，空心服。

当归拈痛散 治湿热脚气为病，四肢骨节烦疼，肩背沉重，胸胁不利，兼遍身疼痛，下注足胫肿痛，脚膝生疮赤肿，及里外生疮，脓水不绝，或痒或痛，并宜服之。

羌活一钱 人参 苦参 升麻 葛根 防风 苍术米泔浸炒，各四分 甘草炙 黄芩酒炒 茵陈酒洗，各一钱 当归酒洗 猪苓 泽泻 知母去毛，酒炒 白术各五分

上锉一剂，空心，水煎服。

神仙飞步丸 云林制。治脚膝疼痛。

当归一两 川芎八钱 白芍两半① 生地黄一两 黄柏酒炒，二两 知母一两 苍术一两 牛膝一两 木瓜一两 杜仲一两 薏苡仁一两 防己七钱 防风七钱 威灵仙七钱 羌活七钱 桃仁七钱 黄连酒炒，一两 肉桂三钱 黄芩酒炒，一两 陈皮一两 半夏姜汁炒，一两 白茯苓一两

上为末，酒糊丸，如梧桐子大。每服五七十丸，空心盐汤下。

按：上方治脚气因湿热者。

五积交加酒 云林制。治诸湿足膝麻木，冷痹缓弱，及腰痛，脚气下虚之疾。

白芷 陈皮 厚朴 枳壳 桔梗 川芎 白芍 羌活 故纸酒

---

① 两半：即一两五钱。

炒　砂仁　苍术　当归　茯苓　半夏　官桂　干姜　麻黄　甘草　草果　小茴酒炒　牛膝酒洗　杜仲酒洗　大附子制　威灵仙　胡芦巴　川乌制　吴茱萸　槟榔　木瓜

上各等分，共合一斤，用好酒十壶，姜十片，枣十枚，瓦罐煮熟，每日空心温服。

趁痛散　秘方。治湿气攻注腰脚痛，行步少力。

当归酒洗，二两　肉桂　玄胡索　萆薢　没药各二两　杜仲酒炒，一两半

上为末，每服三钱，空心温酒下。

芙蓉丸　魏宪副传。治脚腿疼痛，一服即愈。

哑芙蓉　玄胡索酒浸，微炙　乳香　没药　鹿茸去皮，酒蒸　孩儿茶　官桂　乌药炙　陈皮　五加皮　粉草炙，各等分

上为末，面糊为丸。每服二钱，酒煎葛根汤，临卧服，出微汗。

换腿丸　秘方。治肾虚，下注脚膝，或当风取凉，冷气所乘，沉重少力，移步迟缓，筋脉挛痛不通，屈伸脚心隐痛，有妨履地。治干湿脚气，赤肿痛楚，发作无时，呻吟难忍，气满喘促，举步艰难，面色黧黑，传送秘涩并治。

当归　天麻　防风　羌活　石南藤　萆薢炙　黄芪　石斛去根　肉桂　大附子炮　南星　续断　薏苡仁各一两　木瓜四两　槟榔五钱　川牛膝一两，酒洗　苍术米泔浸，一两半

上为末，面糊丸如梧子大。每服五十丸，空心酒下，或木瓜汤，一日三服。

二仙丹　秘方。治脚疾，肿痛拘挛。

川牛膝　威灵仙各等分

上为细末，炼蜜为丸，梧子大。每五十丸，空心酒下，水亦可，忌茶。

按：上方治脚气因寒湿者。

追风通气散　治脚气，加槟榔、木瓜、穿山甲，水煎服。

治妇人脚气，一月一次，足下浮肿，手肢拘挛不伸，头痛心

痛，吐痰胀满，下元湿热带下，行步艰辛。

当归　川芎　白术　茯苓　陈皮　香附　木瓜　槟榔　白芷　天麻　牛膝　甘草　生姜

煎服。

痿躄脉法

尺脉虚弱，缓而紧，病为足痛，或是痿病。张子和云：痿因肺热相传，四脏其脉多浮而大，不可作寒湿脚气治。

痿躄病证

夫痿者，谓手足痿弱，无力以运动也。《内经》谓：诸痿起于肺热。又曰：治痿独取阳明。盖肺金体燥，居上而主气，畏火者也。脾土性湿，居中而主四肢，畏木者也。火性上炎，若嗜欲无节，则水失所养，火寡于畏，而侮所胜，肺得火邪而热矣。木性曲直，肺受热，则金失所养，木寡于畏，而侮所胜，脾得木邪而伤矣。肺热则不能管摄一身，脾伤则四肢不能为用，而诸痿作矣。泻南方则肺金清，而东方不实，何脾伤之有？补北方则心火下降，而西方不虚，何肺热之有？故阳明实则宗①筋润，能束骨而利机关矣。治痿必须戒厚味，节嗜欲，庶可保其全安也。

陈无择云：痿躄之疾，状类柔风、脚气，皆外②所因，痿则肺脏不足所致也。治之不可混作外因立治。

痿躄治法

丹溪曰：有挟湿热，有痰，有血虚，亦有死血者，有食积妨碍升降者。上文论火起于肺热，实痿之本，而此云然者，盖以其发而为病所因所挟，或有不同，而主治亦当各著其所重也。

---

① 宗：原脱，据《古今医鉴·痿躄》补。

② 外：原脱，据《三一极一病证方论·五痿叙论》补。

湿热，用东垣健步丸，如燥湿降火之剂黄柏、黄芩、苍术之类。湿痰，用二陈汤，加苍术、白术、黄芩、黄柏之类，入竹沥、姜汁。血虚，用四物汤加黄柏、苍术，下用补阴丸。气虚，用四君子汤，加苍术、黄柏、黄芪之类。食积，用小调中汤，加神曲、麦芽、山楂、枳实之类。色劳，用补虚丸、虎潜丸之类补之。

痿躄治方

清燥汤　六七月间，湿令大行，子能令母实而热旺，湿热相合，而刑庚大肠，故寒凉以救之。燥金受湿热之邪，绝寒水生之源，源绝则肾亏痿厥之病大作，腰下痿软瘫痪，不能动履。

黄芪一钱半　苍术一钱　白术　陈皮　泽泻各五分　人参　白茯苓　升麻各三分　麦门冬　当归身　生地黄　神曲末　猪苓各二分　黄柏酒炒　柴胡　黄连各一分　五味子九个　甘草炙，二分

上锉一剂，水煎空心服。

滋筋养血汤　云林制。专治血气两虚，双足痿软，不能行动，久卧床褥。

川归一钱　熟地黄二钱　白芍一钱半　川芎七分半　人参八分　五味子九粒　麦门冬去心，一钱　黄柏一钱　知母五分　牛膝酒浸，一钱　杜仲酒炒，一钱　苍术一钱　薏苡仁一钱　防风六分　羌活三分　甘草三分

筋骨痿软，加桂枝三分，陈皮八分。如觉心烦，加黄连六分，酸枣仁炒六分，白茯神去木一钱。

上锉一剂，生姜、枣煎服。

养血壮筋健步丸　云林制。治证同前。

黄芪盐水炒，一两　山药一两　五味子一两　破故纸盐水炒，一两　人参一两　白芍酒炒，一两半　熟地黄四两　枸杞子一两　牛膝酒浸，二两　菟丝子酒炒，一两　川归二两酒洗　白术炒，一两　杜仲姜汁炒，二两　虎胫骨酥炙，一两　龟板酥炙，一两　苍术米泔浸，二两　黄柏盐水炒，二两　防风酒洗，六钱　羌活酒洗，二钱　汉防己酒洗，五钱

上为末，用猪脊体七条，炼蜜为丸，如梧子大。每服百丸，

空心盐汤下。

按：上方补虚除湿热之剂。

鹿角霜丸 方见《中风》。治血气虚弱，两足痿软，不能行动，久卧床褥之证。

蒸法 治肾气虚弱，肝脾三经，风寒湿停于腿膝，使经络滞而不行，变成脚痹，故发疼痛。此和荣卫，通经络。

川椒一把 葱三大茎，盐一把 小麦麸约四五升许 酒一盏

上用醋和，湿润得所，炒令极热，摊卧褥下，将所患腿脚就卧熏蒸，将衣被盖，汗出匀遍，约半个时辰，彻去炒麸，上就铺褥中卧，待一两个时辰，觉汗稍解，勿令见风，立效。

一①妇人血气两虚，虚中或孕，新血供养胎元，无血健用厥阴、少阴二经，以致两腿足软弱，战栗不能步履，必待生产后，大补气血，壮筋骨，则行步轻健耳。

人参一钱 白术炒，一钱 茯苓一钱 甘草炙，五分 川芎七分 当归酒洗，一钱 白芍炒，二钱 牛膝去芦，酒洗，一钱二分 肉桂去皮，一钱 黄芪盐水炒，一钱 杜仲姜汁炒，一钱二分 木瓜一钱，酒洗 熟地黄姜汁炒，一钱 防风去芦，八分 独活酒洗，一钱 薏苡仁一钱 大附子制，一钱 沉香研，水入药服不见火，二分

上锉一剂，姜三片，枣一枚，水煎，空心服。

痹痛脉法

脉涩而紧者，痹。少阴脉浮而弱，弱则血不足，浮则为风，风血相搏，则疼痛如裂。风寒湿气合而为痹，浮涩而紧，三脉乃备。

痹痛病证

夫痹者，手足痛而不仁也。盖由元精内虚，而为风寒湿热气所袭，不能随时祛散，流注经络，久而为痹。其为病也，寒多则

① 一：原脱，据《古今医鉴·痹痛》补。

掣痛，风多则引注，湿热多则重着。其病在筋者，屈而不能伸，应乎肝。其证夜卧多惊，饮食少，小便数。其病在脉者，则血凝而不流，应乎心。其症令人痿黄，心下燥暴，上气逆喘不通，嗌[①]干善噫。其病在骨者，则重而不能举，应乎肾。其症手足不遂而多痛，心腹胀满。其病在皮者，多寒，遇寒则急，遇热则纵，应乎肺。其证皮肤无所知觉，气奔喘满。其病在肌者，多不仁，应乎脾。其症四肢懈怠，发嗽呕吐，是名五痹。至如白虎历节风，以其走痛，四肢骨节如虎咬之状，而以其名之耳，无非风寒湿三气乘之也。若饮酒当风，汗出入水，亦成斯疾，久而不已，令人骨节蹉跌。丹溪云：大率因血虚受热，其血已自沸腾，或加之涉水受湿，血得寒污浊凝滞，不得运行，所以作痛，夜则痛甚，行于阴也。治以辛热之剂，流散寒湿，开通郁结，使血行气和而愈，更宜忌口节欲，不宜食肉，肉属阳，大能助火，如此调治，无有不安者也。

痹痛治法

大法用苍术、南星、川芎、白芷、当归、黄芩、酒。在上者属风，加羌活、桂枝、桔梗、威灵仙；下者属湿，加木通、牛膝、防己、黄柏。

痹痛治方

解表升麻汤　治遍身壮热，骨节疼痛。

升麻一钱　羌活一钱　苍术一钱　防风八分　柴胡七分　甘草七分　当归五分　藁本五分　陈皮二分　麻黄三分

上锉一剂，生姜、葱白水煎服，出微汗。

灵仙除痛饮　肢节肿痛，痛属火，肿[②]属湿，兼受风寒而发，动于经络之中，湿热流注于肢节之间而无已也。

---

① 嗌：原作“喘”，据《古今医鉴·痹痛》改。
② 肿：原作“肺”，据《古今医鉴·痹痛》改。

麻黄　赤芍各一钱　防风　荆芥　羌活　独活　白芷　苍术　威灵仙　片黄芩　枳实　桔梗　葛根　川芎各五钱　归尾　升麻　甘草

上锉一剂，水煎服。

在下焦，加酒炒黄柏。妇人加红花。肿多加槟榔、大腹皮、泽泻，更加没药一钱住痛。一云脉涩数者，有瘀血，宜桃仁、红花、芎、归及大黄微利之。

按：上方止痛发散之剂。

疏筋活血汤　云林制。患遍身走痛如刺，左足痛尤甚，左属血，故因酒色所伤，筋脉空虚，被风寒湿热感于内，热包于寒则痛，伤经络则夜重，宜疏筋活血行湿，此非白虎历节风也。

川芎六分　当归酒洗，一钱二分　白芷酒洗，一钱半　生地黄酒洗，一钱半　羌活六分　苍术米泔浸炒，一钱　桃仁炒，一钱　牛膝酒炒，一钱　防风六分　汉防己六分　陈皮去白，一钱　白茯苓去皮，七分　白芷六分　甘草四分　龙胆草酒洗，八分　威灵仙酒洗，一钱

有痰加南星、半夏各一钱，用姜汁、白矾、皂角煎汤，浸二日。如上体及臂疼，加薄桂三分。如下身并足疼，受风寒湿热所感，加木瓜、木通盐炒、黄柏、薏苡仁炒各一钱。如气虚，加人参、白术、龟板各七分。如血虚，倍四物汤，以姜汁浸炒，用红花一钱。

通①经妙灵丸　云林制。治同前，兼治上下中疼痛。

黄连酒炒，一两　苍术米泔浸炒，二两　黄柏盐酒炒，二两　肉桂去皮用　南芎五钱　当归酒洗，一两　白芍盐酒炒，一两三钱　汉防己酒洗，三钱　白芷二钱半　羌活酒洗，三钱　桃仁去皮、尖，三钱　龙胆草酒洗，一钱　红花酒洗，五钱　防风酒洗，五钱　龟板酥炙，五钱　杜仲姜汁炒　八钱　威灵仙酒浸蒸晒九次，一两

上为细末，酒糊为丸，如梧子大。每服百丸，空心黄酒下，盐汤亦可。

---

① 通：原作"神"，据原书"目次"及《古今医鉴·痹痛》改。

加味二妙丸 治两足湿痹疼痛，或如火燎，从足跗热起，渐至腰胯，或麻痹痿软，皆是湿热为病，此药神效。

苍术米泔浸，二两 黄柏酒浸晒干，二两 川牛膝去芦，一两 当归酒洗，一两 防风一两 川萆薢一两 龟板酥炙，一两。龟板难得，败者、市货者多不效，不若以熟地黄代之，庶几可也

上为细末，酒煮面糊为丸，如梧子大。每服百丸，空心盐汤下。

按：上方止痛养血，除湿热之剂。

舒筋立安散 治四肢百节疼痛，名曰白虎历节风。

防风 羌活 独活 茯苓 川芎 白芷 苍术 红花 桃仁 陈皮 半夏 南星 白术 牛膝 木瓜 防已 酒芩 木通 木香少许 甘草 大附子少许 龙胆草酒炒 连翘 生地黄 威灵仙

上锉，水煎，入姜汁、竹沥服。

痛苦加乳香、没药为末，调服。

神通饮 治感风湿，得白虎历节风证，遍身抽掣疼痛，足不能履地者二三年，百方不效，身体羸瘦，骨立，神效。

川木通二两锉细，长流水煎汁，顿服。服后一时许，遍身发痒，或发红丹，勿惧，遍身上下出汗即愈。

按：上方治白虎历节之剂。

治两手疼痛麻木 云林制。

当归 川芎 白芷 黄芩酒炒 黄连姜汁炒 苍术 羌活 防风 桔梗 南星姜汁炒 半夏姜汁炒 桂枝 甘草

上锉，生姜煎服。

治两足疼痛麻木 云林制。

当归 白芍 白术 苍术 陈皮 半夏 茯苓 黄柏酒炒 川牛膝酒洗 威灵仙 桃仁 红花 甘草

上锉，生姜五片，水煎，入竹沥同服。

治四肢百节，流注走痛，皆是湿痰或死血所致，其痛处或肿或红。

当归 川芎 白芷 防已 黄柏 南星 羌活 苍术 威灵

仙　红花　桂枝

上锉，生姜，水煎服。

行湿滋筋养血汤　云林制。治遍身行痛，乃气血两虚，有火有热。

当归酒洗，一两　川芎七分　白芍酒洗，一钱　生地黄姜汁炒，一钱　人参六分　白术一钱二分　白茯苓去皮，一钱　威灵仙酒洗，六分　防己酒洗，六分　红花七分　牛膝酒洗，七分　黄连酒炒，六分　黄柏人乳炒，一钱　知母盐酒炒，一钱　甘草四分　苍术米泔制，一钱

上作一剂，姜、枣煎服。

乳香定痛丸　秘方。治诸风遍身骨节疼痛，或腿膝痛及筋骨风。

苍术米泔浸，一两　川乌炮去皮，三两　当归一两　川芎一两　乳香　没药各三钱　丁香五钱

上为末，枣肉为丸，如梧子大。每五六十丸，黄酒送下。

上方治诸痛，宜对证用之。

一女人湿痰流注，肩背臂腰胁疼痛，日夜不止，行步不得。

陈皮　半夏姜制　茯苓　甘草　当归　川芎　白芷　乌药　官桂　枳壳　防己　苍术　防风　独活　木香　香附　贝母

上锉，生姜同煎服。

一妇人患四肢骨节疼痛，呕吐心痛，胁胀，遍身浮肿，经年不愈。

五积散全料，加羌活、独活、柴胡、前胡。

消渴脉法

心脉多浮，肾脉多弱。经云：阴不足，阳有余，则为热中。又云：脉软散当消渴，气实血虚也。又云：脉数大者生，沉小者生。实而坚大者死，细而浮短者死。

消渴病证

《内经》曰：二阳结，为之消。又曰：瘅成为消中。东垣曰：

二阳者，阳明也。手阳明大肠主津液，病消则目黄口干，乃津液不足也。足阳明胃主血，若热则消谷善饥，血中伏火，乃血不足也。结者，津液不足，结而不润，皆燥热为病也。此因数食甘美而多肥，故其气上溢，转为消渴。治当以兰除陈气也，不可服膏粱、芳草、石药，其气慓悍，能助燥热也。岐伯曰：实脉，病久可治；脉弦小，病久不可治，当分三消而治之。高消者，舌上赤裂，大渴引饮，心移热于肺，传为膈消者是也，以白虎加人参汤治之。中消者，善食而瘦，自汗大便硬，小便数。叔和云：口干饮水，多食肌虚，瘅成为消中是也。以调胃承气汤、三黄丸治之。下消者，烦渴引饮，耳轮焦干，小便如膏。叔和云：焦烦水易亏，此肾消也。以六味地黄丸治之。《总录》所为未传能食者，必发脑疽背痈。不能食者，必传中满鼓胀。皆为不治之症也。洁古老人分而治之：能食而渴者，白虎加人参汤；不能食而渴者，钱氏白术散，倍加干葛治之。上中既立，不复传下消矣。先哲用药，厥有旨哉！然脏腑有远近，亦宜斟酌。如心肺位近，宜制小其服；肾肝位远，宜制大其剂：皆适其至所为。故如过与不及，皆诛罚无过之地也，如高消、中消制之大急，速过病所，久而成中满之病证，谓上热未除，中寒复生者也。非药之罪，失其缓急之故也。治斯疾者，宜加意焉。

消渴治法

张洁古曰：上消者，肺也，多饮水而少食，大小便如常，此心火刑于肺金，而渴生焉。法当降火清金，宜白虎汤加减治之。

软石膏二钱半　知母一钱　甘草五分　人参七分　升麻一钱　黄柏一钱

上锉作一剂，粳米一撮，水煎，食后温服。

中消者，胃也，多饮水①而小便黄赤。盖足阳明胃主血，热则消谷善饥，血中伏火，则津液消烁而渴矣。治以调胃承气汤，三

① 水：《古今医鉴·消渴》作“食”。

黄丸主之。

黄连　黄芩　大黄　石膏各一两

上为末，蜜丸梧子大。每服二十丸，米汤下。

下消者，肾也，小便淋浊如膏，烦渴引饮，耳轮焦黑，小便频数。能食者，必发痈疽背疮。不能食者，必传中满腹胀，须分而治之。

若能食而消者，宜加减白虎汤主之。

石膏二钱半　知母一钱　甘草五分　人参七分　五味子十粒　黄柏七分　玄参五分

上锉一剂，粳米一撮，水煎，食后服。

若不食而消者，宜加减白术散主之。

人参　白术　茯苓　木香　甘草　黄柏　知母各五分　干葛一钱　五味子十粒

上锉一剂，水煎温服。

丹溪曰：三消者，多属血虚不生津液，俱宜四物汤为主。治上消者，加人参、五味、麦门冬、天花粉煎，入生藕汁、生地黄汁、人乳，饮酒人加葛根汁。

中消者，加知母、石膏、寒水石，以降胃火。

下消者，加黄柏、知母、熟地黄、五味子，以滋肾水，又当间饮缫丝汤为上策。

一人被烧酒醉伤成消渴之疾，饮水无度，余以绿豆汤频频少饮，用生冬瓜去皮，细细嚼咽，渴则又饮豆汤，不一日而渴止矣。

消渴治方

生津养血汤　治上消火盛制金，烦渴引饮。

当归一钱　川芎八分　白芍煨，一钱　生地黄酒洗，一钱　知母五分　黄柏蜜水炙，五分　麦门冬一钱　石莲肉五分　天花粉七分　黄连八分　乌梅五分　薄荷五分　甘草炙，五分

上锉一剂，水煎温服。

清凉饮子　治消中能食而瘦，口舌干，自汗，大便结燥，小

便频数。

黄芪一钱　当归身六分　生地黄六分　龙胆草酒洗，一钱半　柴胡一钱　升麻四分　防己五分　羌活一钱　黄芩酒洗，一钱　防风五分　黄柏一钱半　知母酒洗，一钱　石膏一钱半　红花少许　桃仁五个　杏仁十个　生甘草五分　炙甘草一钱①

上锉一剂，水煎，加酒一匙，稍热服。

人参茯苓散　治肾消善饮而食，小便频数，白浊如膏。

人参一分　白术二分　茯苓五分　泽泻二分　滑石一钱半　干葛五分　连翘二分　黄芩五分　桔梗二分　栀子仁二分　薄荷五分　大黄五分　天花粉二分　甘草十分　缩砂二分　寒水石一钱半

上锉一剂，水煎，入蜜服，肾消食前，上消食后服。

按：上方治下消之剂。

缫丝汤　治三消渴如神。

如无缫丝汤，却以原蚕茧壳丝绵煎汤，皆可代之，无时饮之，大效。盖此物属火，有阴之用，大能泻膀胱中伏火，引阴水上潮于口，不渴也。

玉泉散　治消渴之神药也。

白粉葛　天花粉　麦门冬　生地黄　五味子　甘草　糯米

上锉，水煎服。

神仙减水法　治三焦虚热，三消渴疾，日夜饮水无度。

黄芪　人参　麦门冬　黄连　天花粉　知母　苦参　白扁豆　浮萍照水晒干　黄丹二钱

上为末，每服二钱，新汲水调下。

神白散　即益元散，方见中暑。治真阴素被虚损，多服金石等药，或嗜炙煿咸物，遂成消渴，用温水调服。或大渴欲饮冷者，新汲水尤妙。

秘方。治三消。

用退雄鸡汤，澄清饮之，神效。

① 一钱：原脱，据《古今医鉴·消渴》补。

清神补气汤 消渴症才愈，止有口干腹不能拿，或者又添舌白滑，微肿，咽喉咽津觉痛嗌痛，时时有渴，喜冷饮，口中白沫如膏。

当归身一钱 生地黄一分 黄连酒，五分 黄柏酒，五分 知母五分 石膏四分 柴胡七分 升麻一钱半 防风一钱 荆芥穗一钱 桃仁一钱 杏仁五个 红花少许 川椒二钱 细辛一分 生甘草一分

上锉，水煎，食稍远服。

肾气八味丸 治心肾不交，消渴引饮。

按：上方治消渴收功之剂。

九　卷

妇人科脉法

治女人尺脉常盛，而右手脉大，皆其常也。若肾水微涩，或浮或滑，或断绝①不匀，或肝脉沉而急，皆经闭不调之候也。

妇人科病证

夫女子十四则月水行，男子十六则阳精溢，此皆合乎阴阳之数，各及其时。故男子之精气宜盛，女子之月水宜调。调经之道，贵乎抑其气以行其血，血盛气衰为从，从则百病不生，孕育乃成。且妇人之病，四时所感，六淫七情所伤，悉与男子治法亦同。惟胎前产后、七癥八瘕、崩漏带下之证之异，故别著方。究其所因，多由月水不调，变生诸证，大概以经候如期为要。或有愆期，当审其冷热而调之。先期而行者，血热也，法当清之；过期而行者，血寒也，法当温之。然又不可不察其有无外感，为之寒热，而后投药。且经行之际，与产后一般，调理失宜，为病不浅。若被惊则血气错乱，经脉渐次不行，逆于上则从口鼻中出，逆于身则为血分劳瘵。若其时劳力太过，则生虚热，亦为疼痛之根。若喜怒则气逆，气逆则血逆，逆于腰腿心腹背胁之间，遇经行时则痛而重着，过期又安。若怒极而伤于肝，则又有眼晕、呕吐之证，加之经脉渗漏于其间，遂成窍血淋沥不已。凡此之时，中风则病风，感冷则病冷，久而不治，崩漏带下，七癥八瘕，可立而待矣。

妇女右手寸脉浮长，出于鱼际者，气盛也。盖女人善怀多思多妒，每事不遂意则郁，忿懑之气无释，血益日消，气益日盛，阴阳交争，乍寒乍热，食减形羸，诸病蜂起，且越鞠丸主之。然

① 断绝：原作“继续”，据《古今医鉴·妇人科》改。

此脉之妇，惟师尼寡妇、长年闺女、士大①夫商贾之妻，并失志之妇者有之。

厥阴肝脉弦出寸口，又上鱼际者，阴盛也，此思男子不②可得也。盖男子以精为主，妇人以血为主；男子精盛以思室，妇人血盛以怀胎。故肝脉弦出寸口者，则阴盛可知矣。

妇人科治方

四物汤

当归　川芎　白芍药　熟地黄

上锉一剂，水煎温服，临病加减用之。

经水行后作疼，气血虚也，加四君子汤，挟寒者加干姜。经水行过三五日，腹中绵绵走痛者，此血行而滞气未尽行也，加木香、槟榔。经水过多，别无余证，加黄芩、白术。若经血过多，得五心烦热，日晡潮热，加胡黄连。经水涩少，加葵花、红花。经水常不及期而行者，血热也，用生地黄，加黄连、黄芩、香附。经水常过期而来者，瘦人多应是血少，倍当归、熟地黄，加黄芪、甘草，少佐以桃仁、红花，以为生血之引用也。肥人大概是气虚挟痰阻滞升降然也，去地黄，加参、芪、茯苓、甘草、半夏、陈皮、香附。经水常过期，而紫黑成块，血热也，多作腹痛，用生地③，加香附、黄连、玄胡索、五灵脂、乳香、没药。经水常过期而血色淡者，痰多血少也，用生地黄加二陈汤。经水如黑豆汁者，加黄连、黄芩。经水微少，渐渐不通，手足酸疼，肌肤潮热，脉微数，去地黄、川芎，加泽兰叶三倍，甘草半分。经水不通，阴虚血少，小便涩而身体痛，加白术、牛膝、牡丹皮、桃仁、香附。经滞不通，加桃仁、红花，经水适来适断，往来寒热如疟者，加小柴胡汤。血崩有热，加生地黄、蒲黄、黄芩。一方，加阿胶、

① 大：原脱，据《古今医鉴·妇人科》补。

② 不：此后衍“不”字，据《古今医鉴·妇人科》删。

③ 用生地：原作“思生姜”，据《古今医鉴·妇人科》改。

艾叶、黄芩。一方，加荆芥穗，止血甚效。崩中去血过多，血脏虚冷，加阿胶、艾叶。血崩淋漓不断，加炮附子、赤石脂。赤白带下，加香附、官桂。一方，加藁本、牡丹皮、川续断。一方，加香附、白芷。胎动不安，下血，加艾叶、炒阿胶、黄芩。妊娠心腹痛，加竹茹一块。胎死腹中，加交桂、白芷、麝香。产后腹胀，加枳壳、肉桂。产后恶露，腹痛不止，加桃仁、苏木、牛膝。产后虚惫，血热烦闷，加生地黄。产后寒热往来，加柴胡、麦门冬。产后闷乱，加茯苓、远志。产后伤风头痛，加石膏、甘草。产后血痢腹痛，加槐子、黄连、粟壳。凡血气痛，五心热，加乌药、官桂。冷气痛，四肢厥①，加良姜、荜姜、玄胡索。腹中气块，加木香。血积块痛，加莪术、三棱、官桂、干膝炒。口干烦渴，加麦门冬、干葛、乌梅。小便闭涩，加泽泻、木通。大便闭，加桃仁、大黄。胁肋胀满，加枳实、半夏。大渴烦燥，加人参、知母、石膏。骨蒸劳热，加知母、地骨皮、柴胡、黄芩。虚烦不眠，加人参、竹叶、酸枣仁。心气不足，恍惚，加远志、酸枣仁，辰砂另研。咳嗽，加桑白皮、麻黄。呕吐，加白术、人参、藿香、干姜。虚寒滑泄，加官桂、附子炮。血痢，加阿胶、黄连。一方，加阿胶、艾叶、厚朴。筋骨肢节疼，及头痛憎寒，加羌活、防风、藁本、细辛。风寒眩晕，加秦艽、羌活。脐中虚冷，腰腹疼痛，加玄胡索、川楝子。目暴赤作翳痛，加防风、防己、羌活、龙胆草。腹痛，加厚朴、枳实。虚汗，加煅牡蛎、麻黄根。虚劳气弱，咳嗽喘满，加姜制厚朴、麸炒枳实。

按：上方治妇人诸疾之总司也。

调荣顺气汤 治妇室经闭不调，或前或后，心腹疼痛。

当归酒洗，一钱 川芎八分 白芍药盐水炒，一钱 生地黄一钱 艾叶醋炒，八分 阿胶蛤粉炒，一钱 牡丹皮酒洗，一钱 香附子童便浸炒，一钱 桃仁去皮、尖，一钱 红花一钱 白术一钱二分 甘草四分

上锉一剂，生姜三片，水煎，食前服。

① 厥：原脱，据《古今医鉴·妇人科》补。

腹痛，加玄胡索一钱，五灵脂八分，醋炒，没药一钱。憎寒潮热，加柴胡一钱，地骨皮酒炒，一钱。

清经四物汤 治经水不及期而来者，乃血虚有热。

当归一钱半 川芎五分 白芍药八分 生地黄一钱 阿胶炒，五分 艾叶三分 条黄芩一钱 黄连姜炒，八分 黄柏五分 知母五分 香附子一钱 甘草三分

上锉一剂，水煎，空心服。

通经四物汤 治经水过期不行者，乃血虚有寒。

当归一钱半 川芎五分 熟地黄一钱 白芍药一钱 桃仁二十个，去皮、尖 红花三分 香附子一钱 肉桂五分 莪术一钱 苏木一钱 木通八分 甘草五分

上锉一剂，水煎，空心服。

按：上方治经水不调之剂。

清热调血汤 治经水将来，腹中阵阵作痛，乍作乍止，气血俱实。

当归 川芎 白芍药 生地黄 黄连 香附子 桃仁 红花 玄胡索 牡丹皮 莪术

有热，加柴胡、黄芩。

上锉一剂，水煎温服。

顺气散瘀汤 治经水行时着气恼，后得心腹腰胁痛不可忍，脉弦急不匀，乃瘀血作痛也。

当归 川芎 白芍药 生地黄 桃仁 红花 玄胡索 莪术 青皮

上锉作一剂，水煎温服。

四味调经止痛散 治妇人月水将来，或将尽，前后数日腹痛。

当归 玄胡索 没药 红花各等分

上为末，每服二钱，黄酒送下。

加减五积散 治妇人遇经行时，沿身疼痛，手足麻痹，或生寒热，头痛，眼目眩晕，此乃触经感冒。

依本方去干姜，加羌活、牛膝，姜、葱煎服。咳嗽，加杏仁、

五味子。泄泻，去枳壳，加肉豆蔻。

按：上方治经行前后诸痛之剂。

大补经汤 治妇人气血虚弱，血海寒冷，经水不调，或时心腹疼痛，或下白带如鱼脑髓，或似米泔，不分信期，每月淋沥不止，面色萎黄，四肢无力，头目眩晕，肢体羸瘦。

当归六分，酒炒 川芎五分 白芍药酒炒，六分 熟地黄五分 人参三分 白术去芦，四两 白茯苓去皮，四两 黄芪四分 陈皮四分 砂仁三分 香附六分 阿胶炒，三分 沉香另研，三分 小茴香三分 玄胡索四分 吴茱萸三分 肉桂三分 粉草三分

上锉一剂，煎服。

滋阴百补丸 治妇女劳伤气血，诸虚百损，五劳七伤，阴阳不和，乍寒乍热，心腹疼痛，不思饮食，尫羸乏力。

香附米一斤，去毛四制，酒、醋、盐汤、童便各浸四两，三日，各炒干 益母草半斤 玄胡索炒，二两 当归酒洗，六两 川芎四两 熟地黄姜汁炒，四两 白芍药炒，三两 人参二两 白术四两，去芦 白茯苓去皮，二两 甘草炙，一两

上为末，炼蜜为丸，如梧子大。每服五六十丸，空心砂仁汤、或酒、或醋汤、白滚水任下。

按：上方治经水不调气血大虚之剂。

艾附暖宫丸 治妇人百病。

南香附子去毛净，一斤，分四制酒、醋、盐汤、童便各浸四两，三日，焙干为细末 北艾叶温水净，焙干，研烂，筛去灰，醋浸炒干 当归酒洗 川芎 白芍药酒洗 熟地黄各二两

上为末，醋糊为丸，如梧桐子大。每服七八十丸，淡醋汤下。

螽斯丸 王同知传。治妇人赤白带下，经候不调，或前或后，或行时小腹作痛，腿膝麻痹，腰腹痛，子宫不能摄养。

生地黄酒洗，四两 熟地黄酒蒸，四两 陈皮一两 白茯苓去皮，二两 川芎 赤芍药二两 香附米一斤，童便浸，春三、夏二、秋一、冬五日 当归酒洗，四两 枳壳麸炒，二两 黄芩酒炒，二两 青皮二两 玄胡索酒洗，二两 五灵脂一两 苏木一两 红花一两 干姜炒，五钱

粉草三钱

上为末，用艾煎汤，入醋一盏，打糊为丸，如梧桐子大。每服四五十丸，酒下，或白汤空心送下。

按：上方养血顺气调经之剂。

柴胡抑肝散 治寡居独阴无阳，欲心萌而多不遂，是以恶寒发热全类疟者。

苍术米泔炒，一两 香附一钱 川芎七分 神曲炒，六分 山栀子炒，一钱 连翘五分 柴胡二钱半 赤芍药二钱半 生地黄五分 牡丹皮一钱半 地骨皮一钱 甘草一钱

上锉一剂，水煎服。

抑阴丸 治寡妇寒热如疟，欲男子不得者。

柴胡 黄芩各五钱 赤芍一钱 秦艽三钱 生地黄二两

上为末，炼蜜为丸，如梧子大。每服三十丸，乌梅煎汤送下。

茯神散 治妇人风虚与鬼通，妄有所见闻，言语错乱。

白茯神一钱半 白茯苓 人参 石菖蒲各一钱 赤芍五分

上锉一剂，水煎，食前服。

治妇人腹中常常作痛，上下不定，经年积血故也。

青皮 陈皮 三棱 莪术 香附 乌药 干姜各等分

上锉散，醋煮焙干为末，空心陈皮汤调下。

治妇人玉户生疮，作痒不可忍者。

玉户生疮，时作痒，皆因欲事损其元气。

矾水洗三五次 杏仁烧灰，油调搽。

虚劳病证

夫妇女成劳者，多由积想思虑在心，心伤则血逆竭而月水先闭。火既受病，不能荣养其子，故不嗜食。脾既虚则肺气亏，故发嗽。嗽作则水气绝，故四肢干。水气不充，故多怒发焦。传变五脏，至此成劳，最为难治。或有以为血热，用凉药解，殊不知血热则行，冷则凝。凡经水少，渐至不通，手足骨肉烦疼，渐至羸瘦，渐至潮热，脉来微数，此阴血热，阳往乘之，水不能灭火，

火逼水涸。当养阴血，慎勿以药通之。

虚劳治方

清肺饮子 乐文台[1]方。治妇女虚劳热，咳嗽吐血，先服此清热止血，后服逍遥散加减调理。

当归酒洗，八分 川芎八分 白芍酒炒，一钱 生地黄酒洗，一钱 贝母去心，八分 麦门冬去心，一钱 知母蜜炒 蒲黄炒 阿胶炒珠[2] 天门冬去心，一钱 陈皮各八分[3] 枳壳炒，五分 前胡一钱 黄芩八分 薄荷六分 藕节十片 甘草炙，三分

上锉一剂，水一钟半，煎至一钟，食后徐徐温服。

按：上方治清热止血之剂。

加减逍遥散 肝脾血虚发热，或潮热，或自汗盗汗，或头痛目涩，或怔忡不宁，颊赤口干，或月经不调，或肚腹作痛，或小腹重坠，水道涩痛，或肿痛出脓，内热作渴。

当归酒洗 白芍酒炒 白术土炒 白茯苓 柴胡酒炒，各一钱 甘草炙，五分

上锉一剂，煨姜一片，薄荷少许，水煎服。

如发热盛，加地骨皮、知母。如手颤掉[4]，加防风、荆芥、薄荷。如咳嗽，加五味子、紫菀。如气恼胸膈痞闷，加枳实、青皮、香附。如吐痰，加半夏、贝母、瓜蒌仁。如饮食不消，加山楂、神曲。如发渴，加麦门冬、天花粉。如胸中作热，加黄连、栀子。如心慌心跳，加酸枣仁、远志肉。如久泻，加干姜炒黑。如遍身痛，加羌活、防风、川芎，以利关节。如吐血，加阿胶、生地、牡丹皮。如自汗，加黄芪、酸枣仁。如左腹血块，加三棱、莪术、桃仁、红花。如右腹气块，加木香、槟榔。如怒气伤肝，眼目昏

---

① 乐文台：《古今医鉴·虚劳》作“桑文台”。

② 炒：原脱，据《古今医鉴·虚劳》补。

③ 各八分：当指知母、蒲黄和阿胶的剂量，《古今医鉴·虚劳》三味药各八分。

④ 颤掉：原作“擅掉”，据《古今医鉴·虚劳》改。掉，摇动。

花，加龙胆草、黄连、栀子、白豆蔻。如经闭不通，加桃仁、红花、苏木。如小腹痛，加玄胡索、香附米。

济阴至宝汤 云林制。治妇人诸虚百损，五劳七伤，经脉不调，肢体羸瘦。此药专调经水，滋血脉，补虚劳，扶元气，健脾胃，养心肺，润咽喉，清头目，定心荒，安神魄，退潮热，除骨蒸，止喘嗽，化痰涎，收盗汗，住泄泻，开郁气，利胸膈，疗腹痛，解烦渴，散寒热，祛体①疼，大有奇效，不可尽述。

当归酒洗，一钱　白芍酒炒，八分　白茯苓去皮，八分　白术去芦，一钱　陈皮八分　知母八分，最能泻虚中之火　贝母去心，八分　柴胡酒炒，三分　地骨皮去骨，八分　麦门冬去心，八分　薄荷三分　香附米童便炒，八分　甘草三分

上锉作一剂，用煨生姜三片，水煎温服。

三分散② 治妇人室女，月事不调，寒热往来，痰嗽，状若劳证。迁延岁月，久不成孕育，匀经消痰，去热，和表里，养阴阳，倍饮食。

当归　川芎　白芍　熟地黄　人参　白术　柴胡　白茯苓　黄芩　半夏　甘草

痰盛加陈皮。

上锉一剂，姜枣煎服。

百合汤 宋柏河传。治妇人血虚劳怯，午后发热，夜出盗汗，四更汗止热退，咽痛口干，恶心，心慌头痛。

当归　川芎　白芍　生地黄　桔梗　地骨皮　黄芩　柴胡　黄芪　远志甘草水泡，去骨　百合　蔓荆子　麦门冬去心　酸枣仁去壳炒

上锉一剂，水煎温服。

逍遥五黄汤 云林制。治妇人先后发热，汗出后热退。

当归酒洗，一钱二分　白芍酒洗，一钱　白术土炒，一钱　白茯苓

---

① 体：原作“礼”，据《古今医鉴·虚劳》改。

② 三分散：《古今医鉴·虚劳》作“二分散”。

去皮，一钱　柴胡酒炒，八分　薄荷二分　生地黄酒炒，一钱　黄芩酒炒，一钱　黄连姜炒，一钱　黄柏酒炒，一钱　黄芪盐水炒，一钱　地骨皮酒炒，一钱　知母生，一钱半　香附米童便炒，一钱　神曲炒，八分　甘草炙，四分

上锉一剂，煨姜三片，乌梅半个，水煎温服。

按：上方治虚劳嗽热有汗者。

茯苓补心汤　治妇人以血旺气衰为本。心生血，肝藏血，今血衰而气盛者，由心气虚耗，不能生血，又不能制乎肺金，使肺气得以乘乎肝木。肝之亏损，则不能藏，渐至枯槁，不荣经络，故月事不调也。此药专补心元之虚，抑其肺气之盛，调和荣卫，滋养血脉，其疾自愈。兼治去血过多，虚劳发热，及吐血衄血，咳嗽痰喘，上壅胸膈不利。

当归　川芎　白芍酒炒　熟地黄　陈皮　半夏姜炒①　白茯苓去皮　桔梗去芦　枳壳麸炒　前胡去芦，各一钱　干葛　紫苏各七分　人参　木香各五分　甘草三分

上锉一剂，姜枣煎服。

清热饮　西园公制。治妇人经闭发热，咳嗽吐血，右胁痛。

紫苏　陈皮　桔梗　枳壳　前胡　半夏　干葛　赤茯苓　赤芍　牡丹皮　生地黄　栀子　黄芩　甘草

血虚加芎、归。

上锉一剂，生姜煎服。

按：上方治虚劳嗽热无汗者。

百补保真丸

当归酒洗，四两　川芎四两　白芍酒炒　熟地黄酒蒸，各四两　白术土炒，四两　生地黄酒洗，四两　天门冬去心，一两二钱　知母盐水炒，二两　麦门冬去心，一两二钱　陈皮去白，二两　香附米童便炒，四两

上制忌铁器，木臼内杵为末，醋糊为丸，如梧桐子大。每服

---

①　炒：原作“汁”，据《古今医鉴·虚劳》改。

百丸，空心盐汤下。

按：上方治虚劳调理之剂。

加味归脾汤 治脾经失血，少寐发热盗汗；或思虑伤脾，不能摄血，以致妄行；或健忘怔忡，惊悸不宁；或心脾伤痛，嗜卧少食；或忧思伤脾，血虚发热；或肢体作痛，大便不调；或经候不准，晡热内热；或瘰疬流注，不能消散溃敛。

黄芪蜜炒 人参 白术 白茯苓 当归 远志肉 酸枣仁炒 龙眼肉 木香 甘草

上锉一剂，姜枣煎服。

一妇人虚劳发热，盗汗咳嗽，痰喘面红，经闭不通，脉数有力，诸医以滋补百药累投，并无寸效，危笃之甚，予以大黄酒蒸、九蒸、九晒、四两，血竭①五钱，没药五钱，上为末，水丸。每七十丸，用四物汤加红花煎汤送下。不二三服，前疾悉除，经亦通矣。

一妇人肺热久嗽，身加火炙，肌瘦将成肺劳。

紫菀 款冬花 木通 枇杷叶 杏仁 桑白皮 大黄减半，各如常制

上为末，炼蜜为丸，如樱桃大。食后夜卧，各含化一丸。

经闭病证

夫经水，阴血也，属冲任二脉，主上为乳汁，下为月水。其为患有因脾虚而不能生血者，有因脾郁伤而血耗损者，有因胃火而血销烁者，有因脾胃损而血少者，有因劳伤心而血少者，有血怒伤肝而血少者，有因肾水不能生肝而血少者，有因肺气虚不能行血而闭者。治疗之法：若脾虚而不能行者，调而补之；脾郁而不行者，解而补之；劳伤心血而不行者，静而补之；肺气虚而不行者，补脾胃；肾水虚而不行者，补肝肾②。经云：损其肺者，益其气；损其心者，调其荣卫；损其脾者，调其饮食，适其寒温；

① 血竭：原作“血蝎”，据《古今医鉴·虚劳》改。
② 肝肾：原作“脾肺”，据《古今医鉴·经闭》改。

损其肝者缓其中；损其肾者益其精。审而治之，庶无误矣。

丹溪曰：经闭不通，或因堕胎及多伤产血，或因久患潮热烁血，或因久出盗汗耗血，或因脾胃不和、饮食少进而不生血。治宜生血补血，除热调胃之剂，随证用之。或因七情伤，心气留结，故血闭而不行，宜调心气，通心经，使血生而经自行矣。

经闭治法

节斋曰：经脉不行，多有脾胃损伤而致者，不可便认作经闭血死，轻用通经破血之药。遇有此证，便须审其脾胃如何。若因饮食劳倦，伤损脾胃，少食恶食，泄泻疼痛，或因误服汗下攻克[①]之药，伤其中气，以致血少而不行者，只宜补养脾胃，用白术、茯苓、芍药为臣，佐以黄芪、甘草、陈皮、麦芽、川芎、当归、柴胡等剂。脾固则能生血，而经自行矣。又有饮食积滞致损脾胃者，亦宜消积补脾。若脾胃无病，果有血块凝结，方宜行血通经。

经闭治方

通经方　刘近川方。

当归　川芎　白芍　生地黄　大黄　官桂　厚朴　枳壳　枳实　黄芩　苏木　红花　乌梅一个　生姜三片　枣一枚

水煎服。

二黄散　秘方。治妇人室女经脉不通，服之如神。

大黄烧，存性　生地黄三钱

为末，作一服，空心用好酒调下。

通经散　方上异人传。

斑蝥去头、足　大黄酒浸，三钱　藿香少许

上斑蝥量疾远近轻重用之。如一年壮者用七八个，每服七八分；弱者五六个，每服五六分。如五六个月者，壮者五六个，每服五六分；弱者四五个，每服四五分。俱为末，未服之先，以热

① 克：原作“冠”，据《古今医鉴·经闭》改。

水漱口令净，即食枣三四枚，将药温酒一钟调服，再食枣三四枚，静卧勿令人搅扰。待腹疼二三阵，其经即行。如腹不疼，再进一服，立通。忌食生冷油腻，后服平胃散，以复胃气也。

神应丹 秘方。治妇人经脉不行，五心烦热，口燥咽干，颊①赤心怯，潮热，胸膈不利，减食多滑，咳嗽，唾稠痰。

大黄八两，醋二碗，煮干，晒 血竭五钱 桃仁五钱 红花五钱

上为末，和匀酒糊为丸，如梧子大，辰砂为衣。每服七十丸，空心黄酒送下。

按：上方治经闭属实热者。

通经调气汤 治妇人经闭不通，并发热咳嗽。

当归酒浸，一两 生地黄酒浸，一两 川芎一两 白芍酒炒，一两 柴胡 桃仁 牡丹皮八钱 生黄芩六钱 黄柏炒，六钱 知母童便炒，八钱 香附米童便炒，一两 牛膝酒浸，八钱 红花二钱

上锉十剂，水煎，空心一服，食远一服。

加味八物汤

即四君子、四物汤，加柴胡、黄芩、小茴、香附是也。腹痛，加玄胡索、枳壳、干漆。呕吐恶心，加良姜、砂仁。手足麻痹恶寒，加肉桂。咳嗽，加杏仁、五味、款冬花。

按：上方治经闭属虚热者。

归术破瘕汤 治妇人经水不通，腹中积块疼痛。

归尾酒洗，一钱 赤芍一钱 白芍一②钱 青皮一钱 乌药七分 香附一钱，醋炒 三棱一钱 莪术一钱，醋煎 官桂五分 苏木五分 红花五分

上锉一剂，水煎，入酒一钟，空心温服。

血竭散 秘方。治妇人血瘕作痛，脐下胀满，月经不行，发热体倦。

当归八分 桂心六分 玄胡索炒，四分 芍药炒，六分 血竭炒，

① 颊：原作“额”，据《古今医鉴·经闭》改。

② 一：原脱，据《古今医鉴·经闭》补。

六分　蒲黄炒，六分

上为末，每服二钱，空心酒调下。

通经丸　治经闭不通，及血块疼痛。

归尾　桃仁去皮、尖　大黄煨　牡丹皮　干漆炒尽烟　肉桂各一两　三棱五钱，醋炒　莪术　牛膝各一两　麝香八分

上为末，皂角五钱，芫花一钱，水煮糊为丸，梧子大。每五十丸，米汤下。

破血金丹　秘方。治妇女月经不通。

香附米十两，醋煮，焙干　艾叶四两，焙干　当归二两，酒浸一宿，醋煮焙干　桃仁一两，去皮尖　红花一两，焙干①

上为末，醋糊为丸。每服二钱，淡醋汤下，早晚各一服，经通药止。

按：上方治经闭腹有血块者。

一醉饮　刘桐川传。

托盘科根，锉一大剂，黄酒二碗煎至一碗，空心热服，汗出至足者立愈。

通经秘方　应圆传。

用大船上多年灰条，不拘多少，用炭火烧通红，淬入好②烧酒内，取出待干为末。每服三钱，好酒调下，空心服。第二服，红花酒调下。第三服，大黄酒下。三次要见红，如神。

芫花散　秘方。治妇人虚羸有鬼胎、癥块，经候不通。

芫花根三两，炒黄色，为末，每服一钱，桃仁煎汤调下，当下恶物，神效。

无极丸　治妇人血块气疼，有爬床席，十指出血。

锦纹大黄四两，作四分、一两用酒煮七次，一两用醋煮七次，一两用童便煮七次，一两用盐水煮七次，俱晒干

上合作一处，蒸之，晒干，又蒸又晒，如此七次为末。用当

---

① 焙干：此后衍“头者”，据《古今医鉴·经闭》删。

② 好：原脱，据《古今医鉴·经闭》补。

归、熟地黄各一两半浓煎汁一碗，煮糊为丸，如梧桐子大。每遇心疼气痛，用小茴香炒研七分，煎汤送下三十丸。有块者，一月之内下小小血粒，自此除根不痛。经脉不通，红花酒下。

按：上方治经闭专治之剂。

崩漏脉法

洪数而疾，漏下血赤白，日下数升。脉急疾者死，迟者生。紧大者死，虚小者生。

崩漏病证

崩之为病，乃血大下，岂可为寒？但血去后，其人必虚，当大补气血为主。东垣专主于寒而不言热者，亦间而有之，但不如热之多也。丹溪曰：有虚有热，虚则下流[①]，热则流通。《内经》曰：阴虚阳搏谓之崩。

崩漏之疾，亦有阴阳。若妇人年五十后，经止数年矣，忽经又行，兼腹痛，或身热口渴者，曰崩，阴证也。若妇人年三四十后，经行三十日，涌暴不止者，曰漏，属阳证也。

崩漏治法

若崩漏，初不问虚实，先用四物汤加荆芥穗灯上烧、防风、升麻煎服。如不止，加蒲黄炒、白术、升麻，并诸止血药止之。

一妇人血崩，年四十以上，悲哀太甚，则心闷急，肺叶举焦，而上下不通[②]，热气在中，故血走而崩。面黄肌瘦，慎不可服热燥之药。盖血热而流行，先以黄连解毒汤，后以凉膈散合四物汤[③]调治最效。

---

① 流：《脉因证治·崩漏》作“溜”。

② 则心……不通：《古今医鉴·崩漏》作：“则心系急，肺布叶举，而上下焦不通。”

③ 四物汤：此后衍“后以凉膈散合四物汤”，据《古今医鉴·崩漏》删。

西园公治一妇人，年六十二岁，患血崩不止，以黄连解毒汤四帖，后服凉膈散合四物汤，六帖即愈。姑记以广其传。

崩漏治方

二圣汤 刘嵩皋传。治血山崩，如神。

何首乌切，五钱 甘草三钱

用黄酒一碗，煎至八分取出，入刺刺芽汁一盏，同服立应。

天灵散 秘方。治经血不止，神效。

天灵盖烧灰，每服二钱，黄酒调服，立止。

黑龙丸 秘方。专治血崩如神，及经水过多不止者，尤效。

黑驴粪烧灰，存性为末，面糊为丸，每服五七十丸，空心黄酒送下。

断原散 胡云阁传。治血崩如泉流不止。

棉花子铜器炒，尽烟为末

每服二钱，空心黄酒调下。

按：上方专治血崩如神。

荆芥四物汤 治崩漏初起，不问虚实，服之立止。

荆芥穗 条芩 当归 川芎 白芍 生地黄 香附米

一方，加艾叶、阿胶炒，去香附、荆芥。

上锉，水煎温服。如不止，加防风、升麻、蒲黄炒、白术。一方，加地榆，良验。

胶艾四物汤 治血崩。

阿胶珠 艾叶醋炒 当归 川芎 白芍 熟地黄 蒲黄炒 黄连 黄芩 生地黄 栀子 地榆 白术 甘草

上锉一剂，水煎，空心服。

子芩丸 治妇人四十九岁已后，天癸当住，每月却行，或过多不止。

条黄芩四两，醋浸透，纸裹火煨，如此七次 当归酒洗，二两 加香附米醋浸，透炒，二两尤妙

上为末，醋糊为丸，梧子大。每服五七十丸，空心霹雳酒下，

日进二服。

当归龙骨丸[1]治月事失常，经水过多不止，及带下淋沥，无问新久，赤白诸证；并孕妇恶露，胎动不安，及产后恶物不止；或大人泄泻并治。

当归　白芍　白茯苓　黄连各五钱　黄柏一两　龙骨一两　染槐子五钱　艾叶五钱，炒　木香一钱半

西园公加黄芩、白术各五钱。

上为末，滴水为丸，如梧子大。每七八十丸，空心米汤送下。

按：上方治血崩属虚热者。

丁香胶艾汤　治崩漏不止，盖心气不足，劳役及饮食不节所得。其脉两尺[2]俱弦洪，按之无力。其证自觉脐下如冰，求厚衣被以御其寒，白带白滑之物多，间有如屋漏水下，时下鲜血，右尺脉时微洪也。

四物汤加丁香、阿胶、艾叶，水煎，空心服。

凡血崩乃经脉错乱，不循故道，淖溢妄行，一二日不止，便成积瘀之血，凝成窠臼，更药涩住，增见增剧。宜以五积散加防风、荆芥，再加醋煎，投一二服；次进独行散，以霹雳酒下，二三服即止；如不止，再以诸止血药治之。

按：上方治血崩属虚寒者。

带下脉法

妇人带下，六极之病。脉浮则为肠鸣，脉浮紧则为腹中痛，数则为阴中痒痛生疮，弦则阴户掣痛。凡漏下赤白不止，脉小虚滑者生，大紧实数者死。

带下病证

带下者，荣卫滞气之所成也。经分赤白之殊，感病有浅深之

① 当归龙骨丸：原作“当归地骨皮”，据《宣明论方·妇人门》《古今医鉴·崩漏》改。

② 两尺：原作“左尺”，据《古今医鉴·崩漏》改。

异，所以男子遗精白浊，女子带下白淫。故赤属荣，白属卫，此病之常言也。皆因喜怒忧思，素有湿热，产育房劳，伤于荣卫包络，使浊气渗入膀胱，故流秽物，或如白涕，或如红津，或黄如烂瓜，或青如泥泽，或黑如衊血，皆合五脏之色也。轻则来而不来，重则来而无度，下流不止，面色无光，使腰腿酸疼，或便血淋沥，以致饮食减常，精神短少，皆带下之所致也。世俗皆行湿补燥热涩剂，从而效者，亦有因而延绵者。止知下焦白带之虚寒，不知中焦之湿热。殊不知燥热之剂，能助心火，心火既盛，其阴血消铄，所以火升水降①，则上热下冷，下焦虚寒，疑结浊物，故为之带下。热气熏蒸，则为腥腐之气，安独言其虚寒者乎？

带下治法

治之当清上实下，清浊自分，理脾养血，湿热自解。更能清心薄滋味，然后温补下元，带自除矣。一云带下是胃中痰积，流下渗入膀胱，当升之，二陈汤加苍术、白术、柴胡、升麻。甚者用吐法以提其气，一用二陈汤，加二术以燥湿痰。

带下治方

清白饮 治白带。

当归 川芎 白芍炒 生地黄酒洗 黄柏盐水炒 贝母 樗根白皮酒炒，各等分 干姜炒黑 甘草各半

上锉一剂，生姜煎服。

肥人多湿痰，加白术、半夏。赤白②，加条芩酒炒、荆芥。久下，熟地黄、牡蛎。气虚，加人参、黄芪。腰腿痛，加鹿角胶，或只以二陈汤加苍术、白术。血虚，入芎、归。升膀胱之湿，二陈加升麻、柴胡、苍术、白术。

解带散 治妇人血气不调，湿热白带，四肢倦怠，五心烦热，

① 火升水降：原作“水升火降”，据《古今医鉴·崩漏》改。

② 赤白：《古今医鉴·白带》作“赤带”。

痰郁嘈杂。

当归身酒洗，一钱半　川芎八分　白芍酒炒，一钱二分　白术炒去油，一钱二分　陈皮去白，一钱　苍术米泔炒，一钱　白茯苓去皮，一钱　香附醋炒，一钱半　玄胡索炒，八分　甘草炙，四分　牡丹皮酒洗，一钱

上锉一剂，生姜煎，空心服。

八妙丸　治经脉不调，湿气白带，腹痛胃弱。

香附童便浸，夏二日，冬四日　玄胡索去皮炒　南芎酒炒，各二两　当归身酒洗　生地黄酒、姜汁炒　白茯苓各三两　牡丹皮二两　赤芍酒炒，一两半

上细末，酒糊为丸，如绿豆大。每五十丸，空心滚水下，腹痛，酒下七十丸。

固经丸　治赤白带下。

苦参五钱　黄柏一两，炒　山栀子二两，炒　香附子一两，炒　贝母二钱　白术七钱半　白芍七钱半　山茱萸去核，五钱　干姜二钱，炒　龟板二两，酒炒　樗根白皮五钱

上为细末，酒糊为丸，如梧子大。每服八九十丸，空心滚水送下。

按：上方治赤白带下属湿热者。

玉仙散　秘方。治赤白带下。

干姜炒，一两　香附炒，一两　白芍炒，一两　甘草生，五钱

上为末，每服三钱，空心黄酒送下。

温元散　云林制。治赤白带下，脐腹冷痛，子宫虚寒。

白芷　陈皮　厚朴　桔梗　枳壳　川芎　白芍　当归　茯苓　苍术　半夏　干姜　官桂　香附　吴茱萸　小茴香　甘草

上锉一剂，生姜三片，枣一枚，水煎，空心服。一方，加乳香、没药各二钱半，乌药一两，酒煎入米糖一斤。

大温经汤　治妇人经水不调，赤白带下，或如梅汁淋沥，或成片，有隔两三个月者。此气血虚弱，渐生潮热，饮食少进，四肢倦怠，日久生骨蒸，即成劳疾。急当调经和血，退虚热，先服

加味八物汤，继服此药。

当归八分　白芍七分　川芎五分　熟地黄　人参　白术　茯苓各五分　甘草三分　香附八分　陈皮　砂仁　小茴各四分　吴茱萸泡，五分　玄胡索五分　沉香三分，另研　鹿茸酒炙，五分

上锉一剂，生姜煎服。

汗出不止，加黄芪、酸枣仁炒，各①四分。潮热，加柴胡、黄芩各五分。咳嗽，加杏仁、桔梗、五味子、半夏。

四神丸　贾兰峰传。治白带。

香附米八两，酒、醋、盐、童便各浸二两，浸三日，炒　苍术米泔水浸牡蛎粉，炒　砂仁二两，炒　椿根白皮二两，蜜水炒

上为末，黄米煮糊为丸，如梧子大。每服五六十丸，空心黄酒送下。

二气丹　丁平溪传。治赤白带下。

舶上硫黄熔化倾入水中，如此七次，一两　朱砂一两　官桂二两　干姜一两，炮　大附子面包煨，去皮，五钱　鹿茸二两，酥炙　麝香一钱

上为末，醋面为丸，梧子大。每服三十丸，空心盐汤送下。

如虚劳发热，先以四物汤四钱，小柴胡汤六钱，合和煎服，后以十全大补汤。

乌鸡丸　京师传。治下焦虚寒，赤白带下，脐腹冷痛。

乌鸡一只，不刀血，去毛，用醋五六碗煮熟，火煅存性，成灰为末　香附米十两，酒浸旬日，用醋煮，焙干　净艾三两，醋浸，炒白米饭少许，入杵臼内捣成饼，火上炙令干　当归三两，酒②洗　川芎　白芍　熟地黄各一两　破故纸五钱，醋炒　小茴香三两，炒　山药　牡蛎各三两　良姜五钱　白姜二两半　丁香一两，不见火　乌药二两

上为末，米饭为丸，如梧桐子大。每五十丸，空心酒、醋汤下。

如赤白带下不止，加龙骨一两，五倍子一两半。

① 各：原作“五”，据《古今医鉴·带下》改。
② 酒：《古今医鉴·带下》作“醋”。

按：上方治赤白带下，属虚寒者。

一妇人赤白带下，上热下寒，口出恶气，咽干，牙痛，耳鸣，遍身上下流注疼痛，发热憎寒，口吐酸水，嘈杂恶心，心腹气痛，时下五色相杂，来而无度，面黄肌瘦，不思饮食。

当归　川芎　赤芍　生地黄　陈皮　半夏姜炒　茯苓　苍术米泔浸　香附童便炒　黄芩酒炒　柴胡　升麻　牡丹皮　甘草

加地榆尤良。

上锉，生姜煎服。

求　嗣

期嗣保胎论

人生天地间，莫不各具一太极也。太极动而生阳，静而生阴，乾道成男，坤道成女。父精母血，阴阳奇偶之道也。故精充则盛，满则溢，此消长之道也。结胎者，男女精血也。男属阳而象乾，女属阴而象坤，坤道资生，阳主动故能施与，阴主静故能承受。夫动静相参，阴阳相会，必有其时，乃能成胎孕。人欲求嗣，必先视其经脉调否，其或未调，必用药以调之；经脉既调，宜以人事副①之，按其法而行之，庶不失其候也。诀云：三十时中两日半，二十八九君须算，落红满地是佳期，经水过期空霍乱，霍乱之时枉费功，树头树底觅残红，但解开花能结子，何愁丹桂不成丛。此盖月经才绝，金水方生，此时子宫正开，乃受精结胎之候，妙合太和之时，过此佳期则子宫闭而不受胎矣。然男女之分，各有要妙存焉。如月经尽一日至三日，新血未盛，精胜其血，感者成男。四日至六日，新血渐长，血胜其精，感者成女。又云：阴血先至，阳精后冲，血开裹精，精入为骨，阴外阳内，则成坎卦之象，而男形斯成；若阳精先入，阴血后参，精开裹血，血入居本，阴内阳外，则成离卦之象，而女形斯成。盖夫妇交合，须择

---

①　副：辅助。指行房事。

旺相之日，如春甲乙寅卯，夏丙丁巳午，秋庚辛申酉，冬壬癸亥子，四季辰戌丑未之日。须令女人兴动于中，阴阳和平，精血调畅，夜半之后，生气之时，交而必孕，孕而必育，育而为子坚壮，且能贤明而福寿也。大凡交会之际，男女毋暴怒、醉饱、食炙煿辛热，用他术助长，更忌朔望弦晦，风雨雷电，日月无光，虹霓斗动，星辰之下，神庙之中，井灶户枢之旁，切不可交合，胎亦不结也。慎之慎之！凡妇受妊之后，常令乐意忘忧，运动血气，安养胎元。早当绝去嗜欲，节调饮食，内远七情，外避六淫。性宜静而不宜燥，体宜动而不宜滞，味宜凉而不宜热，食宜暖而不宜寒。毋久立，毋久坐，毋久行，毋久卧。又宜却去一切肥甘、煎炙、油腻、辛辣、咸酸、水果、鱼鳖、狐兔、鸽雀之类，即无胎漏、胎痛、胎动下血、子肿、子痫等证，及横产、逆产、胎死腹中之患。降生之后，又无胎热、胎寒、胎肥、胎怯、胎惊、胎黄诸般胎毒之证矣。其为妊妇，苟不如法，未产则胎动不常，既产则胎毒不已，百病由是而生焉。先正所谓古者妇人妊子，寝不侧，坐不边，立不跸，不食邪味，割不正不食，席不正不坐，目不视邪色，耳不听淫声，口中不出傲言，夜则令瞽诵诗，道正事，生子则形容端正，才过人矣。斯言厥有旨哉，故古人多寿考，儿少夭折者即此之由也。尝见今有禀性温良之妇，有娠不嗜欲于口，生子少病，而痘疮亦稀，可为师法矣，今之娠妇可不慎诸？

治妇人孕育子嗣，全在调经理脾，血气充旺，调其经候，去其嫉妒，再服育子方，自然成孕。

肥盛妇人不能孕者，以其身中脂膜闭塞子宫，而致经事不能行，可用导痰之类。

瘦怯妇人不孕者，以其子宫无血，精气不聚故也，可用四物汤养血养气等药。

调经方

调经种玉汤 姚少参方。凡妇人无子，多因七情所伤，致使血衰气盛，经水不调，或前或后，或多或少，或色淡如水，或紫如血块，或崩漏带下，或肚腹疼痛，或子宫虚冷，不能受孕，宜进此药，而效可通神。

当归身酒洗，四钱　南芎四钱　白芍一钱　熟地黄酒洗①，六钱　陈皮三钱　白茯苓去皮，三钱　香附子　吴茱萸炒，四钱　玄胡索三钱　官桂二钱　牡丹皮三钱　干姜炒，三钱　熟艾二钱

若过期而经水色淡者，加桂、姜、艾。如先期三五日色紫者，不必加减。

上锉四剂，生姜三片，水一碗半，煎一碗，空心温服。渣再煎，待经至之日服起，一日一剂，药尽则当交媾，必成孕矣。纵不成孕，经当对期，此方累验，百发百中，不可轻忽。

先天归一汤　王兵宪方。

人参八钱　白术麸炒，一两　白茯苓去皮，一两　甘草四钱　川芎一两　当归酒洗，一两二钱　生地黄酒洗，一两　白芍八钱　砂仁七钱，炒　香附七钱　陈皮六钱　川牛膝酒炒，八钱　半夏汤泡，七钱　牡丹皮去骨，七钱

上十四味，均作十剂，生姜三片，水二钟，空心服。渣再煎，临卧服，经未行先服五剂，后服五剂，此药尽即效。如无他病，只照本方服之。如有他病，宜照后加减服之：经调脉和，即当妊孕。如妇人子宫久冷不孕，加干姜、肉桂各五钱。何以知其冷？丈夫交会之际，当自觉之也。如冷甚，灸丹田七壮，极效，在脐下三寸。妇人子宫太热则伤胎，加黄柏、知母、柴胡各六钱。何以知其热？亦丈夫当自觉也。如白带、白淫、白浊时下，俗云下寒。非寒也，乃妇人素虚，浊气下陷故也，故有痰者亦然，加白芷一两，升麻五钱，或倍半夏。如不能服药，灸中极七壮，极效，在脐下四寸。气不流通者，加木香三钱。如平素虚劳自汗，或恶寒发热，加黄芪、肉桂。咳嗽，加阿胶、贝母各四钱。劳热血枯，加柴胡、鳖甲。劳甚，腰背疼者，灸膏肓二穴各七次。

如饮食减少，倍白术、陈皮，加厚朴、神曲炒各五钱。肥白

---

① 酒洗：原作“白洗”，据《古今医鉴·带下》改。

人痰盛迷塞子宫，加南星、三棱各六钱。如经水将行，小腹作痛者，有瘀血也，加桃仁、红花各四钱，莪术五钱，玄胡索四钱。如未效，去人参，加五灵脂六钱半炒半生用，乳香三钱。如腰腿痛者，加杜仲一两一钱，羌活三钱，桃仁四钱。经脉行后作疼者，虚也，加熟地黄六钱，当归八钱，五味子三钱。腹胁有痞者，去牛膝，加三棱、莪术各六钱，桃仁、枳实各五钱，前五剂①，加槟榔五钱。腹有鬼胎者，状如怀胎，非真胎，因气裹精而结，无血也，宜用桃仁、干膝、肉桂、麝香、水银之类丸药以去之，然后再服归一汤以候经调，仍然有子。经水前期而至者，加黄芩五钱，炒蒲黄五钱。经水过期而至，加干姜、牡丹皮各五钱。经水崩漏不止，加莲蓬壳灰五钱，白芷八钱，猪骨头灰六钱，熟艾三钱，黄芩五钱。平日有风寒湿气②疼痛，加秦艽三钱，羌活七钱，乳香、没药各五钱，或加苍术。有热疼痛，加黄柏。心腹疼痛者，加大腹皮、木香各三钱，槟榔五钱。小便涩少不通，加猪苓、泽泻，亦不宜多服，恐泄肾气。室女经脉涩滞不通，尝谓之冲任不调也，前方内加刘寄奴六钱。不应，加卫茅三钱，神效。

神仙附益丹　徐宪卿传。

香附米一斤，用童便浸透，取出，水洗净，露一宿，晒干，再浸，再露，再晒，如此三次，用好醋浸透过宿，晒干为末用。益母草东流水洗净，烘干为末用，十二两。复再用香附四两，北艾一两，煮汁用三分，醋七分，将前二味和合为丸，如梧桐子大。每服五七十丸，空心临卧淡醋汤送下。不惟治妇人百病，而生育之功效如神也。

济阴丸　京师传。常服顺气养血调经脉，除白带，益子宫，育胎孕。

香附米四两，一两醋浸、一两米泔浸、一两酒浸、一两童便浸，各浸三日，焙干为末　益母草忌铁器，三两　艾叶醋煮，一两　阿胶珠蛤粉

① 剂：原作“脐”，据《古今医鉴·带下》改。
② 湿气：原作“气湿”，据《古今医鉴·带下》乙正。

炒①，二两　当归酒洗，一两半　白芍盐酒炒，一两三钱　川芎一两　熟地黄姜汁炒，二两　陈皮去白②，一两　半夏汤泡，姜汁浸，香油炒　白茯苓去皮，一两　白术一两半，土炒　甘草炙，三分　条芩炒焦色，一两　牡丹皮酒洗，一两　吴茱萸汤泡，五钱　玄胡索四钱　小茴香盐，酒炒，五钱　没药五钱　川续断酒洗，一两　麦门冬去心，一两

上为细末，酒糊为丸，如梧子大。每一百丸，空心米汤送下，温酒、白水亦可。

六味地黄丸　治妇人久无孕育者，加童便炒香附二两，丸服，效如影响。

金莲种子丹　应圆传。

人参三钱　五味子三钱　白及一两　吴茱萸一两　细辛五钱　白茯苓去皮，一两　当归三钱　牛膝二两　石菖蒲一钱　厚朴一两　羌活酒浸，三钱　乳香三钱

上为末，以枣肉为丸梧子大。每服十五丸，无灰酒送下。日进三服，早寅、中午、晚酉时面朝东吞，以壬子日服起，有孕妇人服之成双胎。

二益丹　毛惟中传。治妇人带下，暖子宫，种玉。

木香　丁香　沉香　麝香　砂仁　肉豆蔻　草果　官桂　桂心　肉桂　潮脑　当归　吴茱萸　南星　附子　川椒　血竭　川乌　草乌　硫黄　甘松　山柰

上各等分为末，炼蜜为丸，金箔为衣，如棉花子大。每一丸送入阴内，行房后用之种子，一月见效。

灸法

女人无孕及已经生子，久不再孕及怀孕不成。

用秆心一条，长用十③四寸，令女人仰卧舒手足，以所量秆

---

① 炒：原作“草”，据《古今医鉴·带下》改。

② 去白：《古今医鉴·带下》作“去皮”。

③ 用十：原作“同寸”，据《古今医鉴·带下》改。

心，自脐心直①垂下尽头处，以墨点记，后以此秆心平摺②，横安前点处两头尽处是穴，按之自有动脉应手，各灸三七壮，炷如箸头大，神验。即胞门、子户穴也。

妊娠

《经》曰：阴搏阳别，谓之有子。此乃血气调和，阳施阴化。王氏曰：太冲盛而气虚者，乳子法也。诊其手少阴脉动盛者，妊子也。少阴，心脉也。心主血脉，又肾为胞门子户，大抵少阴之经在手属心，在足属肾。肾主骨，手尺中之脉按之不绝者，法妊娠也。《难经》曰：女子系胞。三部脉浮沉正等，按之无绝者，有妊娠。初持寸脉微小，呼吸五至，三月而尺数。脉滑疾，以手按之散者，胞已三月也。脉重手按之不散，但疾不滑者，五月也。妇人妊娠四月，欲知男，法左疾为男，右疾为女，俱③疾为生二子。又法：得太阴脉为男，太阳脉为女。太阴脉沉，太阳脉浮。又法：左手脉沉实为男，右手脉浮大为女。左右脉俱沉实，为生二男。左右手俱浮大，为生二女。又法：尺脉左偏大为男，右偏大为女，左手俱大产二子，大者如实状。又法：左右俱浮大，产二男；不尔，则女作男生。左右俱沉，产二女；不尔，则男作女生。又法：遣妊娠人面南行，复呼之，左回首者是男，右回首者是女。又法看上圊时，夫从后呼之，左回首④是男右回首是女。又妇人妊娠，其左乳房有核是男，右乳房有核是女。妇怀离经，其脉浮大，而腹痛引腰脊，为即欲生也。但离经，即痛也。又法，欲生者，其脉离经，夜半觉，日中生也。一月之时足厥脉养之，二月足少阳，三月手少阴，四月手少阳，五月足太阴，六月足阳明，七月足太阴，八月手阳明，九月足少阴，十月足太阳。

妊娠治方

验胎散　经脉不行已经三月者，更看尺脉不止，则是胎也。

---

① 直：原作“宜”，据《古今医鉴·带下》改。
② 摺（zhé 折）：折叠。
③ 俱：原作“但”，据《古今医鉴·妊娠》改。
④ 首：原作“手”，据《古今医鉴·妊娠》改。下句“首”同。

川芎为末，每服一钱，空心艾叶煎汤送下，觉腹内微动则有胎也。若服后一日不动，非胎，必是经滞。

艾醋汤　如过月难明有无，如月数未足难明。

好醋炆①艾，服半盏后，照腹中翻大痛，是有孕。不为痛，定无。

恶　阻

凡妇人有孕恶心，阻其饮食也。肥者有痰，瘦者有热，须用二陈汤。

保生汤　治妇人经候不行，身无病似病，脉滑大而六脉俱匀，乃是孕脉也。精神如故，恶闻食气，或但食一物，或大吐清水，此名恶阻，切勿作寒病治之。

人参二钱半　白术　陈皮　香附　乌药各五钱　甘草二钱半

上锉作二剂，生姜三片，煎服。恶心呕吐，加丁香。

后元汤②　治妊妇呕吐不止，或头痛，不③思食，左脉弱，诸药弗效，当以理④血归原。

当归　川芎　白芍　人参各五钱　白术　茯苓去皮　陈皮各一两半　半夏姜汁制，一⑤两　桔梗　枳壳各二钱半　丁香　甘草五分

上锉，姜、枣、米汤服。如三两个月内，呕吐恶心，不纳米食，四物汤去地黄，加陈皮、半夏、藿香、砂仁、白术、神曲、麦芽、陈仓米、生姜煎服。

茯苓补心汤　治恶阻神效。

恶阻，谓烦燥而闷恶心神也。

竹叶汤　治妊娠心惊胆怯，终日烦闷。

白茯苓二两　防风去皮，一两　麦门冬泡去心，一两半　黄芩一

---

① 炆：煨煮。

② 后元汤：《古今医鉴·妊娠》作“复元汤”。

③ 不：原作“全”，据《古今医鉴·妊娠》改。

④ 理：原作“里”，据《古今医鉴·妊娠》改。

⑤ 一：原脱，据《古今医鉴·妊娠》补。

两半

上锉作剂，竹叶五片，水煎温服。

子　痫

谓妊娠痰涎潮搐，目吊口噤也。

羚羊角散　治妊娠中风，头项强直，筋脉拘急，语言謇涩，痰①不利，或时发搐，不省人事，名曰子痫风。

当归　川芎　防风　独活　茯神　五加皮　杏仁　薏苡仁　酸枣仁　木香　羚羊角　甘草

上锉，生姜五片，水煎，不拘时服。

子　悬

谓妊娠心胃胀满也。

紫苏和气饮　治妇人胎气不和，凑上心腹，胀满疼痛，或临产惊恐，气结连日不下，及胎前一切诸疾。

当归　川芎　白芍　人参　紫苏　陈皮　甘草　大腹皮

上锉，生姜三片，葱白七根，水煎服。

腹痛，加香附、木香。咳嗽，加枳壳、桑白皮。热，加黄芩。呕吐，加砂仁。泄泻，加白术、茯苓。难产，加枳壳、香附、车前子。

子　肿

谓妊妇面目虚浮，肢体肿满。

茯苓汤　治妊娠七八个月前后，面目肢体浮肿。

当归　川芎　白芍　熟地黄　白术　茯苓　泽泻　条芩　栀子　麦门冬去心　厚朴　甘草

上锉一剂，水煎服。

子　气

谓妊娠两足浮肿也。因脾衰不能制水，血化成水所致。

---

① 痰：此后《古今医鉴·妊娠》有“涎”字。

天仙藤散 治妊娠自三月成胎之后，两足自脚面渐肿至膝，行步艰难，喘闷妨食状似水肿，生于脚指间，黄水出者，名曰子气。

天仙藤洗炒，即青木香 紫苏 陈皮 香附 乌药 木香 甘草

上锉，生姜煎服。

子 淋

谓妊娠小便涩少也。

子淋散 治妊娠小便涩痛频数。

麦门冬 赤茯苓 大腹皮 木通 甘草 淡竹叶

上锉，水煎服。

车前散 治小便淋沥，或不通，下焦有热者。

当归 陈皮 赤芍 槟榔 赤茯苓 木通 滑石 车前 石苇炙，去毛

上锉，水煎服。

转 胞

谓妊娠卒不得小便也。因胎长逼近于胞，胞为所逼，令人数溲。胞即膀胱也。然子淋与转胞相类，但小便频数，点滴而痛为子淋；频数出少，而不痛为转胞。间有①微痛，终是与淋不同，并皆五苓散加阿胶。

冬葵子散 治孕妇转胞，小便不通。

冬葵子半两 山栀子半两 木通 滑石五钱，研

此药滑胎，临②月可用。若六七个月已前，不可用。

上锉作一剂，水一钟半，煎至一钟，空心温服。以冬葵子、滑石、栀子为末，臼地内捣膏，贴脐中间。

胎 漏

谓妇人有胎而漏下也，属气血虚有热。

① 有：原脱，据《古今医鉴·妊娠》补。
② 临：原脱，据《古今医鉴·妊娠》补。

当归　川芎　白芍　熟地黄　真阿胶炒成珠　条芩　白术　砂仁炒　香附炒黑　艾叶少许

上锉一剂，用粳米同煎服。

芎归汤　刘敏菴传。治胎漏下血不止，或心腹胀满，一服立效。

归尾　南川芎各五钱

上锉一剂，黄酒煎，临卧服，入童便一盏同服，血即止。

胎　动

有腹痛。

拂手散　治妊妇六七个月，因事筑磕着胎，或子死腹中，恶露下，痛不已，口禁①欲绝，用此探之。若不损则痛止，子母俱安。若胎损，即便遂下。

当归二钱　川芎四钱　加益母草五钱，更效

上锉一剂，水一盏，入酒一盏，好②煎一沸，温服。如人行五里，再进一服。

安胎散　治妊妇偶有所伤，腹痛不安，或从高坠下，重伤所厌③，触动胎元，痛不可忍，及下血；又治胃虚气逆呕吐，心腹诸痛。大抵妊娠，不可缺此。缩砂不拘多少为末，每服二钱，热酒调服，艾盐汤皆可。此药非八九个月内，不宜多用。

安　胎

安胎有二：有因病而胎动者，但疗母病，其胎自安；有胎不安，因触母病，但安胎气，母病自瘥。

安胎饮　治孕成之后，觉气不安，或腹微痛，或腰间作疼，或饮食不美，或胎动下血，及五六个月，常服数帖，甚妙。

归身一钱　川芎八分　白芍　熟地黄酒洗，一钱　条芩一钱　白术二钱　砂仁炒一钱　陈皮一钱　紫苏八分　甘草四分

---

①　禁：通“噤”。前蜀杜光庭《墉城集仙录·徐仙姑》：“诸僧一夕皆僵立尸坐，若被拘缚，口禁不能言。”

②　好：《古今医鉴·妊娠》作“再”。

③　厌（yā 压）：一物压在另一物上。

白术、黄芩乃安胎之圣药也。

上锉一剂，水煎服。

下血不止，加蒲黄炒一钱，阿胶一钱。腹痛，加香附醋炒一钱，枳壳一钱。

千金保胎丹 京师传。凡女人受胎，经三月而坠者，虽气血不足，乃中冲脉有伤。中冲，即阳明胃脉，供[①]应胎孕。至此时，必须谨节饮食，绝事欲，戒恼怒，庶免小产之患也。服此可保全。

归身酒洗，二两 南芎一两 阿魏[②]蛤粉末炒，二两 熟地黄姜炒，二两 香附酒、盐、水童便各浸二日，晒干，二两 艾叶醋煮，一两 砂仁炒，五钱 陈皮一两 条芩炒，二两 益母草二两 川续断酒洗，二两 白术四两 红枣煮，去皮、核 川杜仲姜炒，四两

上为末，枣肉为丸，梧桐子大。每服百丸，空心米汤送下。

达生

达生散 孕至八九个月，服数帖甚好，易产，腹少痛。

当归 白芍 白术各一两 人参 陈皮 紫苏各五分 甘草炙，一两 大腹皮一两半

或加砂仁五分，枳壳面炒，八分，尤妙。

上锉一服，姜、葱煎服。

如胎肥气喘，加黄杨脑七个。此黄杨树叶梢儿也此物能瘦胎不动。夏加黄芩，春加川芎，冬加砂仁。气虚，加参、术。气实，倍香附、陈皮。血虚，倍当归，加熟地。性多怒，加柴胡。有热，加黄芩。食少，加砂仁、神曲。渴，加麦门冬。食易饥，多加黄杨脑。有痰，加半夏、黄芩。腹痛，加木香。

鬼胎

斩鬼丹 治鬼胎，如抱一瓮。

---

① 供：原作“俱”，据《古今医鉴·妊娠》改。

② 阿魏：《古今医鉴·妊娠》作“阿胶”。

吴茱萸　川乌　蓁艽　柴胡　白僵蚕

上为末，炼蜜为丸，如梧桐子大。每服七十丸，酒送下，出恶物即愈。

枳壳槟榔丸　治妊娠瘕癖块，二者疑似之间者，久服安养胎气，消散癥瘕，调经进食。

枳壳　槟榔　黄连　黄柏　黄芩　当归　阿胶珠　木香各五分

上为末，水和丸，梧子大。不拘时，温饮下三十丸，日进二三服。

产育脉法治法

欲产之妇脉离经。离经者，谓一呼三至也。脉虽离经，而腰不痛者，未产也。若腹连腰痛甚者，即欲产也。然其尺脉转急，如切绳转珠者，即产生之脉也。临产之初，宜先脱平常所穿之衣，以笼罩头及罩口，则易产。切不可喧闹[①]，宜选一极善稳婆及得力家人，无使挥霍张遑，致令产妇惊恐，惟略以稀粥之类食之。若腹中痛，且令扶行，或痛或止，名曰弄痛，不可便将手去探，亦不可屈腰眠卧。如连腰引痛，眼中如见火光，此是儿转，又须扶策徐徐行。起若艰难，即凭物立。须臾直至腹腰相引，频频阵痛，难以行立，然后坐草，切勿太早，恐儿在腹中难以转侧，及胞浆先破，子道干涩，皆至难产。若心中热闷，可用生鸡子一枚打破吞服。抱腰之人，不得倾斜，则儿顺自然产。若临事怆惶，用力失宜，遂有难产之恙。是故有逆产者，则先露足。有横生者，则先露手。坐产者，则先露其臂。此皆用力太早之过。夫当脐腹疼痛之初，儿身才转而未顺，用力一逼，遂至横逆。若手足先露者，用细针刺[②]儿手足心一二分深，三四刺之，以盐涂其上，轻轻送入，儿得其痛，惊转一缩，即顺生矣。或儿脚先下者，谓

---

① 闹：原作“闲”，据《古今医鉴·产育》改。

② 刺：原作“细”，据《古今医鉴·产育》改。

之蹈连[①]花生，急以盐涂儿脚底，又可急搔之，并以盐擦[②]母腰[③]上，则正生矣。若产讫，先饮童子小便一盏，或入酒少许同服，勿便睡，且令闭目而坐，顷之，方可扶上床仰卧。立膝勿令伸足，熟睡，宜频唤醒。亦不可以得男为喜，喜则伤心，恐生红汗之证。亦不可以得女为忧，恐致败血伤心之患。宜常淬醋烟，以防晕闷。逡巡，少进白粥，毋令过饱。其有破水之后，经日而不产者，即当随证细辨：身重体热，作寒面黑，舌青及舌上冷，子母俱死；面赤舌青，母活子死；面青舌赤，口沫出者，母死子活；唇口俱青，吐沫，母子俱死。仓卒之间，不可不详细审视，预与病家言之。若胞衣不下者，停待少久，非惟使产母疲倦，是血流入胞中，为血所胀，上冲心胸，喘急痛疼，必至危殆。宜急断脐带，以物坠住，尤宜用意拴缚，然后截断。不尔，则胞上掩心而死。须臾其血不潮入胞中，则胞衣自当痿缩而下，纵淹延数日，亦不致害人。惟欲产母心怀舒畅，则自下矣。不可妄用手法[④]，因此致殂。五七日不可强力下床，或忧虑用性，一月之内，或伤于房事，以致变[⑤]生证候。类皆难治，最宜谨慎。外此有外感内伤，及诸杂证与男子等证，但当加理血药为助。临治之际，宜以意消息之而参用焉。

产育[⑥]治方

黄金散 此方治生产一二日难分娩者，服之如神。因屡验不敢自私，广以济人，人得之者，亦弗自私，庶施者愈广矣。

真金箔大者五片，小者七片，以小磁钟将水少许，去纸，入

---

① 连：通“莲”。《敦煌变文集·佛说阿弥陀经讲经文》：“愿生正见除邪见，来生早坐紫金连。”

② 擦：原作“茶”，据《古今医鉴·产育》改。

③ 腰：《古今医鉴·产育》作“腹”。

④ 手：原作“三”，据《古今医鉴·产育》改。

⑤ 变：原作“反”，据《古今医鉴·产育》改。

⑥ 产育：此后原衍“脉法”，据原书“目录”删。

金在内，用①指研匀，后再添水至半钟。一面先令一人扶产妇虚坐，又令一妇人用两手，将大指按定产母两肩上肩井穴，前药温服，其胎即下。

按：上方催生圣药，如产月未足，又能安之。

济生汤 治难产，须一二日不产者宜服，自然转动降生。

当归三钱 川芎二钱 香附一钱 枳壳三分 赤芍八分 大腹皮姜汁制，一钱半 甘草七分

加白芷一钱。

上锉一剂，水煎，腰痛甚，服之即产。

自生饮 云林制。治临产生育艰难。

当归三钱 川芎二钱 陈枳壳炒，二钱 白芷六分 益母草一钱 火麻仁炒，去壳，一钱

上锉一剂，水煎，空心温服。

按：上方活血顺气平和之剂。

催生立应散 王柏泉传。治难产及横生逆产。

车前子一两 当归一两 冬葵子三钱 牛膝 白芷三钱 大腹皮三钱 枳壳二钱 川芎五分 白芍一钱

上锉，水煎熟②，入酒少许，立产。

夺命丸 治妇人小产，下血至多，子死腹中。其人憎寒，手痛，唇口、爪甲青黑，面色黄黑。或胎上抢心，则闷绝欲死，冷汗自出，喘满不食，或食毒物，或误服草药，动胎气下血不止，胎尚未损，服之可安。已死，服之可下。

桃仁麸炒，去皮 赤芍 官桂 白茯苓 牡丹皮各二分

上为末，蜜丸弹子大。每一丸，细嚼，淡醋汤下，速进两丸。至胎腐烂腹中，危甚，立可取出。

治难产，沥浆③胞干，胎不得下，用香油、蜂蜜各一碗，和

① 用：原作"同"，据《古今医鉴·产育》改。
② 熟：原作"热"，据《古今医鉴·产育》改。
③ 浆：原作"将"，据《古今医鉴·产育》改。

匀，同铜锅内慢火煎一二滚，掠去沫，调白滑石末一两，重搅匀顿服。外以油蜜于母腹脐上下摩之。

按：上方治难产属热者。

降生散 治临产生育艰难，腹痛，三两日不止，致产母气乏劳顿，产道干涩，致令难产，才将疼痛，但破水后，便可服此药，即生矣，如是死胎亦下。若未经破，不宜服之。

苍术 枳壳 桔梗 陈皮 杨芍 白芷 川芎 当归 肉桂 干姜 厚朴 半夏 茯苓 木香 杏仁 麻黄 甘草

上为末，每服二钱，顺流水温暖送下。

若觉热闷，蜜汤调，或锉散，姜枣顺流水煎服。其杨芍、肉桂，能开子宫，饮药助气，关窍自通。麻黄内通阳气，甚则血行即产矣。冬月用之，甚为的当。隆暑之时，恐难轻服。但以五苓散，用葵子、灯心煎汤调下。

香桂散 治生产涩滞，心腹大痛，死胎不能下者，急用。

香白芷三钱 肉桂三钱 麝香三分

上为末，童便酒调下，即产。

催生丹 治生理不顺，或横或逆。

母丁香另研，一钱 乳香另研，一钱 麝香另研，三分 腊月兔脑去皮膜，研如泥①

上为末，以兔脑和为丸，如鸡头实大，辰砂一钱为衣，阴干，油纸密封。每服一丸，温水送下，即产。男左女右手握出其丸，神效。药用磁罐盛，黄蜡封口。

按：上方治难产属寒者。

催生符式

生九天大力魔军速降威灵摄天生急急如律令勅。

上用朱砂研细，以新汲水浓调匀，将新笔蘸朱砂，于侵晨未食时，至诚念：九天大力魔军速降威灵摄天生急急如律令勅。至

① 泥：原作“泥”，据《古今医鉴·产育》改。

"生"字，急写"生"字，却于生字下面一画下，左绕匝心，想胎元被笔推转，令急急如律令敕气一笔推下，须是随笔一句念，令笔咒①俱尽，候干剪下，摺作一丸，用黄蜡丸之，朱砂为衣，浓煎木香汤送下，待痛频时服，乳香汤亦可。

如神丹 治难产，兼胞衣不下及死胎。

巴三萆七脱衣裳，细研如泥入麝香，捏作饼儿脐下贴，须臾子母便分张。

灸法 治难产，及胞衣不下。

于右②脚小指尖头上，即至阴穴灸之，炷如小麦大，三五壮立产。

催生遇仙丹

蓖麻子十四个 朱砂一钱半 雄黄一钱半 蛇退一尺

上为末，粥糊为丸，如弹子大。临产先用椒水洗净脐穴，纳药一丸于脐中，仍用油纸数重复药上，封固，软绵拴紧，立效。

按：上方治难产外治之剂。

脱衣散 治胞衣不下。

川牛膝三钱 归尾二钱 木通三钱 滑石四钱 冬葵子二钱 加枳壳二钱

上锉，水煎温服。

有胞衣不下，因产母元气虚薄者。用芎、归，倍桂以温之，自下。

按：上方治胞衣不下者。

一方下死胎。平胃散一剂，半水半酒煎，入朴硝五钱，再煎；顷③出候温服，其胎化为水而下。

一方治坐草三四日不下，即刻下。蜜一钟，香油一钟，好酒一钟，三味合入煎，产妇面东服。

---

① 咒：原作"况"，据《古今医鉴·产育》改。

② 右：《古今医鉴·产育》作"左"。

③ 顷：原作"领"，据《古今医鉴·产育》改。

一方治横逆不顺，子死腹中。伏龙肝为细末，温酒调服一二钱，其儿带土而下。

一方催生下胎。鱼胶七寸，麻油灯烧过，为末，酒调服。

按：上方简易极效，以备急用。

产后脉法

产后扶虚，消瘀血，脉却宜虚。叔和云：新产之脉缓滑吉，实大弦急死来侵，寸口炎疾不调死，沉细附骨不绝生。

产后病证

夫妇人产后发热，有去血过多者，有恶露不尽者，有伤饮食者，有感风寒者，有感冒夹食兼气者，有二日蒸乳者，俱能发热憎寒，并身疼腹痛，不可相类而用药也。

产后治法

产后去血过多发热者，脉必虚大无力。内无痛者，此非有余之热也，乃阴虚不足生热，用四物汤去芍药，加参、术、茯苓，淡渗其热。若大热不退，加炒黑干姜，神效。干姜辛热，能引血药入血分，生新血；引气药入气分，补气。或只用芎归调血饮尤妙。凡有伤力发热，或早起劳动发热者，皆同此治法也。

产后恶露不尽，亦有发热恶寒，必胁肋胀满，连大小腹有块作痛，名儿枕痛。产后腹痛血瘀，宜四物汤加五灵脂、牡丹皮、桃仁、红花、玄胡索、香附、青皮、干姜、官桂，酒、水各一钟，黑豆一撮，后磨木香入童便、姜汁，取下恶物为效。或用黑神散尤妙。后以八物汤加干姜、陈皮，少佐童便、炒香附调理。

产后脾胃虚弱，饮食必难克化，以致停滞发热，必有噫气作酸，恶闻食臭而口中无味，胸膈饱闷，气口脉必紧盛，发热恶寒头痛，必用治中汤加神曲、山楂、砂仁、炒黄连、川芎、当归佐之，或用理脾散便效。

产后荣卫俱虚，腠理不密，若冒风发热者，其脉浮而微，或自汗，以芎芷香苏散加羌活、防风主之。如感寒者，脉弦而紧，或恶露欠通，以五积散主之。如风寒两感者，脉浮而紧，以五积交加散主之。有汗去麻黄，邪胜去人参。

产后内伤饮食，而外感风寒，或兼气恼而发热者，人迎、气口脉俱紧盛，以行气香苏散主之。

产后蒸乳发热恶寒者，必乳间胀硬疼痛，令产母揉乳汁通，其热自除，不药而愈。

产后血晕者，有下血少而晕者，其晕虽同，其治特异。若下血多而晕者，当补血，以芎归汤为主。或恶露不止者，倍炒黑干姜止之。若去血少而晕者，夺命散主之。但凡血晕不省人事，用大火炭置产母旁，以醋沃之，使醋气熏入病人口鼻，轻者亦苏，重者亦省人事矣。

大凡新产之后，宜以五积散祛除败血，补生新血，调和荣卫，滋养脏腑，使阴阳不相胜负，邪气不能相干，则无寒热之患。又治新产气虚，或外感寒邪，头痛身痛，发热恶寒，或但发热者，并加米醋少许同煎，本方去麻黄，热甚加黄芩。

产后中风口噤，乃血虚而风入于颊①口，筋得风则急，故口噤也。若角弓反张，乃体虚而风入于诸阳之经，故独腰背挛急，如角弓反张之状也，四物汤加秦艽、羌活。又宜荆芥略炒为末，每服三钱，黑豆淋酒调下，童便亦可。又方用当归、荆芥各等分，水一盏，酒少许，煎七分灌之。如口噤用匙斡②开，微微灌下，但下咽即效。

产后发热恶寒，或口眼㖞斜等证，皆是血虚甚，当归大补气血为主。若左手脉不足，补血药多于补气药；右手脉不足，补气药多于补血药。

产后失声，言不出者，心肺二窍被血所侵，又感伤风故也。茯苓补心汤去陈皮、枳壳、川芎，加升麻、防风、薄荷、赤芍、

① 颊：原作“夹”，据《古今医鉴·产后》改。

② 斡：原作“翰”，据《古今医鉴·产后》改。

当归、生地黄、红花、黄连、胆星、生姜煎服。

产后不语，因败血迷心窍，宜四物汤加辰砂、石菖蒲、红花、人参。

产后血块筑痛，盖因坐草近地，为冷湿乘之，风邪干之，使败血瘀凝为血块，冲筑硬痛，用不换金正气散加辣桂、川芎、白芷、莪术、干姜同煎，乘热入醋，连进两服。

按：上方治产后之总司也。

服神散 刘太府传。

当归 熟地黄 白芍酒炒 肉桂去皮 甘草炙黄，各一两 沉香 棕灰烧存性 蒲黄 没药各五钱 乳香三钱 赤芍一钱 血竭五分

上为细末，每服二钱，空心无灰好酒调下，此方可代夺命散。

将产血多，儿食不尽，余血裹胎，难产，服此弃子救母。

临产用力太早，儿不及转，横生倒出，亦当急救母命。

子死腹中，母必肢体冷痛，口角出沫，指甲青黑，服此即出。

产后胎衣不下。

血晕眼花，起坐不得。

血迷心窍，不能言语。

败血乘虚散流，四肢浮肿。

败血为害，口渴舌燥，乍寒乍热似疟。

败血入心，烦燥发狂，言语错乱，或见鬼神似癫。月中饮冷，败血凝聚，腹痛难忍，或致泻痢。

败血停留肢节间，遍身疼痛。

败血结聚，小便闭涩，大便艰难。

败血流入小肠，小便出血。

恶露未尽，失而不治，又过食酸咸收敛之物，因而得崩漏。肺败鼻中气黑。

败血冲心，喉中气急发喘。一败血滞脾胃中，心腹胀满，呕吐似翻胃。

按：上方治产后败血致诸疾者。

更生散 云林制。治产后去血过多，或不止，或眩晕眼暗，口噤，发热憎寒。

人参一两 荆芥穗香油灯上烧过，二钱 当归一两 川芎五钱 干姜炒黑，三分 熟地黄姜汁炒，一两

上锉，水煎，空心服。如血大下不止，用龙骨火煅、赤石脂火煅各等分为末，每二钱，同前药调服。外以五倍子末津调，纳脐中即止。

抽薪散 刘太府传。治产后血虚发热。

熟地黄四钱 当归四钱 干姜炒黑，一钱

上锉一剂，水煎服。

起①枕散 贾兰峰传。治产后心腹痛，恶血不行，或儿枕作痛甚危。

当归 白芍酒炒，各三钱 川芎二钱 白芷 官桂 蒲黄 丹皮 玄胡索 五灵脂 没药各一②钱

上锉一剂，水煎，入童便，空心服。

通瘀饮 应圆传。治产后恶露不通，心慌昏沉，寒热交攻。

归尾三钱 大黄三钱 白术一钱 木通一钱 红花五分

上水一钟，黄酒一小盏，煎三滚，用桃仁三十个捣烂，再煎二滚，去渣温服。

按：上方治产后③恶露不行者。

和痛汤 治小产心腹痛。

当归 川芎 白芍酒炒 熟地黄各一钱 玄胡索七分 香附子五分 青皮五分 桃仁去皮，三分 红花三分 泽泻五分

上锉一剂，水一钟，童便、黄酒各半钟，煎至一钟温服。

按：上方治产后心腹痛者。

理脾汤 治产后停食，胸膈饱闷，身发寒热，不思饮食。

---

① 起：《古今医鉴·产后》作“儿”。

② 一：原脱，据《古今医鉴·产后》补。

③ 后：原脱，据《古今医鉴·产后》补。

苍术米泔浸炒，一钱　陈皮一钱　厚朴姜汁炒，一钱半　砂仁七分　桔梗　山楂去核，一钱　麦芽炒，一钱　干姜炒黑，八分　甘草炙，三分，神曲

上锉一剂，生姜三片，煎服。泄泻，加白术、茯苓。大便闭，加桃仁、红花。小便闭涩，加大腹皮。

加味理中丸　治脾胃虚惫，饮食不进，呕吐泄泻，心腹疼痛，体虚有寒①，胎前产后，俱宜服之。

人参　白术土炒　干姜汤泡炒黑　神曲炒，各一两　麦芽炒　砂仁炒，各八钱　陈皮去白　香附炒，各一两　甘草炙，六钱

上为末，神曲打糊为丸，如梧桐子大。每服八十丸，空心米汤送下。

推气养血丸　云林制。治产后右胁膨胀有块，如竖弦一条，着紧便疼。

当归酒洗　川芎　白芍酒炒　白术土炒　青皮香油炒，去穰②　陈皮　枳实麸炒　乌药　厚朴姜汁炒　神曲炒　干姜炒黑　白芥子炒，各一两　香附童便浸炒，二两　麦芽炒　肉桂各六钱　三棱醋炒　莪术醋炒，各八钱　木香三钱

上为细末，醋糊为丸，如梧桐子大。每服百丸，空心米汤送下。

养血佐肝丸　云林制。治产后左胁胀闷一块，卧不敢着床。

当归酒洗　南芎　白芍酒炒　陈皮去白　半夏香油炒　白术去芦炒　青皮香油炒，去心　神曲炒　莱菔子炒　牡丹皮酒洗　红花各一两　香附③醋炒，二两　柴胡酒炒，八钱　龙胆草酒洗，六钱　桃仁去皮尖炒，八分　三棱　莪术醋炒，各五钱　白茯苓一两

上为细末，酒糊为丸，如梧桐子大。每服百丸，白汤送下。

灸法　治产后积块者。

---

①　寒：《古今医鉴·产后》作“汗”。

②　穰：原脱，据《古今医鉴·产后》补。

③　香附：原作“香油”，据《古今医鉴·产后》改。

一妇人鸡爪风，月家得此，不时发，手足挛拳束鸡爪疼痛，于左右膝骨两旁，各有一小窝，其四穴，俗谓之鬼眼，各灸三壮即愈。

乳病证

妇人乳汁不通有二种：有血气壅盛，乳脉涩而不行者；有血气虚弱，乳脉绝少者。夫虚者补之，以钟乳粉、猪蹄、鲫鱼之类；盛者行之，用通草、漏芦之类。

乳硬者，多因乳母不知调养所致。盖乳房阳明之经，乳头厥阴所属，忿怒所逆，郁闷所遏，厚味所酿以成。厥阴之气不行，故窍闭而汁不通。阳明之血沸腾，故热甚而化为脓①。或因所乳之子，膈有滞痰，含乳而睡，口气焮热所致，而成结核。初便忍疼，揉令核软，吮令汁透则散，否则结成矣。

乳治法

治以青皮，疏厥阴之滞，石膏清阳明之热，生甘草行污浊之血，瓜蒌子消导肿毒，或加没药、青橘叶、皂角刺、金银花、当归尾，或散或汤，须以少酒佐之。若加艾火二三壮，于痛处灸之，尤妙。华元化灸三里穴三壮，甚妙。

妇人乳岩始有核，肿如鳖棋子大，不痛不痒，五七年方成疮。初便穴多服疏气行血之药，须情思如意则可愈。如岩穴之凹，或如人口有②唇，亦汁脓水浸淫，胸胁气攻疼痛，用五灰膏去其蠹肉，生新血，渐渐收敛。此疾多生于忧郁积忿，中年妇人未破者尚可治，成疮者终不治，宜服十六味流气③饮。

乳治方

通乳汤　治产后气血不足，经血衰弱，乳汁涩少。

---

① 化为脓：原作“化脓腰”，据《古今医鉴·乳病》改。
② 有：《古今医鉴·乳病》作“之”。当从。
③ 气：原作“血”，据《古今医鉴·乳病》改。

猪蹄下节四只　通草二两　川芎一两　穿山甲炒黄，十四片　甘草一钱

上用水五升，煮汁饮之。忌生冷，避风寒，夜卧不宜失盖，更以葱汤频洗乳房。

玉露饮　治产乳脉不行，身体壮热疼痛，头目昏痛，此凉膈压热，下乳。

当归一钱三分　川芎五钱　白芍一钱半　人参二钱　白芷五钱①　白茯苓二钱半　桔梗炒，五钱　甘草二钱半

上水煎服。如烦热甚，大便结，加大黄一钱二分，金银花三钱②。乳脉不行，结成痈肿疼痛，加黄芪③蜜炒、当归、金银花、白芷④，甘草各二钱半，入酒半钟，食后温服。

胡桃散　治妇人少乳，乳汁不行。

核桃仁去皮十个，捣，入穿山甲炒末一钱，黄酒调服。

通草汤　治乳汁不通。

通草七分　瞿麦　柴胡　天花粉各一钱　桔梗二钱　木通　青皮　白芷　赤芍　连翘　甘草各五分

上锉一剂，水煎温饮，更摩乳。

按：上方治乳汁不通者。

取效散　刘柏亭传。治妇人吹乳，神效。

螃蟹去足，用盖烧存性为末

每服二钱，黄酒下。

熨法膏　秘方。治吹乳、乳痈，登时立消。

葱连根捣烂，铺乳患处，上用瓦罐盛灰火盖葱上，一时蒸热，出汗即愈。

一方治吹乳肿痛不可忍，刘前溪方。用生山药捣烂，敷上即消。即去之，去迟则肉腐矣。

---

① 钱：原脱，据《古今医鉴·乳病》补。

② 三钱：原脱，据《古今医鉴·乳病》补。

③ 芪：原作“底”，据《古今医鉴·乳病》改。

④ 白芷：此后衍“稍”字，据《古今医鉴·乳病》删。

夜明散 秘方。治吹乳、乳痈。

蜘蛛三个 红枣三枚，去核

每枣一枚，入蜘蛛一个夹于内，炒熟口嚼吃，用烧酒送下，未成者立消，已成者立溃。

白丁散 治妇人吹乳，初觉身热，头痛寒热，及胸乳肿硬，是其候也。服之能令下其乳汁，通其血脉，肿硬自消矣。

白丁香

上为末，每服二钱，酒调服，肿硬立消，甚者不过三服。

消毒饮 治吹乳、乳痈并便毒。如憎寒壮热或头痛，先服人参败毒一二剂，方可服此药。如无前证，即服此二三剂，或肿不消，宜服托里药。

当归 白芷 青皮 贝母 柴胡 天花粉 僵蚕炒 金银花各三分

上锉一剂，水煎服。

便毒，加大黄煨。

按：上方治吹乳、乳痈之剂。

六味流气饮 治乳岩。

当归 川芎 白芍 黄芪 人参 官桂 厚朴 桔梗 枳壳 乌药 木香 槟榔 白芷 防风 紫苏 甘草

乳痈，加青皮。治痘后余毒作痈瘤。

上锉一剂①，水煎服。

① 一剂：《古今医鉴·乳病》作“各等分”。

十　卷

幼儿科

形气发微论①

大哉医乎！其来远矣。粤自混沌既判，鸿荒始分。阳之轻清者，以气而上浮为天；阴之重浊者，以形而下凝为地。天确然而位乎上，地隤然而位乎下。于是阳之精者为日，东升而西坠；阴之精者为月，夜见而昼隐，两仪立矣，二曜行焉。于是玄气凝空，水始生也；赤气炫空，火始生也；苍气浮空，木始生也；素气横空，金始生也；黅②气际空，土始生也：五行备，万物生，三才之道著矣。是以人之生也，禀天地之阴阳，假父母之精血，交感凝结以为胞胎也。乾道成男，坤道成女，始自襁褓，以至龆龀，迨其成童，与夫壮年，岂易然哉？故一月之孕，有白露之称；二月之胚，有桃花之譬。及其三月，则先生右肾而为男，阴包阳也；先生左肾而为女，阳包阴也。其次肾生脾，脾生肝，肝生肺，肺生心，以生其胜己者。肾属水，故五脏由是为阴。其次心生小肠，小肠生大肠，大肠生胆，胆生胃，胃生膀胱，膀胱生三焦，以生其胜己者。小肠属火，六腑由是为阳。其次三焦生八脉，八脉生十二经，十二经生十二络，十二络生一百八十丝络，丝络生一百八十缠络，缠络生三万四千孙络③，孙络生三百六十五骨节，骨节生三百六十五大穴，大穴生八万四千毛窍，则耳、目、口、鼻、四肢百骸之身皆备矣。所谓四月形象④具；五月筋骨成；六月毛发生；七月则游其魂，儿

① 形气发微论：此前有“幼儿科”三字，依本书体例删。

② 黅（jīn 今）：黄色。

③ 孙络：原作“丝络”，据《古今医鉴·幼科·形气发微论》改。下“孙络”同。

④ 象：原作“像”，据《古今医鉴·幼科·形气发微论》改。

能动左手；八月游其魄，儿能动右手；九月三转身；十月满足，母子分解。其中有延月生者，必生贵子；不足日月生者，必生贫薄之人。诞生之后，有变蒸之热，长其精神，壮其筋骨，生其意志。三十二日一变蒸，生肾气焉；六十四日二变蒸，生膀胱之气焉，肾与膀胱属水，其数一也；九十六日三变蒸，生心气焉；一百二十八日四变蒸，生小肠之气焉，心与小肠属火，其数二也；一百六十日五变蒸，生肝气焉；一百九十二日六变蒸，生胆气焉，肝与胆属木，其数三也；二百二十四日七变蒸，生肺气焉；二百五十六日八变蒸，生大肠之气焉，肺与大肠属金，其数四也；二百八十八日九变蒸，生脾气焉；三百二十日十变蒸，生胃气焉，脾与胃属土，其数五也。变蒸已毕，一期岁焉，齿生发长，神智有异于前也。故曰：齿者，肾之余也；发者，血之余也；爪者，筋之余也；神者，气之余也。吁！人身之难得也如此哉。方其幼也，有如水面之泡，草头之露，气血未定，易寒易热，肠胃软脆，易饥易饱。为母者，调摄不得其宜，必不能免乎吐泻惊痫之病矣。及其长也，嗜欲既开，不能修养，是以六气迭侵于其外，七情交战于其中，百忧累其心，万事劳其神，一蜗之气，安能无病焉？小儿之疮疹，大人之伤寒，尤其甚也。所以黄帝问于岐伯曰：余①闻上古之人，春秋皆度百岁，而动作不衰。今时之人，年至半百，而动作衰矣。时世异耶？人将失之耶？岐伯对曰：上古之人，其知道者，和于阴阳，法于术数，饮食有节，起居有常，不妄作劳，故能形与神俱，而尽终其天年，度百岁乃去。今时之人不然也，以酒为浆，以妄为常，以欲竭其精，以耗散其真，不知持满，不时御神，务快其心，逆于生乐，起居无节，故半百而衰矣。是故圣人不治已病治未病，不治已乱治未乱。夫病已成而后药之，乱已成而后治之，譬犹渴而穿井，斗而铸兵，不亦晚乎！

病原论

夫小儿者，幼科也。初生者曰婴儿，三岁者曰小儿，十岁者

① 余：原作“今”，据《古今医鉴·幼科·形气发微论》改。

曰童子。儿有大小之不同，病有浅深之各异，形声色脉之殊。望闻问切之间，若能详究于斯，可谓神圣工巧①者矣。盖望者，鉴貌辨其色也。假如面部左腮属肝，右腮属肺，额属心，鼻属脾，颏属肾，肝病则面青，肺病则面白，心病则面赤，脾病则面黄，肾病则面黑，是乃望而知之也。闻者，听声知其症也。假如肝病则声悲②，肺病则声促，心病则声雄，脾病则声慢，肾病则声沉，此属于脏；又大肠病则声长，小肠病则声短，胃病则声速，胆病则声清，膀胱病则声微，此属于腑，是乃闻而知之也。问者，问病究其源也。假如好食酸则肝病，好食辛则肺病，好食苦则心病，好食甘则脾病，好食咸则肾病，好食热则内寒，好食冷则内热，是乃问而知之也。切者，切脉察其病也。假如小儿三岁已下，有病须看男左女右手，虎口三关；从第二指侧看，第一节名风关，第二节名气关，第三节名命关。辨其纹色，紫者属热，红者伤寒，青者惊风，白者疳病，黑者中恶，黄者脾之困也。若见于风关为轻，气关为③重，过于命关则难治矣。至三岁已上，乃以一指按寸关尺三部，常以六七至为率，添则为热，减则为寒。浮洪风盛，数则多惊，沉迟为虚，沉实为积，是乃切脉而知之也。大抵小儿之疾，大半胎毒，而少半伤于食也，其外感风寒之证十一④而已。盖小儿之在胎也，母饥亦饥，母饱亦饱；辛辣适口，胎气随热；情欲动中，胎息辄躁；或多食煎煿，或恣味辛酸，或嗜欲无节，或喜怒不常，皆能令子受患。其为母者，胎前既不能谨节，产后又不能调护，是以惟务姑息，不能防微杜渐。或未满百晬，而遂与咸酸之味，或未及周岁，而辄与甘肥之物，百病由是而生焉。小儿脾胃，本自娇嫩，易于伤积。且如乳食伤胃，则为呕吐；乳食伤脾，则为吐泻；吐泻既久，则成慢惊，或为疳病。乳食停积，

① 神圣工巧：指望闻问切。语出《难经》："望而知之谓之神，闻而知之谓之圣，问而知之谓之工，切脉而知之谓之巧。"

② 悲：原作"雄"，据《古今医鉴·幼科·病原论》改。

③ 为：原作"于"，据《古今医鉴·幼科·病原论》改。

④ 十一：指十分之一。

则生湿痰，痰则生火，痰火交作，则为急惊，或成喉痺。痰火结滞，则成痫吊，或为喘嗽。胎热、胎寒者，禀受有病也。脐风撮口者，胎元有毒也。鹅口口疮者，胃中有湿热也。重舌木舌者，脾经有实火也。走马牙疳者，气虚湿热也。爱吃泥土者，脾脏生疳也。胎惊睡啼者，邪气乘心也。变蒸发热者，胎毒将散也。丹毒者，火行于外也；蕴热者，火积于中也。中恶者，外邪乘也；睡惊者，内火动也。喉痺者，热毒也；眼痛者，火盛也；脓耳者，肾气上冲也；鼻塞者，因冒风邪也。头疮者，热毒攻也。脐疮者，风湿中也。尾骨痛者，阴虚痰也。诸虫痛者，胃气伤也。阴肿疝气者，寒所郁也。盘肠气痛者，冷所搏也。脱肛者，大肠虚滑也；遗尿者，膀胱冷弱也。尿浊者，湿滞脾胃也；便血者，热传心肺也；下淋者，膀胱郁热也。吐血者，荣卫气逆也。小便不通者，有阴有阳也；大便闭结者，有虚有实也。解颅鹤节者，胎元不全也；行迟发迟者，气血不充[①]也。龟胸者，肺热胀满也；龟背者，风邪入脊[②]也。语迟者，邪乘心也；齿迟者，肾不足也。疟者，膈上痰结也；痢者，腹中食积也。咳嗽者，肺伤风也；喘急者，痰气盛也。心痛者，虫所啮也；腹痛者，食所伤也。内伤发热，则口苦舌干也；外感发热，则鼻塞声重也。腹胀者，脾胃虚弱也；水肿者，土亏水旺也；黄疸者，脾胃湿热也；瘾疹者，阴阳毒气也；自汗者，气虚也。积者，有常所有形之血也；聚者，无定位无形之气也。胃者主纳受也，脾者主运化也，脾胃壮实，四体安宁，脾胃虚弱，百病蜂起。故调理脾胃者，医中之王道也；节戒饮食者，却病之良方也。惊疳积热者，小儿之常病也；望闻问切者，医家之大法也。若夫疗疾用药如箭，箭中红心者，则又可以心悟，而不可以言传也。孟子所谓梓匠轮舆，能与人规矩，不能使人巧，斯言得之矣。

---

① 充：原作："从"，据《古今医鉴·幼科·病原论》改。
② 脊：原作"肾"，据《古今医鉴·幼科·病原论》改。

入门[①]审候歌

观形察色辨因由，阴弱阳强发硬柔。

若是伤寒双足冷，要知有热肚皮求。

鼻冷便知是疮疹，耳冷应知风热证。

浑身皆热是伤寒，上热下冷伤食病。

五指稍头冷，惊来不可当。若逢中指热，必定是伤寒。

中指独自冷，麻痘证相传。女右男分左，分明仔细看。

观面部五色歌

面赤为风热，面青惊可详，心肝形此见，脉证辨温凉。

脾怯黄疳积，虚寒皖白光。若逢生黑气，肾败命须亡。

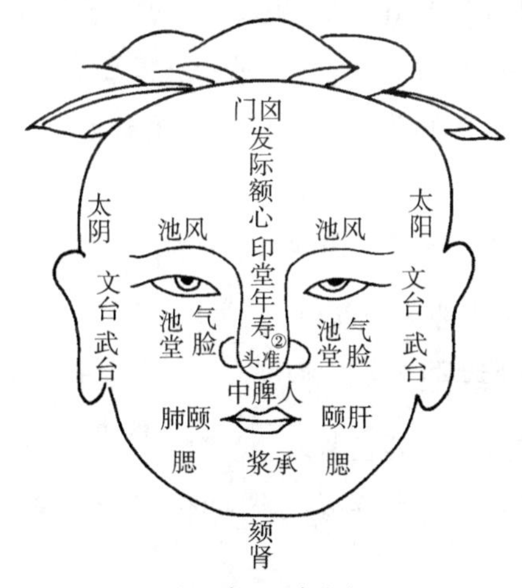

观面部五色图，

下颏属肾水北，

左腮属肝木东，

额上属心火南，

鼻准属脾土中，

右腮属肺金西。

---

① 门：原作“问”，据原书“目次”及《古今医鉴·幼科·入门审候歌》改。

② 寿：原作“毒”，据《古今医鉴·幼科·观面部五色歌》改。

观面部五脏形色歌

心　心经有冷目无光太阴黑目无光彩，此心经冷也，面赤须言热病当面颊赤色，此为心有热也。赤在山根惊四足山根赤色，心经生风，下至准头，恶也，积看虚肿起阴阳三阴三阳虚肿①，心有积也。

肝　肝经有冷面微青面青为肝受冷，主发惊也，有热眉胞赤又临眉上有红赤，为肝有热也。发际白言惊气入发际至②印堂略白者，为肝惊也，食仓黄是积果深眉上有红赤，为肝有热也③。

脾　脾冷应知面色黄面黄，印堂反白者，为脾冷也，三阳有白④热为殃三阳上白者，为脾热也。青居发际主惊候发际及印堂色青者，脾惊也，唇口皆黄是积伤上下唇黄，为脾受积也。

肺　肺受面白冷为由白色在面皮及人中，或青者，皆肺冷也，热赤人中及嘴头人中及嘴头有赤者，肺有热也。青在山根惊四足山根青色，是肺受惊也，热居发际积为仇发际赤色，乃有积也。

肾　面黑当知肾脏寒面带黑者，肾有冷也，食仓红是热须看食仓红者，肾有热也。风门黄可言惊入风门黄者，肾有惊也，两目微沉积所干两目微沉，是积在肾也。

虎口三关脉纹图

三关在第二指侧看第三节。

风关第一节寅位，气关第二节卯位，命关第三节辰位，虎口叉手处是也。

三关纹色主病歌

紫热红伤寒，青惊白色疳，黑时因中恶，黄即困脾端。

---

① 肿：原作“肺”，据《古今医鉴·幼科·观面部五脏形色歌》改。

② 至：原作“主”，据《古今医鉴·幼科·观面部五脏形色歌》改。

③ 眉上……有热也：此注与前注同，疑有误。

④ 白：原作“病”，据下文及《古今医鉴·幼科·观面部五脏形色歌》改。

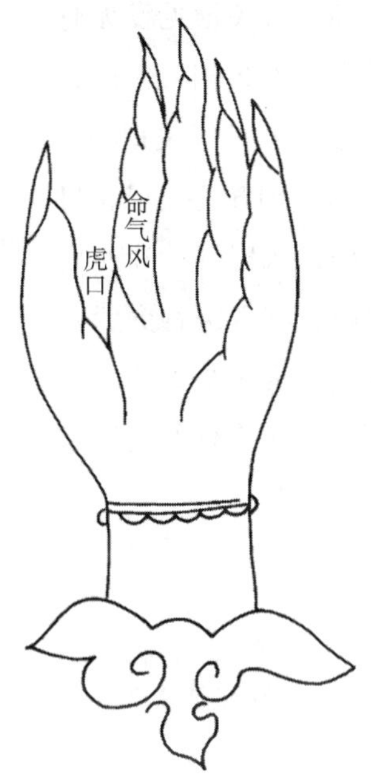

又

青色大小曲，人惊并①四足。赤色大小曲，水火飞禽蹼。

紫色大小曲，伤米面鱼肉。黑色②大小曲，脾风微作搐。

三关脉纹变见歌

鱼刺惊风证莫疑，气关疳病热相随，
命关见此为难治，此是肝气③转到脾。

初节悬针泻④痢生，气关肺热更疳疑，
三关直透黄泉近，此候须知是慢惊。

水字生惊肺受风，气关喘嗽积痰攻，
医人仔细详虚实，出命惊疳夹证凶。

---

① 并：原作“拜”，据《古今医鉴·幼科·三关纹色主病歌》改。

② 色：原作“足”，据《古今医鉴·幼科·三关纹色主病歌》改。

③ 气：《古今医鉴·幼科·三关脉纹变见歌》作“家”。

④ 泻：原作“鸿”，据《古今医鉴·幼科·三关纹色主病歌》改。

乙字惊风肝肺随，气关形见发无时，
此形若直命关上，不久相将作慢脾。

曲虫为候主生疳，若见气关积秽肝，
直到命关为不治，须知心脏已传肝。

双环肝脏受疳深，入胃气关吐逆临，
若是命关为死候，枉教医者更劳心。

流珠形见死来侵，面上如斯也不生，
纵有神丹人不救，医人仔细更丁宁。

伤寒斜向右。

伤食七堪俦。

双钩①伤冷定。

逢惊山字浮。

丝纹将发搐。

丰字引堪愁。

若遇伤风证，脉斜向左朝。

形如新月样，向右气疳留。

若是弯居左，风疳药可投。

形如三叠曲，伤硬物为仇。

更有环生脚。

尤嫌上下钩，皆为伤冷候，医者用心求，疳极如劳状，乱虫皆可忧。

② 交丫纹互叠，腹面见因由。

更有青筋贯，百中无一瘳。

小儿脉法总歌

小儿有病须凭脉，一指三关定数息。
迟冷数热古今传，浮风流积当先识。

---

① 钩：《古今医鉴·幼科·三关纹色主病歌》作“钓”。

② ：此图脱，据《古今医鉴·幼科·三关纹色主病歌》补。

左手人迎主外证，右手气口主内疾[①]。
外候[②]风寒暑湿侵，内候乳食痰积致。
洪紧无汗是伤寒，浮缓伤风有汗液。
浮洪多是风热盛，沉细元[③]因乳食积。
沉紧腹中痛不休，弦紧喉间作气急。
紧促之时疹痘生，紧数之际惊风至。
虚软[④]慢惊作瘈疭，紧实风痫发搐搦。
软而细者为疳虫，牢而实者因便闭。
脉芤大小便中血，虚濡有气兼惊悸。
滑主露湿冷所伤，弦急客忤君须记。
大小不匀为恶候，二至为脱三至卒，
五至为虚四至损，六至平和曰无疾，
七至八至病犹轻，九至十至病势极，
十一二至死无疑，此诀万中无一失。

小儿指脉歌

小儿食指辨三关，男左女右一般看。
皆知初风中气候，末是命关[⑤]易亦难。
要知虎口气纹脉，倒指看纹分五色。
黄红安乐五脏和，红紫依稀有损益。
紫青伤食多虚烦，青黑纹时证候逆。
忽然纯黑在其间，好手医人心胆寒。
若也直上到风关，粒米短长分两端。
如枪冲射惊风至，分作指叉有数般。

---

① 疾：原作“痰”，据《古今医鉴·幼科·小儿脉法总歌》改。

② 外候：二字原脱，据《古今医鉴·幼科·小儿脉法总歌》补。

③ 元：原来。

④ 紧数：此后原脱“之际惊风至慢惊”七字，据《古今医鉴·幼科·小儿脉法总歌》补。

⑤ 关：原作“门”，据《古今医鉴·幼科·小儿指脉歌》改。

弓反里[①]顺外为逆，顺逆交连病已难。
叉头长短有可救，如此医人仔细看。
男儿二岁尚为婴，三岁四岁幼为名。
五六次第年少长，七龆八龀[②]渐论情。
九岁为童十稚子，有病关格辨其因。
十一痫疾号癫风，疳病还同劳病攻。
痞癖定为沉重候，退他潮热不相同。
初看掌心中有热，便知身体热相从。
肚热身冷伤积定，脚热额热是感风。
额冷脚热惊所得，疮疹发来耳后红。
小儿有积宜与瑒，伤寒三种解为宜。
食泻之时须有积，冷泻须用与温脾。
水泻宜与涩脏腑，先将滞竭散与之。
孩儿无事忽大叫，不是惊[③]风是天吊。
大叫气促长声粗，误吃热毒闷心窍。
急须吐下却和脾，若灌惊药真堪笑。

小儿死候歌

眼生赤脉贯瞳人，囟门肿起又作坑。
指甲黑色鼻干燥，鸦声忽作肚青筋。
虚舌出口咬牙齿，目多直视不转睛。
鱼口气急啼不得，蛔虫既出死形真。
手足掷摇惊过节，灵丹十救一无生。

惊风脉法

总见前。

---

① 里：原作“重”，据《古今医鉴·幼科·小儿指脉歌》改。
② 龀：原作“龆”，据《古今医鉴·幼科·小儿指脉歌》改。
③ 惊：原作“感”，据《古今医鉴·幼科·小儿指脉歌》改。

惊风病证

小儿疾之最危者，无越惊风之证。盖惊有急惊，有慢惊，有慢脾风。三者之不同：急者属阳，阳盛而阴亏；慢者属阴，阳亏而阴盛。慢脾者亦属阴，阴气极盛，胃气极虚，阳动而躁疾，阴静而迟缓。其始也，多由小儿气血怯弱，肌肤软薄，神气未备，脏腑未全，在捧抱者，爱护如执玉捧盈①之类，不令疏虞可也。若被掀轰②恶逆之音，凶猛怪诧之物，触犯小儿，则致面青口噤，或声嘶而厥，发③过则容色如故，良久复作；其身热面赤，口干引饮，口鼻中气热，大小便黄赤色，惺惺不睡，牙关紧急，壮热涎潮，上窜反张，搐搦颤动，唇口眉眼眨引频并，其脉浮数洪紧。盖热盛则生痰，痰盛则生风，偶因惊而发耳。此急惊属于肝木风邪痰热有余之证，治宜清凉苦寒泻气之药，以败毒散之类。慢惊之候，多因饮食不节④，损伤脾胃⑤，以致吐泻日久，中气大虚而致发搐，发则无休止时；其身冷面黄不渴，口鼻中气寒，大小便清白，昏睡露睛，目上视，手足瘈疭，筋脉拘挛，其脉沉迟散缓。盖脾虚则生风，风盛则筋急。俗云天吊风者，即此候也。此慢惊属于脾土，中气虚损不足之候，治宜和中甘温补气之剂，以补脾汤之类；慢脾风证，盖由慢惊传次而至。慢惊之后，吐泻损脾，病传已极，总归虚处，惟脾所受，故曰慢脾，又名虚风；其病则面赤额汗，舌短头低，眼合不开，困睡中摇头吐舌，频呕腥臭，噤口咬牙，手足微搐而不收，或身冷，或身温，而四肢厥冷，其脉沉微。

治法大要，生胃回阳，宜黑附汤之类。俟胃气渐复，则用异功散温平而调理之。若其眼半开半合，手足不冷，证候尚在慢惊，

① 盈：充满。此指充满水的器具。
② 轰：原作“真”，据《古今医鉴·惊风·惊风病证》改。
③ 发：原作“差”，据《古今医鉴·惊风·惊风病证》改。
④ 节：原作“能”，据《古今医鉴·惊风》改。
⑤ 胃：原作“肾”，据《古今医鉴·惊风》改。

则勿用回阳。或已入慢脾而①阳气未甚脱者，亦不可用硫黄、附子。凡服回阳汤剂，手足渐暖者，仍以醒脾散等继其后以调之。慢惊、慢脾逆恶之候，急惊搐搦暴烈之证，大抵急惊易疗，而慢惊难痊。至于慢脾危笃之疾，虽神工妙手，莫易治焉。医者宜分急、慢、脾风三证，要察虚实冷热四候，慎毋混于一途而治。故曰：虚者补之，实者利之，冷者温之，热者凉之，是为活法。又《易》曰：化而裁之存乎变，神而明之存乎人，此之谓也。若以一例而施之，岂非刻舟求剑之术耶？

惊风不治证

急惊，眼睛翻转，口中出血，两足摆跳，肚腹搐动，或神缓而摸体寻衣，或证笃而神昏气促，喷药不下，通关不嚏，心中热痛，忽大叫者，不治。

慢惊，四肢厥冷，吐泻咳嗽，面黯神惨，鸦声胃痛，两胁动气，口生白疮，发直摇头，眼睛不转，涎鸣喘嗌，大小便不禁，手足一边牵引者，皆不治。

慢脾，身冷粘汗，直卧如尸，喘嗽头软，背直口噤，摇头，痰如牵锯之声，面无润泽之色，缩唇气粗者，不治。

惊风治方

探生散 治小儿急、慢惊风，诸药无效，用此吹鼻，定其死生。

雄黄一钱 没药一钱 乳香五分 麝香一字②

上为末，用少许吹鼻。如眼泪、鼻涕俱出者，可治。

败毒散 治急惊风初起，发热，手足搐搦，眼上视等证，并

---

① 而：原作“用”，据《古今医鉴·惊风》改。

② 字：中医古药方中称量单位名。古以铜钱钞药末，后世相沿称一铜钱所钞药末的量为一钱。钱面有四字，故称一钱的四分之一为一字。李时珍《本草纲目·序例上》：“四累曰字，二分半也。十累曰铢，四分也。四字曰钱，十分也。”

一切感冒风寒，头疼发热，咳嗽鼻塞声重，及疮疹欲出发搐，并宜服之。

人参　羌活　独活　柴胡　前胡　茯苓　枳壳　白附子　地骨皮　桔梗　川芎　天麻　全蝎　僵蚕　甘草①

上锉，生姜三片，水煎服。

牛黄抱龙丸　治小儿急、慢惊风，痰嗽潮搐，及伤风瘟疫，身热昏睡气粗，风热痰实壅嗽喘急，一切发热，并宜服之，并痘疹首尾可服。此药能镇惊安神，宁心益智，除诸热，化痰涎，止嗽定喘，壮实小儿，宜时少与服之，则免痰热惊风之证，神效无比。

南星为末，腊月纳牛胆中阴干，百日取，研，一两　天竺黄五钱　雄黄二钱半　辰砂二钱半　麝香一钱　珍珠一钱　琥珀一钱　牛黄五分　金箔十片，为衣

上为细末，煮甘草膏和为丸，如芡实大，金箔为衣。每三岁儿服一丸，五岁儿服二丸，十岁儿服三五丸，滚水待温磨化服，惊风薄荷汤磨化下。

珍珠丸　海外传。治急惊风眼上视，筋脉急②，摇头搐搦，涎潮壮热，风痰气喘，及脐风撮口，痰嗽壅塞，停乳，肚腹胀硬等证。

南星泡　半夏泡　滑石各一钱　巴豆二十五个，去壳，去油　轻粉五分　朱砂五分

上为末，面糊为丸，如黍米大。每服量儿大小加减。惊风，薄荷汤下。伤食，茶下。一二岁三五丸，以利为度。

补脾③汤　治小儿脾经不足，土败木来侮，目睛微动摇，微惊搐；或潮热往来，脾胃有伤，饮食少进；或泄泻呕吐，面色黄，脉无力。宜调理脾胃。

---

① 甘草：此后《古今医鉴·惊风》有“各等分”。

② 急：原脱，据《古今医鉴·惊风》补。

③ 脾：原作“裨”，据原书“目次”及《古今医鉴·惊风》改。

陈皮五分　白术一钱三分　半夏七分　黄芪蜜炙，五分　人参五分　当归酒洗，五分　川芎五分　白芍酒炒，一钱　黄连炒，四分　白茯苓七分　肉豆蔻煨，五分　干葛五分　神曲炒，五分　甘草炙，四分

上锉一剂，生姜三片，水煎温服。

醒脾散　治小儿吐泻不止，作慢惊风，脾困昏沉，默默不食。

人参　白术　茯苓　木香　全蝎　僵蚕　天麻　白附子　甘草

上锉，姜、枣煎服。

一方，去天麻、僵蚕，加南星泡、半夏曲、陈仓米二百粒，煎服。

黑附汤

附子三钱，泡，去皮　木香一钱半　白附子一钱　甘草五分

上锉，每三钱，生姜五片，煎服。若是手暖而苏者即止。

异攻散　治小儿吐泻，不思饮食。此药温中壮胃，疗虚冷。

人参　茯苓　白术炒，各一钱半　橘红七分　木香　甘草炙，各五分

上锉，每三钱，姜、枣煎服。

紫金锭子　治急、慢惊风，大有神效。

人参　白术　白茯苓　茯神　山药　木香　赤石脂醋煅，七次　辰砂各一钱半　麝香五分　牛黄五分　僵蚕五分　五灵脂五分　青蒙石煅，一钱

上为末，糯米糊为丸，如弹子大，金箔为衣。每一粒，薄荷汤磨化服。

保幼化风丹　治小儿四证八候，去风痰，散惊热。

南星、半夏、川乌、白附子各一两，水洗净　郁金五钱

上为末，装入腊月黄牛胆内阴干，百日取出，研为末。每一两入雄黄、朱砂、硼砂、焰硝各一钱，片脑、麝香各少许，共为末，炼蜜为丸，豌豆大，灯草薄荷汤研化下。

夫小儿有热，热盛生痰，痰盛生惊，惊盛发搐，搐盛则牙关紧急，而八候生焉，搐、搦、掣、颤、反、引、窜、视是也。搐

者，两手伸缩；搦者，十指开合；掣者，势如相扑；颤者，头偏不正；反者，身仰向后；引者，臂若开弓；窜者，目直似怒；视者，睛露不活，是谓八候也。其四证者，即惊、风、痰、热是也。而化风丹，悉能主之。

治小儿惊风并退，只是声哑不能言，并①诸病后不能言。

天南星去皮、脐，一个，泡，为末。每半字，或一字，三五岁二钱，用猪②胆汁，食前调下，即言。

灸小儿惊风，男左乳黑肉上，女右乳黑肉上。周岁灸三壮，二三岁灸五七壮。

灸小儿慢惊、慢脾危证，药力不到者。但看两脚面中间陷处，有太冲脉，即灸之。又有百会穴，其穴直取前后发际，折中横取两耳尖，折中在头之中心，端正旋毛处是也。如有双旋及旋毛不正者，非。艾炷约小麦许，但灸三五壮而止，灸后仍以醒脾散等补之。

诸疳脉法

小儿脉单细为疳劳，虎口脉纹白色为疳。

诸疳病证

夫诸疳者，谓肥甘饮食之所致也。盖小儿脾胃懦弱，多为母者舐③犊之爱，不知调养之法，遂令恣食甘肥瓜果生冷之物，一切烹饪调和之味，以其朝餐暮食，渐成积滞，胶固而不为疳者鲜矣。或婴幼缺乳，粥饭太早，耗伤形气者；又或因久患疟痢吐泻，及生诸病，误以下药，致损脾胃，亡津液而然者，皆能致身热体瘦、面黄肚大、青筋虫痛、泻痢等证。

---

① 并：原作“笄”，据《古今医鉴·惊风》改。
② 猪：此后衍“猪”字，据《古今医鉴·惊风》删。
③ 舐：原作“砥”，据《古今医鉴·诸疳》改。

诸疳治法

宜理脾胃，消积化虫，清热止泻住痢[①]，以肥儿丸、疳积饼为主。此二方不问诸疳冷热，服之皆最效。大抵疳之为病，皆因过餐饮食，于脾家一脏，有积不治，传之余脏，而成五疳之疾。何为五疳？心、肝、脾、肺、肾也。如疳在心，则面赤口干、咬牙舒舌、口舌生疮、身热体瘦，以安神丸主之。疳在肝，则面青、筋膜遮睛、摇头揉目多泪、头焦发竖、筋青脑热、瘦弱，以补肝汤主之。疳在脾，则面黄身热、腹胀肚大、好食泥土、水谷不消、泄下酸臭、困睡减食、肌瘦，以益黄散主之。疳在肺，则面白、咳嗽喘逆、口鼻生疮、咽喉不利、壮热恶寒、鼻流清涕，以清[②]肺汤主之。疳在肾，则面黑肌肉瘦而体生疮、身热尿涩、手足冰冷、口臭干渴，以地黄丸主之。内疳则目肿胀、利色无常、或沫清白、渐而瘦弱，此冷证也，宜木香丸主之；外疳，鼻下赤烂、自揉鼻头，有疮口不结痂、绕目而生，当用兰香散治之。大抵疳病当辨冷热肥瘦，而治其初病者为肥热疳，久病者为瘦冷疳。冷则用木香丸，热则用黄连丸，临证宜审治焉。

诸疳治方

肥儿丸 刘尚书传。消疳化积，磨癖清热[③]，伐肝补脾，进食杀虫，养元气。

人参去芦，三钱半 白术去芦，三钱半 白茯苓去皮，三钱 黄连姜汁炒，三钱半 胡黄连五钱 使君子去壳，四钱半 神曲炒，三钱半 麦芽炒，三钱半 山楂肉三钱半 甘草炙，三钱 芦荟二钱半，碗盛，泥封固，置土坑中，四面谷糠火煨透用之

上为细末，黄米糊为饼，米汤送下，或作小丸亦可。每服二

---

① 痢：原作“冷”，据《古今医鉴·诸疳》改。

② 清：原作“青”，据《古今医鉴·诸疳》改。

③ 热：此后衍“热”字，据《古今医鉴·诸疳》删。

三十丸，量儿大小，加减服之。

疳积饼 毛惟中传。治小儿五疳诸积，肚大青筋，面黄肌瘦，饮食少进，或泻或痢，或腹痛。

青皮去穰，五钱 陈皮五钱 山楂肉五钱 神曲炒，五钱 麦芽炒，五钱 砂仁炒，四钱 白术去芦，六钱 三棱煨，五钱 莪术煨，五钱 木香五钱 槟榔四钱 甘草炙，四钱 小茴炒，三钱 使君子去壳，二两 肉豆蔻煨，四钱 诃子去核，四钱 夜明砂炒，三钱，另研 川楝子酒蒸，去核，三钱 干蟾蜍一大个 川黄连去毛，净，六钱，清水浸，取汁，和药末

上焙干，为细末，用好细白面六斤微炒黄，以沙糖十两水煮化，和前面、药匀拌，印作饼子，每重一钱。每服三五饼，任意嚼吃。

五积饼 山东德府传。治小儿疳积、食积、虫积、肉积、气积、冷积，腹胀大如鼓，青黄肌瘦，泄泻发热，不能服药者。

三棱醋炒 莪术醋炒 青皮去穰 陈皮 木香 黄连姜汁浸炒，各一钱 川楝肉 槟榔各二钱 神曲炒 麦芽炒 砂仁各三钱 使君子肉 胡黄连各五钱 白术炒六钱 龙胆草六分 山楂肉一两 干蟾蜍五只

上为细末，用炒过白面五斤，黑沙糖二斤，并前药和匀，用印印作饼子，约重一钱。每服三五饼，服过半月大效。

安神丸 治邪热惊啼心疳，面黄颊赤壮热。

麦门冬去心 牙硝 白茯苓 山药 寒水石 甘草炙，各五钱 朱砂一两 龙脑一字

上为末，炼蜜为丸，如芡实大。每服半丸，沙糖磨化下。慢惊，用参、术煎浓汁化下。

补肝汤 治肝疳眼闭不开，内有朦雾。

生地 熟地各一两 川芎 赤茯苓 枳壳炒 黄连 杏仁水泡，去皮 半夏曲 天麻 地骨皮 甘草炙，各二钱半

上锉，每二钱，姜三片，黑豆十五粒，水煎，临卧服。

益黄散 治脾疳脾胃虚寒，体黄腹大，好食泥土。肺疳气喘，

口鼻生疮等证。

人参　白术　陈皮各一钱，青皮　诃子皮　甘草炙，各五分，丁香二分

上锉一剂，水煎温服。古方无参、术。

清肺汤　治肺热疳䘌①蚀为穿孔，汁臭或生息肉。

桑白皮炙　紫苏　前胡　黄芩　当归　连翘　天门冬去心　防风　赤茯苓　桔梗　生地黄　甘草

上锉，每二钱水煎，食后服。

地黄丸　治肾疳肌体极瘦，生疮疥，寒热乍作，头极热，足冷如冰。肝疳白膜遮睛，筋疳泻血，骨疳喜卧冷地。又治胃怯不言，解颐，小儿年长不能行者，专服有效。

熟地黄酒洗　山茱萸酒蒸　淮山药　泽泻　牡丹皮　白茯苓各一钱

上为末，炼蜜为丸，如梧桐子大。每五七丸，空心热水化下，年长者，量增丸数。

木香丸　治瘦冷疳，及疳在内。

木香　青黛　槟榔　肉豆蔻各二钱半　麝香一钱，另研　续随子一两，去油　虾蟆大壮者三个，烧存性

上为末，炼蜜为丸，如绿豆大。每服三五丸至一二十丸，薄荷汤下，食前服。

黄连丸　治肥热疳。

胡黄连　川黄连各五钱　朱砂二钱半，另研

上为细末和匀，填入②猪胆内，用淡浆煮，以杖子如铫子，上用线约之，勿着底，候一时取出，研入芦荟、麝香各等分，饭为丸，麻子大。每服五七丸至一二十丸，米饮下。一方是虾蟆半两，焙干不烧。

兰香散　治外疳鼻下赤烂。

---

① 䘌：原作“慝”，诸本同，据文义改。

② 入：此后衍“豬”，据文义删。

兰香叶二钱，烧存性　铜青　轻粉各五分

上为细末，干敷之。

按：上方乃前论治诸疳者。

小芦荟丸　治疳积瘰疬结核，耳内生疮，或疝气囊痈，下疳溃烂，或茎出白津，股腹有疮，或体瘦热渴，大便不调，牙龈蚀落，颊腮腐烂等证。

胡黄连　黄连　芦荟　木香　白芜荑炒　青皮　白雷丸　鹤虱草各一两　麝香三钱

上为末，蒸饼为丸，如麻子大。每服一钱，空心米汤下。

一小儿下疳溃烂，发热作痛。一小儿茎中作痒，不时搔捻。一小儿肾茎中溃痛，小便闭①涩，日晡尤甚。一小儿目痒出水，或项中结②核，或两眼连劄③，或阴囊瘙痒年余矣，俱属肝火，用此立愈。

大芦荟丸　治五疳皮黄肌瘦，发直尿白，肚④大青筋，好食泥、炭、米、茶之物，或吐或泻。

苍术米泔浸，炒　陈皮　厚朴姜炒　青皮　枳实炒　槟榔　神曲炒　山楂去子　麦芽炒　三棱煨　莪术煨　胡黄连　黄连　芜荑仁　使君子　青黛　砂仁　茯苓　芦荟各等分

上为末，使君子壳煎汤浸，蒸饼为丸，如弹子大。每一丸，清米汤化服。

黄土丸　治小儿疳积在脾，面黄腹胀，咬指甲，挦⑤眉毛，揉口鼻，好吃泥、土、炭、茶、纸之类。

黄土一两　陈皮一两　木香二钱半　黄连五钱　巴豆去壳，二十粒，不去油

上为末，面丸绿豆大。每岁十丸，黑豆汁下，直候泄五七次，

---

① 闭：原作“开”，据《古今医鉴·诸疳》改。
② 结：原作“桔”，据《古今医鉴·诸疳》改。
③ 劄（zhá 札）：眨。
④ 肚：原作“吐”，据《古今医鉴·诸疳》改。
⑤ 挦（xián 弦）：扯，拔取。

疳积尽，与益黄散助药，后与疳药常服。

癖疾脉法

脉沉细为癖积。

癖疾病证

天地气运，固有南北之殊；小儿病患，亦有彼此之异。北方小儿患癖疾者，十恒八九；南方小儿患癖疾者，百无二三。是何谓而致之？盖南方水土薄弱，饮食柔软，易于克化，厥疾少矣；北方水土厚实，面食坚硬，难于运动，厥疾生焉。亦由脾胃之不和也，故东垣以脾胃为人之主，脾胃和，一疾不生，亏则百病生焉。小儿脾胃本自柔脆，脏腑尚且娇嫩，为之母者多不知调护之法，惟务姑息之爱，不问咸酸甘肥之味、瓜果生冷之物，及糍粽湿面、油腻煎炙之类，诸般稠黏干硬难化之物顺其所欲，食之过多，损伤脾胃。脾胃既伤，则不能消化水谷，水谷不化，则停滞而为热。发热既久，则耗伤元气，元气虚，则不能运动其血，血遂不行而停滞不散，留于胁肋之间，遂成血块，居于皮里膜外，不能动移，始则有如钱大，发热则①日渐长，其形如龟，如蛇，如猪肝、肺者，长短大小之不一也。内有血孔贯通，外有血筋盘固，其筋直通背脊之下，与脐相对之间有动脉之处，乃癖疾之根。夫人身之血脉，则昼夜循环无端，一周流及此，其血则贯入筋内，由筋入孔，由孔入癖。盖癖得血养而渐长，邪得血助而渐盛，于是正气愈惫而血愈枯矣。发为潮热，以致诸疾，或头出虚汗，或胸前项下跳动，或肚大青筋、毛焦发竖，或面黄肌瘦、四肢干枯，淹延日久，则毒气发出，变生诸症。有变为牙疳口臭，宣露出血者；有变为头面肿大，口鼻溃烂者；有变为一切疮毒，流脓出血者；有变为肢体浮肿，腹胀气喘者；有变为寒热往来，似疟非疟

① 则：此后衍“则”字，据文义删。

者；有变为痰嗽喘热①，衄吐下血者；有变为呕吐泻痢，脱肛下坠者；有变为心腹疼痛，疝气偏坠者，皆癖毒攻出之所致也。变证多端，难以悉举，乃九死一生之病，非一方一法所能愈也。

癖疾治法

治之先宜针灸之法，以断其根，使血不贯入筋内，则癖无血所养，癖即自败矣。外以膏药贴之，内以汤丸攻之。大抵宜补脾养气，以治其本；清热消块，以治其标；标本兼济，又当执②其权衡，以量儿之壮弱，病之轻重。若壮而轻者，则治标之药多于治本之剂；若弱而重者，治本之剂多于治标之药。大概肥儿丸、乌金丸、阿魏丸、千金保童丸之类，乃半攻半补，平和之剂，宜对证选用，于针灸之后，可收十全之攻③也。医斯疾者，宜详究焉。

癖疾治方

血府汤④　西园公方。治小儿腹中癖块，发热口干，小便赤。

柴胡一钱　黄芩八分　半夏姜汁浸，炒，八分　人参三分　白术去芦，七分　白茯苓去皮，一钱　猪苓七分　泽泻一钱　三棱煨，一钱　莪术煨，一钱　山楂肉一钱　胡黄连三分　甘草三分

上锉一剂，姜、枣煎服。

抑肝扶脾散　云林制。补元气，健脾胃，退热消癖。

龙胆草酒洗，八分　柴胡酒炒，三分　山楂肉八分　神曲炒，六分　人参五分　白芥子炒，八分　白术土炒，八分　茯苓八分　陈皮六分　甘草三分　青皮香油炒，六分　黄连姜汁炒，一钱　胡黄连三分

上锉一剂，姜、枣煎服。

---

① 热：此后衍“喘”字，据《古今医鉴·癖疾》删。

② 执：原作“轨”，据《古今医鉴·癖疾》改。

③ 攻：通“功”。《墨子·非攻下》：“易攻伐以治我国，攻必倍。”毕沅校注：“攻当为功之借字。”

④ 血府汤：《古今医鉴·癖疾》作“净府散”。

肥儿丸 方见《诸疳》。治癖疾如神。

乌金丸 徐副使传。治癖块发热，一料除根。

牛黄二钱 芦荟三钱 琥珀五钱 胡黄连五钱 人参六钱 白术乳汁炒，六钱 黄连七钱 槟榔七钱 三棱醋煮，七钱 莪术醋煮，七钱 地骨皮七钱 百草霜三钱 伏龙肝三钱 水红花子炒，七钱

上为细末，糯米糊为丸，如绿豆大，每服三十丸，陈皮汤下。

阿魏丸 鲍思斋传。

白术五两，用酥油炒三两，土炒二两 苍术三两，米泔水浸二日，去皮，再用芝麻二两同浸，磨下，取粉晒干 半夏姜制，一两 白茯苓去皮，三两 陈皮一两 黄连酒炒，二两 山楂去核，一两 麦芽炒，一两 枳实麸炒，二两 萝卜子炒，二两 当归二两 红花一两 楮实子炒，二两 桃仁去皮，一两 胡黄连一两 三棱一两，炒 莪术一两，煨 芦荟一两 阿魏一两 牛黄一钱 人中白火煅，五钱 沉香一两 海带十两 紫菜三两 干碱二两，炒 小桃红子炒，三两 水红花子炒，三两 酥油二两 黄蜡三两，二味同化入药末内

上炼蜜为丸，如梧桐子大，每二三十丸，水红花子煎汤送下。白汤、黄酒俱可。

千金保童丸 消癖化积，清火退热，杀虫消疳，开膈除胀，养胃和脾进食。大人、小儿并宜服之。

人参五钱 白术五钱 茯苓去皮，三钱半 芦荟一钱 胡黄连三钱 黄连炒，三钱半 芜荑仁三钱 使君子去壳，三钱半 夜明砂炒，三钱 三棱 莪术煨，三钱半 苍术米泔浸①，炒，三钱半 砂仁三钱 木香三钱半 槟榔 香附炒，三钱半 枳实麸炒，三钱 神曲炒，五钱 山楂去核，三钱半 麦芽炒，五钱 萝卜炒，五钱

加阿魏二钱，水红花子炒，五钱。

上为细末，猪胆汁为丸，如绿豆大。每三五十丸，食前米饮送下。

按：上方治癖退热，半攻半补之良剂也。此病切忌猪肉，宜

---

① 浸：原脱，据《古今医鉴·癖疾》补。

食鸽子、虾蟆。

至宝丸 许昌僧传。

阿魏二钱 芦荟 天竺黄 雄黄 胡黄连 没药 穿山甲炒成珠 沉香 白草乌童便浸一宿 硇砂各二分

上为细末，用好酒和成一块，入铜锅内，再入酒半茶钟，熬成膏，勿令火大，恐伤药力。量可为，取出丸如豌豆大。每一丸黄酒化下，十岁已上，服二丸，临卧服，待其自然汗出。三日服一次，重者五七服，轻者二三丸，热即退，块亦消。须要忌口。

一方加血蝎二分，蟾酥三分，白草乌用三分，尤效。

一提金 秘方。

阿魏火炙①，二钱 血竭 雄黄 朱砂 全蝎 乳香 没药各一钱 沉香 木香 芦荟 天竺黄各五分 穿山甲七片，炒成珠 大黄七钱 木鳖子七个

上为末。每用五分，鸡子一个，小顶取破，将药入内，纸裹蒸熟，空心食之，效。

妙灵散 杨见亭传。

阿魏箬炙，一钱 芦荟二钱半 天竺黄一钱 大黄一钱 胡黄连二钱 雷丸二钱半，甘草水浸半日，去皮，炒 干漆五钱，砂锅慢火炒，放地上去火毒 蜈蚣二条为末，一钱，红足者佳，瓦上焙，去头足，地上出火毒

上为细末，用蜜水拌②匀，置碗内或小瓶内，以猪尿泡封口，悬锅内重汤③煮，半炷香为度，埋土中一宿，次日取出。每服九厘，或茶或酒或米汤下。

五黄丸 刘玄洲④传。退热如神。

牛黄一分 天竺黄二分 芦荟一分 阿魏二分 雄黄一钱 蜈蚣

---

① 火炙：《古今医鉴·癖疾》作“箬”。箬炙，言用箬竹叶包裹烧制。
② 拌：原作“伴”，据《古今医鉴·癖疾》改。
③ 汤：原作“阳”，据《古今医鉴·癖疾》改。
④ 刘玄州：《古今医鉴·癖疾》作“刘继州”。

二条，去头尾　胡黄连二分

上为末，黄蜡五钱，铁勺化开，为丸如绿豆大。每五七丸，量儿大小，黄酒送下。或将黄蜡煎鸡子入药于内，嚼吃亦可。

将军散　刘继州传。治癖专攻之剂。

川大黄酒浸，蒸，五钱　荞麦面炒黄，三钱　阿魏一钱

上为末，每服三分，烧酒调服。

食物秘方　卢诚庵传。此方治癖最效，宜多服之。

硼砂　硇砂各二钱　大黄一两　芒硝一升

用核桃一百个，敲损同药入，水二十碗，煮一炷香为度，取出，无时，令儿食之。

一方胡鸡子五个，阿魏五分，黄蜡一两。

锅内煎一处，分作十服，细嚼温水下，空心服，诸物不忌，腹中作痛无妨。十日后，大便下血，乃积化也。

一方硇砂一钱，硼砂一钱，木鳖子去壳，五个，红花一钱半，蜈蚣一条，穿山甲五片，麸炒黄色。

为末，合一处，猪槽头肉一斤，煮熟切片，撒药，用磁器盛肉、药，锅①内蒸烂，任意食之。

一方张可亭传。急性子、川大黄、水红花子各一两五，生用。

上为细末，每服五钱，外皮硝一两拌匀，用白鹁鸽②一只，去毛、屎，刮肠，勿沾水，以布拭净，将末药装入内，线缝入锅内，水三碗，纸封口，用细细火煮，令水干，将鸽子番复③焙黄色，冷定。早晨食之，黄酒送下，时刻住④热，三日后大便下血而愈。忌冷物百日。

一方用鸽雏一只，事净，用硇砂四分，硼砂五分。

上为末，擦遍鸽雏，用碗盛入锅上，用瓦盆罩住四围，用芒

① 锅：原作“锅”，据《古今医鉴·癖疾》改。

② 白鹁鸽：原作“白鹁鸽”，据《古今医鉴·癖疾》改。

③ 番复：反复。番，轮流交替。

④ 住：原作“祖”，“宔”的异体字，据《古今医鉴·癖疾》改。

硝半斤封住，着火蒸之，任意食①之。

一方辰砂、硇砂、硼砂、阿魏各一钱，三棱、莪术各二钱，全蝎一对，血竭五分，水红花子炒，二钱。

上共为末，皮硝半斤水澄清，用鸽子一个去毛、肠，将药②一钱撒在鸽子内，上用硝水三碗，入罐煮熟，食之，三服全愈。李洞峰传。

一方，威灵仙、刘寄奴、芒硝各一两。

上为末。每用小勃鸽一只，如法事净，去毛、肠③，将前药末二钱装入鸽肚内，以线缝固，用酒、醋各一碗，同煮令干，取鸽去药，只吃鸽子，二三只退热，五七只全消。

按：上方治癖，食物峻攻之剂可暂服。

青黛丸 郭师傅传④。治小儿癖疾发热，上攻牙龈，腮颔肿痛，生疮；及治诸热痰嗽，伤风身热，并痘疹出不快，身极热，眼黄。皆可服。

青黛水飞，二钱 黄连猪胆汁炒，二钱 石膏火煅，二钱 连翘去穰，三钱 桔梗一钱半 升麻一钱半 黄芩酒炒，二钱 薄荷二钱 防风二钱半 半夏姜制，二钱 牛胆南星二钱 贝母二钱 枳实麸炒，一钱半 莪术醋炒，钱半 木香二钱 槟榔二钱 香附童便浸，三钱 山楂肉二钱 砂仁一钱半 人参去芦，一钱半 白术麸炒，三钱 茯苓去皮，二钱 甘草炙，一钱 紫苏二钱 麻黄二钱

上为细末，稀米糊为丸，如绿豆大。每服五七分或一钱，量儿大小。身热，薄荷汤下；咳嗽，五味子桑白皮汤下；头疼身热，川芎汤下；痘疹，酒下；伤风身热，麻黄紫⑤苏汤下。又治大人伤酒、伤食、伤气、伤风、头疼，每服百丸，姜汤下。

---

① 食：原作“愈”，据《古今医鉴·癖疾》改。
② 药：原脱，据《古今医鉴·癖疾》补。
③ 毛肠：原作“肠肚”，据《古今医鉴·癖疾》改。
④ 传：原脱，据《古今医鉴·癖疾》补。
⑤ 紫：原作“柴”，据《古今医鉴·癖疾》改。

消毒散[①]　治癖毒上攻头面，腮颔肿起疼痛，及一切恶毒疮肿，如神。

白芷　郁金　大黄　黄柏　草乌　木鳖子　南星　皂刺　白及　贝母　天花粉　石膏　石灰　甘草

上各等分，为细末，用鸡清调敷，立消。内服犀角化毒丹一二丸，消肿痛，立效。方见后诸热。

按：上方治癖毒上攻，腮颔肿痛初作之剂。

清香散　张和川传。治小儿癖疾，生牙疳，溃烂臭秽。

乳香　没药　孩儿茶　轻粉炒　象皮烧灰　象牙焙黄　红枣烧灰　珍珠焙黄　海巴焙干，各等分

上为细末。搽患处，登时痛止，生肌如神。

信甲绿袍散[②]　治小儿疳癖，牙龈臭烂，齿牙脱[③]落，皮肉破坏。贾兰峰传。

用红枣五枚，去核，每枣一枚入人言一分，火煅存性，为极细末，加黄柏五分，青黛三分，穿山甲五分，烧存性。为末，和匀，搽患处，立效。

治癖疾，口内疳疮，牙齿臭烂　周逢乾传。

白砒不拘多少，用红肥枣去核，每一枣入一块在内，纸包，炭火煅存性。用竹签挑入患处，低头开口，流水连上数十遍，即日奏效。

治癖疾热毒，上攻腮颔，溃透，如盏口大

象牙　琥珀　珍珠　海巴　人中白即尿桶内白霜刮下各一钱

上为细末，掺入腮颔烂处，直待内将好之际，用利刀四围割破见血，一面将大雄鸡冠割去齿，直劈开，如患处一般大，乘热贴在患处，四围用生肌散方见痈疽敷之，令患者侧卧，患处向上，勿犯汤水大半日。未用药之先，将饮食吃饱，次日方可食。其鸡

① 消毒散：此3字原脱，据《古今医鉴·癖疾》补。

② 信甲绿袍散：五字原脱，据《古今医鉴·癖疾》补。

③ 脱：此后衍“脱”字，据文义删。

冠要割得平正，四边要薄些，方得妥贴。

治癖气上攻，牙腮腐烂 刘嵩皋传。

桃花信一块，桑柴火内烧红，淬入细茶浓卤内，如此七次，去信，将茶卤入雄黄一块，研末入卤内。用鸡翎频扫患处，止痛生肌，立时见效。

按：上方治癖毒上攻，腮颔溃烂，牙疳之剂。

玄霜膏① 方外人传。治癖退热。

大黄一两 栀子一两 木鳖子一两，三味共为末 硇砂一钱 硼砂一钱 雄黄一钱，三味共为末 皮硝一撮 油核桃三个 白花菜晒干②，四钱 大蒜五片 黑狗脑子一个 好烧酒一钟

将前六味药末掺③入后药内，同捣为饼。每用一饼，贴癖上，用热汤瓶，熨饼上。如冷，再换热瓶熨之。后用布帛扎住，贴二三日去药，再停一二日，再换一饼，依前法用。忌生冷、油腻、发物。

红花膏 京师④传。

水红花科一捆，熬膏一碗入 麝香三钱 阿魏三钱 血竭三钱 没药五钱 赤芍一两 当归一两

为细末，入膏内搅匀，以青布摊，贴患处。

黄龙膏 周仁山传。

黄狗脑子三个 黑礬半斤 皮硝半斤

后二味，分三分，入三个脑子于内，令儿食饱，将一分用面圈，癖药入圈内，熨斗熨至干，成饼去了。每一日一次，三日为止。又停一日，将甘草、甘遂一处为末，绢包水浸，癖揉一顿饭时，即服桃仁承气汤⑤。一剂，打下血块；未下，再进一服，神效。

---

① 玄霜膏：《古今医鉴·癖疾》作“玄武膏”。
② 晒干：原作“一干”，据《古今医鉴·癖疾》改。
③ 掺：原作“渗”，据《古今医鉴·癖疾》改。
④ 京师：原作“小师”，据《古今医鉴·癖疾》改。
⑤ 汤：此后衍“汤”字，据《古今医鉴·癖疾》删。

水润膏 张太尹传。

大独蒜三四个 大黄一两 皮硝五钱 水红花子七钱 麝香[①]一分 赤石脂二钱

上五味为末，将蒜捣烂，和末令匀，敷患处，用纸贴住，干则以水润之。一昼夜，能从口中出药气[②]，癖即消。

黑龙妙化丹 刘少保公传。贴癖块、血积、气积、痞积、食积等疾。

川乌 草乌 两头尖[③] 穿山甲 当归 白芷 赤芍 生地 熟地 官桂 三棱 莪术各一两 蓖麻仁百个 木鳖去壳，净仁，一两 巴豆去壳，一百个

上锉碎，香油二斤，浸三日，文武火熬至焦黑，滤去渣，将油再熬至半炷香，下黄丹炒黑一斤研，同熬，以柳条搅，不住手，滴水成珠，不散为度，取出入后药。

乳香 没药 五灵脂 木香各一两 麝香一钱

共为细末，入内搅匀，磁器盛之。量疾大小，用五倍子染过狗皮，摊贴半月一易。制药，勿犯妇人手及鸡犬见之。忌食羊、鱼等肉发物。二三个月，大效。

化癖膏 范任庵传。

真香油一斤 好黄丹半斤 木鳖子仁五钱 川乌五钱 当归 甘遂五分 穿山甲[④]五钱 蜣螂二十个

上先将油入锅内，用前七味熬焦，去渣，入黄丹熬成珠，离了火，入后药。

芦荟五钱 阿魏 硼砂 硇砂 皮硝各五钱 麝香五钱 水红花子七钱

此七味为细末，入内随用。每一个重三钱，临卧时先用皮硝

---

① 香：原脱，据《古今医鉴·癖疾》补。

② 药气：此2字原脱，据《古今医鉴·癖疾》补。

③ 两头尖：中药名。功能祛风湿，消痈肿。用于风寒湿痹，四肢拘挛，骨节疼痛，痈肿溃烂。

④ 穿山甲：此后衍“甘遂各”三字，据《古今医鉴·癖疾》删。

水洗患处，极净，然后贴上。三日觉肚皮痒，七日觉疾甚痛，即其验也。忌生冷、油腻等物。

张南川消癖膏

香油一斤　桃　榆　柳　槐　椿　楮　柏枝各一两　猪鬃①四两　血余一两　水红花穗一斤

已上俱入油内，煎焦去渣。又入：

黄连　黄芩　黄柏　栀子　大黄　连翘　川乌　木鳖子　两头尖　川芎　归尾　防风　荆芥　薄荷　苍术　苦参　穿山甲　蓖麻仁各一两

入油内煎焦捞出，秤前油，如油一两，入黄丹五钱，熬至滴成珠，离火候温，入后细药。

阿魏　胡黄连　天竺黄　血竭　芦荟　硼砂　硇砂　乳香　没药　儿茶　轻粉　雄黄各一钱，蜈蚣三条，为末　朝脑②一两，麝香三分

临摊贴药，入麝，贴患处，神效。

挑筋灸癖法

令患人低坐弯腰，医以右手大指、中指横掐③住两胯骨尖上，相平横过，中间脊骨陷处是穴，将牙花记住，用手按脊下二寸许，则上记牙花必跳动，是真穴；不动，不是穴。于动处，用药制过纸擦之，使皮肉麻木，用艾灸一炷，将大布针穿丝线一条，将针放斜，横刺入皮，如艾炷大穿到线，慢慢勒破皮，然后再用针，斜入横挑，过线勒断，白筋四五条，出鲜血易治，出紫血难愈。用真三七末少许，掺上血即止。再用艾灸三壮，用前膏药贴之，当时热退，指日癖消，神效。

制纸法：用花椒树④上马蜂窝为末，用黄蜡蘸末，并香油频擦

---

① 鬃：原作“宗”，据《古今医鉴·癖疾》改。
② 朝脑：即樟脑。
③ 掐：原作“搯”，据《古今医鉴·癖疾》改。
④ 树：原脱，据《古今医鉴·癖疾》补。

纸，将此纸擦患处皮上，即麻木不知痛。

灸癖法 穴在小儿背脊中，自尾骶骨，将手揣摸脊骨两旁，有血筋发动处两穴，每一穴用铜钱三文压在穴上，用艾炷安钱孔中，各灸七壮。此是癖之根，贯血之所，灸之疮即发，即可见效。灸不着血筋，则疮不发，而不效矣。

治小儿疳积，眼矇发竖者 郭师傅方。

远志去心 苍术米泔浸 槟榔火炮 木鳖子去壳 三棱每一钱七分，净

用牙猪肝一付，竹刀切片，皮硝水洗净，将药末撒上，仍用竹签贯合，两片为一，蒸一炷香为度。取出仍将皮硝水洗之，露一宿。病人服，任意多寡，或煎煮不拘，轻者半付，重者一付。

诸 热

大连翘饮 治小儿心经邪热，心与小肠受盛，乃水窦之处常宜通利。壅则结，滑则脱，热则涩，盛则淋。平凉心火，三焦自顺，不待疾作而解。证成而疗者，疏待有之矣。一十五味，加汤使用，才觉蕴热、寒热、寒邪、风邪冒之，肺、心将受之，不受则触传于小肠，或闭，或涩，或赤，或白，淋沥不通，荣卫不行，壅滞作疾，其发多端，以致膈①热，眼目赤肿，唇口白疮，津液不生，涕唾稠盛，须在表里，俱得其宜，惊风悉能散之，痰热亦自消除，连翘之功，可谓大矣。

连翘 瞿麦 滑石 车前子 牛蒡子 赤芍各八分 栀子 木通 当归 防风各四分 黄连 黄芩各一钱一分 甘草一钱六分 荆芥一钱二分 蝉蜕五分

上锉，竹叶十个，灯心七茎，水一碗，煎至七分，不拘时服。风痰热变、热蒸，加麦门冬；实热、丹热，加大黄；胎热、疮疥余毒热，加薄荷叶；痈疖、热毒，加大黄、芒硝。

---

① 膈：《古今医鉴·诸热》作“肝”。

犀角化毒丹 陈白野方。治小儿蕴积热毒，唇口肿破生疮，牙龈出血，口臭[①]颊赤[②]，咽干，烦燥不宁，并痘疹余毒未解；或头面身体，多生疮疖。

犀角镑，二钱 桔梗一两 生地黄酒洗 赤茯苓去皮，五钱 青黛一钱 牛蒡子微炒，五钱 粉草 朴硝各三钱 连翘去穰 玄参各五钱

上为末，炼蜜为丸，如龙眼大。每服一丸，薄荷汤化下；兼有惊，加朱砂研细为衣。

感 冒

羌活膏 治小儿风寒外感，惊风内积，发热喘促，咳嗽痰涎潮搐，并痘疹初作。

羌活 独活 前胡 川芎各一[③]钱 桔梗 人参 天麻各五钱 薄荷 地骨皮各三钱 甘草二钱

上为末，炼蜜为丸，如芡实大。每一丸，姜汤研化服。

抱龙丸 治伤风瘟疫，身热昏睡，气粗喘满，痰实壅嗽，及惊风潮搐，蛊毒中暑，并可服之。壮实之儿，宜时与服之。

南星为末，入腊黄牛胆中阴[④]干，百日取出，八钱 天竺黄 雄黄 辰砂研，各四钱 麝香一钱

上为细末，煮甘草膏为丸，如皂角子大。每服一丸，滚热水化下。百晬内者，作三服。或用腊雪[⑤]水煮，甘草膏汁和药尤佳。

伤 食

万亿丸 方见通治。治小儿伤食，肚胀发热，惊风痰嗽，一切停滞，内伤外感并治。

---

① 臭：原作“鼻”，据《古今医鉴·诸热》改。

② 颊：《古今医鉴·诸热》作“腮”。

③ 一：《古今医鉴·感冒》作“七”。

④ 阴：原脱，据《古今医鉴·感冒》补。

⑤ 雪：此后衍“雪”字，据《古今医鉴·感冒》删。

启脾丸　消食止泄止吐，消疳消黄消胀，定腹痛，益元气，健脾胃。

人参　白术去芦　白茯苓去皮　干山药　莲肉去心、皮，各一两　山楂去核取肉　陈皮　泽泻　甘草各五钱，炙

上为末，炼蜜为丸，如绿豆大。每三四十丸，空心米饮①送下。或为饼，以米饮研化服，亦可。小儿常患食伤诸疾，服之立愈。

消食散　治小儿腹痛，多是饮食所伤，治宜和脾消食。

白术去芦，去油，陈壁土炒，二钱五分　红陈皮温水洗，去白，七分　南香附米去毛，炒，七分　神曲炒，七分　大麦芽炒，一钱　砂仁去壳，一钱　山楂蒸，去核，取肉，一钱　甘草炙，五分　四花青皮去穰，七分

上为细末。每服一钱七分，量儿大小，清米饮，或白汤任下，生姜煎服亦可。有寒，加藿香、吴茱萸；有热，加炒黄连。

吐　泻

烧针法　治小儿吐泻。

黄丹水飞过　朱砂　白矾火煅，各等分

上为末，枣肉为丸，如黄豆大。每服三四丸，戳针尖上，放灯焰上烧存性，研烂，凉米泔水调服。泻者食前，吐者无时。外用绿豆粉，以鸡子清和作膏，涂两脚心；如泻，涂囟门，止则去之。

白术散　治吐泻，或②病后津液不足，口干作渴，和胃生津，止泻痢，将欲成慢惊风者。

人参　白术　白茯苓去皮　藿香　干葛　甘草炙　木香水煎服

若小儿频频泻痢，将成慢惊，加山药、扁豆、肉豆蔻煨各一钱，用姜一片煎。若慢惊已作，加细辛、天麻各一钱，全蝎三个，白附子八分裹煨。

---

① 米饮：原作“丸饼”，据《古今医鉴·伤食》改。

② 或：原作“成”，据《古今医鉴·吐泻》改。

若冬月小儿吐蛔，多是胃寒、胃虚所致，加丁香二粒。

如胃虚不能食，而大渴不止者，不可用淡渗之药，乃胃中元气少故也，与此汤补之，加天花粉。

如能食而渴者，白虎汤加人参。

如中气虚热，口舌生疮，不喜饮冷①，服之即效。

参苓膏 治大人、小儿脾胃虚冷，呕吐泄泻，及痘疹泄泻并治。

人参 白术 茯苓 山药各一两 木香 砂仁各五钱 白豆蔻 肉豆蔻各七钱 甘草炙，三钱。

蜜为丸，如龙眼大，每服一丸，不拘时，清米汤，研化下。

治小儿脾虚泄泻 李椹涧传。

山药半生半炒，为细末，每服一二钱，空心、黑沙糖水调服。

痢 疾

三神丸 刘州判传。治泻痢。

南草乌光圆者三两。一两烧存性；一两去皮、尖，火煨；一两去皮、尖，生用

上为末，水打面糊为丸，如绿豆大。每三五丸或八九丸。水泻，热水待冷送下。去血，黄连甘草汤下；白痢，干姜汤下，俱用冷服。忌一切热物、鸡肉、鱼胙、腥腻等物。

铁门拴 魏进士传。治赤白痢疾，五种②泄泻。

文蛤炒黄色，一两 白矾半生半枯，五钱 黄丹二钱

上为细末，黄蜡一两溶为丸，如绿豆大。每服大人十五丸，小儿五七丸，茶一钱，姜二钱，煎汤下。

凤凰煎 治休息痢及痟泻日久不愈者。

鸡子一枚，打破，用黄蜡一块如指尖大，铫内镕，以鸡子拌炒熟，空心食之。

① 饮冷：《古今医鉴·吐泻》作“饮食”。

② 种：原作“肿”，据《古今医鉴·吐泻》改。

一方治噤口痢并泻。

用烧饼一个，乘热分作二边，将一边纳木鳖子泥，搭脐上，冷则易之。

一方治热痢。

黄连、细茶、生姜等分，水煎服。

封脐治痢良方 张西斋传。

王瓜藤，经霜晒干，烧存性，为末，香油调，纳脐中，立效。

点眼治噤口痢方 李与湖传。

用首胎粪炙干，每一钱加豆黄五分，胡黄连四分，片脑少许，共为细末，点两眼大眦，即效。

治小儿久泻、久痢不止，及满口生疮，白烂如泥，疼痛叫哭诸药不效者 张愧川传。

巴豆七个，去壳 瓜子仁七个 烧钱灰一个

上共捣一处，如泥，津调贴在两眉间正中，待成泡揭去即已。

疟疾

芫花散 治小儿疟疾。

芫花根为末，每用一二分，三岁儿用三分，以鸡子一个，去顶，入末搅匀，纸糊顶口，外用纸裹糖灰，火煨熟嚼吃。

天灵散

天灵盖烧存性，为末，每服五厘，黄酒调下，立止。

痰嗽

梨浆噙[①] 治咳嗽痰喘。

甜梨一个，刀切勿断，入蜜于梨内，面裹火煨熟，去面吃梨。

---

① 梨浆噙：《古今医鉴·痰嗽》作“蜜梨噙”。

保金丸 宋[1]杏川方。

南星 半夏 白矾生 牙皂 杏仁去壳，另研 巴豆去壳，各等分

上为末，合一处，再研令匀，枣肉为丸，如梧子大。每三丸，针挑灯上烧存性，研烂，茶清调下。

一方治咳嗽发热，气喘吐红。

人参 天花粉等分

为末。每服五分，蜜水调服。

一方治小儿喉中痰壅喘急。

用巴豆一枚，去壳，捣烂作一丸，以绵花包裹，男左女右，塞鼻中，痰即坠下。

气喘

一捻金 治小儿风痰吐沫[2]，气喘咳嗽，肚腹膨胀，不思饮食。

小儿肺胀喘嗽，多人看作风喉，大黄、槟榔、二牵牛，人参分两来凑，五味研成细末，蜜水调量稀稠，每将一字下咽[3]喉，不用神针法灸。

上其证，肺胀喘满，胸高气急，两胁搧[4]动，陷下作坑。两鼻窍张，闷乱嗽渴，声嘎不鸣，痰涎潮塞，俗云马脾风。若不急治，死于旦夕也。

盗汗

治小儿盗汗，潮热往来

胡黄连 柴胡各等分

---

① 宋：《古今医鉴·痰嗽》作“宗”。

② 沫：原作“法”，据《古今医鉴·气喘》改。

③ 咽：原作“叩”，据《古今医鉴·气喘》改。

④ 搧：原作“搦”，据《古今医鉴·气喘》改。

为细末，炼蜜为丸，如鸡头子①大。每一丸至三丸，银器中用酒少许化开，更入水五分，重汤煮二三十沸，放温，食后和渣服。

虫痛

小儿虫积腹痛

巴豆一枚，去壳，槌去油，以朱砂一粒同研匀，用鸡子一个，开顶微去白，入药在内，搅匀，仍将纸糊口，用秆圈在锅内，水煮熟，令儿食之，或以茶清送下，即打下所积虫，效。

追虫取积散 周左溪传。治小儿虫积、食积、热积、气积，或肚大青筋，腹胀而痛。

芜荑仁 雷丸 锡灰 使君子 槟榔 黑豆 大黄煨 鹤虱② 木香各等分

上为末，炼蜜为丸。或蜜，或沙糖水调服，每二三匙。

脐风

五通膏 周景阳传。治小儿脐风撮口。

生地黄 生姜 葱白 萝卜子 田螺肉各等分

上共捣烂，搭脐上四围，一指厚，抱住候一时。有屁，下泄而愈。

香螺膏 应圆秘传③。治小儿脐风，肿硬如盘。

田螺三个，入麝少许，捣烂搭脐上，须臾再易，肿痛立消。

独神散 治小儿脐风。

用全蝎七个，去蝎尾，每个用中一节，共七节，火烤。

上为细末，乳汁送下。小儿头上微汗出即已。

夜啼

安神散 治小儿夜啼不止，状若鬼祟。

---

① 鸡头子：即芡实。

② 虱：原作“风”，据《古今医鉴·虫痛》改。

③ 应圆秘传：《古今医鉴·脐风》作“鉴泉兄传”。

蝉蜕七个，下截为末，初生抄一字，薄荷汤入酒少许调下。或者不信，将上半截如上服，复啼如初。古人立法，莫知其妙。

花火膏 治邪热乘心，焦燥夜啼。

灯花三颗，以乳汁调抹儿口，或抹母乳上，令儿吮之。

一方用灯心烧灰，敷乳上，令儿吮之。

一方加朱砂一字，共为末，用白蜜调，儿睡抹口内。

丹毒

泥金膏 治小儿一切无名肿硬，焮①赤，但是诸般丹②瘤，热瘭③湿烂。大人亦同此法。

阴地上蚯蚓粪，熟皮硝比④蚯蚓粪三分之二，一处研细，新汲水浓调，厚敷患处，干则再上。

赤龙散 治赤毒、火毒、走疰。

伏龙肝不拘多少，用鸡子清调，敷患处。

口病

牛黄散 治小儿口中百病，鹅口口疮，重腭不能⑤吮乳，及咽喉肿塞，一切热毒。

牛黄 片脑 硼砂各一分 辰砂 雄黄 青黛各二分 朴硝一分半 黄连八分末 黄柏八分末

上为细末，每少许敷口内。

泻心汤 治小儿口疮。

黄连为末。每一字，蜜水调服。

小儿口舌生疮，乃心脾受热。口疮赤，心脏热；口疮白，脾

---

① 焮：原作“炊”，据《古今医鉴·丹毒》改。

② 丹：此后衍“般丹”二字，据《古今医鉴·丹毒》删。

③ 瘭（lǐn 凛）：寒战。

④ 比：原作“此”，据《古今医鉴·丹毒》改。

⑤ 能：原作“通”，据《古今医鉴·口病》改。

冷；口疮黄，脾脏热。吴茱萸末，醋调敷脚心，移热①即愈。药性虽热，能引热下行，其功至良。

牙疳

玉蟾散 治小儿走马牙疳，牙龈臭烂，侵蚀唇鼻。先用甘草汤洗净，令血出涂之。亦理身上肥疮，但是疳疮用之立效。

蚵皮即虾蟆，不鸣不跳者是，用黄泥②裹，火煅焦，二钱半 黄连二钱半 青黛一钱 麝香少许

上为末。湿则干掺，干则香油调抹之。

一方 治小儿走马牙疳，一时腐烂，即死。

妇人溺桶中白垢，火煅一钱许，入铜绿三分，麝香一分半，敷之立愈。

立效散 治走马牙疳。

黄丹水飞 枯矾 京枣连核烧存性

共为末，敷之。

眼病

拔毒膏 治婴儿患眼肿痛。

熟地黄一两，以新汲水浸透，捣烂贴两脚心，布裹住，效。

一方治小儿赤眼。用黄连末水调贴脚心，干则以水湿之。

一方治小儿热眼。

南星四分 大黄六分

为末，陈醋调匀，左眼敷右脚底，右眼敷左脚底，裹脚缠缚，俟口内闻药气则愈。

头疮

治小儿头疮、胎毒等疮

---

① 热：原作"夜"，据《古今医鉴·口病》改。

② 泥：《古今医鉴·口病》改作"酒"。

白芷　五倍子各一①两　花椒　黄丹各五钱　枯矾二钱

上为末，干则香油调搽，湿则干掺。

治肥疮黄水疮　秘方。

红枣烧灰，一钱　枯矾一钱　黄丹一钱　松香一钱　官粉五分　银珠三分

上为细末。湿则掺之，干则香油调搽。

发　斑

小儿身常发风瘢②，及脚常红瘇③，此脾经风热也。

防风通圣散去硝黄，加鼠粘子酒炒，黄连为末服之。外用防风、白芷、薄荷、黄连、黄芩、黄芪、黄柏煎汤，浴洗避风。

小儿诸方

保婴百中膏　京④师传。治小儿痞癖泻痢，咳嗽不肯服药；及治跌扑伤损手足肩背，并寒湿脚气，疼痛不可忍者。

沥青二斤半　威灵仙二两　蓖麻子去壳，一百二十枚　黄蜡二两　没药　乳香各一两，另研　木鳖子去壳，二十个，切碎，研　真麻油夏二两，春秋三两，冬四两

上先将沥青同威灵仙下锅熬化，以槐柳枝搅匀，须慢火，滴入水中不粘手，拔如金丝状方可。如硬再旋加油少许，如软加沥青。试得如法，却下乳香、没药末，起锅在灰上，再用柳条搅数百次，又以粗布滤膏在水盆内，拔扯如金丝，频换水浸三日，却用小铫盛顿。如落马坠车，于破伤疼痛处火上炙热，贴透骨肉为验，连换热水数次，浴之则热血聚处即消。小儿痞癖，贴患处；泻痢，贴肚上；咳嗽，贴背心上。

---

① 一：原脱，据《古今医鉴·头疮》补。

② 瘢（bān 班）：皮肤上生斑点的病。

③ 瘇（zhǒng 肿）：足肿。

④ 京：原作“膏”，据《古今医鉴·小儿诸方》改。

混元丹 鲍思齐[①]传。养元气，和脾胃，清火退热，化痰理嗽，定喘安神，镇惊却风，止泻消积，化痞止汗，消胀，利小便，小儿百病。

黄芪一钱，蜜炙 人参去芦，一钱 白茯苓去皮，二钱半 白茯神去心、皮，二钱半 山药姜汁炒，二钱半 癞缩砂去皮，三钱 益智去壳，六钱 香附一两，蜜水煮过 木香一钱 莪术火煨，三钱 桔梗一钱 远志甘草水泡，去心，一钱半 甘松八钱五分 粉草一两，半生半煨 牛黄一分 辰砂一两，甘草一两，水煮半日，去甘草不用 麝香三厘 金箔十片 滑石六两，用牡丹皮五两煎水，去丹，煮水干为度。滑石用青色者佳，如无，用白者。

上为细末，炼蜜为丸，如小雀卵大，金箔为衣。每服一丸，米汤研化服。惊风，薄荷汤研化服。

万亿丸 方见通治。治小儿百病如神。

痘疹论[②]

夫痘疹之原，乃胎毒所致。婴儿在胎之时，必资胎养以长其形焉。缘母失于节慎，纵欲恣餐，感其秽毒之气，藏于脏腑之中，近自孩提，远至童年，若值寒暄不常之候，痘疹由是而发，因其所受浅深，而为稀稠焉。大抵初娩之时，孩儿口内亦有余秽之毒，急用绵裹指头，拭去口中污汁，免咽入腹。事倘不及，宜以拭秽等法，并豫[③]解胎毒诸方，择便用之，亦能免痘疹诸症，真良法也。然痘疹虽是素禀胎毒，未必不由诸病相传而成。其始发之时，有因伤寒伤风而得者，有因时气传染而得，有因伤食发热，有因跌扑惊恐蓄血而得者。或为目撺口噤，惊搐如风之证，或口舌、咽喉、肚腹疼痛，或烦燥狂闷、昏睡谵语，或自汗，或下痢，或发热，或不发热，证候多端，卒未易辨，必须以耳冷、骫冷、足

① 鲍思齐：《古今医鉴·小儿诸方》作“鲍思斋”。
② 论：原脱，据原书“目次”补。
③ 豫：预备，事先准备。

冷验之。盖疮疹属阳，肾脏无证，耳与骫、足俱属于肾，故肾之部独冷。然疑似之间，或中或否，不若视其耳后有红脉、赤缕为真，于此可以稽验矣。

治疗之法：痘疹未出之先，预解胎毒；发热未出之际，急须微汗；已出未收之时，当用温和之剂。又曰：始出之前，宜开和解之门；既出之后，当塞走泄之路；痂落已后，清凉渐进；毒已去尽，补益宜疏。大凡初起，未见红点，证与伤寒相类，发热烦燥，脸赤唇红，身热头疼，乍寒乍热，喷嚏呵欠，喘嗽痰涎①等证，身热未明，疑似之间，急须表汗发散，可服升麻葛根汤、参苏饮之类。其或气实烦燥热炽，大便闭结，则与犀角地黄汤、败毒散之类；或多服紫草饮，亦能利之。如小便赤涩者，分利小便，宜以四苓散、导赤散之类，则热气有所渗而出。凡热不可骤遏，但轻解之；若无热，则疮又不起发也。盖发热之初，红点未见之前，非微汗则表不解，乃痘疮未出，表热壅积之时也；非微下则里不解，在红点未见，里热壅盛之际也。若正出未收之时，妄汗则成斑烂，妄下则成陷伏。痘疮一发，出于心肝脾肺四脏，而肾无留邪者为吉；若初发便作腰痛，见点则紫黑者，多死；乃毒气留于肾间，而不发越故耳。何者？疮随五脏，有证未发，则五脏之证悉具；已发，则归于一脏，受毒多者见之。故肝脏发为水泡，色青而小；肺脏发为脓泡，色白而大；心脏发为斑，色赤血泡；脾脏发为疹，色黄小斑疮；惟归肾则变黑，青紫干陷。故疮疹属阳，本无肾证，肾在下不受秽气，阳取火也，阴取水也，以火为水所制，岂不殆哉？

大抵痘疮之法，多归重于脾肺二经。盖脾主肌肉，而肺主皮毛，故遍身为之斑烂②也。其为证也，宜发越不宜郁滞；宜红活凸绽，不宜紫黑陷伏。疮出之后，医者常察色详证，以辨表里虚实用药。其吐泻不能食，为里虚；灰白色，陷顶多汗，为表虚；红活凸绽为表实。又诸痛为实，诸痒为虚。外快内痛为内实外虚，

① 涎：原脱，据《古今医鉴·痘疹》改。
② 烂：原作“烛”，据《古今医鉴·痘疹》改。

外痛内快为内虚外实。内实而补，则结壅毒；表实而复用实表之药，则溃烂而不结痂矣。如表虚者，疮易出而难靥；表实者，疮难出而易收。里实则出快而轻，里虚则发迟而重。表实里虚，则陷伏倒靥①；里实表虚，则发慢收迟。调养之法，切不可妄用硝、黄、巴豆大寒大热之药。盖解表不致于冷，调养不致于热，小儿难任非常之热，亦不堪非常之冷，稍有偏焉，病从此生。故热药之助热者，以火济火，而热势大盛，荣卫壅遏，轻为咽喉目疾、吐衄痈疮，重则热极生风、斑烂不出；冷药之乘寒者，以水滋水，使脾胃虚寒，气血凝滞，轻为吐利腹胀，重则陷伏倒靥。又宜谨避风寒，严戒房事，禁止杂人月妇，清除秽气触忤，调节乳食，勿食过饱失饥，忌餐冷热，毋使伤脾损胃。大抵活血调气，安表和中，轻清消毒，温良之剂，二者得兼而已。又曰：首尾宜以保元汤增损为主治焉。医斯疾者，当看时令寒热，审儿之虚实，辨痘之荣枯，参者各门方法庶无执泥之弊。故曰：虚者益之，实者损之，冷者温之，热者清之，是为随机应变。若胶柱鼓瑟，则何足以妙圆神，不滞之机乎？

豫解胎毒免痧论

痘疹乃胎毒所致，人生无不患者，若欲免之，亦有法也。故《千金方》以小儿初生，啼声未发，急用绵裹指头，拭去口中污汁，免咽入腹，致生痘疹，固是良法。然仓卒之际，或不及如法者，古人有甘草、朱砂②等法，用之殊佳。如或不及于此者，宜以延生第一等方，随便用之，可免痘疹③，或出亦稀少也。详考《全书幼幼》④ 云：凡值天时不正，乡邻痘疹盛发，宜服后禁方，则可免，永不出痘疹矣。

---

① 倒靥（yǎn 掩）：指痘疮不能结痂。
② 朱砂：原作“硼砂”，据《古今医鉴·豫解胎毒免痧论》改。
③ 痘疹：此2字原脱，据《古今医鉴·豫解胎毒免痧论》补。
④ 全书幼幼：即《幼幼全书》。

豫解胎毒免痘方

延生第一方

小儿初生，脐带脱落后，取置新瓦上，用炭火四围，烧至烟将尽，放土地上，用瓦盏之类盖之，存性研为末。预将朱砂透明者，为极细末，水飞过，脐带若有五分重，朱砂用二分五厘，生地黄、当归身煎浓汁一二蚬①壳，调和前两味，抹儿上腭间、乳母乳头上，一日之内用尽，次日大便遗下秽污浊垢之物，终身末无疮疹及诸疾，生一子，得一子，十分妙法也。

太极丸

腊月八日，取采生兔一只，取血，以荞麦面和之，少加雄黄四五分，候干为饼。凡初生小儿，三日后，如绿豆大者与二三丸，乳汁送下，遍身发出红点，是其征验。有终身不出痘疹者，虽出亦不甚稠密也。婴儿已长，会饮食者，就以兔血啖之，尤妙。或云不必八日，但腊月兔亦可，然终不若八日佳。

保婴丹　凡小儿未出痘疹者，每遇交春分、秋分时服一丸，其痘毒能渐消化。若只服一二次者，亦得减少。共服三年六次，其毒尽能消化，必保无虞。此方神秘，本不轻传，但慈幼之心亦不能已，愿与四方好生君子共之。

缠豆藤一两五钱，其藤八月间，收取青豆梗、土藤细红丝者是，采取阴干，炒，在此药为主　黑豆二十粒　赤豆七十粒　山楂肉一两　新升麻七钱半　荆芥五钱　防风五钱　生地黄一两　川独活五钱　牛蒡子一两，纸裹②，炒过　甘草五钱　当归五钱　赤芍五钱　连翘七钱半　辰砂一两水飞，另研　黄连五钱　桔梗五钱　苦丝瓜二个，长五寸者，隔年经霜方妙，烧灰存性

上各为细末，和匀，净糖拌丸，李核大。每服一丸，浓煎甘

---

① 蚬：原作“块”，据《古今医鉴·豫解胎毒免疹方》改。
② 裹：原脱，据《古今医鉴·豫解胎毒免疹方》补。

草汤化下。诸药预先精办①，遇春分、秋分，或正月十五日②、七月十五日，修合务要精诚，忌妇人、猫、犬见，合时向太阳，咒③药曰：神仙妙药，体合自然，婴儿吞服，天地齐年。吾奉太上老君，急急如律令，勅一气七遍。

涤秽免痘汤

五六月间，取丝瓜小小蔓藤丝，阴干，约二两半重，收起。至正月初一日子时，父母只令一人知，将前丝瓜藤煎汤待温，洗儿全身头面上下，以去其胎毒，洗后亦不出痘也，如出亦轻，只三五颗而已。一方用胡芦藤蔓，如上法洗亦妙。

扶沟王天中每用练树子升许，如上法洗，已经验数人，皆长大而不出痘，尤妙。

乡邻出痘预服禁方

三豆汤　治天行痘疹。乡邻有此证，预服之，能活血解毒则不染。

赤豆即红小豆　大黑④豆　绿豆各一升　甘草三两

上以三豆淘令净，用水八升，煮令豆熟为度。日逐空心，任意食豆饮汁七日，永不出。

龙凤膏

乌鸡卵一个　地龙活而细小者，用一条，此田间蚯蚓也

上以鸡卵开一小窍，入地龙在内，夹皮纸⑤糊其窍，于甑上蒸熟，去地龙，与儿食之。每岁立春日用一枚食，终不出痘疹。觉邻有此证流行时，食一二枚亦好。

---

① 办：原作“辨”，据《古今医鉴·豫解胎毒免疹方》改。
② 日：原作“者”，据《古今医鉴·豫解胎毒免疹方》改。
③ 咒：原作“况”，据《古今医鉴·豫解胎毒免疹方》改。
④ 黑：原作“绿”，据《古今医鉴·乡邻出痘预服禁方》改。
⑤ 纸：原作“绵”，据《古今医鉴·乡邻出痘预服禁方》改。

独圣丹[①]

丝瓜老者，近蒂取三寸，固济于砂瓶内，桑柴火烧存性，为末，以如数配沙糖捣成饼，时时与吃尽为佳。小儿痘疹服此则少，或全然只烧蒸三两日不出者，或每遇作热时，即与食之，出痘必少。

永不出痘二五散

用有雄鸡蛋七枚，内取一枚，开一孔，去青黄净，装入鲜明好朱砂四钱九分，其孔以纸糊，用鸡抱去，鸡雏将朱砂采，日精月华，各七日夜[②]，收贮听用。再用起头结丝瓜一个，候老成种，干燥，烧灰存性，为末。每服朱砂五分，丝瓜灰五分，为细末，蜂蜜水调服，服过三次，亦不出痘疹。邻家出痘，就宜服之。

发热三朝证治例

凡发热之初，急宜表汗，使脏腑胎毒及外感不正之气尽从汗散，则痘出稀少。然表药必在红点未见之前也。如发热壮盛者，痘出必重，急煎加味败毒散调三酥饼，热服表之。须令遍身出臭汗，则毒气表散，痘出必稀。若得真犀角磨汁和入尤妙；如无三酥饼，煎败毒散调辰砂末表之；更研辰砂末调涂眼四围，或黄柏膏之类，可免眼目之患。

凡发热之初，证类伤寒，疑似之间，或耳尻冷，呵欠咳嗽面赤，必是出痘之候，宜服升麻葛根汤加山楂、大力子，其疮必出，稀少而易愈。

凡发热之初，憎寒壮热，鼻流清涕，咳嗽痰涎，此因伤风伤寒而得，以参苏饮或调紫草膏表之。

凡热盛发狂，谵语烦渴者，急煎败毒散调辰砂末解之。

---

① 独圣丹：原书“目次”及《古今医鉴·乡邻出痘预服禁方》作“独圣饮”，带月楼本作“丝瓜汤”。

② 各七日夜：原作“各十七日”，据《古今医鉴·乡邻出痘预服禁方》改。

凡发热之初，或作腹痛及膨胀者，由毒气与外邪相搏，欲出不得出也，用参苏饮去参、苓加砂仁、陈皮表之。

凡热盛吐衄，面黄粪黑，瘀血相续，及一切失血之证并，宜犀角地黄汤。

凡热盛发惊搐为吉候，用红线散调辰砂六一散表之；痰涎壅盛，不省人事者，薄荷汤化下抱龙丸。

凡发热欲出痘，作腰痛者，急服神解汤。出汗，腰痛止为度；不止，再进一服，免出肾经之痘。

凡因积冷腹痛，或胃寒泄泻呕吐者，用理中汤加砂仁、陈皮、香附，温而出之。

热毒本盛者，表药出汗，热退为佳。其有一切杂症皆由毒气欲出不能故也，但宜表散，使毒气得泄，则诸症自退，痘亦稀矣，此治发热预防要法。

发热三朝决生死例

发热时，用红纸条蘸麻油，点照心头皮肉里，若有一块红者，或遍身有成块红者，八九日后决死，勿治。

发热时，身无大热，腹痛腰不痛，过三日后才生红点，坚硬碍手者，勿药有生，所谓吉证。

发热时，浑身温暖，不时发惊者，痘在心经而出也，乃为吉兆。

发热时，一日遍身即生红点，稠密如蚕种样，摸过不碍手者，决死。

发热时，腹中大痛，腰如被杖，及至出痘干燥，如前痛犹不止者，决死。

发热时，头面上有一片色如胭脂者，八九日以后决死。

发热三朝方药例

加味败毒散

柴胡　前胡　羌活　独活　防风　荆芥　薄荷　枳壳　桔梗

川芎　天麻　地骨皮[①]

上古方除参、苓，恐补早助火也。宜加紫草、蝉蜕、紫苏、麻黄、僵蚕、葱白带根，热服。表汗泄泻，加猪苓、泽泻，去紫草，水煎热服，出汗为佳。如热盛谵语，烦渴，用此调六一散尤妙。

升麻葛根汤

川升麻一钱　白粉葛一钱半　白芍药一钱　甘草一钱

上锉一剂，生姜煎，热服，加山楂、大力子，其疮稀疏而易愈。

参苏饮　治小儿伤风、伤寒，发热咳嗽，痰涎喘急，未明痘疹，疑似之间，此药最稳。

紫苏三分　陈皮二分　半夏姜汁制，三分　桔梗二分　枳壳去穰，二分　前胡三分　干葛三分　甘草二分

上锉，生姜煎，热服。或调紫草膏热服，表汗更佳。

犀角地黄汤　治小儿痘疹，初热太盛，大便黑粪瘀血，或有鼻衄，大小便血。

真犀角如无此，以升麻代之亦可，一钱　生地黄一钱半　赤芍药一钱　牡丹皮一钱

上锉，水煎服。热甚，加黄芩。

红线饮[②]　治感风寒，发热惊搐，煎调六一散表之。痰盛者，抱龙丸亦妙。

全蝎　麻黄　荆芥穗　天麻　甘草　加薄荷　紫草　蝉蜕[③]

上锉，水煎，调药服。

三酥饼　初热，用以表汗解毒，痘出稀少。

辰砂绢囊盛之，用升麻、麻黄、紫草、荔枝壳煮，过一日夜，研细，仍将前四味煎汤飞过，晒干再研极细，用蟾酥另捻作饼　紫草为细末，用蟾酥

---

① 地骨皮：此后《古今医鉴·发热三朝方药例》有“各等分”。

② 饮：原作“散”，据下文煎服法及原书“目次”改。

③ 蝉蜕：此后《古今医鉴·发热三朝方药例》有“各等分”。

另捻作饼　麻黄去节，汤泡过，晒干，为细末，用蟾酥另捻作饼　蟾酥端午日将蟾取之，捻前三药为饼，每饼加麝香少许更妙

上方辰砂解胎毒，凉心火，制过又能发痘，紫草解毒发痘，麻黄表汗发痘，蟾酥最能祛脏腑毒气，俱从毛窍中作臭汗出，诚解稀痘之神方也。如遇天行恶痘疹，须于发热之初，每三岁儿，将三饼各取一分，或分半，随大小加减，热酒化下，厚盖出汗。不能饮酒者，将败毒散化下，尤妙。若痘已出，满顶红紫，属热毒者，煎紫草红花汤或化毒汤将饼化下解之。又小儿初生，用蜜调辰砂一分以解胎毒，痘出必稀。皆妙法也。麻黄饼，痘出后忌服。

稀痘散　发热未出时服之，最能稀痘。

辰砂将升麻、麻黄、紫草、荔枝壳四味各煮一夜日，研细，仍将四味煎汤，飞过，晒干，并极细，六钱　天灵盖用小儿者佳，净，将麝香涂上，火炙令黄色，为末，三钱

上二味和匀，再研极细，于发热未出时，煎紫草、升麻、芍药、葱白汤，或败毒散调下，每一岁，以一分为度。

六一散　治热毒太盛，狂言引饮，痘疮红紫黑陷。

滑石白腻者，研细水飞，晒干再研，六两　粉草取头末，研极细，六钱　辰砂光明者，水飞，三钱　冰片五分，后和研匀

上将滑石、甘草末一半研匀，后加冰片研匀，作六一散，治痘疮红紫黑陷热渴。余一半，入辰砂末，名辰砂六一散，治惊狂谵语。前方发热之初，用败毒散调下，亦能解毒稀痘。若出痘后，红紫属热毒者，春秋各用灯草煎汤，候冷调服；夏月新汲泉水调服。三五岁服一钱，十岁服二钱。

神解汤　治小儿发热，欲出痘，腰痛。

柴胡一钱半　干葛一钱　川芎　麻黄去节　白茯苓　升麻　防风各八分　甘草五分

上锉一剂，水一钟半，先将麻黄滚去白沫，后煎至八分，热服，覆被卧取出汗，腰痛止为度，不止再进一剂。免出肾经之痘，此法甚奇。

神功散 何知府传。此方初觉热，服之不出，若见标者，服之毒气即散；白陷者，服之即起。

川芎　当归　升麻　甘草各六分

上为粗末，一起取东流水煎三次，每次用水三碗，文武火煎至一碗半，滤下，又煎二次，共药水四碗半听用。又用好朱砂四两，以绢袋悬入磁罐，加前药水封固，水煮尽为度，取出焙干为末，以纸罗过听用。再以引经散，用糯米二三合，以纸包紧，外用黄泥固济，入火炼红冷定，打碎，取米黄色者用之，白色者不用。每服以朱①砂末一钱，米末一钱，炼蜜二匙，好酒二匙，白沸汤一小钟，共一处调匀，用茶匙喂尽取效。

黄柏膏 治痘疹初出，先用此药涂面。若用之早，则痘疹不生于面；用之迟，虽出亦稀少。

黄柏一两　绿豆粉四两　甘草生，四两　红花二两

上为末，香油调成膏，从耳前眼唇面上并涂之，日三五度。

出痘三朝证治例

凡三日痘渐出齐，然毒气尚在内，忌用大寒大热之剂。寒药滞毒不散，难出；热药愈炽火邪。故热毒盛者，便当解毒，之后略与温补，否则反变虚寒之证矣。虚寒甚者，先当温补，补后略与解毒，否则反生热毒之证矣。善治者，调适中和而已。

夫发热一日即出痘者，太重；二日即出者，亦重；微微发热，三日后乃出痘者，为轻；四五日身凉，乃见痘者，尤轻。自出痘一日至二三日方齐，大小不②等，红润圆顶，光泽明滑如珠者吉，不须服药。若有他证，照后所论加减调治。

凡小儿发热一日，遍身红点，如蚊蚤咬者，决非痘疮，乃热毒为风寒所遏，不能发越故也。宜照发热门内，煎败毒散热服表之，汗后身凉，红点自退；再越二日，出痘返稀。

---

① 朱：原脱，据《古今医鉴·发热三朝方药例》补。

② 不：原脱，据《古今医鉴·出痘三朝证治例》补。

凡发热一日，遍身痘出稠密如蚕种，根虽红润，然顶白平软不碍指，中有清水者，此由热毒熏蒸皮肤而生痱疮，亦名疹子，俗曰麻子。其始发热，亦类伤寒之状，但麻证始终可表。宜照发热门内，煎败毒散表之，表退肌肤之热，则麻子自没矣。夫发热门内云：既见红点，切戒再表者，谓痘疮也。此复云：表退者，谓麻疹痱疮，非正痘也。宜慎辨之。然痘疮初出，与麻疹痱疮略相似。若根窠红，顶圆突，坚实碍手者，痘也；若根或不红，顶虚软，略有清水，摸过不碍指者，麻疹痱疮也。疑似之间，若不辨明而用药，得无误乎！

凡发热一日，即见红点，根红顶圆，坚实碍指者，正痘疹也。此由毒气太盛，故出速，宜败毒散，或化毒汤加紫草、红花、蝉蜕之类，凉血解毒可也。若一日出齐，稠密红赤成片，此毒盛太过，不久紫黑发斑而死。

凡壮热惊搐，烦渴谵语，如见鬼神，宜辰砂六一散。痰盛者，宜抱龙丸。

凡痘出不快者，加味四圣散、紫草饮子、丝瓜汤之类。

凡痘出灰白不红绽，或灰黑陷顶表寒而虚，二便清，身凉，口气冷，不渴不食，食不化里寒而虚，此表里虚寒也，急宜温脾胃，补血气，以助贯脓收靨，保元汤加白术、芎、归、木香之类。盖脾土一温，则胃气随畅，而无内虚陷伏之忧；气血既成，则送毒得出，无痒塌之患。失此不治，必不能贯脓收靨，过十一二日后，发痒抓破而死矣。若温补之后，痘肥满红润，能食，二便如常，此表里皆平矣，再勿温补，恐变热毒。若痘红紫，又当解毒以调气血，否则变成黑陷。譬犹伤寒变证不常，非杂病可径直而取效也。

凡痘色红紫，根窠成片近黑黑色，乌羽色。润者为血活，尚可医；若黑如炭者血死，不可治。凡看色仿此推之。焦陷里①热而实，大便闭结，小便赤涩，身热，口气热，口干引饮，里热而实，此表里皆热盛

---

① 里：《古今医鉴·出痘三朝证治例》作“表”。当从。

也。急宜凉血解毒，祛毒[1]化毒汤加红花、黄芩、地骨皮，或紫草汤调四圣散。盖凉血不致红紫，解毒则免黑陷，失此不治。过六日后，毒盛不能尽出，反攻脏腑，黑变归肾，死矣。悔何及哉？若解毒之后，痘顶不红，根窠红润，小便清利，大便如常，能食不渴，此表里皆清矣，再勿解毒。若色转白，证变虚寒，又当温补气血，以助贯脓收靥，否则反成痒塌。犹伤寒遡[2]服凉药，阳证变阴，又当服保元汤加干姜、白术之类，不可拘泥。

凡痘疹初出之际，须看胸前，若稠密，急煎消毒饮，加山楂、黄芩酒洗、紫草。减食，加人参。

凡痘色淡白，顶不坚实，不碍指者，气虚也；根窠不红或略红，手摸过处转白者，血虚也。便当大补气血，以保元汤加川芎、当归。

凡痘热盛，发红斑，如锦纹在皮肉者，化毒汤加红花、黄芩、升麻。喉痛加玄参，磨犀角和服，此伤寒阳毒发斑，用玄参升麻汤加减之法。若见黑斑，不终日而死矣。

凡出痘时，或有红丹，如云头空起者，败毒散加紫草、红花、黄芩解之。

凡出痘后，或发麻疹稠密如蚕种[3]者，化毒汤加柴胡、红花解之。若色好，不可过用凉药伤脾，以致陷伏。

凡出痘时，或泄泻，大便黄，小便赤，口气热如渴，此为热泻，宜去桂五苓散加木通、车前、灯草。如溏泄清利，口气冷不渴，此为寒泻，宜五苓散加肉豆蔻，甚者保元汤加白术、干姜。

凡痘正出，或因吐泻陷伏，宜胃苓汤。寒甚吐泻不止，宜理中汤加丁香、肉豆蔻、附子。

---

① 毒：《古今医鉴·出痘三朝证治例》作“出”。

② 遡：《古今医鉴·出痘三朝证治例》作“过”。

③ 蚕种：如蚕布种。原作“蚕稠”，据《古今医鉴·出痘三朝证治例》改。

凡因食积生冷，膨胀疼痛者，平胃散加山楂、麦芽、香附、砂仁之类。

凡痘疮初起发时，自汗不妨，盖湿热熏蒸故也。甚者，保元汤实表，以防其收靥也。

凡痘出红赤，掀摸过皮软不碍指者，此贼痘也，过三日变成水泡，甚至紫黑泡，此危证也，急少下保元汤，大加紫草、蝉蜕、红花解之；或煎灯草木通汤调六一散，利出①心经蕴热而红自退。如已成水泡，则保元汤中倍加四苓散利之，此《千金》诀法也。不然则遍身抓破赤烂而死。愚②见贼痘者，是诸痘未浆，此痘先已成熟者，亦是贼痘也，又名假虚。泛发太阳脉门、喉掩③、心等处，三日见者，六日死；四日见者，七日亡；五六日见者，十一二日必死也。

凡痘一出即变黑者，乃肾证也，此谓恶候。如有起兴，少用保元汤，大下紫草、红花服下，外用四圣丹点之。然早能凉血解毒，必无此患。亦多因脾胃衰弱，土不能制水故也。经曰：红变白，白变黄者，生；红变紫，紫变黑者，死。

自出痘三日内，毒气半于表里，此时妄汗，则成斑烂，妄下则成陷伏。峻寒之药伤胃，峻热之药助火。虚寒不补，则陷伏痒塌；盛热不解，则变黑归肾。然则，医者可不审证乎？

出痘三朝决生死例

出痘之时，须面稀少，胸前背上皆无根窠，红润顶突碍手，如水洗④光泽者，上吉也，不须用药而愈。

出痘之时，腰腹疼痛不止，口气大臭，其自出紫黑色黯者，决死。

---

① 出：原作“用”，据《古今医鉴·出痘三朝证治例》改。

② 愚：原作“患”，据《古今医鉴·出痘三朝证治例》改。

③ 喉掩：指咽喉部位。掩：原作“唵”，据《古今医鉴·出痘三朝证治例》改。

④ 洗：《古今医鉴·出痘三朝决生死例》作“珠”。

出痘之时，白色皮薄而光，根全无红色，或根带一点红，三五粒如绿豆样，此痘决不能贯脓，久后成泡清水，擦破即死，不可因其好者而妄与下药。

出痘之时，全不起，顶如汤泡及灯草火灰者，十日后决主痒塌而死。

出痘之时，口鼻及耳烊红，血不止者，决死。

出痘之时，起红斑如纹者，六七日后决死。

出痘之时，起黑斑如痣状，肌肉有成块黑者，即死。

痘出虽稀，根窠全白无血色，三四日便起胀，痘大按之虚软，此名贼痘。血气太虚，至贯脓时变成水泡，大若葡萄，内是清水，无脓，皮薄，白如纸，按破即死。好痘相间，可治。

凡痘初出，每三五①点相连者，必密；单见形者，稀。有小红点先见，名血痘，不起不退者不治。

凡痘出后见红点，太阳脉门、胸心、喉掩无者，可治。

若太阳两颊、胸心如蚕种，不治。

干涩如尴尬者，不治。

舌缩不治。

初出即虚泛，不治。

灯照恍惚，见黑阴者，不治。

见赤点，如绿豆大，于两腋小腹数点者，不治。

出痘三朝方药例②

胡荽酒　治痘疹，已发未发，喷之立出。

胡荽三两细切，以酒二钟煎沸，用纸密封，不令气出，候冷去渣，从顶至颐颔微涂之，更喷背膂胸腹及两脚③皆遍，再用满房

---

① 三五：此后衍“日”字，据《古今医鉴·出痘三朝决生死例》删。

② 例：原脱，据原书“目次”及《古今医鉴·出痘三朝决生死例》补。

③ 脚：《古今医鉴·出痘三朝决生死例》作“腿”。

门户遍洒之，尤妙。

化毒汤　治痘已出，以此消毒，或出不快，皆宜服之。一云，痘疮欲出，浑身壮热，不思饮食，若服此一剂，即内消已。有一两颗出，即解其半；若全出，即当日头焦，只三服瘥。

紫草茸五钱　川升麻　甘草炙，各二钱半

上锉。每二钱，糯米五十粒，同煎服。

消毒饮　治痘疮初出，胸前稠密者，急进此药三四服，决透，消毒应手，神效。

鼠粘子四钱　荆芥二钱　甘草一钱，生用　防风去芦，半钱

本方加山楂、黄芩酒洗、紫草煎服。减食，加人参，细锉一剂，水煎。加生犀角尤妙。

加味四圣散　治痘疮出不快，及变黑陷者。

紫草茸　木通　黄芪　川芎　南木香各等分　甘草炙，减半

上锉，水煎服。如大便闭，加枳壳。大便如常，加糯米百粒。解毒，能釀而发之。杨氏曰：糯米能解毒发疮。

紫草饮子　治痘出不快，三四日隐隐将出未出。

紫草二两，细锉，百沸汤一大碗，沃之盖定，勿令气出，逐旋温服。紫草能动大便，发出亦轻。大便利者，不可用。

丝瓜散　治痘出不快最妙。

丝瓜不拘几个，连皮、子烧存性为末。每服一抄①，时时用米汤调服，此物发痘最妙。或以紫草、甘草煎汤，调服尤佳。

紫草膏

全蝎二十个　僵蚕八个，炒　白附子　麻黄　紫草　甘草各五钱　蟾酥

上为细末，另将紫草一两，锉、煎，去渣，熬成膏，紫草汤化下。又用蜜二两，入好酒半盏，炼过，同紫草膏搅匀，调前末药，丸如皂角子大，每三四岁儿服一丸。红紫黑陷属热毒者，紫草汤化下；淡白灰陷属虚寒者，好酒化开，热服。发热之初，煎

---

① 一抄：古以十撮为一抄。亦泛指一握，一把。

败毒散化下，表汗亦能稀痘。证似风寒者，参苏饮化下。发惊者，薄荷、灯草、葱白汤化下。

又保元汤

人参去芦，二钱　嫩黄芪三钱　甘草一钱

上锉一剂，生姜三片，水煎温服。

一二日初出，圆晕成形，干红少润，毒虽犯上，其气血未离，可治，以俟其气血交会也。然毒尚浅，急以保元汤加桂①，兼活血匀气之剂。如毒若盛，兼解毒之药活血，加当归五分，白芍一钱。匀气，加陈皮五分。解毒，加玄参七分，牛蒡子炒七分，水一盏，煎七分，温服。

二三日，根窠虽圆而顶陷者，血亦难聚，为气虚弱，不能领袖其血也，以保元汤加川芎、官桂扶阳抑阴，岂有不愈者哉？

四五日，根窠虽起，色不光泽，生意犹存，为气弱血盛，以保元汤加芍药、官桂、糯米，助卫制荣，斯为调燮之妙也。

五六日，气盈血弱，色昏红紫，以保元汤加木香、当归、川芎，助血归附气位，以全中和之道也。

五六七日，气交不旺，血虽归附，不能成浆，为气血少，寒不能制，急投保元汤加官桂、糯米助其成浆，而收济惠之伟功，斯为治矣。

七八日，毒虽化浆而不满，为气血有凝，不能大振，以保元汤加官桂、糯米发阳助浆，斯可以保全生命矣。

上至此专主贯脓，脓已满，虽有他证，亦不坏事；若痘无脓灰暗，虽无他证，亦死。

八九日，浆不冲满，血附线红，气弱而险也，以保元汤加糯米，以助其气而驾其血，斯浆成矣，于此可见施治者之妙道也。

十一二日，气血冲满，血尽浆足。湿润不敛者，内虚也，以保元汤，血亦有力，加白术、茯苓助其收敛而结痂也。

十三四日，毒虽尽解，浆老结痂之际，或有杂证相仍，以保

① 桂：《古今医鉴·出痘三朝方药例》作“官桂”。

元汤随证加减，不可峻用寒凉大热之剂，致恐内损之患故也。

十四五六日，痂落，潮热唇红，口渴不食，以四君子汤加陈皮、山楂、黄连。如渴甚，以参苓白术散。如热不解，以大连翘饮去黄芩主之。证去之后，多有伤损，或余毒未解，此则尤为难治。

凡痘疮发渴者，为气弱而津液枯竭也，保元汤加麦门冬、五味子即止。如不止，以参苓白术散一二剂即止。

凡痘疮不起发，脓浆不厚，保元汤加川芎五分、丁香四分，夏月二分，糯米二百粒，煎熟，加好酒、人乳各半盏同服。

若头额不起胀，加川芎六分为引。

若面部不起胀，加桔梗四分为引。

若腰膝不起胀，加牛膝四分为引。

若两手不起胀，加桂枝二分为引。

起胀三朝证治例

凡出痘历此四日，当渐起胀，先出者先起，后出者后起，至五六日，毒气尽出已定。若根窠红活，肥满光泽明净者，不须服药。若有他证，照后论治。

凡痘不起胀，灰白顶陷者，气血不足，虚寒证也，宜服内托散加丁香，或酒调紫草膏。若灰黑陷伏，酒调无价散，或就加酒少许，煎内托散调下无价散，最妙。

凡紫红不起胀者，火盛血热，宜服内托散，去桂加紫草、红花，热盛加黄芩。若紫黑陷伏，调独圣散，即穿山甲。热极黑陷有痰者，先服抱龙丸降痰，后煎紫草汤调无价散，或少加蝉蜕末。盖异证属肾，四牙①亦属肾，故能发肾毒，内有猫牙解毒，故热证亦宜，如无此，无价散、至宝丹皆治热毒紫黑焦陷之要药也，可选而用之。

① 四牙：指无价散中人牙、猫牙、猪牙和犬牙。

凡痘起胀时，毒尽在表，须赖乘实则无虞。苟略有泻，则内里①虚脱，毒乘虚反攻，而疮陷伏矣。热泻所下黄黑赤色便时，肛门内热痛如火下者，臭滞殊甚，气强盛而能食，或小便黄赤涩痛，宜四苓散加木香、车前子、赤芍、乌梅煎服。若所下白色，或淡白色，气怯弱而不能食，或兼小便清滑，此虚泻也，宜服固真汤。若泄泻腹胀，口渴气促，痘色灰白者，可服木香散送下肉豆蔻丸。腹胀愈作者，酒调人牙散。

凡血气不足发痒者，轻则保元汤加减，重则内托散去桂，倍白芷、黄芪、人参、当归、木香。痒塌②者，木香散加丁香攻里、官桂治表，表里皆实则易愈。

凡痒塌者，皆因血上行气分，血味本咸，腌螫皮肉作痒，然气愈虚，而痒愈甚，必气陷而毒倒塌矣。以保元汤倍黄芪而助表，少加芍药以制血，其毒即止。

凡起胀时，中有痘大而黑者，名曰痘疔。失治则遍身皆变而死。若疔少根窠红活者，可治。用银簪批③破疔口，吮去紫黑恶血，将四圣丹点入疮内，即变红活，仍服凉血解毒药一二帖。若疔多根血不活，背心前寒④者，不治。

凡有热壅盛胀满，便闭不可通利者，宜蜜皂丸导之。

自出痘至此六日，仍前红紫满顶者，不治。头面虽肿，痘不起胀者，不治。

起胀三朝决生死例

痘三日之后，当逐渐起胀，若红绽，顶肥满光泽者，不必用药，皆吉证也。

痘当起胀之时，根窠全然不起，头面皮肉红肿，瓠瓜之状者，

---

① 里：《古今医鉴·起胀三朝证治例》作“气”。
② 痒塌：此前原衍“虚”字，据《古今医鉴·起胀三朝证治例》删。
③ 批：刮。《古今医鉴·起胀三朝证治例》作“挑”。
④ 寒：《古今医鉴·起胀三朝证治例》作“多”。

决死。

痘当起胀之时，遍身痘顶皆黑，其中有眼如针孔，紫黑者，决死。

痘当起胀之时，遍身痘陷伏不起者，腹中膨胀，不能饮食，气促神昏者，决死。如六日内，痘尚红紫满顶者，即死。

痘当起胀之时，腰腹或痛，遍身尚是紫点如蚊虫咬，全不发换者，决死。

痘当起胀之时，黑陷闷乱，神气昏愦者，决死。

起胀三朝方药例

内托散 治气血虚损或风①秽毒冲触，使疮毒内陷，伏而不出，或出而不匀快，此药活血匀气，调胃补虚，内托疮毒，使之尽出，易收易靥②。

黄芪 人参 当归各二钱 川芎 防风 桔梗 厚朴姜汁炒 白芷 甘草各③一钱 木香 肉桂各三分

上方于红紫黑陷属热毒者，去桂，加紫草、红花、黄芩；若淡白灰黑陷伏属虚寒者，加丁香救里，官桂救表。当贯脓而不贯脓者，倍参、芪、当归，煎熟，入人乳，好酒温服。

泄泻，加丁香、干姜、肉豆蔻。

木香散 性温平，能和表里、通行津液、清上实下、扶阴助阳之药、专治小儿痘疮，脓胀渴泻，其效如神。

木香 丁香 官桂 陈皮 半夏姜制 赤茯苓 诃子肉煨，去核 大腹皮 前胡 甘草炙，各三分

上锉，每三钱，生姜煎服，量儿大小加减。服药后忌蜜水。

异功散 治小儿痘疮欲靥之际，头温足指冷，或腹胀泄泻，口渴气促，或身不热，寒战，闷乱不宁，卧则哽气，烦渴咬牙，

① 风：此后《古今医鉴·起胀三朝方药例》有“邪”字。
② 靥：原作“济”，据《古今医鉴·起胀三朝方药例》改。
③ 各：此后衍“各”字，据文义删。

急服此，切不可与蜜水、红柿、西瓜、梨果食之。

人参　白术　白茯苓　陈皮　厚朴姜制　当归　木香　丁香　官桂　肉豆蔻面裹煨，槌去油　半夏姜炒三分　大附子泡，去皮、脐，各三分

上锉，每三钱，生姜三片，枣一枚，水煎热服。

固真汤　治小儿痘疮虚泻，神效。

黄芪　人参　甘草炙　陈皮　白术　白茯苓　白芍炒　木香　诃子煨，去核　肉豆蔻面裹煨，纸包，槌去油，各等分①

上锉，粳米三十粒，水煎，温服。

肉豆蔻丸　专治痘疮，里虚泄泻。

木香　砂仁各三钱　诃子肉　肉豆蔻煨　白龙骨各五钱　枯白矾七钱半　赤石脂七钱半

上为末，糕糊为丸，如黍米大。周岁儿，五十丸；三岁，百丸。温米汤下。泻甚者，异功散吞下；泻止住服，不止多服。

无价散　治痘黑陷而焦。

人牙　猫牙　猪牙　犬牙

上等分，各将灰火烧留烟，瓦碗盖蔽，存性，为末。每五六岁，服三四分，好热酒调下。痒塌寒战、泄泻者，煎异功散调下。若无猫牙，用人牙一味亦妙，但不如四牙全方。

人牙散　治痘疮初出，光壮，忽然黑陷，心中烦燥，气急喘逆，狂言妄语，如见鬼神，急宜治之。不然毒气入脏，必死。

人牙烧存性，为细末，每一个作一服，酒调下。

独圣散　治痘六七日，陷而不发，及不贯脓。有泻不宜服。陷入黑色，气欲绝者，神效。

穿山甲泡，洗，令净，用炭火拌炒成珠，焦黄为度

上为末。每服五分或六七分，木香汤或紫草汤，入酒更妙，糯米清汤亦可。

① 各等分：此3字原脱，据《古今医鉴·起胀三朝方药例》补。

秘传复生散[1]　治痘疮黑陷不起发。

珍珠　琥珀　雄黄　朱砂　穿山甲　两头尖　香附子各一钱　真蟾酥五分

上先将蟾酥切片，以人乳汁浸少时，入众药搓匀。一岁儿服八厘，三二岁儿服一分二厘，用熟蜜水调下。

兔血丸　治痘疮不起发。

十二月收下兔血　白雄乌鸡血　小儿退下乳牙煅黄色　好朱砂　雄黄　广木香

上六味各一钱，共为细末。每服五分，黄酒送下，汗出即起发。

归茸酒　凡痘疮已成，出齐而难胀，或已胀齐而难靥者，由内虚故耳。盖痘既出，灰白色，及顶平不起，或陷伏者，气血大虚也。嫩鹿茸酥炙，当归身酒洗，每锉五钱，好酒煎，温服。

无比散　治痘焦枯黑陷，极热毒炽，恶候。

牛黄　片脑各五钱　朱砂三钱　腻粉五钱　麝香一钱

上为细末，每五六岁者，服五分，新汲井泉水调下，或加小猪尾血三五滴调下，尤妙。

人中黄散　治痘六七日不肥满及陷入，及不贯脓，服此神效。泻亦无妨，解毒排脓。

人中黄，即粪缸内厚垢，采来，或成块者，炭火中煅过通红，取出火[2]，尽研为末，每服一茶匙，酒调服，糯米清汤亦可。

秘方　治痘不起发。

天灵盖一两，火煅　寒水石八钱，火煅　雄黄二钱

上为末，糯米浓饮为丸，如梧桐子大，朱砂为衣。每服一丸，用热酒调服，出汗即长效。

万金散　治斑疮不出，黑陷至死者。

人猫猪犬腊辰烧，少许微将蜜水调，百者救生无一死，黄金

---

① 散：原作“汤”，据下文服法及《古今医鉴·起胀三朝方药例》改。

② 火：此后《古今医鉴·起胀三朝方药例》有“毒”。

万锭也难消。

上将四物粪，于腊月早晨，日未出时，贮于银锅内，用炭火煅，令烟尽，白色为度。但是疮发不快，倒靥黑陷者，及一切恶疮，每用一字，蜜水调服，其效如神。

蜜皂丸

蜜皂专医粪不通，发狂谵语小便红，炼蜜微和牙皂末，捻挺令安谷道中。

上用蜜二三两，熬如饴，加皂角末二钱，搅匀，捻作挺子三四条，将一条纳谷道中，如不通，再易一条，必通矣。自出痘至收靥时，理不宜下者，用此导之。若既靥之后，有前证者，又当下也。

四圣丹 治痘疮，中有长大紫黑者，为疔毒，把住痘不起发，急用簪挑破，纴入此丹。

珍珠三五粒，铁器上煿微黄色 豌豆四十九粒，烧灰存性 头发烧灰存性，不拘多少

上为细末，用搽面油胭脂调成膏子。将儿在温燠处安存，忌风寒秽气。先用簪①尖平拨开疔，将药纴②细入疔内，即变红色，余疮皆起，但挑破出黑血，或用绵裹指，掏去黑血即愈。盖疔破而毒气得散也。

固魂散③ 治痘疮、瘢疮、疔肿、痈疽、诸般恶毒，及中砒毒，因④毒伤寒发狂言，并治。

五月初四日，预选大甘草不拘多少，研细末，却用大竹一段，两头留节，钻一头作小孔，装入甘草末于内，其孔用木塞固，勿令泄气，用绳缚竹。俟至端午日，置粪缸中，以砖坠竹至底，四十九日取出，长流水洗净，候干，取药晒燥，再研细，贮磁器内。

---

① 簪：竹名。《古今医鉴·起胀三朝方药例》作“簪”。

② 纴（rèn 任）：以线穿针。此指将药穿入疔内。

③ 固魂散：《古今医鉴·起胀三朝方药例》作“国老散”。当从。

④ 因：原作“困”，据《古今医鉴·起胀三朝方药例》改。

如遇小儿出痘见苗，每服一钱，淡沙糖汤调服。及诸般恶毒，并用沙糖汤调服，大能解毒，效。

祛毒散 治痘疮作毒，发痈疽。

猪苓 泽泻 白术 赤茯苓 官桂 防风 羌活 黄连 牛蒡子炒 柴胡 甘草

上锉，生姜、灯草、薄荷，水煎服。

贯脓三朝证治例[1]

凡痘七八九日渐贯脓，脓水之盈亏，视血气之盛衰也。故须调和脾胃，滋补血气，令易脓易靥。

夫出痘历七日当贯脓，八日九日肥满光泽，苍蜡色，如果黄熟者，不须服药，贯脓二日[2]，有他证，照后论治。

七日前后，见豆陷者，气不足也，气不足不能收血，而毒不能成[3]浆。盖气不胜毒故也，以保元汤加川芎、官桂、糯米温胃助气。

七日前后倒陷者，气血衰也。以保元汤加白术、茯苓、肉豆蔻。渴，以参苓白术散主之。

七日前后，见寒战者，表虚也；咬牙者，内虚也。七日后，见寒战者，气虚也；咬牙者，血虚也。气虚，以保元汤加桂以温阳；血虚，加芎、归以益阴分。

凡痘疮七八日不贯脓，灰白陷顶，寒战咬牙，腹胀口渴渴非[4]因热，津液少也。内托散倍加丁、桂、参、芪。腹痛加丁香、干姜。泻，以木香散下豆蔻丸。

凡痘当贯脓之时，虽若起胀而中空干燥并无脓血者，死。若略有清水，或根窠起胀，血红而活，犹有生意者，内托散倍加参、

---

① 例：原作“类”，据本书体例与原书“目次”改。

② 二日：《古今医鉴·贯脓三朝证治例》作“三日”。

③ 成：原作“或”，据《古今医鉴·贯脓三朝证治例》改。

④ 非：原作“者”，据《古今医鉴·贯脓三朝证治例》改。

芪、归，又将人乳、好酒各半盏，和入温服，此贯脓之巧法也。

凡贯脓肥满，庶易结靥，若痘虽胀满，光泽可观，然摸过软而皮皱者，虽有脓，不甚满足，后必不能收靥。或痘皆贯脓，中间几颗①不贯者，终变虚寒痒塌之证，宜内托散倍加补气血排脓之药。

凡痘陷无脓，虽因服内托药而暂起，不久又陷者，贯脓不满故也。宜内托散倍参、芪、妇人乳、好酒之类。盖贯脓既满，必无陷伏之患矣。

凡因虚发痒，遍身抓破，脓血淋漓，不能坐卧者，宜内托散去桂，倍白芷止痒，当归和血，木香调气，气行血运，其痒自止。外用败毒散敷之，庶免破处感风变证，以致上痰咳嗽声哑。若遍身抓破，并无脓血清水，皮白干如豆壳者，死。

凡秽气冲触，发痒抓破者，宜内托散照前加减，外用祛秽散焚熏，如黑陷不起，煎内托散调下无价散服之。

此当八九日贯脓之时，最不宜寒药解毒，以伤脾胃，凝气血不能贯脓，尤忌食肉以助痰气。

贯脓三朝决生死例

痘当起胀三日之后，根窠红润，贯脓充满，如黄蜡色，二便如常，饮食不减，吉候也，不必下药；如红紫黑色，外剥声哑者，死。

痘当贯脓之时，纯是清水，皮白如薄，与水泡相似，三四日遍身抓破而死。

痘当贯脓之时，痘中干枯，全无血水，此名空疮痘，决死。

痘当贯脓之时，吐利不止，或二便下血，乳食不化，痘烂无脓者，决死。

痘当贯脓之时，二便不通，目闭声哑，腹中胀满，肌肉黑者，死。

---

① 颗：原脱，据《古今医鉴·贯脓三朝证治例》补。

收靥三朝证治例[①]

凡痘十日十一二日，痘渐收靥，自上而下为顺，自下而上为逆。其遍身皆靥，虽数颗不靥，尚能杀人，犹蛇退皮，虽一节被伤，不能退者，是亦死也。

凡出痘十一二日，从口唇头面逐渐收[②]靥至足者，不须服药。若有他证，照后论治。

凡当靥不靥，泄泻寒战，咬牙抓破，此虚寒者，服异功散。触秽冒寒，黑陷不靥，煎异功散调下无价散。外痒者，外用祛秽散熏之。

凡过服热药，以致热毒猖狂，气血弥盛，痘烂不靥者，内服小柴胡汤、猪尾膏解之，外用败草散敷之。

凡痘在前发越已透，贯脓已满，兹解毒已清，至收靥时，或因触冒致陷伏，斑烂痒塌不靥者，但服异功散自愈，疮虽起，不必忧也。

凡痘皆收靥，惟数颗臭烂，深坎不收口者，用硝胆膏涂之。

凡痘不收靥，气急上痰，声哑目闭无神者，死；靥后瘢红者，吉。白无血色者，毒气归内也，恐生余证。

凡痘收靥后，气血大虚，肌肉柔嫩，不耐风寒，慎戒触冒风寒，乘凉不谨，轻则余毒内攻，重则中风瘫痪，危矣。戒之，戒之！

凡痘既收靥，欲落不落而燥痒者，或疮痂虽落，其色黯，或凸或凹，或疮愈痂未落，用白沙蜜不拘多少，涂于疮上。其痂易落，亦不令瘢痕紫黑，又不腥秽，甚妙。

---

① 收靥三朝证治例：原作“收靥三朝决生死例”，据下文及《古今医鉴·收靥三朝证治例》改。

② 收：原作“次”，据《古今医鉴·收靥三朝证治例》改。

凡痘疮已[①]靥未愈之间，五脏未实，肌肉尚虚，血气未得平复，忽被风寒搏于肤腠之间，则津液涩滞，故成疳蚀疮，宜雄黄散、绵茧等药治之，久而不愈者，溃骨[②]伤筋，以害人也。

小儿痘自出至收靥，要十二日可保平安。首尾不可与水吃，少与滚熟水则可。若误与之，疮靥之后，其痂迟落，或身生痈肿，若针之则成疳蚀疮，脓水不绝，甚则面黄唇白，以致难愈者。何也？盖脾胃属土，外主身之肌肉，只缘饮水过多，湿损脾胃，搏于肌肉，其脾胃肌肉，虚则津液衰少，而荣卫滞涩，气血不能周流，凝结不散，故疮痂迟落而生痈肿也。

黄帝曰：饮[③]有阴阳，何也？好饮冷者，冰雪不知寒；好饮热者，沸汤不知热。岐伯对曰：阳盛阴虚，饮冷不知寒；阴盛阳虚，饮汤不知热。治之何如？故阳盛则补阴虚，木香散加丁香、肉桂治之；阴盛则补阳虚，异功散加木香、当归，每一两药共加一钱。异功散能除风寒湿痹，调和阴阳，滋养气血，使痘疮易出，易靥，不致痒塌。木香散[④]性温平，能和表里，通行津液，清上实下，扶阴助阳之药也，善[⑤]治小儿腹胀泻渴，其效如神，不能尽述。大抵天地万物，遇春而生发，至夏而长成，乃阳气熏蒸，故得生长者也。今疮疹之病，脏腑调和，则血气充实，自然易出易靥。盖因外常和暖，内无冷气之所由也。

收靥三朝决生死例

痘当靥之时，色转苍赢[⑥]，成紫葡萄色者，一二日，决从口鼻四边靥，由腹中收至两腿，然额上和脚一齐收靥，落皮而愈，此乃吉证也，不必惊疑下药。

---

① 已：原作“色”，据《古今医鉴·收靥三朝证治例》改。
② 骨：原作“滑”，据《古今医鉴·收靥三朝证治例》改。
③ 饮：原作“敛”，据《古今医鉴·收靥三朝证治例》改。
④ 木香散：原作“丁香散”，据《古今医鉴·收靥三朝证治例》改。
⑤ 善：原作“盖”，据《古今医鉴·收靥三朝证治例》改。
⑥ 苍赢：指青黑色。赢，过。

痘当靥之时，遍身臭烂，如拼搭不可近，目中无神者，决死。

痘当靥之时，遍身发痒，抓搭无脓者，皮卷如豆壳干，决死。

痘当靥之时，寒战，手足颤掉①，咬牙噤口，即死。

痘当靥之时，目闭无神，腹胀，足冷过膝者，决死。

痘当靥之时，声哑气急，痰响，小便少，大便频者，决死。

痘当靥之时，痘瘢雪白，全无血色，过后亦死，急用消毒饮二帖，后用助气血药以养脾胃，或可得也，宜预先治之。

收靥三朝方药例

败草散 治痘疮抓搔成脓，血淋漓。

用盖房多年烂草，或盖墙烂草亦可，其草经霜露，感天地阴阳之气，善解疮毒，其功不能尽述。取草不拘多少，晒干或焙干，为末，干贴疮上。若浑身疮破，脓水不绝，粘贴衣裳，难以坐卧，可用二三升摊于席上，令儿坐卧，其效如神，仍服木香散加丁香、官桂同煎服。

硝胆膏②

硝胆膏医口不收，疮瘢臭烂血脓流，宜研猪胆、芒硝细末，患处涂之病自瘳。

猪胆汁、芒硝二味研匀，如膏，涂之。

脱甲散 治疮甲未落，不能靥者。

雄黄 蝉蜕皮去土 人顶骨烧灰，各一钱

上为末，每服三分，米汤下。

雄黄散 治小儿牙龈生疳蚀疮。

雄黄一钱 铜绿三钱

二味同研极细末，量儿大小，干掺上。

绵茧散 治痘疮，身体肢节上有疳蚀疮，脓水不绝。

---

① 颤掉：颤抖。掉，摇动。

② 硝胆膏：原作“破胆膏”，据下文及《古今医鉴·收靥三朝决生死例》改。

空蚕茧须是出蚕蛾子者

一味不拘多少，用生白矾研细，入于茧内，令满，以炭火烧，令白矾汁干尽，取出研极细，每用干贴疮口上。

猪尾膏

龙脑半字许，研细，旋滴猪心血为丸，辰砂为衣，紫草汤化下

痘后余毒证治例

夫小儿痘疮，自首至尾，脾胃温暖，表里中和，痘后亦无余症。若热毒太盛，失解，或过服桂、附热药，则收靥之后，余毒犹作，轻则咽喉齿目吐衄痈疮，重则热极生风，变成惊搐而死者多矣，当照后调治。

痘初毒盛，或因服附子毒药者，靥落之后，便服消毒饮一二帖，或饮三豆汤，解毒之良法也。若余热不退，轻则小柴胡汤。虚烦不眠，用竹叶石膏汤加酸枣仁。浑身壮热不退者，黄连解毒汤。烦渴谵语者，辰砂六一散。热盛大便闭，腹胀内实者，小承气汤下之。

痘后余毒，或先服附子，热毒失解，聚而不散，以至头顶胸背、手足肢节亦肿，成①痈毒者，宜消毒饮、小柴胡汤，倍加羌活、独活、连翘、金银花、天花粉，有脓须刺破。如生痘风疮，止用消毒饮、败毒散之类。

余热发惊搐者，抱龙丸主之。过二三日后，证恶者，死。

热毒上攻眼目，热胀疼肿，血丝遮睛者，洗肝散。壮热甚者，加黄连、黄柏、黄芩、栀子。肿胀不能开者，仍用鸡子清调黄连末，涂两太阳、足底心，以引热毒下行。

咽喉肿痛，甘桔汤加防风、玄参、射干、牛蒡子。热甚，加黄芩。小便涩，加木通。

牙疳肿痛，失血牙龈宣露者，甘露饮子。牙疳腐烂者，用老茶、韭菜根浓煎洗净，仍敷搽牙散。

---

① 成：原作“或”，据《古今医鉴·痘后余毒证治例》改。

触冒风寒咳嗽者，发散药内加瓜蒌、桔梗、杏仁、韭菜根、桑白皮、八白草根。痰盛加枳实、半夏、石膏。若毒攻肺，喘急咳臭脓血者，死。

脾胃虚弱，饮食不化，少进平胃散，加山楂、神曲、麦芽、香附。吐泻者，胃苓①汤。寒甚呕逆泄泻，理中汤。大抵痘后证多余热，因寒者少。

痘后余毒方药例

犀角化毒丹 方见诸热。

治痘后余毒未解，头面身体多生疮疖，上焦热壅，唇口肿破生疮，牙龈出血口臭。

黄连解毒汤

黄连 黄芩 黄柏 栀子各等发②

水煎服。小便赤，加车前子、木通。

洗肝散

归尾 川芎 羌活 薄荷 栀子 防风 大黄 甘草

上锉，水煎服。热盛便闭，加芩、连、柏煎滚，泡大黄、芒硝下之。睛疼昏暗，加滑石、石膏、谷精草、菊花、绿豆皮。上翳膜者，加蝉蜕、僵蚕、石决明、白蒺藜，或谷精草、生蛤粉、黑豆皮煮猪胆食之，亦妙。若未靥之前，痘疮入眼者，本方去大黄。瞳肿③不开，以鸡子清调黄连末，涂两太阳穴及足底心。

通明散 治痘后余毒，眼生翳障④。

当归 川芎 芍药 生地黄 防风 干葛 菊花 蝉蜕 天花粉各等分 谷精草倍

上锉，水煎服。眼赤肿，加黄连、栀子。翳厚，加木贼。

---

① 苓：原作“冷”，据《古今医鉴·痘后余毒证治例》改。
② 各等发：此3字原脱，据《古今医鉴·痘后余毒方药例》补。
③ 肿：原作“子”，据《古今医鉴·痘后余毒方药例》改。
④ 翳障：原作“翳障”，据《古今医鉴·痘后余毒方药例》改。

吹云散 治痘疮眼生翳障，或红或白，肿痛。

黄丹水飞，一钱 轻粉三分 片脑一厘

上为末，鹅管吹耳内。如左眼患，吹入右耳；右眼[1]患，吹入左耳，一旦三次，兼服通明散。须得早治，迟则必难矣。

一方用黄丹、轻粉各一钱，如前吹耳内，用雌、雄槟榔磨水服，殊效。

回光饮[2] 治痘疹伤眼[3]。

谷精草 牛蒡子 荆芥 黄连 赤芍 菊花 木贼 桔梗 前胡 独活 甘草

上锉，生姜、灯草煎服。

治痘疮入眼，或病后生翳障

蝉蜕，洗净去土，白菊花等分，每服二钱，入蜜少许，水煎服。

治痘疹，眼生翳障

用绵胭脂以口嚼，即水入蒸过，熟蜜和匀，灯草蘸翳上。

甘桔汤 治咽喉肿痛。

桔梗 甘草 防风 牛蒡子 玄参 升麻 射干

上锉，水煎服。热盛，加黄芩。小便赤涩，加木通。

甘露饮 治牙疳，去鼻口臭，齿龈肿痛腐烂。

天门冬 麦门冬 茵陈 生地黄 熟地黄 枳壳 枇杷叶 石斛 黄芩 甘草

上锉，水煎服。牙根腐烂，仍用搽牙散擦之。

搽牙散 治走马牙疳，牙龈腐烂。

白梅烧瓦碗盖，存性 枯白矾各三钱 人中白取童子尿桶中浊，瓦上焙干，五钱

上共为细末，先用韭菜根、老茶浓煎，鸡毛洗刷，去腐烂恶

---

① 右眼：原作“有体”，据《古今医鉴·痘后余毒方药例》改。

② 饮：原作“散”，据下文煎服法及原书“目次”改。

③ 眼：原作“寒”，据《古今医鉴·痘后余毒方药例》改。

肉，洗见鲜血，乃用药敷之三次。烂至喉中者，用小竹筒吹入。虽遍牙齿烂落，口唇穿破者，敷药皆愈。但山根发红点不治。忌油腻、鸡鱼、发气、热物。

天黄散 治痘疹后，多食甜物，及食积疳热，口内并唇舌生疮，牙疮，牙床肿烂，甚至牙齿脱落，臭不可闻。

天南星一两，水泡令①软，细切片心 雄黄二钱

上和南星片在一处，用湿纸包裹，慢火煨，令面焦，取出候干为末。每以指蘸药敷口内，一日三四次，临卧再敷，不可吐坏。

痘后发水泡疮，用灯心、萝卜煎汤服。

治痘后不问痈毒发于何经，初起红肿时，却用黑、绿、赤三豆②，以酸醋浸研浆，时时以鸡翎刷上，随手退去，如神。

痘疮首尾戒忌例

夫小儿痘既出，不可表汗。盖初发时，内蓄胎毒，外感邪热，故用发散表汗之药，使毛窍开通，则在表之邪得以发散，而在里之毒亦易于发越。若痘痕既有，痘发于表，必赖表里，庶易贯脓收靥。如再汗之，表气一虚，风邪易入陷伏，斑烂作矣。

自痘出收靥，虽有大便闭证，止用蜜皂丸导之，不可妄下。至收靥后，有实证方可下也。盖未靥之前，毒虽在表，必赖里实，以滋养之，则在表者，方得贯脓收靥。譬之种豆，土肥根固，则易秀易实也。妄下则脾胃一虚，气血随耗，陷伏之证随作，岂能贯脓收靥哉？既靥之后，则在表，毒气已尽，苟有实热膨胀粪结之证，一用下药，疏脏腑而病愈矣，又何遗患之有？

始终忌食热毒之物，如辛热煎炒、葱蒜好酒、发气发毒之物。无虚寒之证，不可妄用热药，以火济火，致热毒太盛，气血糜烂，为患不小。

始终忌生冷之物，如冷水、红柿、瓜、蜜之类。无热毒证，

---

① 令：原作“去”，据《古今医鉴·痘后余毒方药例》改。
② 豆：原作“痘”，据《古今医鉴·痘后余毒方药例》改。

不可忘用寒药。盖温暖和畅，痘方发出，寒冷伤胃滞气，为患不小。

自发热至收靥，诸般血肉，皆不宜食。盖血肉皆助火邪，遂至热毒壅滞，或为斑烂，或靥后重复发痪，经月不愈。况起胀贯脓之时，毒气壅盛，稍食肥猪肉，则即时气急上痰。若脾胃虚弱，不能进饮食者，止用鲞鱼、精肉，煮啖少许，以助滋味。

当调节饮食，失于饥则脾胃虚损，气血不能充满；过于饱则胃气填塞，荣卫不能调畅；惟得中为无患。

当谨避风寒。盖痘疮内外热蒸，毛孔俱开，况小儿肌肤嫩弱，易于感袭，一有触冒①，诸证随作。靥落之后，气血大虚，髓肉柔嫩，尤当谨于防避也。

首尾切忌房事、月妇、外人、醉酒晕腥、硫黄蚊药、葱蒜韭薤、烧灰沟粪、杀生腋臭，诸般秽气，务宜防避。

麻疹证治例

按麻疹出自六腑，先动阳分，而后归于阴经，故标属阴，而本属阳。其发热必大，与血分煎熬，故血多虚耗，首尾当滋阴补血为主，不可一毫动气，当从缓治。所以人参、白术、半夏燥悍之剂，升阳升动，阳气上冲，皆不可用也。又必内多实热，故四物汤加黄连、防风、连翘以凉其中，而退其阳也。

发热憎寒，壮热，鼻流清涕，身体疼痛，呕吐泄泻，证候未明是否，便服苏葛汤去砂仁、陈皮，腹痛亦用厚盖，表之得汗，自头至足方散，渐减去衣被，则皮肤通畅，腠理开豁，而麻疹出矣。纵不出，亦不可再汗，恐致亡阳之变，只宜常以葱白汤饮之，其麻自出，服此自无发搐之证。

发热之时，既表之后，切戒风寒冷水、瓜桃生菜之类，如一犯之，则皮毛闭塞，毒气难泄，遂变紫黑而死矣。如极渴饮水，只宜少许，葱白汤以滋其渴耳。必须使毛窍中常微汗，润泽可也。

① 冒：原作“胃”，据《古今医鉴·痘疮首尾戒忌例》改。

又忌梅、李、鱼、酒、蜂蜜、香鲜之类，恐惹疳虫上行。

麻疹既出之时，如色红紫，干燥暗晦，乃火盛毒炽，急用六一散解之，或四物汤去地黄，加红花、炒黄芩进之。

麻疹既出，已过三日，不能没者，乃内有实热，宜用四物汤进之。如失血之证，加犀角汁解之。

麻疹前后，有烧热不退等证，并属血虚、血热，只宜四物汤按证照常法加减。渴加麦门冬、犀角汁，嗽加瓜蒌霜，有痰加贝母、去白陈皮，切忌人参、白术、半夏之类，如倘误用，为害不少。戒之，戒之！盖麻疹属阳，血多虚耗，今滋阴补血，其热自除，所谓养阴退阳之义。

麻疹退后，若有牙床腐烂，鼻血横行，并为失血之证，急宜服四物汤加茵陈、木通、生犀角之类，以利小便，使热下行。如疳疮色白者，为胃烂，此不治之证也。

麻疹泄泻，须分新久、寒热。新泻、热泻者，宜用四苓散加木通服；寒泻者，十中无一，如有伤食、伤冷不得已，以理中汤一服而止；久泻者，只宜豆蔻丸，或五倍子、粟壳烧灰调下涩之。

麻退之后，须避风寒，戒水湿，如或不谨，遂致终身咳嗽，疮无有愈日。

麻疹前后，大忌猪肉、鱼、酒、鸡子之类，恐惹终身之咳，只宜用老鸡精火肉煮食，少助滋味可也。

麻疹正出之时，虽不进饮食者，但得麻疹淡红润泽，真正不为害也。盖热毒未解，内蕴实热，自不必食也。退后若不食，当随用四物汤加神曲、砂仁一二帖，决能食矣。如胃气弱者，忌少下地黄。

麻疹既出一日而又没者，乃为风寒所冲，麻毒内攻。若不治，胃烂而死，可用消毒饮一帖，热服遂安。如麻见三日退，若有被风之证，亦有消毒饮，妙。

验麻疹始出，类伤风寒头疼，咳嗽热盛，目赤颊红，一二日内即出者轻，亦须解表。忌见风寒、腥晕①厚味，如犯之，恐生痰嗽，变成惊搐，不可治矣。初起吐泻交作者顺，干霍乱者逆。欲②出不出，危亡立待。

苏葛汤 初热未见点，发表之药，暂用分两，量儿大小服之。

紫苏二钱 葛根二钱 甘草二钱 白芍药二钱半 陈皮五分 砂仁五分

上锉，葱白、生姜煎热服。

加味升麻汤 治小儿麻疹表药，或邻家已有疹证，预服。

升麻 玄参 柴胡 黄芩各五钱 干葛 赤芍各四钱 独活 甘草各三钱

上锉，每二三四钱，水煎服。

小儿疹后，咳嗽喘急，烦燥腹胀，泄泻声哑，唇口青黑。

黄连 黄芩 连翘 玄参 知母 桔梗 杏仁 白芍 麻黄 牛蒡子 干葛 陈皮 厚朴 甘草各等分③

上锉，水煎服。

小儿疹后赤白痢疾，黄连、杏仁、桔梗、厚朴、木通、泽泻、甘草上锉，灯草水煎服。如下坠，加枳壳。

---

① 晕：疑作“荤”。
② 欲：原作“故”，据《古今医鉴·麻疹证治例》改。
③ 各等分：此3字原脱，据《古今医鉴·麻疹方药例》补。

十一卷

痈疽脉法附肠痈、肚痈

凡诸脉浮数[①]，应当发热。其不发热，而反洒淅恶寒，若有痛处，必发痈疽。脉微而迟，反发热；弱而数，反振寒[②]，当发痈疽。脉浮而数，身体无热，形嘿嘿[③]，胸中微燥，不知痛之所在，其人必发痈疽。

痈疽病证

《内经》曰：诸痛痒疮疡，皆属心火。又云：膏粱之变，足生大丁。盖心主血而行气，气血[④]凝滞而为痈疽也。痈者，壅也；大而高起，属乎阳，六腑之气所生也，其脉浮数。疽者，沮也；平而内发，属乎阴，五脏之气所成也，其脉沉数。

凡人初生疮之时，便觉壮热恶寒、拘急头痛、精神不宁、烦燥饮冷者，其患疮疽必深也。若人虽患疮疽，起居平和，饮食如故，其疮浮浅也。

凡外敷贴药，亦发表之意。一方谓贴冷药有神效。夫气得热则散，得冷则敛。何谓神效？经曰发表不远热是也。

凡肿疡，用手按之，热则有脓，不热则无脓。重按乃痛，脓之深也；轻按即痛，脓之浅也。按之不甚痛者，未成脓也。若按之即复者，有脓也；不复者，无脓也，必[⑤]是水也。

凡痈疽未破，毒攻脏腑，一毫热药不敢用；若已破溃，脏腑

① 浮数：此后原衍“脉”字，据《古今医鉴·痈疽》删。
② 寒：此前衍“发”字，据《古今医鉴·痈疽》删。
③ 嘿（mò 末）嘿：同“默默”。
④ 血：原脱，据《古今医鉴·痈疽》补。
⑤ 必：此前衍“非也”，据《古今医鉴·痈疽》删。

既亏，饮食少进，一毫冷药不敢用也。

凡脓出而反痛者，此为虚也，宜补之；亦有秽气所触而作痛者，宜和解之；风冷所逼者，宜温养之。

凡疽发深而不痛者，胃气大虚，必死，肉多后不知痛也。

凡肿疡时呕者，当作毒气上攻治之；溃而当作阴虚补之。若年老，溃后发呕不食，宜参芪白术膏峻补。河间谓疮疡呕者，湿气侵于胃，宜倍白术。

凡痈疽发渴，乃血气两虚，用参、芪以补气，当归、地黄以养血。

凡痈疽，有实热者易疗，虚寒邪热者难治。肿起坚硬，脓稠者为实；肿下软漫①，脓稀者为虚。败脓不去，加白芷则去，不可用白术，盖白术能生脓。

凡痈疽始发，即以艾多灸之，可使轻浅，或以骑竹马灸法，最妙。盖火畅达，拔引郁毒，此从治之意。惟头为诸阳所聚，艾炷宜小而少。若其身必痛，灸至不痛；不痛，灸至痛。

痈疽治方

连翘散毒散 治痈疽发背、疔疮乳痈、一切无名肿毒，初起憎寒壮热，甚者头痛拘急，状似伤寒。一日至四五日者，二三剂以襄②其毒，轻者则内自消散。若至六七日不消，宜服真人活命饮，后服托里消毒散调理。

柴胡 桔梗 羌活 川芎 茯苓 枳壳 前胡 独活 连翘 金银花 防风 荆芥 薄荷 甘草

上锉，生姜煎。疮在上，食后服；在下，食前。如热甚并痛甚，加黄连、黄芩。大便不通加大黄、芒硝下之。

真人活命饮 治一切痈疽疔肿，不问阴阳虚实、善恶肿溃、大痛或不痛，然当服于未溃之先与初溃之时；如毒已大溃，更不宜服。初用此剂，大势已退，然后随证调治。其功甚捷，诚仙方也。

---

① 漫：原作“慢”，据《古今医鉴·痈疽》改。

② 襄：除去。

穿山甲三大片，切碎，以蛤粉炒过　天花粉　甘草节　乳香　白芷　赤芍　贝母各二钱　防风七分　没药[①]　当归尾酒洗，一钱　陈皮二钱半　金银花三钱　皂角刺五分

上锉一剂，用好酒一钟半，以纸密封罐口，勿令泄气，煎至一钟，随疮上下，以分饥饱温服。能饮酒者，服后再饮三五杯。忌酸、薄酒、铁器，服后侧[②]卧。觉痛定回生，神功浩大，不可臆[③]度。再看[④]证加减：在背俞，倍皂角刺；在腹募，倍白芷；在胸次，加瓜蒌仁二钱；在四肢，倍金银花。

槐花酒　治发背、一切疔疮肿毒，不问已成未成，但焮痛者宜用[⑤]。

槐花四五两微炒黄，乘热入酒二钟，煎十余沸，去渣热服。未成者一二服即消，已成者三五服即愈。

金银花酒　治一切痈疽发背、疔疮、乳痈便毒及喉闭乳蛾，不问已溃未溃者。

金银花连茎叶捣烂，取汁半钟，和热酒半钟，温服，甚者不过二五服，可保无虞。如秋冬无鲜者，以收下干者用水煎，和酒服。

追风通气散　治痈疽发背，流注肿毒脑疽，打破伤折，疝气，血瘕[⑥]脚气，诸气痞塞，块痛腰痛，一切痰饮为患。此药大能顺气活血，扶植胃本，不伤元气，荡涤邪秽，自然通顺，不生变证，真仙剂也。

气血逆于腠理，故令壅结痈疽，调和荣卫实堪，宜赤芍、木通、白芷、何首乌，同枳壳、茴香、乌药、当归，更加国老等无疑，酒水同煎济世。

痈疽生痰有二：一胃寒生痰，加半夏健脾化痰；二乃郁热而

① 没药：剂量原无，《古今医鉴·痈疽》作“一钱”。
② 侧：《古今医鉴·痈疽》作“倒”。
③ 臆：原作“亿”，据《古今医鉴·痈疽》改。
④ 看：原作“有”，据《古今医鉴·痈疽》改。
⑤ 宜用：此2字原脱，据《古今医鉴·痈疽》补。
⑥ 瘕：原作“疝”，据《古今医鉴·痈疽》改。

成风痰，加桔梗，并用生姜、水、酒煎。一发背因服寒凉之药，过伤脾胃，饮食少进，颜色憔悴，肌肉不生，去木通，少用当归，倍厚朴、陈皮。流注，加独活。脑发背发，去木通。打破伤折在头上，去木通，加川芎、陈皮。经年腰痛，加萆薢、玄胡索，酒煎。脚气，加槟榔、木瓜、穿山甲，水煎。痰饮为患，或喘，或咳，或晕，头痛睛疼，遍身拘急，骨节痹疼，胸背、头项、腋胯、腰腿、手足聚结肿硬，或痛或不痛，按之无血潮，虽或有微红，亦淡薄不热、坚如石，破之无脓，或有薄血，或清水，或如乳汁，又有坏肉如破絮，或又如瘰疬，在皮肉之间，如鸡卵可移动，软活不硬，破之亦无脓血，针口弩肉突出，惟觉咽喉痰实结塞，作寒作热，加南星、半夏。肿毒坚硬不穿，加川芎、独活、麻黄、莲须，葱煎热服。

托里消毒散 治一切痈疽，六七日未消者。服此药，疮未成即消，已成即溃；能壮气血，固脾胃，使毒气不得内攻，脓毒易溃，肌肉易生。切不可早用生肌之药，恐毒气未尽，反增溃烂。如有疮口，便贴膏药，以御风入，至疮口闭阖后不用贴，此守成之方也。

黄芪盐水炒 天花粉各二钱 防风 当归酒洗 川芎 白芷 桔梗 厚朴姜炒 穿山甲炙 皂角刺炒，各一钱 金银花 陈皮各三钱

上用水、酒各一盏，煎至七分。疮在上，食后；在下，空心。二服后，只用水煎服。

千金内托散 治痈、疽、疖，未成者速散，已成者速溃。败脓自出，无用手挤；恶肉自去，不用针刀，服药后疼痛顿减。此药活血匀气，调胃补虚，祛风邪，辟①秽气，王道之剂，宜多服之，神效。

黄芪蜜炙 人参去芦 当归酒洗，各二钱 川芎 防风去芦 白芷 桔梗去芦 薄桂 甘草生用，各一钱 厚朴姜炒② 加金银花亦可

上为末，每服三钱，无灰酒调下。不饮酒，木香汤调下亦可。

---

① 辟：原作“辞”，据《古今医鉴·痈疽》改。

② 厚朴姜炒：原无剂量。《古今医鉴·痈疽》此句在“薄桂”之前，剂量为“一钱”。

或都作一剂，用酒煎服尤佳。

痈疽肿毒，用白芷。不肿痛，倍官桂。不进饮食，加砂仁、香附。痛，加乳香、没药。水不干，加知母、贝母。疮不穿，加皂角刺。咳，加陈皮、半夏汤泡七次、杏仁、姜五片煎。大便闭，加大黄、枳壳。小便涩，加麦门冬、车前子、木通。

神仙蜡矾丸 治痈疽及肠痈，消毒，固脏腑，止疼痛，护膜止泻，化脓。痈疽溃后宜服。

黄蜡二两 生白矾三两

为末，溶蜡为丸，如梧桐子大。每服二三十丸，酒下。不饮酒者，熟水下。一日服三次。肺痈，蜜汤下。

按：上方治痈疽已溃，托里消毒败脓之剂。

二①仙散 黄宾江传。治发背痈疽，已成未成、已溃未溃、疼痛不可忍者。

白芷未溃者用一两，已溃者用五钱 贝母未溃者用五钱，已溃者用一两

上锉，好酒煎服。

透脓散 治诸痈疮，及贴骨痈不破者，不用针刀，一服不移时而自透，神效。

蛾口茧

用出子蛾口茧一个，烧灰存性，用酒调服，即透。切不可用三两个，服之即生三两个口。

按：上方治诸痈疼痛及不破者宜之。

芙蓉膏 张秀峰传。治发背痈疽，疼痛如锥刺不可忍，登时痛止如神。

芙蓉叶 黄荆子为末，各等分

上二味，入石臼内捣极烂，用鸡子清调搽患处，留顶，如烟雾起，立瘥。此方用在未溃之先，或将溃之际。

三神膏 张贡士传。治痈疽发背。

蓖麻子去壳，四十九枚 陈醋一碗半 好盐一撮

---

① 二：原作“三”，据药物组成及《古今医鉴·痈疽》改。

上三味，置锅中，用文武火熬之，槐枝搅成膏。先将米泔水洗净疮，搽上药，留顶。未成脓者即散，已成脓即出脓。忌一切发物并酒。

神妙生肌散 敏所兄传。治痈疽发背，诸般疮毒，溃烂疼痛。

乳香一钱 没药二钱，二味用灯[①]草同研 孩儿茶一钱 血竭一钱 赤石脂一钱 海螵蛸一钱 轻粉三分 龟板炒，一钱 鳖甲炒，一钱 硼砂二钱，生肌全在此味 水银一钱 黑铅一钱

初起加黄柏一钱，作痒加白芷一钱。

上将银、铅同煎化，将前药各为末，入银铅于内，研极细，掺疮上，神效。

铁桶膏 泽州西[②]府传。治痈疽发背，疔[③]疮瘰疬，痔疮粉瘤。

荞麦秆灰淋汁二碗，熬至一碗，下血竭、乳香、没药各三分，为末，入汁内，再熬去半碗，取下待冷，入黄丹八分、雄黄八分、朱砂八分、好石灰八钱，为极细末，共一处，放药汁内搅匀成膏，磁器收贮。用三棱针刺破，将药入内，直送深入至底，不三四次痊愈。

玉蓉膏 秘传。治发背痈疽溃烂，用此生肌止痛，外护。

香油二两 黄蜡一两

二味火化开，入黄丹末一钱、寒水石火煅一两，为细末，溶化为膏，纸摊贴患处。

水云膏 阐传。治发背。

干姜炒 川芎 皂角炙，去皮弦 五倍子炒，各一两 孩儿茶 乳香 没药各三钱 枯矾 槐花各一钱

上为末，苦胆汁调涂，神效。

又方，醋炙五倍子，入猪脑髓同捣如膏贴之，如疮在左，用左边脑。

---

① 灯：原作“炒”，据《古今医鉴·痈疽》改。

② 西：《古今医鉴·痈疽》作“酉”。

③ 疔：原作“片”，据《古今医鉴·痈疽》改。

按：上方治痈疽外治之剂。

附肠痈、肚痈

千金内消散 治肠痈便毒，初起即消，已肿即溃，血①从大便中出。

归尾酒洗，一钱半 赤芍一钱 白芷一钱 木鳖子去壳，一钱 大黄三钱 穿山甲三大片，蛤粉半② 乳香一钱 没药一钱 甘草节五分 金银花三钱 皂角刺一钱 白僵蚕一钱 瓜蒌仁一钱 天花粉一钱。

上锉一剂，水酒煎，空心服。红点加芒硝。

内消沃雪汤 陈恕轩传。治肚内生痈及痈疽，神效。

当归身 白芍 黄芪 甘草节 射干 连翘 香白芷 贝母 陈皮 皂角刺 乳香 没药 穿山甲 天花粉 金银花 木香 青皮 甚者加大黄。

上锉，酒水煎服。秘方是世所奇，服之立消。

瘰疬病证

夫瘰疬者，颈腋之间而生结核也。或在耳后，连及颐颔，下至缺盆在锁字骨陷中，皆为瘰疬，手少阳三焦经主之；或在胸及胸之侧，皆为马刀疮，足③少阳胆经主之。二经多气少血，其初生如豆粒、梅李，累累相连，历历三五枚，久久不消，渐渐长大，按之则动而微痛；不憎寒壮热，惟午后微有热，或夜间口干，饮食少思，四肢倦怠，是以坚而不能溃，溃而不能合。有风毒者，得之于风；热毒者，得之于热；气毒者，得之于气，乃风热邪气蕴结而④成，皆由气血不足，往往亦为劳者。经云：此不系膏粱丹石之变，因虚劳气郁所致。宜补形气，调经脉，则未成者自消，已成者自溃。若不详经络血气多少、脉证受病之异，卒用牵牛、斑

---

① 血：《古今医鉴·痈疽》作“脓血”。
② 半：《古今医鉴·痈疽》作“炒黄色，杵碎”。
③ 足：原作“手”，据《古今医鉴·瘰疬》改。
④ 而：原作“乃”，据《古今医鉴·瘰疬》改。

蝥，及流气饮、十宣散，则血气已损，而实实虚虚之祸，如指诸掌。

瘰疬治法

治当以益气养荣汤主之。

瘰疬治方

益气养荣汤 治怀抱抑郁，瘰疬流注，或四肢患肿，肉色不变，或日晡发热，或溃而不敛。

黄芪蜜炙 人参 白术炒，各一钱半 当归酒洗 川芎 白芍酒炒 生地黄 陈皮 香附 贝母各一钱 柴胡 地骨皮 桔梗炒 甘草炙，各五钱

上锉一剂，水煎，食远服。

如有痰，加橘红。刺痛，加青皮或木香。午后有热，或头微眩，加酒炒黄柏。脓水清，倍参、芪、归。女人有郁气，胸膈不利，倍香附、贝母。月经不调，加牡丹皮、当归。

散肿溃坚汤 治马刀疮，结硬如石，或在耳下至缺盆中，或至肩上，或于胁下，皆手足少阳经中；及瘰疬遍于颏，或至颊车，坚而不溃，在足阳明经所出。或二疮已破，乃流脓水，并治，及生瘿瘤，大如升，久不溃。

升麻五分 葛根二钱 白芍二钱 归尾五分 连翘三钱 黄连二钱 黄芩梢酒洗，一钱半 黄柏酒炒，五钱 知母酒浸，五钱 桔梗五钱 昆布洗，五钱 三棱酒炒，二钱 莪术酒炒，三钱 龙胆草酒洗，四钱 海藻酒炒，五钱 天花粉酒浸，五钱 甘草炙，五分

上锉，每一两，用水二盏，先浸半日，煎至一盏，去渣，热服。于卧处伸足在高处，头微低，每噙一口，作十次咽，至服毕，依常安卧，取药在胸中停蓄也。另攒半料，作细末，炼蜜为丸，如绿豆大。每服①百丸，或一百五十丸，此药汤留一口送下。

---

① 服：原脱，据《古今医鉴·瘰疬》补。

内消散 王①中嵩传。治瘰疬，宜先用益气养荣汤数十服，后服此。

朱砂一钱 血竭一钱 斑蝥去翅足，三分，生用

上为细末，每服一分，空心烧酒调服。未破者，三五日立消；已破者，内服此药，外用金头蜈蚣一条，研极细末，用麻油一小钟，浸二日一夕，搽患处，其疮即肿溃，过一二日肿消，可贴膏药，疮势大者二十日痊，小者十余日平复。

天花粉 京师传。治瘰疬溃烂疼痛。

天花粉一钱半 穿山甲炒黄色，一钱二分 赤芍一钱七分 白芷一钱 乳香二分 没药五分 贝母七分 归尾一钱 金银花二钱

上锉一剂，好酒一钟半，煎服。

按：上方治瘰疬专攻之剂。

乌龙膏 周排山传。治瘰疬溃烂，久不愈者。

木鳖子带壳烧存性，去壳 侧柏叶焙② 人中血即发烧灰 青龙背即旧锔③牌上垢腻 纸钱灰 飞罗面各一钱

上为末，用好醋调成膏涂疮上，外用纸贴效。

代灸散 治瘰疬溃烂，臭不可闻，久不能愈。

官粉一钱 雄黄一钱 银珠五分 麝香二分

上为细末，用槐皮一片，将针密密刺孔，置疮上，上搽药一撮，以炭火炙热，其药气自然透入疮中，痛热为止。甚者换三次，轻者二次痊愈。

紫云膏 治瘰疬及一切顽疮溃烂久不愈，并杖疮，臁疮，小儿头疮。

黄蜡一两 松香五钱 黄丹三钱 香油四两

上四味，共入铁锅内，用柳条去皮搅之，文武火熬至半炷香尽为度。摊油纸贴之，或搽涂患处，效。

---

① 王：《古今医鉴·瘰疬》作“任”。

② 焙：原作“倍”，据《古今医鉴·瘰疬》改。

③ 锔：《古今医鉴·瘰疬》作“锅”。

地龙膏　李养齐[①]传。治瘰疬未破者，贴之立消。

雄黄　地龙粪　小麦面

各等分，研末，醋调涂之。

香[②]青散　治瘰疬已破者，搽上即好。

银珠一钱　铜青一钱　松香五分。

研末。有水，干傅之；如干，灯油调搽。

瘰疬妙方　刘前冈传。

用荞麦面捻作圈，围住疮上，用黄酒糟压干撒在疮上，用麝香入艾搥烂，铺糟上，火烧艾，过则再换，以疮内水干为度，后贴膏药。

官粉一两半　乳香二钱　没药一钱半　孩儿茶二钱半　蛤粉五钱　龙骨二钱半　蜂房二个　密陀僧二钱半　蓖麻子去壳，一百二十个　血竭二钱

上研为细末，用香油四两熬黑色，后将各药放在油内，熬数沸，用瓦盆盛[③]水，将药锅坐在上，出火毒，纸摊贴患处。

按：上方治瘰疬外施之剂。

老君丹　黄宾江传。治瘰疬并痰核结硬。

老君须四分　紫背天葵二钱　乳香　没药　红曲　防风　红花各三分　栀子五分　草果仁一钱　归尾八分　川芎四分　血竭五分　孩儿茶五分　土茯苓五分　金银花五分　白芥子五分

上共捣粗末，先用独蒜一个，顺擂烂，入好酒一碗，滤去渣，入药于内，重汤煮一时。食后，临卧服三剂，全消，妙不可言。

天葵丸　黄宾江传。治瘰疬。

紫背天葵一两半　海藻一两　海带一两　昆布一两　贝母一两　桔梗一两　海螵蛸五钱

上为细末，酒糊为丸，如梧桐子大。每七十丸，食后温酒下。

---

① 齐：《古今医鉴·瘰疬》作“斋”。

② 香：《古今医鉴·瘰疬》作“丹”。

③ 盛：原作“乘”，据《古今医鉴·瘰疬》改。

疔疮病证

夫疔疮者，皆由脏腑积受热毒邪气，相搏于经络之间，以致血气凝滞，注于毛孔手足头面，各随五脏部分而发也。其形如粟米，或疼或痒，以致遍身麻木，头眩寒热，时生呕逆，甚则四肢沉重，心惊眼花。盖疔肿初发热，突起如钉盖，故谓之疔。疔疮含蓄毒气，突出寸许，痛痒异常，一二日间，害人甚速。《内经》以白疔发于右鼻，赤疔发于舌根，黄疔发于口唇，黑疔发于耳前，青疔发于目下，盖取五色以应五脏，各有所属部位而已。然或肩、或腰、或足，发无定处，如在手足、头面、骨节间最急，其余尤可缓也。近世多见因食灾牛疫马之肉，而成此证。其形有十三种，皆以形而名之耳。一曰麻子疔，始末极痒，忌麻子油，犯之多不救；二曰石疔；三曰雄疔；四曰雌疔；五曰火疔；六曰烂疔；七曰三十六疔；八曰蛇眼疔；九曰盐肤疔；十曰水洗疔；十一曰刃镰疔；十二曰浮鸥疔；十三曰牛狗疔。惟三十六疔最为可畏，其状头黑浮起，形如黑豆，四畔大，赤色，今日生一，明日生二，后日生三，乃至十数，犹为可治；若满三十六，则不可治矣。又有所谓红丝疔、鱼脐疔之类，其名甚多。其红丝疔者，或生手足间，有红丝一条，急宜用针刺断。不然其丝入心，必难治矣。鱼脐疔者，状如鱼脐也。

疔疮治法

凡疗疔疮，皆宜刺疮中心至痛处，又刺四边十余下，令去恶血，乃以药敷之，仍服蟾酥丸之类发汗。诸疔名目虽多，其治法略同。如身冷自汗、呕逆燥喘、狂喝妄语、直视者，皆毒气攻内，不可治矣。

疔疮治方

飞龙夺命丹　治疔疮、发脑疽、乳痈、附骨疽，一切无头肿毒恶疮，服之便有头；不痛者，服之便痛；已成者，服之立愈。此乃恶证药中至宝，危者服之立安。

雄黄二钱　朱砂一钱，为衣　轻粉五分　血竭一钱　乳香一钱　没药一钱　蟾酥二钱　铜绿二钱　胆矾一钱　寒水石一钱　麝香五分　片脑五分　蜈蚣一条，去手足　蜗牛二十一个

上为末，先将蜗牛连壳研如泥，和为丸如绿豆大。如丸不就，入酒打面糊丸之。每服二丸，先用葱白三寸，令病人嚼烂，吐于男左女右手心，将药丸裹在葱白内，用无灰热酒三四杯送下。于避风处，以衣盖覆之，约人行五里之久，再用热酒数杯以助药力，发热大汗为度。如重者无汗，再进二丸，汗出即效。如疔疮走黄过心者，并出冷汗者难治。病人不能嚼葱，研烂裹之。疮在下，食前服；疮在上，食后服。忌冷水、王瓜、茄子、油腻鸡鱼肉、湿面，一切发物不可食。

化生①丸　戴近山传。治一切发背痈疽，无名肿毒，诸般恶毒疔疮，及治破伤风，阴证伤寒并杨梅疮毒，筋骨疼痛，并皆一服奏效。

蟾酥一钱　血竭二钱　铜绿二分半　蜗牛二十个，瓦上慢火焙干，肉壳俱用。已②四味同研　枯③白矾一钱　轻粉二钱，二味同研　朱砂三钱，研细，留一钱为衣

上为细末，用小儿乳汁为丸，如绿豆大，朱砂为衣。令病人嚼葱二根，令烂吐出，裹药三丸在内吞下，热酒送之。

赵府小灵丹　治一切恶毒疔疮，诸般无名肿毒及四时伤风伤寒，憎寒壮热、无汗初觉者。

乳香　没药　轻粉　血竭　朱砂　川乌尖　草乌尖　巴豆霜　细辛　蟾酥等分④　麝香减半

---

① 生：原作“坐”，据《古今医鉴·疔疮》改。
② 已：此后疑脱“上”字。
③ 枯：原作“桔”，据《古今医鉴·疔疮》改。
④ 等分：此后原脱，据《古今医鉴·疔疮》补。

上为末，糯糊丸黄米大，雄黄为衣。每服十五丸，小儿五七丸，用葱白三根劈开，入丸在内，细嚼好酒下。被盖汗出，避风。妇人有孕不可服矣。

金蟾丸 罗颖波传。治疔疮。

朱砂 雄黄 轻粉 草乌 海金沙各一钱

上为末，用蟾酥为丸，如绿豆大。每服三丸，以葱白一根，劈破夹药在内，线缚住，灰火煨令香，取去线，连须带药嚼下，以温水送之。被①盖出汗，忌生醋、冷水。

蟾酥丸 毛惟中传。治疔疮发背、无名肿毒、咽喉肿痛、小儿急慢惊风、痘疹、伤寒阴证等疾。

朱砂五钱 雄黄五钱 麝香少许

上为细末，以端午日，将蟾酥为丸，如菜子大。每服二丸，葱酒送下，取汗为效。咽喉肿疼，点于患处立愈。

神仙解毒丸 治一切疔疮、发背、鱼口诸般恶疮，肿毒初起，一服立消。

白矾不拘多少，溶化作丸如绿豆大，朱砂为衣。每服十丸，用薄②须葱七八根，水煎一碗送下，立愈。已成者不伤生，未成者即消。

老军散 治发背痈疽、疔疮恶毒、一切无名肿疼，焮热初起未发者。

大黄半生半煨 甘草节等分

上为细末，和匀，每用一匙，空心温酒调服一二服，疏利为度。

还魂散 凡患疔疮、痈疽、疖毒，此药能令内消去毒，化为黑水，从小便出，万一无失。

知母 贝母 白及 半夏 天花粉 皂刺 金银花 穿山甲 乳香各一钱

---

① 被：原作“彼”，据跃剑山房二次刻本、《古今医鉴·疔疮》改。

② 薄：《古今医鉴·疔疮》作“连”。

上锉一剂，无灰酒一碗，煎至半碗，去渣，只作一服温服，不得加减。再将渣起，又加秋过芙蓉叶一两，用蜜调井花水，和敷疮口水上，俟干再用蜜水润湿。过一宿，自然消，不必用第二服药也。

按：上方治疔疮内服专攻之剂。

类圣散　西园公方。治一切疔疮恶毒肿痛，神效。

川乌　草乌　苍术　细辛　白芷　薄荷　防风　甘草各五钱

上为末，鸡清调涂，留顶。

点点金丹　胡前溪传。治一切疔疮，发背，无名肿毒。

三月清明，将虾豚①收一罐，用雄黄一两，朱砂一两，研为末，入罐内晒之。至端午日取出听用。如搽疮，用药磨之，点上立消。

陶潜膏　治疔疮肿痛，危急欲死者。

菊花叶捣烂，敷上即苏。冬月无叶，用菊根亦可。

治误食瘟牛肉生疔毒疮

白颈蚯蚓八九条，擂酒滤食，其渣贴在四围患处，留口。

按：上方治疔疮外敷之剂。

便毒病证附鱼口疮、下疳疮

夫便毒者，生于小腹下两腿合缝之间。其毒初发，寒热相搏，腿间肿起疼痛是也。夫肾为作强之官，所藏者，精与志也。男女大欲，不能以直遂其志，故败精搏血，留聚中途，而结为便毒矣。况其所乃精气所出入之道路也，或触物而动心，或梦寐而不泄，既不得偶合阴阳，又不能忘情息念，故精与血，交滞而成肿结也。初起慎不可用寒凉之药，恐气血愈结不得宣散，反成大患，惟当发散寒气，清利热毒，使精血宣畅，则自然愈矣。

阴头肿痛生疮者，名为下疳也。乃督、任、冲三脉之属。督脉属阳，任脉属阴，冲脉属厥阴；阳脉主气，阴脉主血，皆因气

① 豚：原作“屯”，据《古今医鉴·疔疮》改。

血大热，有毒有风，故生此疮。其疮一生，则便毒、厉风疮次第而发也。先宜升麻葛根汤发出，其发后，服凉血解毒丸即愈，不必用轻粉之类。

下疳疮，乃男子玉茎生疮。皆因所欲不遂，或交接不洁，以致邪毒浸溃，发成疮毒。日久不愈，或成便毒，或损烂阳物，多致危笃。又鱼口疮、妒精疮，皆其类也。俗云疳疮未已，便毒复生也。

妒精疮者，由妇人阴中先有宿精，因而交接，虚热熏蒸，遂成此疾。初发在阴头如粟，拂之即痛甚，两日出清脓，作臼孔，蚀之大痛。妇人有生于玉门内，正似疳蚀疮，不痛①为异耳。

便毒治方

通真②散 治便毒如神。

黑丑一钱半 大黄三钱 归尾三钱 白僵蚕一钱半 甘草节三钱 穿山甲壁土炒，二钱 木鳖子去壳，三个

上锉一剂，好酒煎，早晨空心服，少食至巳时，泻下脓血便愈。

神异散 治便毒、鱼口疮。

金银花 天花粉 木鳖子各一钱 连翘 黄芩各八分 山栀子七分 穿山甲炒，二钱 皂角刺三钱 大黄三钱 木香五分 甘草三分。

上锉一剂，酒水煎，空心服。

通解散 治男子交感，强固不泄，以致血气交错，大小便涩滞，或肛门肿痛，或作便毒痈疽。

黑丑炒，捣末 大黄炒 桃仁去皮尖 官桂 白芍 泽泻各二钱半 干姜一钱 甘草五分

上锉二剂，水煎，空心服。

---

① 痛：原作“以”，据《古今医鉴·便毒》改。

② 真：《古今医鉴·便毒》作“直”。

按：上方治便毒之剂。

黄芷汤 治鱼口疮。

大黄 香白芷各五钱

水煎，露一宿，次早空心温服。至午后肚疼，未成者自消；已成未穿者，毒即从大便出。

桃仁散 同溱溪传。治鱼口便毒。

好铜钱一个 核桃仁一个

空心同嚼，吃三早，三次愈。

攻毒散 治鱼口疮。

油核桃去肉，将蝎子于内，火烧存性研末，黄酒下，出汗。如未愈，加蜈蚣火烧为末，烧酒调服，出汗。

百草散① 王钱②庵传。治鱼口疮初出三五日。

五倍子炒黄为末，入百草霜，醋调，贴患处，一日夜即愈。

立消散 治鱼口、便毒。

大虾蟆一个，剥去皮，连肠捣烂，入葱五钱再捣，敷肿处，却用皮覆贴其上。

泻肝汤 治肝经湿热不利，阴囊肿痛，或脓溃皮脱，睾丸悬落，及下疳疮。

归尾 赤芍 生地黄 防风 黄连炒 黄柏酒炒 知母酒炒 泽泻 龙胆草酒炒 车前子炒，各一钱 甘草梢五分

上锉一剂，空心水煎服。

珍珠散 应圆秘传③。治下疳疮。

黄连末 黄柏末 乳香 没药 孩儿茶 轻粉 官粉煅 五倍子炒 珍珠 象牙各等分

上为末，以米泔水洗净，掺患处。

白金散 治下疳疮。

---

① 百草散：《古今医鉴·便毒》作“百五散”。

② 钱：《古今医鉴·便毒》作“小”。

③ 应圆秘传：《古今医鉴·便毒》作“焦确斋传”。

黄柏分作手指大条，慢火炙热，淬猪胆汁中，用二枚，每炙淬汁尽为度。研细，入轻粉钱余，香油调敷患处。

凤凰散 李宠庵传。治下疳，阴头生疮肿痛，一名蜡烛发。

抱过鸡卵壳 黄连 轻粉各等分

各研末，合一处，香油调搽。

洗疳汤 桑柳南传。

川楝子 黄连 瓦松 花椒 葱根 艾叶

上各等分，用水煎，倾入盆内，用青布二块展洗疮上，立效。

杨梅疮方①

防风通圣散 方见中风。治杨梅疮初起发表。

三黄败毒散 治天泡、杨梅等疮。

防风 荆芥 连翘 白芷梢 归尾 五加皮 赤芍 黄芩 黄连 地骨皮 栀子 白鲜皮 木瓜 苦参 蝉蜕 金银花 薏苡仁 僵蚕 皂角刺 黄柏 蒺藜子 甘草 川芎上部疮多倍用 木通下部疮多倍用，各二两 土茯苓白者三斤

共锉作五十剂，每日服，水煎服。忌生盐、牛肉、烧酒。疮痛，加羌活、独活。体虚，去栀子，加人参、茯苓。

郭主簿方 号治②川。治杨梅疮。

土茯苓二两 白花蛇三分 防风 荆芥 薄荷 牙皂 金银花 皂角刺 白鲜皮 五加皮 地骨皮 当归 川芎 薏苡仁 人参 黄芩 牛膝 木通 甘草各一钱

水煎服。

神仙汤 秘方。治天泡、杨梅疮，兼治发背毒疮。

防风 牛膝 五加皮 威灵仙 白芷 当归 鲜皮 连翘各一两 牙皂 木香 皂角刺 天麻各一钱 白豆蔻一剂用三个 土茯苓二斤

上锉二十剂，水煎，早晚各一服，服尽除根。忌茶、醋、绿

---

① 方：原脱，据原书“目次”补。

② 治：《古今医鉴·杨梅疮》作“明”。

豆、豆腐、鸡猪①肉。

治杨梅神效方 刘小室传。

肥皂子四两，打碎，炒焦为末 何首乌 荆芥 苦参 天花粉各一两

上俱为末，合一处，每服一钱。用土茯苓五两，猪脂油二两，水六碗，煎二碗，分作三次服。忌牛肉、烧酒、茶、铁器。

按：上方治杨梅疮追风散败毒、永除后患之剂。

一粒金丹 桑三②台传。治杨梅恶疮。

白砒以荞麦包，灰火煨令焦，取出去面，秤一两 雄黄 朱砂各一钱半 荞面炒，一钱半

上为末，水煮荞面糊为丸，如豌豆大。每一粒，空心凉水下，一日一服，七日效。忌热物。又治疟疾有效。

三三丸 孙北楼传。治杨梅等疮。

孩儿茶一分 砒八厘，壮者用一分 轻粉五分

上为末，面糊为丸，如绿豆大，分作九服，一日三服，清茶下，三日后无形迹。

雄黄败毒丸 敏所兄传。

雄黄 朱砂 轻粉 孩儿茶各一钱 苦参一两

上为末，饭丸如梧桐子大。每服二十丸，米汤下，日进二服。

回生保命丹 杨西塘传。治一切杨梅、天泡顽疮，筋骨痛，下疳疮及轻粉毒，风癣漏肿毒，不拘新久矣。

当归炒，二钱 川芎三钱 白芷梢三钱 旧槐花一两 乳香五分 没药五分 轻粉四钱二分 朱砂四钱 雄黄三钱 牛黄四分 小丁香一钱 血竭一钱 儿茶二钱

上为末，用红旱粘③大米粉打糊为丸，如黍米大。每服十丸，用土茯苓四两，牙皂半个，同煎吞药，一日三服。忌母猪、牛肉、

① 猪：《古今医鉴·杨梅疮》作“羊”。
② 三：《古今医鉴·杨梅疮》作“文”。
③ 粘：原作“占”，据《古今医鉴·杨梅疮》改。

酱、醋、茶、房事。

推金丹 许昌缙绅传。治一切天泡、杨梅及远年近日顽疮。

细辛 白芷 麻黄 金银花 桂皮 当归 防风 甘草各一两 牙皂十个 龙骨火煅，五钱 乳香 没药 孩儿茶 丁香各二钱，为末

上前粗药十味共为末，每服不拘多少，以土茯苓煎水，去渣，入粗药在内，搅匀，再煎一二沸，取出候温，加后四味末于内，再加蜜一箸，顿温服。以枣肉为丸，用土茯苓汤顿服亦可。

按：上方治杨梅疮峻劫之剂。

熏鼻奇方 周梅江传。治杨梅疮。

水银 白锡 百草霜各一钱

上先将锡化开，入水银和匀，共研为末，作纸失捻九条。每早、午、晚各一条，用纸作罩，勿令泄气，熏鼻孔，男左女右，口噙凉水，温则易之，一日熏三次，三日九①次，全好。

三教归一 杜东野传。治杨梅疮，先用熏药，后用此，不问远近一切顽疮。

水银 银朱 朱砂各一钱

上共一处研匀，用枣去核，捣烂作丸，分作两丸。每用一丸置瓦上，用炭火四块，将药居中，令患人仰身缩脚坐在上，将口中频吹火，烧烟熏之，熏后，再服解毒药数次。

金灯照眼 俞贡士传

白锡一钱，煎化入水银 水银一钱 乳香 没药 白丁香 辰砂 线香 轻粉三钱半② 麝香二分 自然铜一钱

上各为细末，将皮纸卷条，一条又要用香油浸，用点火，照眼观灯，口含凉水，灯用帽匣盛之。先要服解毒数剂③，照后亦要服十数服。如疮疼，加服乳香、没药各等分，研末，调酒。

---

① 九：原作“久”，据《古今医鉴·杨梅疮》改。

② 三钱半：《古今医鉴·杨梅疮》作“各三分”。

③ 解毒数剂：《古今医鉴·杨梅疮》作“通圣散十剂”。

身卧烟霞　加人。

乳香　没药　孩儿茶①　雄黄②　朱砂各五分　麝香三分　潮脑一钱　水银一钱　黑铅一钱③　水花珠一钱④　艾叶三钱⑤　血竭五分　线香三钱

上共为细末，将黑铅化开，水银入⑥内，搅匀，冷之一处。将⑦药分作三分，艾叶、线香亦分作三分，为条三根，用瓦盛药条。被盖身体秘密，仰身缩脚，药放脚下，烧烟熏之。忌风三五日，见风早则生疮。未熏之先，宜服三黄败毒散十数剂。

白杏膏　治杨梅疮。

轻粉一钱　杏仁去皮，七个

共捣烂，将疮去痂，先抹猪胆汁，后涂药。

千金散

乳香　没药　血竭　雄黄　杏仁去皮，各一钱　轻粉　儿茶　枯矾各五分　胆矾三分　麝香一分

上为末，先用猪胆汁贴洗，后掺药。

珠粉散　翟散官传。

轻粉一钱　珍珠一个　天竺黄六分

上为细末，将疮用槐条煎汤洗净，后搽药即愈。

杨梅顽疮　应圆秘传⑧。

乳香　没药　轻粉　雄黄　铜绿各等分

上共为末，用人乳一钟，煎至半钟，入前药再熬令干，擂烂搽上。

---

① 孩儿茶：二字原脱，据《古今医鉴·杨梅疮》补。

② 雄黄：二字原脱，据《古今医鉴·杨梅疮》补。

③ 黑铅一钱：四字原脱，据《古今医鉴·杨梅疮》补。

④ 水花珠一钱：五字原脱，据《古今医鉴·杨梅疮》补。

⑤ 艾叶三钱：四字原脱，据《古今医鉴·杨梅疮》补。

⑥ 入：原脱，据《古今医鉴·杨梅疮》补。

⑦ 搅匀，冷之一处，将：此七字原脱，据《古今医鉴·杨梅疮》补。

⑧ 应圆秘传：《古今医鉴·杨梅疮》作“杨西塘传”。

按：上方治杨梅疮熏贴外施之剂。

香鳔汤 治杨梅疮，筋骨痛久不愈者。

茜草 麻黄 乌药各二撮 细茶 鱼鳔二钱，用须麻黄炒成珠，去麻黄 槐子炒焦 花椒各五钱 乳香一钱 生姜五片 葱白五根

上锉一剂，水煎一钟，通口服。二三剂即愈，不发。

黑金散 毛东园传。治曾服轻粉，致筋骨疼痛。

当归 川椒去目 甘草 细茶 黑铅各四两

上锉，分作十剂，水煎服，或后入麝香一分

换骨散 毛东园传。治天泡疮，筋骨疼痛。

川归 荆芥 麻黄 栀子 连翘 天花粉各一两 花角刺一两半 乳香 没药各一钱半 土茯苓四两

上锉，分十剂，水三碗，煎一碗，二次服之①。

登瀛散 治远年杨梅风漏，或筋骨疼痛。

土茯苓二斤 防风 荆芥 五加皮 白鲜皮 木瓜 威灵仙各一两半 当归酒洗 川芎 白芍 生地酒洗 白茯苓去皮 牛膝 杜仲炒 白芷 地骨皮 青藤 槐花 黄连各一两

上锉十剂，水一钟半，酒一钟，煎至一钟。疮在上，食后；疮在下，食前服。渣再煎，每日一帖，煎两次合一处，庶浓淡得宜，作两次温服。第②三次勿煎，逐日晒干，至三帖统煎汤，候温洗浴。初服五帖之内，疮势觉盛，乃毒气攻外，勿惧。轻者至十帖，重者至二十帖，见奇功。忌房事、生冷、煎煿、母鸡、鹅、羊、猪头、蹄、虾、鱼，此皆动气之物。

苍耳散 治杨梅疮已服轻粉，愈后手发癣，或手掌上皮退一层，又退一层，生生不绝者，名曰鹅掌癣。

苍耳子 金银花 皂角刺 防风 荆芥 连翘各一钱 天麻 前胡 蛇床子各五分 牙皂 甘草 土茯苓各一钱

上锉一剂，生姜一片，川椒一撮，水煎，不拘时服。

---

① 二次服之：原作“二服次之”，据《古今医鉴·杨梅疮》乙正。
② 第：原作“节”，据《古今医鉴五·杨梅疮》改。

右军方 治杨梅疮后鹅掌风。

乌药五钱 白芷五钱 雄黄二钱 朱砂二钱 没药 乳香各二钱

上共为末，面丸如梧桐子大。每五十丸烧酒送下，五七日见效。

玉脂膏 王中城传。治杨梅愈后，鹅掌癣疮久年不瘥，一擦如扫。

牛油 柏油 香油 黄蜡各一两，溶化待温入 银朱一钱半 官粉二钱 麝香五分

上为末，入内搅匀，抹癣上，火烤①，再擦再烤，如神。

治梅毒久不愈 周文五舅传。

土蜂窝 长脚蜂窝 油松节三味同烧过罩，成炭

上为末，用香油煎滚，入黄蜡再煎，入药调如膏，夹油单纸贴疮，一二日即变白生肌，如神。

茯苓汤 敏所生②传。治远年久日一切杨梅、天泡疮毒，甚至腐烂肌肉流脓出汁③，臭不可闻，痛不可忍。先服汤剂。

薏苡仁 皂角刺 木瓜 白芷 归尾 黄柏 生地黄 川牛膝 白芍 防风各一两 大皂角 川椒 红花各五钱 甘草节 羌活各七钱 金银花二两

上锉作十剂，每一剂用土茯苓四两同煎，空心服。忌茶。

次用照药：

水银一钱 黄丹一钱，炒 血竭五钱，为末 广锡一钱 京香三分无麝者

上为细末，用艾茸铺纸，入药在中，卷条放碗内，入香油一碗，将药条作灯草照之。令病人眼看灯，口噙凉水，热则又换。将灯入木桶内，四围用单被围住，勿令泄灯气，看照尽药条为度。

---

① 烤：原作“拷”，据《古今医鉴·杨梅疮》改。

② 生：《古今医鉴·杨梅疮》作“兄”。

③ 汁：原作“汗”，据《古今医鉴·杨梅疮》改。

后用丸药：

黄丹一钱二分　轻粉一钱　皮硝四分　珍珠三分　天花粉二分　槐花五分，炒　丁香一分，炒　当归三分，炒

上为末，以烂饭为丸，如绿豆大。每服三分至五分止，白水送下。

如疮不收口，又用贴药：

黄柏　黄芩　黄连　白及　杏仁俱锉碎　黄蜡五钱半

入好醋，冬青叶同炊。取叶贴疮上，先用花椒煎水，入盐少许，洗疮，后贴药。

臁①疮病证

夫臁疮者，皆由肾脏虚寒，风邪毒气，外攻三里之傍，灌于阴交之侧，癣②热毒气流注两脚，生疮肿烂，疼痛臭秽，步履艰难。此疮生于臁骨为重，以其骨上肉少皮薄，故难愈。至有多年无已，疮口开阔，皮烂肉现，臭秽可畏。

臁疮治法

法当先取虫，然后敷贴。仍宜内服蜡矾之类，须翘足端坐，勿多行履，庶可全愈矣。

臁疮治方

黄白散　治臁疮湿毒及通身热疮。

黄柏一两　轻粉三钱

为末，用猪胆汁调涂，湿则干掺。

三香膏　赵古松传。治远近一切臁疮溃烂，至骨疼痛。

乳香二钱　松香三钱

为细末，用真香油调，用包粽子的笋叶薄者，密密刺孔，将药摊其上，用笋叶贴患处，药居中，上用完笋叶盖之，帛扎住，

① 臁：原作“臁”，据《古今医鉴·臁疮》改。下“臁”同。
② 癣：《古今医鉴·臁疮》作“风”。

当时止痛。

夹纸膏 王州判传。

乳香 没药 铜绿各一钱 黄丹三钱，炒 百草霜一两

上为末，宿油调，夹纸贴之，布帛扎住

隔纸膏 张会山传。治臁疮顽疮。

黄香 黄丹 蓖麻子去壳，各等分

上为末，用香油调，隔油纸摊药，夹纸中，贴患处。

石村刘大尹膏

芝麻油四两，铜锅内煎沸，入葱白三根煮黑色取出，入川椒去目一两煮黑色，滤去，入青盐末一字①，以槐枝十根，各长一尺，合搅，焦一节，截去一节，以尽为度。后入白矾一两、黄蜡五钱，煎良久，倾碗内成膏。每以油单纸夹膏一匙于中，以银针刺之，密密多孔，先以浓茶洗疮口，贴膏于上，反覆转换时得之。疮止，用一二帖立效，年深者不过五七帖。存其膏，久久益效。

疮膏② 刘前冈传③。

香油一两，铁勺煎，入黄蜡五钱化开，用铜绿三钱研极细末，将铜钱掺末，徐徐入铁勺内，作五十余次入，将前铜钱另放碗底，将药倾入碗内，冷定。将疮洗净，用毡一块如疮大，摊药于上，勤放患处，一日一换，时要洗净。

疥 疮

诸疮一扫丸④ 四九兄传。治风癣、疥癞、坐板⑤、血风，瘙

---

① 字：中医古药方中称量单位名。古以铜钱钞药末，后世相沿称一铜钱所钞药末的量为一钱。钱面有四字，故称一钱的四分之一为一字。

② 疮膏：《古今医鉴·臁疮》作“又方”。

③ 刘前冈传：《古今医鉴·臁疮》作“刘川州传”。

④ 丸：《古今医鉴·疥疮》作“光”。

⑤ 坐板：即坐板疮。下腰及臀部多个散在疖肿，大如黄豆，小如粟米，根浅高突，中央有白色脓头，焮硬疼痛。

痒疼痛，神效。

蛇床子五钱，炒，为末　大枫子去壳，五钱，为末　水银二钱　白锡一钱　加枯矾一钱亦可

上先将锡化开，次入水银搅匀，后入上二味研匀，用柏油调搽。要干些或猪油亦可。

一上散　王少泉传。治疥疮。

枯白矾一两　硫黄七钱　人言二分　五倍子五钱，炒　花椒五分

上为末，香油煎鸡子令熟，去鸡子，以油调药，搽疥。

香疥药　郑中山传。风癣疥癞。

大枫子去壳，三十个　木鳖子去壳，三十个　蛇床子五钱　白蒺藜五钱　杏仁三十个　川椒四钱　枯矾三钱　朝脑三钱　轻粉一钱半　人言一钱半

上各另为末，合匀，入柏油二两，搽疮。

铁扫帚　徐鲤川传。治诸疮疥癣、血风疮①，瘙痒不可当。

硫黄不拘多少　人言少许

二味为末，入白萝卜内，火烧存性，取出研细末听用。另用香油四两，入鸡子三个，煎熟，去鸡子不用，再入花椒四两，油内煎至焦黑，去椒不用。用香油调药搽患处。

玉绣球　周后峰传。治疥疮。

大枫子二十个　水银一钱　枯矾五分　花椒末五分　樟脑一钱　柏油五钱

上共研，不见药②星，火炙擦之。

疥药　周双桥传。

苍术一两　人言一钱

为末，用香油煎花椒，去椒不用油调搽。

熏疥药　应圆传。

艾叶　核桃壳　雄黄　人言少许

① 疮：此前《古今医鉴·疥疮》有“诸”。

② 药：《古今医鉴·疥疮》作“水银”。

为末，卷作筒，烧烟熏之。

治[1]**疥药**

防风　荆芥　马鞭草　白矾　花椒　苦参　野菊花

水煎频洗。

洗疥方[2]　吴北原传。

苍木　皮硝各等分

水煎洗，愈后永不再发。

按：上方治疥外施之剂。

仙子散　治遍身疮疥，经年举发者。

威灵仙　蔓荆子　何首乌　荆芥　苦参

上各等分，为细末，各二钱，食前酒调服，日进三服，忌发风物。

疥灵丹

苦参糯米泔浸一日，晒干，三两　白芷一两　白蒺藜炒，一两　枳壳麸炒，七钱　连翘七钱　羌活七钱　栀子炒，七钱　当归七钱　荆芥七钱

上为末，炼蜜丸如梧桐子大。每服五十丸，滚水下。

按：上方治疥内服除根之剂。

癣疮治方

必效散　黄宾江传。治风湿癣疮，并年久顽癣。

川槿皮四两　斑蝥一钱　半夏五钱　槟榔五钱　木鳖去壳，五钱　雄黄三钱　白砒一钱

上俱切成片，另将雄、砒研细，共合一处，用井水一碗、河水一碗，浸晒三日，露三夜。将药水用鹅毛扫癣上，百发百中。

立应膏　刘水山公传。治风癣疮。

---

① 治：《古今医鉴·疥疮》作“洗”。

② 洗疥方：原作“又方”，据原书“目次”改。

象皮烧灰　红枣烧灰　针末　黄柏末　熟皮烟　黄丹研　轻粉研　大枫子去壳

上各等分，为末，炼香油调膏，涂癣上。

一①女子两股间湿癣，长四五寸，发时极痒，痒定极痛。乃以利针当痒时于癣上刺百余下，其血出尽，盐汤洗之，如此三四次方除。盖湿淫于内，其血不可不砭。后服浮萍散出汗。

浮萍散　治诸风疥癣癞疮。

浮萍四两　当归　川芎　赤芍　荆芥穗　麻黄　甘草各二钱

上锉二剂，葱白二根，豆豉五六十个，煎至八分，热服出汗。

治鹅掌风癣有虫吃开　罗岑楼传。

黄丹　轻粉各三钱

猪脏头烧油，调药搽之。

秃疮治方

桃梅煎　陈白野方。治秃头疮。

桃枝连叶七枚，长四寸，捣碎　乌梅七个，打碎　白矾研，一钱　胡椒研末，一钱　川椒研末，一钱

上用香油二两，煎至一两，每早擦一次。

陀僧散　治小儿头上白秃疮。

鹁鸽粪炒，研末，五钱　密陀僧五钱　硫黄一钱　花椒五钱　人言半分

上为末，香油渣调搽患处，晚间洗去。

香粉散　俞九河传。治小儿头上肥疮。

松香　枯矾　川椒各五分　水粉三分

为末，实放葱内，扎住两头，白水煮沸，用时去葱皮，擦患处。

皂矾散　贾医官传。治癞头白秃疮。

先用退杀猪汤，洗疮令净，用赤皮大葱白三条，三寸长，劈开装入皂矾，每一条入矾一钱，用纸包裹煨熟，以搽头疮即愈，

① 一：原脱，据《古今医鉴·癣疮》补。

其发即长矣。

神雁膏 陈小轩传。治白秃疮。

羊粪，炒黑枯存性，为末，用雁油调搽，一二次即愈。

治肥疮、黄水疮 京师传。

红枣烧灰 枯矾 黄丹 松香各一钱 官粉五分 银珠二分

上为末，干则香油调搽，湿则干掺之。

癜风治方

蜂房散 余灵泉传。治白癜风。

露蜂房一个

将生盐筑满诸孔眼，火烧存性，去盐。后用胆矾、天花粉、蝉蜕各等分，俱为细末，均分，用纸包三分，将活鲫鱼一对同酒煮熟，无风处细嚼，连刺饮酒。后痒自上而下，赶入四肢。

金樱丸 怀园叔传。治白癜风。

苦参一斤 何首乌半斤 胡麻仁一两 蔓荆子一两 牛蒡子酒炒，一两 白蒺藜二两 苍耳子一两 蛇床子酒炒，一两 菟丝子酒制，四两 肉苁蓉二两 牛膝酒洗，二两 苍术米泔制，一两 金樱子酒炒，一两

上为末，面糊为丸，如梧桐子大。每服①七十丸，温酒送下。

三黄散 治白癜风。

雄黄 硫黄各五钱 黄丹 天南星各三钱 枯矾 密陀僧各二钱

上为末，先以姜汁擦患处，姜蘸药末，擦后渐黑，次日再擦，黑散则无恙矣。

治白癜风

硫黄 生白矾等分

为末，用绢包末煮一日，搽。

治紫癜风

官粉五钱 硫黄三钱

---

① 服：原作“至”，据《古今医鉴·癜风》改。

为末，鸡清调搽。

治赤白汗斑 杜进士传。

雄黄 硫黄 全蝎 僵蚕 白附子各五分 麝香二分 密陀僧五分

上为末，蘸生姜于患处擦之，五日除根，决效。

诸疮治方

隔蒜灸法 治一切疮毒，大痛或不痛，或麻木。如痛者，灸至不痛；不痛者，灸至痛，其毒随火而散。盖火以畅达，拔引郁毒，此从治之法也，有回生之功。

用大蒜头去皮，切三文钱厚，安疮头上，用艾壮于蒜上，灸之三壮，换蒜复灸。未成者，即消；已成者，亦杀其大势，不能为害。如疮大，用蒜捣烂摊患处，将艾铺上，烧之，蒜败再换。如不痛，或不作脓，及不起发，或因疮尤宜多灸。灸而仍不痛，不作脓，不起发者，不治，此气血虚之极也。

葱熨法 治虚怯人肢体患肿块，或作痛，或不痛，或风袭于经络，肢体疼痛，或四肢筋挛骨痛。又治流注，跌扑伤损肿痛，杖打刺痛，及妇人吹乳乳痈，阴证腹痛，手足厥冷。

葱头细切，杵烂炒熟，敷患处，冷则易之。再熨肿痛即止，其效如神。

豆豉饼 治疮疡肿硬不溃，及溃而不敛，并一切顽疮恶疮。

江西淡豆豉为末，唾作饼子如钱大，厚如三文，置患处，以艾壮于饼上灸之，干则易之。如背疮用漱口水调作饼，覆患处，以艾铺饼上灸之。如未成者即消，已成能消其毒。如有不效者，气血虚败也。

洪宝丹 西玄公方。治一切肿毒，散血消肿；治汤烫火烧，金枪打扑，出血不止，如神。

天花粉三两 白芷二两 赤芍二两 郁金一两

上为末，热用茶调，冷用酒调，涂患处。如衄血不止，水和涂后项上，最能绝血路。

隔纸膏 两川叔传。治一切恶疮肿毒顽疮。

鸡屎炒，一两　松香生，一两　百草霜八钱　雄黄五分　枯矾四分

上为末，香油调，用伞纸贴患处，摊药于纸上，再将原纸返展盖住。

神捷膏 郑中山传。治诸般顽疮，及内外臁疮，久年不愈者。

香油半斤，先煎，入黄蜡一两，松香五钱，慢火熬至滴水成珠，不散为度，取出候冷，加后药：

乳香　没药　轻粉　血竭　孩儿茶　枯矾　龙骨火煅，各三钱　川椒四钱

上为细末，搅入煎膏内，磁器收贮。若遇顽疮，先用花椒、细茶、艾叶浓煎水，频频温洗令净。却用油纸以封刺孔，比如疮口大，俱刺遍伤，药将孔面贴疮上，一日换二①次，二日后一日换一次，每换药必须洗净方贴，效。

敛疮止痛生肌散 杜桐冈传。治诸疮及痈疽、黄水、热泡等疮。

官粉火煅黄色，一钱　黄柏末，二钱　黄连末　乳香　没药　孩儿茶各五分

上为末，掺患处。

解毒散 黄宾江传。治诸疮肿毒，并喉闭、赤眼暴发疼痛。

雄黄二钱　白硼砂三钱，铜勺微火炒　枯胆矾六钱，打碎，先炒白色，再炒紫色

上共为末。治疮，或将烧酒或吐津抹湿疮上，将末药着指磨上，立消。治眼，用津抹湿眼胞，将药抹之，立消。喉闭，吹喉中。

追风解毒汤 两川叔传。治血风疮，并湿热生霉，其形如钉，高起寸许者。

连翘　黄芩　栀子　黄柏　防风　荆芥　羌活　独活　全蝎　僵蚕　蒺藜　金银花　威灵仙　归尾　赤芍　甘草

① 二：《古今医鉴·诸疮》作“三”。

上锉，各等分，水煎服。

寸金黄 刘甘泉传。治一切红肿热毒疮疖。

黄连 黄芩 黄柏 大黄 皮硝 青黛 白矾 五倍子

上各等分，为末，鸡清调搽。

杖疮治方

一杖毕，即饮童便和酒，免血攻心。用热豆腐铺在杖紫色处，其气如蒸，其腐即紫，复易之，须得紫色散尽，转淡红为度。或只用葱切烂炒焦，搽患处，冷则再易，以血散为度。又法，用凤仙花科连根带叶捣烂涂患处，如干又涂之，一夜血散即愈。如冬月无鲜者，秋间收，阴干为末，水和涂之。一名金凤花。又法，并打伤皮不破肉损者，用萝卜捣烂罨之。又法，用大黄末，童便调敷之。又法，用猪胆汁涂之。又法，用真绿豆粉微炒，鸡子清调刷之。

化瘀散 治杖打重血上攻心。

苏木三钱 红花三钱 归尾三钱 大黄三钱

上共为末，童便一钟，黄酒一钟，煎至一钟，热服。

退血止痛散 治杖后肿痛，瘀①血不散，气血攻心，或憎寒壮热。

归尾 赤芍 生地 白芷 防风 荆芥 羌活 连翘 黄芩 黄连 黄柏 大黄 栀子 薄荷 枳壳 桔梗 知母 石膏 车前子 甘草各等分②

水煎服。

八仙过海 黄宾江传。治杖打极重，血沁裆，不治即死。

半夏姜汁炒 巴豆霜 当归 乳香 没药 硼砂 血竭 土鳖焙用

上各等分，为细末，每服八厘，好酒送下。

---

① 瘀：原作“痰”，据《古今医鉴·杖疮》改。

② 各等分：此3字原脱，《古今医鉴·杖疮》补。

金箔散 如虚子①传。治杖打极重，痛不可忍，昏闷欲死者。

白蜡一两，生研　乳香三钱　没药三钱　金箔二十帖　银箔二十帖

上为末，每服二钱，温酒调服。

补气生血汤 治杖后溃烂久不愈者。

人参　白术炒，倍　茯苓　当归　芍药　熟地黄　陈皮　香附　贝母　桔梗　甘草

往来寒热，加柴胡、地骨皮；口干，加五味子、麦门冬；脓清加黄芪；脓多加川芎；肌肉迟生，加白蔹、肉桂。

杖疮膏 丁如②海传

密陀僧四两为末，香油八两，同入锅内，文武火熬，用柳条数根，一顺勤搅，不要住手，待熬成黑色，滴水成珠，以③纸摊贴患处，当时疼止，拘流脓水，自然生肉。如有疔甲，贴药即止。又治顽疮、天泡、臁疮，神效。

不二膏 吴应峰传。

大黄　黄柏　黄连各一两　乳香　没药　轻粉各一钱　血竭　孩儿茶各二钱　片脑二分　水银三钱，用官粉三分，吐涎研水银④

上为末，合和，以猪脂四两，炼去渣，入黄蜡二两，再煎，滤过入药，柳条搅匀，随疮大小摊纸贴之。

白龙膏 陈仪宾传。治杖疮及远年近日一切顽疮。

黄蜡二两　黄香二两，为末，去黑渣不用　香油三两，顿温　乳香末，五分　没药末，五分

上先将蜡入磁碗内，慢火化开，用箸⑤敲碗边，续续入黄香、乳、没，取碗离火，入温香油于内，搅匀待冷，入水缸内，去火毒，三日取出。油单纸摊药贴患处，立效。

---

① 如虚子：《古今医鉴·杖疮》作“刘文庵”。
② 如：《古今医鉴·杖疮》作“望”。
③ 以：《古今医鉴·杖疮》作“油”。
④ 研水银：《古今医鉴·杖疮》作“以银磨”。
⑤ 箸：原作“筯”，据《古今医鉴·杖疮》改。

鬼代丹

乳香　没药　自然铜火煅，醋淬　木鳖子去壳　无名异　地龙去土，各等分

上为末，炼蜜丸如弹子大，每服一丸，温酒下，打着不痛。

寄杖散　王少泉传。

用白蜡一两，细细切烂，滚酒淬入碗内服之，打着不痛。

折伤脉法

打扑伤损，去血过多，脉当虚细；若得急疾大数者，风热乘之必死。如从高坠下，内有瘀血腹胀满，其脉坚强者生，小弱者死。

折伤病证

折伤者，谓其有所损伤于身体也。或为刀斧所伤，或坠跌险地，或扑身体，损伤筋骨皮肉，皆能使出血不止。或瘀血停积于脏腑，结而不散，去之不早，则有入腹攻心之患。

折伤治法

疗之法，当视其所损轻重。若血不止者，外宜敷贴之药，内宜和散之剂；血蓄于内者，宜下去之，然后调理，必以顺气活血，止痛和经，使无留滞气血之患，此其要也。

大凡打扑伤损坠堕，或刀斧所伤，皮未破而内①损者，必有瘀血停积，先宜逐去瘀血，然后和血止痛。若肌肉破而亡血过多者，宜调气养血，带补脾胃为主。

如腹痛者，乃瘀血也，宜桃仁承气汤加当归、红花、苏木，入童便，和酒煎服。

折伤治方

通导散　治跌扑伤损极重，大小便不通，乃瘀血不散，肚腹

① 内：原作“肉”，据《古今医鉴·折伤》改。

膨胀，上攻心腹闷乱至死者，先服此药，打下瘀血，然后方可服补损药。

大黄　芒硝　枳壳各四两　厚朴　当归　陈皮　木通　红花　苏木　甘草各二两

上锉，一两，水煎服

鸡鸣散　治从高坠下及木石所压。凡是伤损血瘀凝①积，痛不可忍，此药推陈致新。

大黄酒蒸，一两　归尾五钱　桃仁去皮尖，七粒

上锉，酒煎，鸡鸣时服，取下瘀血，即愈。

活血止痛散　治打扑伤损，膜②落马坠车，一切疼痛。

乳香　没药　赤芍　白芷　川芎各一两　当归　生地黄　牡丹皮各二两　甘草五钱

上为末，每服三钱，温酒入童便调下。

防风通圣散　方见中风。治打扑伤损，肢节疼痛，腹中恶血不下。

依本方倍大黄、当归，煎熟，调入乳香、没药末各二钱。

接骨丹　杨接骨传。

乳香　没药　孩儿茶　茧壳烧灰，各等分

上为末，每服二钱。接骨，黄酒送下；欲下血，烧酒下。

接骨散　吴两洲传。接骨续筋，活血止痛。

当归五钱　官粉煅，五钱③　硼砂二钱

上为末，每服二钱，苏木汤调服，频服苏木汤。损在腰以上，先吃淡粥半碗，然后服药；在腰以下，即先服而后食。别作糯米粥，入药末拌和摊纸上或绢上，封裹伤处。如骨碎，用竹木夹定，或衣物包之。

接骨神方　张白峰传。

---

① 凝：原作“疑”，据《古今医鉴·折伤》改。

② 膜：疑为衍文。

③ 五钱：《古今医鉴·折伤》作“五分”。

土鳖一合，炒干　半夏　巴豆霜各等分

上为细末，每服二三分，黄酒调下。

仙人散　黄宾江传。接骨止痛。

土鳖十个，焙干，一钱　土狗八个，焙干，一钱　仙人骨即人骨，三分　巴豆去油，三分

上共为末，每服先一钱，次服五分，三服后去巴豆，又服二次五分，又加巴豆一服，俱用烧酒下。

接骨紫金丹　刘两河传。治跌打损伤、骨折破伤，瘀血攻心，发热①昏晕，不省人事。

硼砂　乳香　没药　血竭　大黄　归尾　骨碎补　自然铜醋②淬　土鳖焙干，去足，各一钱半

上为细末，磁器收之，每服八厘，好热酒调服，其骨自接上，如有瘀血自下。吐血等病、经事不调，俱用酒下。

补损接骨仙丹　刘前冈传。治打扑伤损，骨折筋断，皮破肉烂，疼痛不止。

当归　川芎　白芍　生地黄　破故纸　五灵脂　木香　地骨皮　防风各五钱　乳香　没药　血竭各一钱

上锉一处，用夜合花树根皮五钱，同入大酒壶内，入烧酒于内，重汤煮一炷香为度，取出服之。

接骨神丹

半夏一个，封土鳖③一个，二味一处捣烂，锅内炒黄色，秤一两　自然铜二钱　古铜钱三钱，二味铜俱用火烧红，入醋淬七次　乳香五钱　没药五钱④　骨碎补七钱，去毛

上为极细末，每服三分，用导滞散二钱搅匀，热酒调服。药行患处疼即止。次日再进一服，药末三分，导滞散五分。重者三

---

① 热：此后衍“乃”字，据《古今医鉴·折伤》删。

② 醋：原作“醉”，据《古今医鉴·折伤》改。

③ 封土鳖：《古今医鉴·折伤》作“对土鳖”。

④ 五钱：此2字原脱，据《古今医鉴·折伤》补。

服，轻者一二服，痊愈。

导滞散 治跌打伤重，腹内有血。

大黄三钱 当归一钱

上为末，酒一碗煎服，大便出血，即愈。

许昌宁接骨丹

当归 川芎 白芍 人参减半 官桂 青皮 陈皮 麻黄 苍术 青木香 丁香 乳香 没药 沉香减半 血竭减半 孩儿茶 甘草各一两

为细末，每服三钱，好酒调服。忌葱、蒜、绿豆。

神仙换骨丹 千金不易仙方，乃异人所授，不可轻视。

菟丝子酒制，五钱 破故纸酒炒，二钱半 金铃子酒蒸，去核，五钱 川续断五钱 远志甘草水泡，去心，五钱 胡芦巴酒炒，五钱 五味二钱半 鹿茸酥炙，二钱半 龟板酥炙，五钱 杜仲酒和姜炒，五钱 甘松五钱 山柰二钱半 益智仁炒，五钱 柏子仁炒，五钱 防风去芦，五钱 杏仁去皮、尖，五钱 木通五钱 滑石酥炙，五钱 三棱煨，二钱半 莪术煨，五钱 韭子一钱半 何首乌二钱半 地骨皮五钱 五加皮五钱 牡丹皮五钱 紫金皮二钱半 青藤五钱 石楠藤五钱 白蒺藜炒，二钱半 木贼五钱 海桐皮五钱 虎胫骨酥炙，五钱 自然铜煅，三钱 粟壳去穰，醋炒，五钱 红内销二钱半 乳香二钱半 没药五钱 苍术米泔浸，五钱 当归酒洗，二钱半 赤芍五钱 白芍五钱 熟地黄酒蒸 茯苓二钱半 茯神二钱半 陈皮五钱 厚朴姜汁炒，二钱半 乌药二钱半 香附五钱 枳壳五钱 枳实五钱 白芷五钱 麻黄二钱半 吴茱萸五钱 红豆五钱 小茴酒炒，二钱半 荆芥五钱 羌活五钱 独活五钱 牛膝酒洗，五钱 木瓜五钱 半夏姜制，五钱 南星姜制，五钱 僵蚕炒，五钱 全蝎酒洗，二钱半 天麻二钱半 细辛二钱半 藿香五钱 干姜五钱 良姜五钱 川乌姜炒，二钱半 附子姜炒，二钱半 天雄姜炒，二钱半 巴戟去心，五钱 青盐二钱半 肉苁蓉酒洗，五钱 肉桂五钱 连翘五钱 桔梗五钱 青皮五钱 草果二钱半 丁香二钱半 砂仁五钱 肉豆蔻去油，二钱半 白豆蔻一钱半 木香二钱半 甘草蜜炙，二钱半一方，加紫河车一具尤效。

上为末，每用二钱，好酒研入，生姜调服，用鸡子压之。新疼，用被盖出汗。如伤损肿痛，用生姜①、葱白、生地黄各五钱，红糟一盏，研捣取汁，入香油一盏，和匀，将木梳烘热，蘸药末放②伤处，即服前药。凡一切伤损疼痛，百发百中。

按：上方续筋接骨补损之剂。

葱搭③法 治打扑伤损肿痛。

葱头切烂，炒焦，搭患处。冷则再易，止痛消肿散瘀。

将军膏 朱同知传。治伤损肿痛，不消瘀血，流注紫黑，或伤眼上，青黑。

大黄为末，生姜汁调敷患处。

守田膏 治打扑有伤，瘀血流注。

半夏为末，调敷伤处，一宿不见痕迹。

二生膏④ 卢诚斋传。治跌伤折损手足。

生地黄鲜者一斤 生姜四两

上捣烂，入糟一斤，同炒均匀，热以布裹罨伤处，冷即易之。先能止痛，后整骨，大有神效。

金枪⑤治法

一人骑马跌仆，被所佩锁匙伤破阴囊，二丸脱落，得筋膜悬系未断，痛苦无任，诸医措手，或以线缝其囊，外加敷贴，生肌止痛，不三五日，线烂而复脱矣。予思常治刀伤出血，但敷壁钱而效敏，盖此亦伤破之类也，是以令人慢慢托上，多取壁钱，敷贴其伤破之处，日渐安，其囊如故。

---

① 姜：原作“病”，据跃剑山房二次刻本及《古今医鉴·折伤》改。
② 放：原作“攞”据《古今医鉴·折伤》改。
③ 搭：原作“搽”，据《古今医鉴·折伤》改。
④ 二生膏：原作“三生膏”，据《古今医鉴·折伤》改。
⑤ 金枪：原作“金疮”，据原书“目次”改。

金枪治方

金枪散 张寿山传。治一切刀割破、打破、跌破，出血不止，破开口不合口者，止血生肌，住痛，立效。

银末 血竭 发灰 人指甲烧存性 珍珠烧存性，各等分

上为细末，研匀，掺患处。

军中一捻金 端午日制，并治狗咬。

矿石灰不拘多少，炒研，生韭菜连根同捣作饼，阴干，为末，掺之。止血生肌，甚效。

金枪丹 周梅江传。生肌住痛，止血。

嫩老鼠未生毛者，不拘多少，韭菜根与老鼠一般多，石臼①捣烂，入嫩石灰末于内，为饼，阴干。用时以刀刮药末敷伤处，布包裹，立已。

一捻金丹 治金枪所伤，并臁疮及马断梁等疮。

腊月黑牛胆一个，装入石灰四两、白矾一两，阴干取出，入黄丹炒一两，研末用之。

刀箭药

牛胆一个 石灰不拘 乳香少许 血竭少许 白及五钱，为末

上药入牛胆阴干为末，每用少许，干贴。制此不得犯妇人手。

破伤风脉法

表脉浮而无力，太阳也；脉长有力，阳明也；脉浮而弦小者，少阳也。河间曰：太阳宜汗，阳明宜下，少阳宜和解。

破伤风病证

《内经》曰：风者，百病之始也。清净则腠理闭拒，虽有大风苛毒，而弗能为害也。若夫破伤风证，因事击破皮肉，往往视为寻常，殊不知风邪乘虚而客袭之，渐而变为恶候。又诸疮久不合

① 臼：原作“拍”，据《古今医鉴·金疮》改。

口，风邪亦能内袭，或用汤淋洗，或着艾焚灸，其伤人①之毒气，亦与破伤风邪无异。其为证也，皆能传播经络，烧烁真②气，是以寒热间作，甚则口噤目邪，身体强直，如角弓反张之状，死在旦夕，诚可哀悯。

法当同伤寒处治，因其有在表、在里、半表半里三者之不同，故不离乎汗、下、和三法也。是故在表者汗之，在里者下之，在半表半里之间者宜和解之，又不可过其法也。

破伤风治方

如圣散

川乌　草乌各三钱　苍术　细辛　川芎　白芷　防风各一钱

上为末，每服五七分，酒调服，忌油腻、荤腥、面。

如癫狗咬，加两头尖、红娘子各一钱。中风身体麻木，或走痛，酒调下。风旋头晕，酒调下。头风，茶调下。偏头风，口噙水，搐鼻。伤风，热茶调下，出汗。风牙虫痛，频擦患处，流涎。金疮血不止，干掺之。恶疮久不愈，口噙水洗，绵拭干掺之。犬咬蛇伤，蝎螫，口噙盐水洗之，仍敷上。痈疽、丹瘤、鱼睛、红丝、发背、脑疽等疮发时，新汲水调涂纸封，再用酒调服。汤火伤皮，新汲水调，鸡翎刷上。杖疮有血，干敷之。瘰疬，口噙水洗，掺之。干湿疥癣，油调搽。

定风散　治破伤风，及金刅③伤，打扑伤损，并癫狗咬伤，能定痛生肌。

天南星为防风所制，服之不麻　防风各等分

上为细末，破伤风以药敷疮口，然后以温酒调一钱服。

如牙关紧急，角弓反张，用药二钱，童便调下。打伤欲死，但心头微温，以童便灌下二钱，并进二服。癫狗咬破，先噙将水

① 伤人：《古今医鉴·破伤风》作“汤火”。
② 真：原作“毒”，据《古今医鉴·破伤风》改。
③ 刅（chuāng 窗）：两刃刀。

洗净，用绢拭干，贴药，更不再发，无脓，大有功效。

一字散 治破伤风搐搦，角弓反张。

蜈蚣去毒，炒，一条 全蝎一对，炒，去毒并头足

上为细末，如发时，用一字擦牙缝内，或吹鼻中。

脱凡散 治破伤风，五七日未愈，已至角弓反张，牙关紧急。

蝉蜕去头足、土①净，五钱

上为末，用好酒一碗，煎滚，服之立苏。

退风散 治破伤风不省人事，角弓反张。

防风一钱 荆芥五分 薄荷七分 僵蚕炒，五分 天麻酒洗，一钱 白芷一钱 麻黄一钱 茯苓一钱 当归身一钱 甘草炙，五分

上锉一剂，生姜七片，煎服。

羌活防风汤 治破伤风，初传在表。

当归 川芎 白芍 防风 羌活 藁本 细辛 地榆 甘草炙，各一钱

上锉一剂，水煎热服。

若大便闭，加大黄；热，加黄芩。

水调膏 治初破伤风，热红肿，风邪欲将传播经络而未入深者，用此。

杏仁去皮，研末 飞白面各等分

上和匀，用新汲水调为膏，敷伤处，肿消热退。

灸法 治破伤风及风犬伤，神效。

用核桃壳半个，填稠人粪满，仍用槐白皮衬，扣伤处，用艾灸之。若遍身汗出，其人大困则愈。远年者，将伤处前灸之，亦已。

汤火伤治方

凡遇汤火所伤，先以盐末和米醋调和，敷疮上，次以醋泥涂之，仍用醋涂不绝，暂救痛苦。一面急捣生地黄，醋调，敷疮上，

① 土：原作“七”，据《古今医鉴·破伤风》改。

直候疼止，须厚至数寸不妨。若一用冷水、冷物、冷泥，热气得冷气，则却深搏烂人筋骨。慎之！慎之！

保生救苦散 治火烧汤烫，或热油烙及脱肌肉者。

寒水石 大黄 黄柏各三钱

上为末，香油调涂患处，或湿烂干掺。

黑白散 刘知府传。治汤烫火烧伤。

百草霜 轻粉减半

为末，狗油调搽患处，立愈。

一白散 治汤烫火烧，破痛不可忍。

生白矾不拘多少，香油调搽。

清烟膏 李电川传。

鸡子清磨京墨，涂患处，上用三层湿纸盖，则不起泡，冷如冰效。

一黄散 刘岩洛传。

大黄末，蜜水调搽。

治汤火咒云：龙树王如来授，吾行持北方壬癸水①，禁火大法。

龙树王如来，吾是北方壬癸水，收斩天下火星辰，千里火星辰必降，急急如律令。咒毕，即握真武印吹之，即用少许水洗，虽火烧手足成疮，亦可疗。

虫兽伤病证

凡春夏初交，犬多发狂。但见其尾直下不卷，口中流涎，舌黑者，即是癫狗。若被所伤，不可视为泛常，乃九死一生之患。急用针刺去血，以小便洗刮令净；用核桃壳半边，以人粪填满，掩其疮孔，着艾于壳上灸之。壳焦粪干则易之，灸至百壮，次日又灸百壮，灸至三五百壮为佳。后用生南星、防风等，分为末，再以口噙浆水洗净伤处，用绵纸拭干掺之，更不作脓。其内须服

---

① 水：原脱，据《古今医鉴·汤火伤》补。

后药，以彻其毒可也。

孙真人曰：春末夏初，狗多发狂，被其所伤者，无出于艾灸。其法，只就咬处牙迹上灸之，一日灸三壮，直灸至一百二十日乃止。常宜食炙韭菜，永不再发，亦良法也。

濂源散 治癫狗咬。

斑蝥七个，去头、翅、足为末，温服调服。于小便桶内，见衣沫似狗形为效；如无，再须七次，无狗形亦不再发。后用益元散一两，水煎服解之。忌饮酒，食猪肉、鸡、鱼、油腻百日，终身忌食犬肉。凡遇此患，依前针洗艾灸，更服此药，无不愈者。

扶危散 周景阳传。治癫狗咬。

斑蝥七日内用七个，七日外加一个；十日十个，百日百个。去头、翅、足令净，糯米同炒赤 雄黄一钱 麝香一分，小儿不用亦可 滑石一两

上为末，能饮酒者，时酒①调服；不饮酒者，米饮下。或从大小便出，或吐出毒即愈。以伤处去三寸，灸之三壮，永不再发，神效。

治癫狗咬伤成破伤风者

如圣散方见破伤风，加两头尖、红娘子各一钱。

治狗咬方

甘草、杏仁，口嚼烂，搭伤患，用银杏捣涂伤处。又宜蓖麻子五十粒，去壳，以井花水研成膏，先以盐水洗之，敷上，效。

雄灵散 治毒蛇所伤，昏闷欲死者。

雄黄五钱 五灵脂一两

上为末，每服二钱，好酒调服，仍敷患处。良久再进一服，即愈。又宜雄黄、青黛等分为末，每二钱，新汲水调服。又宜白矾溶化，滴伤处。又宜蜈蚣一条，去头足，炒川椒一钱，去目，略炒为末，调酒服，出汗即愈。

回生酒 周海②江传。治毒蛇所伤至死。

---

① 酒：原作“泪”，据《古今医鉴·虫兽伤》改。

② 海：《古今医鉴·虫兽伤》作“梅”。

扛板归不拘多少。其草四五月生，至九月见霜即败，叶青如犁头尖，藤上有小茨子，圆黑味酸，用藤叶

上取研烂用汁，与生酒调服，随量饮之；用渣贴患处，立已。渣若火烧，仍痛。

海上方 治蛇咬。

丝瓜根洗净，捣研，生酒吃，一醉立已。又方，用半边莲，研酒服。

妙化丹 刘彬斋传。治蝎螫蛇伤，点眼即效。端午制，忌妇人、鸡、犬见之。

乳香 没药 轻粉 海螵蛸 雄黄各五钱 硫黄一厘

上为末，左边被伤，点左眼大眦①；右边点右。

神妙丸 刘前溪传。治蝎螫。端午日制，忌妇人、鸡、犬。

雄黄 蟾酥 胆矾 半夏各等分 麝香少许

上为末，用猫儿草捣汁和为丸。用口嗒痛处令净，用丸药揩擦。

六神散 周东泉传。治蝎螫。

川乌 草乌 南星 半夏 白芷 石菖蒲一寸九节者佳，各等分

上，端午日取药为末。每用少许，先以津液抹患处，以药擦之。

收②蝎螫法

每年除夜，左手拽起前裾，右手执三寸长棍，向门楣上敲三下，念咒云：蝎蝎螫螫，不向梁上走，却来这里蜇，一敲敲八节。咒毕，吸气一口，吹于杖头，复吸其气，吹于执杖手心，如此三次即已。遇有蝎蜇，以手摩之，即不痛。可用一年，次年除夜，又如法为之，否则不验。

中毒脉法

人遇事急，智尽术穷，或为人所陷，始自服毒或误中其毒，

---

① 眦：原作“背”，据《古今医鉴·虫兽伤》改。
② 收：《古今医鉴·虫兽伤》作“杖”。

其脉洪大者生，微细者死。又曰：洪大而迟者生，微细而数者死。

中毒治法

大法：甘草、绿豆，能解百毒。又法：不问一切诸毒，急多灌香油无虑。

中毒治方

解毒丹 治中信毒。若于饮食中得者，易治；酒中得者，难治。若有胸腹作楚，可吐，急用胆矾研水灌之，即吐；若在腹中，可下。后服此：

黄丹 水粉 青黛 焰硝 绿豆粉

上为末。以小蓝挼水调下。腹痛，倍黄丹、豆粉，井花水调下。

秘方

用苗竹成竿而未有叶者，截筒留两头节，去竹青，置厕中，经月不取。遇有中信者，旋取一个净洗，取筒内红汁服之，即解。

应圆秘方

青黛五两，绿豆一筐①，去壳为粗末。用苗竹筒一个，两头留节，去竹皮，就节上取一孔，入药内，仍以竹钉塞孔，于端午日置厕中，浸至次年端午日取出，洗令净，悬屋脊上，风吹日晒，须晴②一月余，内中自干。劈破取出再晒，研末。以小蓝自然汁，调作丸弹子大。每遇信毒，以井花水磨一丸，作一服，灌之立解。仍以乌桕根③研水二合，以井水解饮，食良久泻下，即愈。又法，卒急无药，只用④真香油灌之，立解。又法，取稻秆烧灰，新汲水淋汁，滤过冷服一碗，毒随利下。又方，治信毒，用腊月

---

① 一筐：跃剑山房二次刻本及《古今医鉴·虫兽伤》均作“一升”。
② 晴：《古今医鉴·虫兽伤》作“尽”。
③ 乌桕根：《古今医鉴·虫兽伤》作“乌梅枚”。
④ 用：原作“香”，据《古今医鉴·虫兽伤》改。

猪胆收起，遇人中毒，割开一个，入水化开，服之立解。

诸骨鲠

打诸骨鲠神符

⿱雨⿺电龍鱼　⿱雨⿺电鳳鸡　⿱雨⿺电虎猪　⿱雨⿺电料　⿱雨⿺电炟　⿱雨⿺电烘　⿱雨⿺电暫　⿱雨⿺电晶　⿱雨⿺电矗　⿱雨⿺电閚　⿱雨⿺电燚　[illegible]

咒水　此碗化为东洋大海，咽喉化为万丈龙潭，九龙归洞，吾奉太上老君，急急如律令勅。吸东方生气三口，吹入碗中。每行此法，正面朝东，用净水大半碗，放桌上，左手执拳在胸前，右手执剑决于碗上，书前符号。假如鱼骨鲠，就书上⿱雨⿺电龍字，除⿱雨⿺电虎、⿱雨⿺电鳳二符勿书，再书下八符，余皆仿此。

符[1]水治诸鲠法　李中原传。

以净器盛新汲水一盏，捧之，面东默念云：谨请太上东流顺水，急急如南方火帝律令勅。一气念七遍，即吹[2]一口气，入水中，如此七次，以水与[3]患人饮，立下。或用咒水，可以食针并竹刺。

神仙钓骨丹　徐通府传。其骨自随药带下，或出如神。

朱砂一钱　丁香一钱　血竭五钱　磁石五钱　龙骨五钱

上共为末，黄蜡三钱为丸，朱砂为衣。每服一丸，香油煎，好醋吞下。如要吐，用矮荷煎，好醋吃，后用浓茶任服。如无矮荷，用桐油代之。矮荷即红内销，其叶似荷树叶，其条红[4]，其树矮短。

一方　治诸骨鲠。

用人指甲，烧存性，吹入喉中，立效。一方，用硼砂一块噙之，骨自下。一方，用金凤花子，嚼烂噙下；无子，用根亦可。一方，用韭白三根，捣烂拈为丸，如骨子大，用绵缠裹线，茶嗛[5]下，更哽处手牵线，吐出原骨，效。一方，用橄榄食下，即化。

---

① 符：原作“治”，据原书“目次”改。《古今医鉴·诸骨鲠》作“咒”。

② 吹：原作“次”，据《古今医鉴·诸骨鲠》改。

③ 与：原作“于”，据《古今医鉴·诸骨鲠》改。

④ 红：《古今医鉴·诸骨鲠》作“细”。

⑤ 嗛（xián 咸）：同“衔”，用嘴含物。《古今医鉴·诸骨鲠》作“咽”。

如无橄榄肉，用核桃烧灰，水调亦化。

一方 治误吞铜铁或金银等物，不能化者。

砂仁浓煎汤服之，其物自下。

诸骨鲠治法

误吞田螺，鲠喉不下，死在须臾 归石塘传。

用鸭一只，以水灌入口中，少顷，将鸭倒悬，令吐出涎水，与患人服之，其螺即化。

救荒治方

养元辟谷丹 京传。安五脏，消百病，和脾胃，补虚损，固元气，实精髓，助脾健胃，瘦者令肥，老者健，常服极妙。

黄犍牛肉十五斤，去筋膜，切作棋子大片，用河水洗数遍，令血水净，再用河水浸一宿，次日再洗二三遍，水清为度。用无灰好酒煮一夜，桑柴文武火，用砂罐煮，取出焙干，黄色者佳，黑焦不用。每牛肉末一斤，加入后药二斤。

山药八两，用葱盐炒山药，黄色，去葱盐不用　白茯苓去皮、筋膜，为末，水飞过，八两　莲肉八两，去心、皮　白术八两，油者不用麸炒　芡实肉取粉，八两　薏苡仁八两，炒　白扁豆八两，去壳，姜汁炒　人参去芦，四两　小茴香炒，四两　干姜炒，二两　砂仁炒，二两　花椒去目，炒，二两　青盐四两　甘草炙，四两　乌梅肉二两，熬浓汁半碗　粳米洗净炒黄，六斤

上为细末，与米粉、牛肉末和匀，用小红枣五斤，醇酒五斤，煮枣极烂，去皮核，捣膏，加蜜二斤半，共和为丸如弹子大。每次二丸，不拘冷热，茶汤嚼下。一日服二三次，求不饥。

按：是方实王道之妙用。平时预合，荒乱之时，可以避难济饥，虽一两月不食，不损胃道，不伤元气，久服成陆地之仙。宝之宝之。如渴，或用冷水。

长生不老丹 京传。

白茯苓去皮定粉　黄丹　白松脂　白沙蜜　黄蜡各二两　朱砂二①钱　金箔二十片　水银三钱

先将蜜蜡、松脂于磁碗内，溶为汁，倾药在内，以木匙搅匀，候温就火丸如指头大，用水银为衣。有死水银法：先洗手净，用水银三两点在手心内，以指头研如泥。见手心青色，将药三五丸搓揉，后以金箔约量，摊碗内，以药丸在内摇动，使金箔都在药上，密器收贮。服时用乳香末半钱，水三盏，煎汤温送下，不嚼破。服后第三日觉饥，以面和白茯苓末，烙成煎饼，食半已后，药在丹田，永不饥渴；久则交过五脏，阴滓俱尽，长生不老。诸人得服，并无所忌，使人添气力，悦容颜，身体轻健，百病皆除。拯贫救苦，实济世之良方，长生之妙法。其间若欲饮食，俱不妨事。但七日之内，吃此药必随下；至半月，药在丹田，永不出矣。服时面东，持药念咒一遍，吹在药上，如此七遍毕，以乳香汤送下。

天清地宁，至神至灵。三皇助我，六甲护形。去除百病，扶我长生。清清净净，心为甲庚。左招南斗，右招七星。吾今立化，与天齐生。吾奉太上老君，急急如律令。

膏　药

金不换神仙膏　杜进士传。专治男妇小儿，不分远年近日，五劳七伤，咳嗽痰喘气急，左瘫右痪，手足麻木，遍身筋骨疼痛，腰腿软弱，偏正头风，心气疼痛，小肠疝气偏坠，跌打伤损，寒湿脚气，疟②痢，走气痞块，男子遗精白浊，妇人赤白带下，月经不调，血崩；兼治无名肿毒，瘰疬臁疮，杨梅顽疮。误服轻粉，致伤筋骨疼痛，反为恶毒，肿烂成疮，大如盘，或流黄水，或流脓血，遍身臭烂，不能动履者，贴此膏药除根，永不再发。

① 二：《古今医鉴·救荒》作“三”。
② 疟：《古今医鉴·救荒》作“虚”。

川芎　白芷　生苄①　熟苄②　当归　白术　苍术　陈皮　香附　枳壳　乌药　半夏　青皮　细辛　知母　贝母　杏仁　桑白皮　黄连　黄芩　黄柏　栀子　大黄　柴胡　薄荷　赤芍　木通　桃仁　玄参　蜈蚣二十条　芫花　川穿山甲　巴豆　大枫子　草乌　五倍子　两头尖　益母草　青枫藤　五加皮　白鲜皮　川乌　威灵仙　南星　天麻　僵蚕　苦参　白蒺藜　防风　荆芥　金银花　羌活　独活　何首乌　甘草　连翘　藁本　茵陈　地榆　猪苓　泽泻　桔梗　前胡　升麻　麻黄　牛膝　杜仲　山药　远志　续断　良姜　苍耳头七个　桃、柳、榆、槐、桑、楝、楮枝各三十

上药共七十二味，每一味须五钱，各要切为粗片，用真芝麻油十二斤，浸药在内，夏浸三日，冬浸半月方可，煎药黑枯色为度。用麻布一片，滤去渣，将油再秤，如有十数斤，加飞过黄丹五斤；如油有八斤，加黄丹四斤，依数下丹，决无差矣。将油再下锅熬，黄丹徐徐的投下，手中用槐柳棍不住的搅，火先文后武熬成，滴在水中成珠不散，春夏硬，秋冬软。此是口诀。磁器内贮之，临用时加细药。

乳香　没药　血竭　轻粉　朝脑即樟脑　片脑　麝香　龙骨　海螵蛸　赤石脂

上细药十味，共为细末，磁罐器内收贮，临摊膏药掺上些须，生肌止痛，调血气，去风湿甚妙。

五劳七伤，遍身筋骨疼痛，腰脚软弱，贴两膏肓穴、两肺俞③穴、两三里穴。痰喘气急，咳嗽，贴肺俞穴、华盖穴④、膻中穴。左瘫右痪，手足麻木，贴两肩井穴、两曲池穴。男子遗精白浊，妇人赤白带下，月经不调，血山崩漏，贴两阴交穴、关元穴。赤白痢疾，贴丹田穴。小肠气，疝气，贴膀胱穴。疟疾，男子贴

---

① 生苄（hù 户）：即生地。
② 熟苄：即熟地。
③ 肺俞：《古今医鉴·膏药》作“肾俞”。
④ 华盖穴：原作“下盖穴”，据下图及穴位名改。

左臂，女子贴右臂，即止。偏正头风，贴风门穴。腰疼，贴命门穴。

心气疼痛，贴中脘穴。走气，贴两章门穴。寒湿脚气，贴两三里①穴。

一切无名肿毒，疬疮臁疮，杨梅顽疮，跌打伤损，痞块，不必寻穴，皆贴病患处，即愈。

追②风透骨膏　秘传。

川乌　草乌　淮乌各一两　巴豆三两，去壳　木鳖子三两，去壳　归尾一两　白蒺藜一两　松香二两　白及二两　槐、柳枝各一握　血余一团

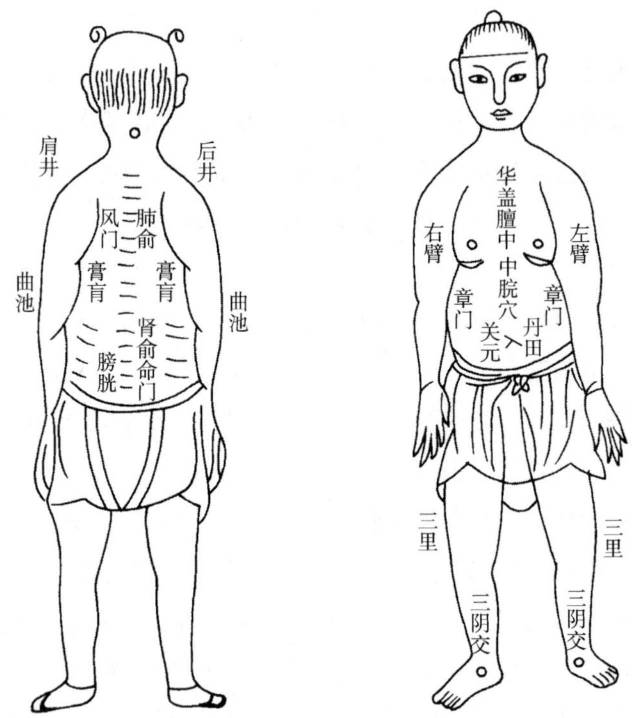

① 里：原脱，据下图及穴位名补。
② 追：原作“遍”，据《古今医鉴·膏药》改。

上各锉，以桐油二斤，浸药一二日，熬至众药黑色，取出滤去渣，再煎，用密陀僧半斤，研末，渐渐入内，柳条搅不住手，滴水成珠，不散为度，倾入水中，出火毒。用绵纸摊贴患处。

神妙五枝膏 王中嵩传

川乌 草乌 防风 白芷 当归 熟地黄 木鳖子去壳 穿山甲 大黄 甘草各六钱 血余一握 槐、桃、柳、椿、楮各用枝二寸

上药俱锉，用香油一斤入药，用文武火煎至焦枯，滤去渣。将油再煎，随入黄丹炒见火星为度半斤，柳条搅不住手，滴水成珠为度。去火略待少时，入乳香一两、没药六钱、朱砂二钱、轻粉二钱，亦徐徐搅入内，倾碗中，坐水出火毒。腰痛，贴痛处；咳嗽，贴肺俞二穴；痞块，贴块上；诸般疮毒，随大小贴之，神效。

万灵膏 龚应圆传。

香油二斤，血余一握，同煎，柳条搅不住手，化尽将锅下地，入黄丹一斤，于油内滚起，略扇几下，紧搅不住手，滴水成珠为度。如不成珠，再于火上略煎，候成珠则止，又不可制过了。再入乳香、没药为末，各五钱，入内搅匀。孩儿茶、血竭加入尤妙。筋骨痛，加麝香少许。治久年顽疮，诸般恶毒、杖疮，纸摊贴之，无不神效。

通　治

牛黄清心丸 专治男妇诸风，缓纵不随，语言謇涩，头目眩晕，胸中烦郁，痰涎壅盛，卒然倒仆，口眼相引，手足挛搐，脊背强直，口吐涎沫；或心下怔忡，健忘，癫狂痫病，言语错乱，神不守舍，或歌或哭，或痴或呆，忽如见鬼；或惊悸恐怖，心神恍惚，梦寐不安，虚烦少睡①，喜怒无时，悲②忧惨戚；或积热吐血，骨蒸劳病，及小心五痫天吊，急慢惊风，潮热发搐，头目仰

---

① 睡：原作“睢”，据《古今医鉴·通治》改。
② 悲：原作“息”，据《古今医鉴·通治》改。

视；或发痘疹，郁结不出，惊过昏迷。一切怪病，并宜服之。

人参二钱半　白术一钱半　白茯苓去皮，一钱二分半　当归一钱半　白芍一钱半　芎䓖①一钱二分半　肉桂去皮，一钱　干姜炮，七分半　黄芩一钱半　柴胡一钱二分半　桔梗一钱二分半　杏仁去皮尖，一钱二分半，另研　麦门冬去心，一钱半　防风一钱半　阿胶蛤粉炒，一钱七分　蒲黄二钱半，炒　神曲炒，一钱半　白蔹七分半　山药一钱　甘草炙，五分　大豆②黄卷即黄豆芽，炒，一钱七分半　羚羊角镑，一钱半　麝香一钱　雄黄八分　朱砂煅，一钱半，加③些尤妙　牛黄一钱二分　犀角镑，二钱　片脑一钱　大胶枣十枚，煮去皮核研膏　金箔一百二十张

上各为细末。枣肉炼蜜二两，捣研为丸。每一两作十丸，金箔为衣，黄蜡包裹。每④用一丸，或半丸；小儿一丸，分作四服⑤。切开去蜡皮，以薄荷汤或姜汤研化服，神效。

蜡包法　用圆木弹子如龙眼大，上穿一铁条，入水煮透听用。将黄蜡入水内溶化，其蜡浮水上，将木弹蘸蜡，一层一层上，俟蜡弹大有二分厚，入冷水内取出，用刀从铁条中劈开一半，取出木弹，后入药丸于内，放灯上略烘，蜡口即合住⑥。再用铁条，插入蜡弹内，仍前，再黄蜡为衣，取出铁条，将指甲按塞其孔，不令透气。虽千百年，药不坏也。

神仙太乙紫金丹　一名紫金锭，一名万病解毒丹⑦，一名玉枢丹。

解诸毒，疗诸疮，利关窍，通治百病。此药真能起死回生，其效不可尽述。凡居家出入，不可无之。

山慈菇去皮先洗，二两　文蛤⑧一名五倍子，另洗净，二两　千金

---

① 䓖：原作“茧，据《古今医鉴·通治》改。
② 大豆：原作“奆”，据《古今医鉴·通治》改。
③ 加：原作“那”，据《古今医鉴·通治》改。
④ 每：《古今医鉴·通治》作“停”。
⑤ 服：原作“肢”，据《古今医鉴·通治》改。
⑥ 住：原作“往”，据《古今医鉴·通治》改。
⑦ 万病解毒丹：《古今医鉴·通治》作“万病回春丹”。
⑧ 蛤：原作“蜍”，据《古今医鉴·通治》改。

子[1]一名续随子，去壳[2]，拣色白者纸包研去油[3]，成[4]霜[5]，一两　红芽大戟一名紫大戟，洗焙，一两半，切不可误用绵大戟，色白者大峻利，反能伤人，弱人吐血，慎[6]之　麝香研，一钱

上制法，宜端午、七夕、重阳或天月德黄道上吉日。修合量药多寡，预期数日前，主人及医生俱斋戒沐浴，易浣濯及新洁衣巾履袜，于僻净静室焚香。将前五味药，为极细末，设盥洗盆，出入必净手熏香，各用新洁器盛，纸盖。至期夙兴，主人率医生，焚香，陈设药品，拜祷天地毕，用数盆，各逐盆配合分两，搅和数百次极匀，仍重罗两遍。依本方用糯米浓饮调和，于木[7]臼内杵数千下，极光润为度。每锭一钱，每服一锭。病势重者，连服通利后，用温粥补住。要心斋心至诚，极其洁净，如法修制。勿令丧服、体气不具足人、妇人、鸡犬见之。治一切饮食、药毒、蛊[8]毒、瘴气恶菌、河豚死牛马驼骡等诸毒，并用凉水磨服。南方蛊毒、瘴疠伤人，才觉意思不快，即磨服一锭，或利[9]，随手便愈。痈疽发背，对口天蛇头，无名疔肿，杨梅等，一切恶疮，诸风隐疹赤肿未破时，及痔疮，并用无灰淡酒磨服，及用凉水调涂疮上，日夜各数次，觉痒立消；已溃出脓者，亦减分数。阴阳二毒，伤寒心闷，狂言乱语，胸膈壅滞，邪毒未发，及瘟疫喉闭，缠喉风，冷水薄荷一小叶研下。心气痛并诸气，用淡酒或淡姜汤磨服。赤白痢疾、泄泻、肚腹急痛、霍乱搅肠沙等证，及诸痰证，并用薄荷汤磨服。男子妇人，急中癫邪，喝叫乱走，鬼交鬼胎鬼气，狂

---

① 千金子：原作"一金子"，据《古今医鉴·通治》改。
② 壳：原作"成"，据《古今医鉴·通治》改。
③ 油：原脱，据《古今医鉴·通治》补。
④ 成：原脱，据《古今医鉴·通治》补。
⑤ 霜：此后衍"白炼"，据《古今医鉴·通治》删。
⑥ 慎：原作"愈"，据《古今医鉴·通治》改。
⑦ 木：原作"本"，据《古今医鉴·通治》改。
⑧ 蛊：《古今医鉴·通治》作"虫"。
⑨ 或利：此前《古今医鉴·通治》有"或吐"。

乱失心，羊儿、猪癫[1]等风，中风中气，口眼歪邪，牙关紧急，语言謇涩，筋脉挛搐，骨节风肿，手脚腰腿、周身疼痛，行步艰辛，诸风诸痫，并用暖无灰酒下。自缢、溺水死心头暖者，惊死、鬼迷死未隔宿者，冷水磨灌下。毒蛇风犬，一应恶虫伤，冷水磨涂伤处，另用淡酒磨服。久近疟疾，临发时，东流水煎，桃柳枝汤磨下。小儿急慢惊风、五疳五痢、脾病黄肿、瘾疹疮瘤、牙关紧急，并用蜜水薄荷小叶同磨下及搽，量儿大小，一锭作二三服。牙痛，酒磨涂，及含药少许，良久吞下。汤火伤，东流水磨，涂伤处。打扑伤损，炒松节，无灰酒下。年深日近，头疼、太阳疼，用酒入薄荷研烂，磨纸花，贴太阳穴上。诸蛊[2]肿胀，大麦芽煎汤下。妇人、女子经水不通，红花煎汤下，有孕妇人不可服。一家患传尸劳，兄弟五人已死者三，方士令服此药，遂各进一锭，一下恶物如脓状，一下死虫形，俱获生；其人遂以此药广济尸证，无不验者。一女子久患劳瘵，为尸虫所噬，磨一锭服之，一时吐下小虫十余条，后服苏合香丸，一月遂如常。药品虽不言补，羸瘦人服之并效，诚济世卫身之宝也。每剂费银不过数钱，可救数十人。内有山慈菇、千金子，皆有子可种，仁人君子，合以济人，阴功不小。一牛马六畜中毒，亦以此药救之[3]。

一方，加雄黄明透如石榴子者，三钱，历试治诸般疮毒，大有奇效，不能尽述。

神仙万亿丸

勅封通微显化真人[4]，即赤脚张三峰神仙所授，不可妄传非人，幸宝之宝之。

神效仙方万亿丸，赤脚真人亲口传，为用朱砂及巴豆，不去巴油各五钱，酒煎五钱寒食面，丸如黍米用茶吞，或令二三五丸

① 癫：原作“头”，据《古今医鉴·通治》改。
② 蛊：《古今医鉴·通治》作“虫”。
③ 救之：此前《古今医鉴·通治》有“方可”。
④ 真人：此后衍有“针灸”，据《古今医鉴·通治》删。

服，管教万病立时痊。

外感风寒发热，姜葱汤下，出汗。内伤生冷，饮食茶清下。心痛，艾醋汤下。腹痛，淡姜汤下。霍乱吐泻，姜汤下。赤痢，茶清下。白痢，淡姜汤下。赤白痢疾，姜茶汤下。疟疾寒热，姜汤下。心膨气胀，姜汤下。伏暑伤热，冷水下。诸虫作痛，苦楝根汤下。大便闭结，茶下。小便不通，灯心汤下。积聚发热，茶下。咳嗽喘急，姜汤下。小儿急慢惊风，薄荷汤下。小儿诸病用此，百发百中。

上方于寒食日，用好酒和白面为饼，飞罗干白面于内，蒸熟，去包皮，将内白面收贮，至五月端午日午时，焚香于净室中制之，忌妇人、鸡、犬见之。

一①粒金丹

阿芙蓉，要真正者一分，用粳米饭同捣烂作丸，分作三丸，每服一丸。未效，更进一丸。不可多服，要忌醋，食之令人肠断，宜照引服，大小俱效②，不可尽述。

中风瘫③痪，热酒吞下。口眼㖞邪，羌活汤下。百④节酸疼，独活汤下。四时伤寒，姜葱汤下。恶寒⑤无汗，麻黄葛根汤下。恶风自汗，桂枝芍药汤下。阳毒伤寒，栀子汤下。阴毒伤寒，炒黑豆淋酒下。伤暑⑥，滑石汤下。偏头风，川芎汤下。正头风，羌活汤下。雷头风，薄荷汤下。晕头风，防风汤下。头风遍身寒热，麻黄汤下。肠风下血，槐花汤下。肠风痔漏，薄荷汤下。小肠气，川楝子汤下。膀胱气，小茴香汤下。疝气，肉苁蓉汤下。痢疾去红，黄连汤下。痢疾去白，干姜汤下。痢疾噤口，白术汤下。痢后肿，白茯苓汤下。食物所伤，随伤物汤下。霍乱吐泻，藿香汤

---

① 一：原脱，据《古今医鉴·通治》补。
② 大小俱效：《古今医鉴·通治》作“大有奇效”。
③ 瘫：原作“痈”，据《古今医鉴·通治》改。
④ 百：原作“言”，据《古今医鉴·通治》改。
⑤ 寒：原作“伤”，据《古今医鉴·通治》改。
⑥ 暑：原作“食”，据《古今医鉴·通治》改。

下。脾胃不和，热酒下。转筋，木瓜汤下。疟疾，桃柳枝汤下。劳咳，款冬花汤下。咳嗽，生姜汤下。热嗽，桑白皮汤下。虚嗽，干姜阿胶汤下。痰嗽，枳实生姜汤下。一切气痛，木香磨酒下①。热痛，山栀子汤下。脐下痛，灯心汤下。两胁痛，热酒下。腰痛，木瓜汤下。脚气，槟榔木瓜汤下。腹胀痛，姜汤下。呕吐酸水，陈皮生姜汤下。十肿水气，桑白皮汤下。风肿，防风汤下。血肿，红花汤下。虚肿，白茯苓汤下。小便不通，瞿麦汤下。大便不通，枳壳②汤下。热淋漓，车前子汤下。沙淋，萱草汤下。石淋③，海金沙汤下。上焦热，桔梗薄荷汤下。下元虚，热酒下。积病，黑牵牛汤下。气虚，白术④汤下。吐血，茶下，或陈皮汤下。酒劳，甘遂汤下。色劳，石燕子汤下。气劳，木香汤下。损劳，乳香汤下。脾劳，当归汤下。心劳，远志汤下。四肢无力，牛膝汤下。消渴，赤小豆汤下。破伤风，黄蜡煎汤下。肚热痛，山栀子汤下。衄血，茅花汤下。眼痛，谷精草汤下。青盲眼，密蒙花汤下。内障，石决明汤下。翳膜，木贼汤下。羞明怕日，荆芥汤下。眼目赤痛，陈皮汤下。攀⑤睛胬肉，石决明汤下。口痛，井花水下，或沙糖水下。牙痛，良姜汤下，花椒汤亦可。牙肿，羌活汤下。喘急，葶⑥苈汤下。血气痛，乳香汤下。噎食，生姜丁香汤下。遍身生疮，金银花汤下。痈疽，黄芪汤下。瘰疬，连翘夏枯草汤下。杨梅疮，黄连栀子汤下。妇人月水不调，香附子汤下。月事或前或后，红花汤下。漏下，当归汤下。血崩，续断汤下。血不止，五灵脂汤下。败血冲心，红花汤下。血气痛，桃仁生地黄汤下。经闷不通，生地黄汤下。血虚，当归汤下。血热，柴⑦胡汤下。血

---

① 下：原脱，据《古今医鉴·通治》补。
② 枳壳：原作“和壳”，据《古今医鉴·通治》改。
③ 石淋：原作“赤石淋”，据《古今医鉴·通治》改。
④ 术：原作“水”，据《古今医鉴·通治》改。
⑤ 攀：原作“一”，据《古今医鉴·通治》改。
⑥ 葶：原作“薡”，据《古今医鉴·通治》改。
⑦ 柴：原作“梁”，据《古今医鉴·通治》改。

枯，牛膝汤下。胎死腹中，牛膝红花汤下。胎前不下，童便酒下。产后热，井花水下。产后寒，吴茱萸汤下。产后虚劳，热酒下。骨蒸劳热，青蒿汤下。惊痫，杏仁汤下。狂风，麝香朱砂汤下。小儿急惊风，薄荷朱砂汤下。慢脾风，砂仁汤下。暗风，吴茱萸汤下。

金不换三七天验①仙方

三七产于南丹等州，深山僻处，溪洞险阻，探取甚艰，土人得之，珍重如金，每茎上七叶，下三根，故名三七，又名金不换，专治血不归经，效最莫比。

治金刅箭伤，及跌扑伤损，血出不止，自嚼少许，罨患处。

治血漏崩，量年远近，研末一二钱，用淡白酒，或米饮服，一二次食，或用四物汤，加三七五分，煎服亦妙。

治吐血，用一钱或五分，自嚼米汤送下，或八物汤，加三七五分，煎服。

肠风下血，用四物汤加三七五分煎服，或空心嚼五分，温酒送下。

杖疮，或刀破瘀血，取三七随伤大小，嚼罨患处即愈；未破，先服一二钱，亦使血不冲心，杖后宜服之。

产后血污不止，用一二钱碾末，水饮调服即止，自嚼亦妙。

男妇误中打伤，青肿不消，用少许嚼涂患处即消。

男妇害眼，十分沉重，不开，用水磨少许，涂眼眶，一宵即愈。

男妇赤白痢疾，用一二钱研末，米泔水调服。

蛇虎伤，用一二钱研末，酒调服，嚼少许敷患处，立愈。

治畏人下蛊毒，先吃少许，遇毒，毒即返出，神效。

男妇生无名肿毒或痈疽等疮，疼痛不止，用二三钱研细涂之，疼痛立止。或生疮毒，用醋磨涂，立消。

① 天验：《古今医鉴·通治》作“经验”。

羽泽散①

中风痰厥，不省人事，用生矾末二三钱，生姜自然汁调，灌服。

风痫久服，其涎随小便出，用生矾、细茶各一两为末，炼蜜丸梧桐子大，每三十丸茶清下。

痰火壅盛，及声嘶，用生矾一钱，水花珠二分，半溶化作丸，每服三粒，白汤送下。

齁喘，用枯矾末一匙，临卧滚白汤调下，三四次愈。

痢疾，用枯矾一钱，石膏二钱，共为末。白痢，桂皮汤下；红痢，甘草汤下；时气暑泄，老米汤下。

水泻，用枯矾、五倍子等分为末，面糊为丸，梧桐子大，每三十五丸，空心白汤送下。

耳聋疼痛，或出水，用枯矾末吹之即愈。

瓮鼻塞肉，乃肺气盛，用枯矾末绵裹塞鼻中，数日自消矣。

鼻中肉赘，臭不可近，痛不可摇，枯矾加硇砂少许吹之，化水而消。口疮，用生矾二钱，硼砂一钱，为末蜜调，敷患处。一法，用生矾、甘草等分为末，掺口内效。

眼暴发疼痛，用枯矾末三钱，生姜自然汁调如膏，抹纸上，令患人闭目，将药贴眼上，烧一炷香，痛即止，温水洗去。

咽喉肿痛，水浆不下，死在须臾，用生矾入银珠少许，吹入即效。一法，用枯矾、雄黄等分为末，吹喉即效。

满颈生小瘊子，用生矾、地肤子煎水洗，数次即去。

心腹痛，用生矾一钱，好醋煎服，立效。

心腹冷痛，用生矾、胡椒各一钱为末，每服五分，黄酒调服。

白浊，用枯矾、滑石各二两为末，早米糊丸梧桐子大，每五十丸，空心米饮下。

一切疔疮，发背鱼口，诸般恶疮，肿毒初发，用生矾不拘多少，溶化作丸如绿豆大，朱砂为衣，每服十丸，用连须葱七八根，

---

① 散：原作“妇”，据《古今医鉴·通治》改。

煎一碗送下，汗出立愈，已成者不伤生，未成者即消。

痞疮初愈，便毒复生，用矾半生半枯为末，好酒调服，尽量饮之，发汗。发汗后，用油针刺患处。

杨梅疮初起，用生矾末擦手足心。

白癜风，用生矾末、硫黄等分，绢包入水，煮一日擦之。

汤烫火烧肿痛，用生矾为末，香油调搽。

顽癣，用生矾、硝等分为末，酒浆调，擦数次。

脑漏，鼻流脓涕，用枯矾、血余灰等分为末，青鱼胆拌成饼，阴干研细，吹鼻中。

脚桠烂，用生矾细末掺之。

妇人产后阴痛烦闷，枯矾、五倍子等分为末，以桃仁研膏，拌匀傅之。

小儿脐中汗出，用枯矾末傅之。

小儿牙疳，用生矾装五倍子内，烧过为末，掺之上。

中诸毒，以生矾、茶牙末等分，冷水调下。

蜈蚣咬，用生矾、枯矾等分为末，水调搽患处。如有血出或水出，以药掺之。

天丝入眼，用好生矾一两研细，水调碗内，以舌浸之，丝从舌出。

一切痈疽肿毒，用生矾末二钱，温酒①调下，立效。

霍乱吐泻，头旋眼晕，手足转筋，四肢逆冷，枯矾末一钱，百沸汤点服。

毒蛇所伤，用生矾以滚水泡，洗其伤处。

臁疮，用枯矾末，陈酽醋敷疮四围，如皮上干则换，渐渐收敛，则渐渐敷②之。

一切肿毒疮疖，用生矾入水化开，用皮纸蘸矾水，频搽③患

---

① 酒：原作“乾”，据《古今医鉴·通治》改。

② 渐渐敷：原作“六七数”，据《古今医鉴·通治》改。

③ 搽：《古今医鉴·通治》作“搭”。

处，立消。

诸肿毒发背，一应恶疮，用端午日取白矾研末，但遇疮毒初起，每三钱，加葱头切，拌匀，好酒调服。一乳蛾斗喉，用枯矾、白僵蚕炒，等分为末，吹之立已。

文蛤散

诸般肿毒疼痛，用五倍子炒为细末，醋调敷患处，立消。

自汗、盗汗不止，用五①倍子为末，津液调填满脐中，绢帛缚之，过一宿即止。

偏坠气，用五倍子五六个，烧存性为末，好酒调，空心服，以醉为度。

聤耳，俗云耳底脓出，用五倍子烧存性为末，吹入耳中。

火眼疼痛，风热肿烂，用五倍子、蔓荆子等分，水浓煎，温洗之。

久痢腹痛，日夜无度，不思饮食，五倍子、枯矾等分为末，醋糊为丸，每三四十丸，空心米汤下。

脱肛，用五倍子半斤，水煮极烂，盛在桶上熏之，待温以手慢慢托上；一法，以五倍子为末敷之，频托。

手足冻裂疮，用五倍子为末，牛骨髓调搽疮口，以帛缚之。

妇人赤白带下，用五倍子炒桃仁，去皮尖，等分为末，空心烧酒调服。

小儿夜啼，用五倍子末，津调纳脐中，即止。

发背痈疽，用好醋炙五倍子，入猪脑髓同捣为膏，贴之，如疮在左，用左边脑。

鱼口疮，初出三五日，用五倍子炒为末，入百草霜，醋调贴患处，一日夜即消。

中药毒，用五倍子二两重，研细，用无灰酒调服，毒在上即吐，在下即泻，大效。

---

① 五：原脱，据《古今医鉴·通治》补。

急救诸方

万病解毒丹，乃急救通用妙剂，外伤内伤，缢死溺死皆验。万病解毒丸，中诸毒皆验。

救缢死 自旦至暮，但心下微温，虽一日以上可活。急抱起死人，将绳宽解去，切不可割断，极须按定其心，却拈正喉咙，放倒卧，令一人以手掌掩其口鼻，两人吹其两耳，一人急牵其发不放手，及屈伸其手足摩捋①之。少活，即以粥饮与之。此法救人，无不活者。又法，男用雌鸡、女用雄鸡冠刺血滴口中，即活。

救溺死 先以刀抭②开口，放箸③一根衔之，使可出水，然后解去其衣服，以艾灸脐中，令两人以笔管④吹其耳，即活。或以生人到⑤驮死人，即负持走，吐水便活。外用绵裹皂角末纳谷道中，水出即活，内以鸭血灌之。又法，用酒坛一个，以纸钱一把烧坛中，急以坛口覆死人面上或脐上，冷则再换，水出即活。如苏，即用苏合香丸擦牙。

救冻死 其症四肢强直口噤，只有微气者，且慢向火，急用布袋盛热灰放在心头，冷即换热，待眼开，却用温酒或米饮灌之，冬月堕水冻死亦宜。

救魇死 原有灯即得，如无灯切不可用灯，急用竹管吹其两耳，或通关散吹入鼻内，或以盐汤灌之，或用韭菜捣汁滴入鼻中，卒中恶死亦宜。或到客舍官驿，及久无人居冷房，睡中为鬼物所魇，但闻其人吃吃作声，令人叫唤，如不苏，不急救则死。用牛

---

① 捋：原作“将”，据《医学入门·急救诸方》改。

② 抭（yù 玉）：撬开。

③ 箸：原作“筯”，据《医学入门·急救诸方》改。

④ 笔管：原作“管笔”，据《医学入门·急救诸方》乙正。

⑤ 到：通“倒”，颠倒。《墨子·经下》：“临鉴而立，景到。”《医学入门·急救诸方》正作“倒”。

黄、雄黄各一钱，朱砂五分为末，每用①一钱烧于床下，一钱用酒调灌之。

救坠死　坠下瘀血冲心欲绝者，用豆豉浓煎汤服。若便觉气绝不能言，取药不及，急扢开口，以热小便灌之。

救绞肠痧　即腹痛难忍，但阴痧腹痛而手足冷，看其身上红点，以油灯心点火燎之即愈。阳痧腹痛而手足暖，以针刺其十指背近爪甲半分许，即动爪甲，而指背皮肉动处血出即安。仍先自两臂捋下其恶血，令聚指头，血出为好。

解砒毒　其症烦燥如狂，心腹搅痛，头旋欲吐不吐，面口青黑，四肢逆冷。此毒于肉饭中得之则易治，饮酒中得之则散归百脉难治。在胸膈用瓜蒂稀涎散吐之，在腹中急服万病解毒丹下之，或大承气汤加雄黄、青黛等分，略煎冷服，徐服参苓白术散。仍忌鸡鹅肉数日。一方用早禾秆烧灰，井水淋浓汁②，冷服一碗，其毒下利即愈。或用麻油，或人粪汁皆可灌之。一方旋刺羊血或鸡鸭血热服，兼解鼠莽③毒及丹药毒。

解川乌、附子毒　心烦燥闷，甚则头岑岑然，遍身皆黑，势危必死，煎绿豆或黑豆冷饮，或防风、甘草煎汤冷服，一切药毒及犯热物亦宜，但要心间暖者不妨。《朱子全集》云：紧急无药，令多汲新水连饮，大呕泻而愈。

解巴豆毒　令人大泻或吐，烦渴发热，急用黄连、黄柏煎汤冷服，更以冷水浸手足掌。忌食热汤、热性药物。

解诸草毒　治误食毒草并百物毒，救人于必死。板蓝根四两，贯众、青黛、生甘草各一两。为末，蒸饼丸，梧子大，另用青黛为衣。如觉精神恍惚恶心，即是误中诸毒，急取十五丸嚼烂，新汲水下即解。

---

①　用：原作“排”，据《医学入门·急救诸方》改。

②　汁：原作“溓”，据《医学入门·急救诸方》改。

③　鼠莽：原作“鼠蓁”，据《医学入门·急救诸方》改。鼠莽，又叫鼠莽草，毒草名。人用以毒鼠，故名。

解豆腐毒　过食令①人生疮，嗳气，遗精白浊。用生萝卜煎汤服，或子煎汤亦可。

解诸菌毒　掘新地取真黄土，以冷水于内搅之令浊，澄少顷②取饮之可解。亦治枫木菌食之，令人笑不止。又方用芫花生为末，每一钱新汲水下，以利为度。菌之毒者，盖因蛇虫毒气熏蒸所致。

解鼠莽毒　用大黑豆煮汁服之。如欲试其验，先刈鼠莽苗叶，以汁浇其根，从此败烂，不复生发矣。

解鸩鸟毒　即孔雀毛并胆也。用干葛为末，水调服。食鹅、鸭中毒，以糯米泔温服即消。

解六畜肉毒　用犀角磨浓汁一碗服之。食自死六畜毒，用黄柏末一二钱服之，不解再服。

解河豚鱼毒　一时困怠杀人，急用清油吐出，或服槐花末、龙脑末皆可，至宝丹尤妙。诸鱼毒，橄榄解之。

解斑蝥毒　其症吐逆不止，急用绿豆、或乌豆、或糯米煎汤服。一方用泽兰叶捣汁服，或干者为末，白汤下。

解鳝、鳖、虾蟆毒　用生豆豉一合，新汲水半碗，浸汁顿服即愈。此三物令小便秘，脐下蔽痛，有致死者。

解中金蚕蛊毒　才觉中毒，宜先吮白矾。味甘而不涩，次嚼黑豆不腥者是也。用石榴根皮煎浓汁饮之，即吐出活虫，无不愈者。

解中诸物毒　白矾、细茶等分为末。每三钱，新汲水调服。得吐即效，未吐再服。或万病解毒丹、丸下之。

解中毒及蛇虫咬痈疽才作　服此，毒气不聚。用青黛、雄黄各等分为末，新汲水下二钱。

误吞铜铁碗瓦　万病解毒丸：大黄、大戟、连翘、寒水石各二两，白玉簪、白芷、黄芩、茯苓、石膏、滑石、天花粉各三两，甘草、薄荷、干葛各四两，山慈菇六两，贯众一两半，青黛五钱。

---

① 令：原作“冷”，据《医学入门·急救诸方》改。

② 顷：原作“倾”，据《医学入门·急救诸方》改。

为末，绿豆粉糊丸弹子大。每服一丸，薄荷汤磨下。治一切中毒，能化铜铁碗瓦，同嚼化为粉碎，此其验也。抑论中毒之症，辨其自戕被害何物之中，审其远近，久则不救。治法上宜吐之，以鹅翎探吐，急以桐油灌吐之。下以解毒丸靛浆利之。中毒手足面青，过肘者不救。紧急只以玄明粉煎甘草汤利之亦可。

误吞铁针 用蚕豆煮熟，同韭菜吃下，针与菜从大便而出。

误吞铜钱 不能化者，用砂仁煎浓汁饮之，其铜自下；或用荸荠研烂服之，其铜自化；或用坚炭为末，米饮调服，于大便中泻下如乌梅状。

误吞蜈蚣 用生猪血令病人吃，须臾生清油灌口中，恶心，其蜈蚣衮[①]在血中吐出，继以雄黄为末，水调服。

误吞水蛭 入腹经久必生小蛭，能食人肝血，腹痛不可忍，面目黄瘦，全不进食，若不早治，能令人死。用田中干泥一小块，小死鱼三四个，将猪脂溶搅匀，用巴豆十枚研烂入泥内，为丸绿豆大。用田中冷水吞下十丸，小儿三五丸，须臾大小水蛭一时皆下。却以四物汤加黄芪煎服，生血补脾。

骨鲠入喉 用砂仁、甘草等分为末，以绵裹少许嚼入喉内[②]，良久骨随痰出。甚者用南硼砂少许水洗净，吞下，骨化，立愈。一方，用金凤花子或根，嚼烂噙下，骨化，用根亦可，切勿伤齿，鸡骨尤效。鱼骨鲠用橄榄肉食下化。兽骨鲠用象牙梳磨水咽下，或桑木上虫屑米醋灌，自下，或狗涎灌之，以狗善食诸骨也。

禾芒刺喉或口舌中 取鹅涎灌之即下。以鹅善消[③]稻芒也。

虎咬 先吃清油一碗，次用油洗伤处；或白矾为末纳伤处，痛止立效；或用沙糖水调涂，并服一二碗。

马咬及踏伤人 用艾灸伤处并肿处，或用人屎或马屎烧灰为末，皆可敷之。

---

① 衮：卷曲。

② 嚼入喉内：《医学入门·急救诸方》作“咽之”。

③ 消：原作“稍”，据《医学入门·急救诸方》改。

犬咬 疯犬咬，用防风五钱，牵牛、大黄各三钱，斑蝥一钱，麝香三分，雄黄二钱半，为末。每三钱，遇伤时滚水调服，利下恶物，从小便而出。癫犬咬及常犬咬，用虎胫骨或脑骨为末，每二钱，热酒、白汤任下。一方，用白矾为末掺之，再用斑蝥九枚为末，酒调服，利下恶物，从小便出即愈。

蛇咬 急饮好醋二碗，令毒气不随血走，或清油亦可。一方，用贝母为末酒调，令患人尽醉饮之，顷之酒自伤处为水流出，候水尽，却以药渣敷疮上，若伤至垂死，但有微气，服此即活。恶蛇咬，用细辛、白芷各五钱，雄黄二钱为末，每二钱入麝香少许，温调服。误饮蛇交水，研雄黄服之，

鼠咬 猫毛烧灰，入麝香少许，津液调敷。

蜈蚣咬 用鸡屎涂之良。一方，用蜘蛛吸去其毒，待蜘蛛醉死，急以蜘蛛投冷水中，免伤其命。

蜘蛛咬 用醋磨蛀[①]铁汁，或桑白皮汁涂之，亦治蜈蚣咬。

壁虎咬 毒入必死。用桑柴烧灰，以水煎三四沸，滤浓汁，调白矾末涂以伤处，兼治蛇咬。

蚯蚓咬 用鸡屎涂之。又方急煎盐汤，洗浸肿处即消。

八脚虫咬 其虫隐于壁间，以尿射人，遍体生疮如汤火伤。用乌鸡翎烧灰为末，鸡子白调敷。

蝎子螫 痛不可忍，用白矾、半夏各等分为末，醋调涂之痛止。

黄蜂螫 用热油洗之，清油擦之亦可。或用头垢敷，或用盐擦。

溪毒 兼辟射工。夏月出行，取知母为末自随，欲入水，先取少许投上流，亦取服之。一方用苍耳子捣汁服之。已上有自取者，有误犯者，其实人身难得，岂可尚气纵情而轻弃其生耶？凡有生者，慎之戒之！

避难止小儿哭法 用绵为一小球，随儿大小为之，略使满口

---

① 蛀：《医学入门·急救诸方》作“炷”。

而不致闭其气，量用甘草煎汤，或甜物皆可渍之，临时缚置儿口中，使咂其味，儿口有物实之，自不能作声，而绵软不伤儿口，此宋刘跂《暇日记》方也。丘琼山云：此法平世诚无所用，不幸而遇祸乱，全活婴儿之命，不可胜记。盖婴儿未解事者，不可戒语，啼声不止，又恐为盗贼所闻，势不得已，弃之道旁，哀哉！此法虽小，不可不知。

避难大道丸 黑豆一升去皮，贯众、甘草各一两。茯苓、苍术、砂仁各五钱。锉碎，用水五盏，同豆熬煎，火须文武紧慢得中，直至水尽，拣去药，取豆捣如泥，作芡实大，磁瓶密封。每嚼一丸，则恣食苗叶，可为终日饱。虽异草殊木，素所不识，亦无毒，甘甜与进饭粮一同。专备荒乱饥饿，食草木以济生。一方，只黑豆一升，挼挲极净，贯仲一斤细锉，用水斟酌多少，慢火煮豆香熟，日干，翻覆令展尽余汁，簸取黑豆，去贯仲，空心日啖[1]五七粒，任食草木无妨。治与前同。能忌鱼肉菜果及热水热汤，数日后身力壮健，不复思饮食。

散被殴瘢痕 亦治跌扑。用熟麻油与酒同煎服之，卧火烧地上，疼痛即消。

伤重痛闷欲绝者 用牛一只，剖腹纳其入于牛腹，浸热血中，可苏。如伤腹，用血竭饮之，出血愈。或打伤跌扑，或战阵炮矢所伤，血流满体，气贯胸膈闷绝者亦苏。

治中创血出 亦治金疮。用原蚕蛾一味，炒为末，敷之立止，血出如箭者亦效。

枪伤腹裂肠出者 用黄芪、当归、川芎、白芷、续断[2]、鹿茸、黄芩、细辛、干姜、附子、芍药各二两。为末。先饮酒，次服五钱，七日三服，加至方寸匕立验，伤重困之者亦宜。

金刃中骨脉不出者 用白蔹、半夏等分为末，每方寸匕，日

---

① 啖（dàn 但）：吃。

② 续断：原作“续继”，据跃剑山房二次刻本及《医学入门·急救诸方》改。

三服，酒下，至二十日自出。

下蚕室创口不合方 用所割势火煅为末，酒调服。昔有沈生者，狎近女冠，或欲白其师，沈惧，引刀自割其势，疮口流血，经月不住。或教以煅所割者捣为末，酒调服，不数日而愈。

怪疾

项上生疮 如樱桃大者，有五色，疮破则项皮断，但逐①日饮牛乳自②消。

四肢坚硬 寒热不止，经日后四肢坚如石，以物击之，似钟磬声，日渐瘦恶。用茱萸、木香等分，煎汤服即愈。

大肠头出寸余 痛苦，直候干自退落又出，名截肠病。若肠尽不治，但初截寸余可治。用芝麻油器盛之，以臀坐之，饮大麻子汁数盏即愈。

口鼻流水 口鼻中腥臭水流，以碗盛之，有铁色虾鱼，如粳米大，走跃不住，以手捉之，即化为水，此肉坏矣。任意馔食鸡肉，自愈。

两足心凸如肿 上面生黑色豆疮，硬如钉子，履地不得，胫骨生碎眼，髓流出，身发寒颤，惟思饮酒，此是肝肾气冷热相吞。用炮川乌末敷之，煎韭子汤服之效。

腹胀忽泻 腹胀经久，忽泻数升，昼夜不止，服药不验，乃为气脱。用益智仁煎浓汤服，立愈。

腹上麻痹不仁 多煮葱白，食之自愈。

四肢节脱 但有皮连，不能举动，名曰筋解。用黄芪三两，以酒浸一宿，取出焙干为末，每二钱酒下，服尽安。

玉茎坚硬不痿 精流无歇，时时如针状，捏之则脆，乃为肾满漏疾，用韭子、破故纸各一两为末，每三钱水煎，日三服，愈则住服。

---

① 逐：原作“遂”，据《医学入门·急救诸方》改。

② 自：原作“有”，据《医学入门·急救诸方》改。

喉间生肉 层层相叠，渐渐肿起不痛，多日乃有窍子，息①气自出，遂退饮食。用臭橘叶煎汤连服自愈。

腹中如铁石 脐中水出，旋变作虫行之状，绕身匝啄，痒痛难忍，翎毛拨扫不尽。外用苍术煎浓汤浴之，内用苍术为末，入麝香少许，水调服之即愈。

眼见虫飞 眼前常见诸般禽虫飞走，以手捉之则无，乃肝胆经为疾。用酸枣仁、羌活、玄明粉、青葙子花各一两为末，每二钱水煎和渣饮，一日三服。

大肠虫出不断 断之复生，行坐不得。用鹤虱末五钱，水调服之自愈。

眼睛垂出至鼻 如黑角色，痛不可忍，或时时大便血出，名曰肝胀。用羌活煎汁，服数盏自愈。

腹中作声 腹中有物作声，随人语言。用板蓝汁一盏，分五次服之。又名应声虫，常服雷丸自愈。

喜饮清油 五碗以来，方始快意，常得吃即安，不尔则病，此是发入胃，被血气裹了，遂化为虫。用雄黄五钱为末，水调服，其虫自出。如虫活者，置热油中，逡巡间连油泼于长江中。

卧床能食 卧于床上，四肢不能动，只进得食，好大言说吃物，谓之失说物望病。治如说食猪肉时，便云你吃猪肉一顿，病者闻之即喜，遂置肉令病人见，临要却不与吃，此乃失他物望也。当自睡中涎出便愈。

十指节断坏 惟有筋连无节，肉间虫出，如灯心长尺余，遍身绿毛，名曰血余。用茯苓、胡黄连煎汤，饮之愈。

遍身皮响 遍身忽皮底混混如波浪声，痒不可忍，抓之血出，亦不能解，谓之气奔。用人参、苦杖、青盐、细辛各一两，作一服，水煎十数沸，去渣饮尽便愈。

眼白浑黑 眼白瞳人浑黑，见物依旧，毛发直如铁条，虽能饮食，不语如醉，名曰血溃。用五灵脂为末，每二钱，温酒调服

---

① 息：《医学入门·急救诸方》作“臭”。

自愈。

肉片能飞 因着艾灸讫，大痂便退落，疮内鲜肉片子飞出，形如粉蝶腾空去了，痛不可忍，此乃血肉俱热。用大黄、朴硝各五钱，为末，水调下，微利即愈。

多虱号哭 临卧浑身虱出，约至五盏，随至血肉俱坏，每宿渐多，痒痛不可言状，虽吃水卧床，昼夜号哭，舌尖出血不止，身齿俱黑，唇动鼻开。但饮盐醋汤十数即安。

眼赤鼻张大喘 浑身出斑，毛发直起，乃热毒气结于下焦。用白矾、滑石各一两为末，作一服，水三碗煎至半，令不住饮，候尽乃安。

皮下虫走 有虫如蟹，走于皮下，有声如小儿啼，为筋肉之化。用雷丸、雄黄、鹤虱共为末，掺在猪肉片上炙熟，吃尽自安。

甲生肉刺 手足甲忽然长倒生肉刺如锥，痛不可忍。但煮葵菜吃自愈。

鼻中毛出 昼夜可长一二尺，渐渐粗圆如绳，痛不可忍，虽忍痛摘一茎，即后更生，此因食猪羊血过多所致。用生乳香、硇砂各一两为末，饭丸梧子大。每日饭后服用，滚水下十丸，自然退落。

疮似猫眼 面上及一身生疮，似猫儿眼，有光彩，无脓血，但痒痛不常，饮食减少，久则透胫，名曰寒疮。多吃鱼、鸡、韭、葱自愈。

胁破肠出臭秽 急以香油摸肠，用手送入，煎人参、枸杞淋之，皮自合矣。吃羊肾粥，十日即愈。

口鼻气出 盘旋不散，凝如黑墨①色，过十日渐渐至肩胸，与肉相连，坚如金石，无由饮食，多因疟后得之。泽泻煎汤，日饮三盏，连服五日愈。

肉出如锥 遍身忽然肉出如锥，既痒且痛，不能饮食，此名血壅。若不速治，溃而浓出。以赤皮葱烧灰淋洗，吃豆豉汤数盏

---

① 墨：原作“盖”，据《医学入门·急救诸方》改。

自安。

眉毛动摇 目不能视，交睫唤之不应，但能饮食，有经日不效者。用蒜三两取汁，酒调下即愈。

毛窍血出节次 若血不出，皮膨胀如鼓，须臾眼鼻口被气胀合，此名脉溢。饮生姜汁水各一二盏即安。

气喘不言 忽然气上喘，不能语言，口中汁流吐逆，齿皆摇动，气出转大则闷绝，苏复如是，名曰伤寒并热霍乱。用人参、大黄各五钱，水煎热服即安。

口内肉球 口内生肉球，臭恶，自己恶见，有根线长五寸余，如钗股，吐球出，以饮食了，却吞其线，以手轻捏，痛彻于心，困不可言。用麝香末一钱，水调服，三日即验。

疮内有石 浑身生疮如燎炮、如甘棠梨，每个破出水，内有石一片，如指甲大，泡复生，抽①尽肌肤肉②，不可治。急用三棱、莪术各五两为末，分三服，酒调连进即愈。

头面发热 头上面上发热有光色，他人手近之，如火烧人。用蒜汁五钱，酒调下，吐如蛇状遂安。

自觉自形 作两人并卧，不别真假，不语，问亦无对，此乃离魂。用辰砂、人参、茯苓煎服，真者气爽，假者自化。

善饮致羸 男子自幼喜饮酒，至长成日饮一二斗不醉，片时无酒，叫呼不绝，全不进食，日就羸弱。令其父用手巾缚住其手足，令勿动摇，但扶少立，却取生辣酒一坛，就于其子口边打开，其酒气冲入口中，病者必欲取饮，坚不可与之。须臾口中忽吐物一块，直下坛中，即用纸封裹坛口，用猛火烧滚，约酒干一半，即开视之，一块形如猪肝，约三两重，周回有小孔如针眼，不可数计，弃之江中，饮食复归，虽滴酒不能饮矣。

穿断舌心 自行被跌，穿断舌心，血出不止。用鸡毛蘸米醋刷断处，其血即止。仍用蒲黄、杏仁、硼砂少许为末，蜜调成膏，

① 抽：原作“䌷”，据《医学入门·急救诸方》改。
② 肉：原作“四”，据《医学入门·急救诸方》改。

噙化而安。

浮肿如蛇　身上及头面肉上浮肿如蛇状者，用雨滴揩砖上苔痕一钱，水化开，涂蛇头上，其肿自消。

烟熏欲死　炭烟熏人，往往致死，口中含萝卜一片，烟气不能毒人，或晒干为末备用亦可，或新水擂烂干萝卜饮之亦可。凡居民逃避①石室中，贼以烟火熏之，欲死迷闷者，与萝卜嚼汁下咽而苏。

心疼欲死　牙关紧急者，用隔年老葱白三五根，去皮须，叶捣为膏，将病人口扻开，用银铜匙将葱膏送入喉中，用香油送下，但得葱膏下喉即苏。少时腹中虫物化为黄水，利下除根，永不再发矣。

五尸恶病　飞尸者，游走皮肤，穿入脏腑，每发刺痛，变作无常。遁尸者，附骨入内，攻凿血脉，每发不可得近见尸丧，闻哭哀便发。风尸者，淫濯四肢，不知痛之所在，每发昏沉，得风雪便作。沉尸者，缠骨结脏冲心胁，每发切痛，遇寒便作。注尸者，举身沉重，精神错杂，常觉昏废，每节气至变，辄成大恶。皆宜用忍冬叶锉数斛，煮令浓，取汁煎之，服如鸡子大一枚，日三次，或苏合香丸并佳。

卒中恶忤　中恶中忤鬼气，其症暮夜或登厕，或出郊②野，或游空冷屋室，或人所不到之地，忽然眼见鬼物，鼻口吸着恶气，蓦然倒地，四肢厥冷，两手握拳，鼻口出清血，性命逡巡，须臾不救。与尸厥同，但腹不鸣，心胁俱暖。凡人切勿移动，即令亲眷众人围绕打鼓烧火，或烧麝香、安息香、苏木、樟木之类，俟苏方可移归。或内急用生犀角锉末五钱，朱砂、麝香各一分为末，每二钱新汲水调灌。体薄者，桃枝叶煎汤下。

鬼击彻痛　卒被鬼击如中箭，忽一点痛如注，不可忍。用桃皮一片，将里面湿处贴痛上，取一匙头安桃皮上，紧搓艾叶一团，

---

①　避：原作“被”，据《医学入门·急救诸方》改。

②　郊：原作“效”，据跃剑山房二次刻本及《医学入门·急救诸方》改。

如胡桃大，安匙头上灸之，须臾痛止。

鬼击吐血 梦中被刺杀或杖打，诸般不祥，卒然吐血、衄血、下血，甚者九窍皆有。宜用升麻、独活、续断、地黄各五钱，官桂一钱，为末，每二钱食前白汤调下，日三服。

淘井杀人 夏月不可淘井，多致杀人，五七月尤甚，古冢及深冢中亦然，皆有伏气，令人冒闷，奄忽欲死。即取井水或他水潠其面，并冷水调雄黄末一二钱服之，而转筋入腹，痛欲死者，使四人捉住手足，灸脐左边二寸十四壮，又用生姜一两，酒五盏，煮浓顿服。又醋煮衣絮令彻湿，裹转筋处。又浓煮盐汤通手浸怪疾手足，洗胸胁间，即苏。凡入井冢，须先以鸡毛投之，直下则无毒，徘徊则有毒，当先以酒数升洒井冢中，停时然后可入。

惊哑不语 用密陀僧一味为末，茶调服一匕许。有因入山被虎蛇所逐，惊气入心络不语，服此立效。

血自皮肤溅出 用煮酒瓶上纸，碎揉如杨花，以手捏在出血处即止。

咽塞呻吟不食 昔华佗见一人病咽塞，食不下，呻吟，令取蒜齑并大酢三升饮之，果吐蛇一条而愈。